心血管影像与临床丛书

主动脉疾病
影像诊断与临床诊治

主审 孙立忠 刘庆余 黄连军

主编 李 宇 张 楠 刘家祎

上海科学技术出版社

图书在版编目（CIP）数据

主动脉疾病影像诊断与临床诊治 / 李宇，张楠，刘
家祎主编. -- 上海：上海科学技术出版社，2024.3
（心血管影像与临床）
ISBN 978-7-5478-6533-0

Ⅰ. ①主… Ⅱ. ①李… ②张… ③刘… Ⅲ. ①主动脉
疾病－影像诊断 Ⅳ. ①R543.104

中国国家版本馆CIP数据核字(2024)第040572号

主动脉疾病影像诊断与临床诊治
主编　李　宇　张　楠　刘家祎

上海世纪出版（集团）有限公司
上 海 科 学 技 术 出 版 社　出版、发行
（上海市闵行区号景路 159 弄 A 座 9F - 10F）
邮政编码 201101　　www. sstp. cn
徐州绪权印刷有限公司印刷
开本 889×1194　1/16　印张 19.75
字数：460 千字
2024 年 3 月第 1 版　2024 年 3 月第 1 次印刷
ISBN 978 - 7 - 5478 - 6533 - 0/R · 2962
定价：188.00 元

内容提要

　　本书在介绍正常主动脉的解剖生理和功能的基础上,详细阐述了各种主动脉疾病如主动脉发育异常、动脉血栓和粥样硬化、动脉瘤以及急性主动脉病变和外伤性疾病、炎症等的病理与影像特征,通过典型病例的影像学资料展示,论述了影像学特点与临床诊治的关系,并对易混淆的影像征象做了详细的分析及鉴别,帮助读者厘清诊治思路。鉴于主动脉病变常累及范围大、涉及脏器多、血流状态异常等特点,书中除了给出特定层面的典型影像征象之外,还配有完整的视频资料,使读者能够全面了解主动脉病变形态及血流信息,便于读者学习、掌握相关诊疗知识与技能。

　　本书为上海科学技术出版社"心血管影像与临床丛书"之一,从临床实践出发,以临床诊治为导向解读主动脉影像,内容系统全面,影像学资料丰富,结合临床案例,以视频展示关键信息,直观易懂,实用性强,可作为心外科医生、心内科医生、影像科医生及医学生的参考书。

编写人员名单

主审

孙立忠　上海德达医院

刘庆余　中山大学附属第七医院

黄连军　上海德达医院

主编

李　宇　中山大学附属第七医院

张　楠　首都医科大学附属北京安贞医院

刘家祎　首都医科大学附属北京安贞医院

副主编

郑　军　北京协和医院

许尚栋　首都医科大学附属北京安贞医院

徐勋华　武汉科技大学附属华润武钢总医院

编者（按姓氏汉语拼音排序）

陈　炎　首都医科大学附属北京安贞医院

杜倩妮　厦门大学附属心血管病医院

关文华　新乡医学院第三附属医院

韩秋丽　柳州市人民医院

刘　龙　中山大学附属第七医院

骆　静　中山大学附属第七医院

毛勤香　柳州市人民医院

彭明亮　上海德达医院

汤泽辉　首都医科大学附属北京安贞医院

谢洪燕　首都医科大学附属北京安贞医院

许　妍　首都医科大学附属北京安贞医院

杨婷倩　中山大学附属第七医院

叶华容　武汉科技大学附属华润武钢总医院

曾小旭　深圳市龙华区人民医院

张汉锡　中山大学附属第七医院

张宏凯　首都医科大学附属北京安贞医院

张洪博　中山大学附属第七医院

赵文婧　首都医科大学附属北京安贞医院

周　杰　首都医科大学附属北京安贞医院

周凌燕　武汉钢铁（集团）公司第二职工医院

绘图

卜　超　中山大学附属第七医院

序

　　《主动脉疾病影像诊断与临床诊治》终于要和大家见面了。本书是以李宇主编为代表的全体编者数十年临床实践成果的结晶,从多个角度全面介绍了主动脉疾病的诊断策略与治疗方法,内容丰富,文字精炼,图像清晰,可读性和实用性极强,可作为临床医生和医学生的参考书。

　　首先,本书通过对大量典型主动脉疾病病例的影像资料解读,较为全面地从病因、病理和血流动力学改变等方面进行详细的阐述,同时对于易混淆的影像征象进行了系统的分析和鉴别,为临床医生对疾病的确诊提供参考。

　　其次,本书密切结合临床,涵盖了常见的主动脉疾病、主动脉及移植物感染、主动脉非感染性炎性病变、主动脉外伤及医源性主动脉损伤、主动脉肿瘤的影像诊断和治疗策略。通过实战病例,分析完整的诊治思路,为临床医生提供非常实用的诊断参考和治疗方法选择的依据。

　　此外,本书还是一本影像图谱,收纳了近500个经典病例的影像资料,除了编者团队近20年积累之外,还得到了国内多家医疗中心教授们的倾情赞助。这些影像资料清晰、典型,具有很高的参考价值。书中还附有手绘示意图和视频,使得读者能更加直观地了解主动脉疾病的形态及血流信息。

　　最后,感谢李宇主编和所有参与本书编写及审稿的同事与专家,你们的辛勤工作和无私奉献,为这本书的出版和推广提供了坚实的保障。也要感谢所有购买和使用这本书的读者们,你们的支持和信任是我们不断前进的动力。

　　我相信,《主动脉疾病影像诊断与临床诊治》将为心血管影像学领域发展注入新的活力,期待广大读者能够从中获得启发和帮助,共同推动主动脉疾病临床诊疗的发展与进步。

孙立忠

2024.1

丛书前言

随着医疗设备硬件及后处理软件的发展,心血管疾病的形态学改变现在可以得到详尽、完美的展示,这也颠覆了以往对很多心血管疾病的认识。但是,我们在多年的临床及教学工作中发现,在实际工作中心血管影像诊断还存在很多问题:①对很多常见疾病的病理解剖没有正确认识,导致诊断及鉴别诊断仍然存在误区,比如主动脉壁的增厚到底是壁间血肿、主动脉附壁血栓、血管炎所致,还是血管周围炎所致,不能给出准确判断;②对于心血管疾病的认识只停留在形态学层面,而忽略了背后的血流动力学因素及病因;③对于急性心血管疾病不能抓住要害,因而贻误救治;④临床所遇到的问题不能从影像上得到可靠的支持与解释;⑤不了解手术术式,因而术后影像评价没有主次;⑥对于特殊疾病,扫描及后处理方法还存在不足。"心血管影像与临床丛书"紧密结合临床,以大量经典病例的图像及视频来诠释疾病的发生、发展及临床表现,介绍影像学在治疗策略选择中的价值,以及影像学对不同治疗手段心血管疾病的疗效评价及预后评估;对于易混淆的影像征象及疾病做详尽的图文阐述,使影像完全回归临床,真正解决临床问题,从而减少患者的痛苦。

本套丛书的编写得到多位临床医生的大力支持,也得到国内多位同行的支持帮助。尽管如此,由于编者学识有限,经验不足,书中错误、缺点在所难免,还望各位读者不吝赐教。

李 宇

2024 年 1 月

前言

　　"心血管影像与临床丛书"之《主动脉疾病影像诊断与临床诊治》终于要出版了！本书囊括了主动脉先天性变异与畸形、动脉粥样硬化、主动脉急症、感染及非感染性炎性病变、肿瘤、外伤及医源性损伤等主动脉疾病，疾病谱较为全面，在影像诊断方面抓住临床关心的、关乎治疗策略选择的主要征象，同时对影像诊断中容易混淆的征象及不恰当的扫描、后处理方法，均以经典病例进行图文说明，使读者在看图中轻松掌握每个疾病的诊断要点；关于临床诊治，本书并非全面阐述诊断治疗细节，而是从影像的视角，以图片和（或）视频的方式解读诊断标准及依据、治疗方法的选择依据，以及治疗后疗效评价、术后并发症的影像特点；重点章节通过对特殊或典型病例的完整解读，使影像完全融入临床诊治，从影像中复盘疾病的发生发展及临床表现。

　　本书收录的近 500 个经典病例的影像资料来源于国内多家医疗中心、多位教授的无私赞助，卜超医生手绘了本书示意图，相信这些病例及图像的教学价值会加倍放大，在此表示衷心的感谢！同样也感谢上海科学技术出版社给予的帮助和支持！

　　本书的编写得到孙立忠教授的鼓励和启迪；在编写过程中，也得到国内多位心外科医生及影像同行的支持和帮助。尽管如此，由于编者学识和经验有限，书中错误、缺点在所难免，还望各位读者不吝赐教。

李　宇

2024 年 1 月

目录

第一章 主动脉解剖与生理   1

    第一节 主动脉解剖   1

    第二节 主动脉生理功能   15

第二章 主动脉发育异常   18

    第一节 主动脉窦瘤   18

    第二节 主动脉-左心室隧道   27

    第三节 主动脉缩窄   31

    第四节 主动脉弓离断   41

    第五节 主动脉憩室   46

    第六节 双主动脉弓   52

    第七节 主动脉弓部血管起源异常   60

第三章 动脉粥样硬化与主动脉血栓   69

    第一节 主动脉粥样硬化斑块   69

    第二节 主动脉血栓   74

    第三节 Leriche 综合征   82

    第四节 主动脉穿透性溃疡   90

第四章 动脉瘤   97

    第一节 动脉粥样硬化相关动脉瘤   97

        胸主动脉瘤   98

　　　　　　腹主动脉瘤　　　　　　　　　　　　　99

　　第二节　结缔组织病相关动脉瘤　　　　　110

第五章　急性主动脉疾病　　　　　　　　126

　　第一节　主动脉夹层　　　　　　　　　126

　　第二节　主动脉壁间血肿　　　　　　　154

　　第三节　主动脉瘤破裂　　　　　　　　170

　　第四节　主动脉外伤　　　　　　　　　181

第六章　非细菌感染性主动脉炎性病变　194

　　第一节　大动脉炎　　　　　　　　　　194

　　第二节　梅毒　　　　　　　　　　　　211

　　第三节　白塞综合征　　　　　　　　　222

　　第四节　血管周围炎　　　　　　　　　234

第七章　主动脉肿瘤性病变　　　　　　254

第八章　主动脉感染　　　　　　　　　259

　　第一节　自体主动脉感染　　　　　　　259

　　第二节　血管移植物/支架感染　　　　280

第九章　医源性主动脉损伤　　　　　　292

第一章

主动脉解剖与生理

第一节　主动脉解剖

一、主动脉

主动脉(aorta)是人体内最大的动脉,起源于左心室,经胸部和腹部,通往全身各个器官。主动脉管壁较厚,断面呈圆形,具有一定的舒缩性和弹性,可随心脏的收缩和血压的高低而发生明显的搏动。心脏泵出的血液通过主动脉平稳地输送到全身各个器官,为身体提供氧气和营养物质,同时将代谢废物输送到肾脏等器官排出体外。

根据主动脉在全身位置和走行方向的不同,通常将主动脉分为4段:升主动脉、主动脉弓、降主动脉、腹主动脉(图1-1-1)。为了适应不同位置血流动力学特点,不同主动脉节段的组织结构也存在一定的差异。

(一)升主动脉及主动脉根部(图1-1-2)

这是主动脉的第一部分,起始于左心室,向上延伸至主动脉弓处,是4个主动脉节段中最短的一段。升主动脉的内径较大,可以承受来自左心室的高压血液,将血液输送到主动脉弓和胸主动脉。

主动脉根部向外形成3处膨出,即主动脉窦,又称为Valsalva窦。主动脉窦发出冠状动脉,为心肌提供氧气和营养物质。根据主动脉窦的壁上有无冠状动脉的开口,主动脉的各窦分别命名为左冠状动脉窦(左冠窦)、右冠状动脉窦(右冠窦)和无冠状动脉窦(无冠窦)。冠状动脉通常开口于窦管交界附近的冠状窦壁上,但冠状动脉的起始部可有明显的变异。

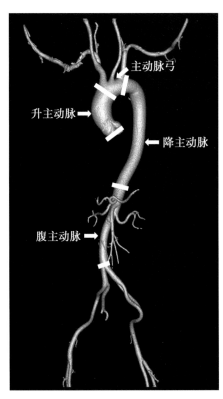

图1-1-1　主动脉分段示意图。

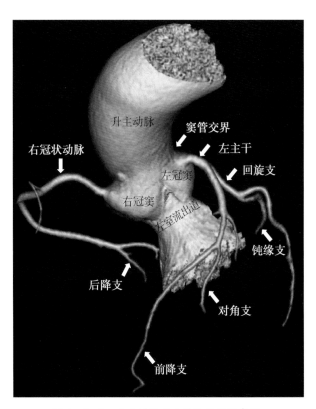

图1-1-2　升主动脉及主动脉根部示意图。

1

主动脉窦与升主动脉的交界区称为窦管交界。窦管交界直径是重要的测量径线。正常情况下,窦管交界与主动脉瓣环的直径相近。窦管交界消失提示主动脉根部扩张。

主动脉窦与左心室流出道之间存在主动脉瓣,与3个主动脉窦结构一一对应。主动脉瓣随左心室收缩和舒张而开启和关闭,允许左心室将血液周期性输送至升主动脉。

(二)主动脉弓

主动脉弓位于胸腔内,是主动脉的第二段,呈弧形,连接升主动脉及胸主动脉。大多数情况下主动脉弓部依次发出无名动脉、左颈总动脉及左锁骨下动脉,是大脑和上肢供血的主要通道,其临床重要性也正在于此(图1-1-3)。

(三)胸降主动脉

胸降主动脉是主动脉的第三段,起始于主动脉弓的左侧,向下延伸至膈肌水平,然后进入腹部成为腹主动脉。在其下行过程中,分支出多个供应胸部和腹部的分支动脉,如肋间动脉、胸壁内动脉、胸腔后动脉等。此外,它还与心脏、肺、食管、气管、喉等重要器官相邻。

主动脉弓向胸降主动脉移行区称为弓降部,此处多存在局限性狭窄,又称为主动脉峡部,峡部以远管腔略扩张。此处存在特殊结构,即动脉导管韧带,是指连接肺动脉和主动脉之间的一条韧带,是新生儿出生后,动脉导管逐渐闭合后形成的。在外伤等特殊情况下可能造成主动脉及肺动脉损伤,也是主动脉病变或肺动脉病变沿动脉导管韧带相互累及的解剖基础。

(四)腹主动脉

腹主动脉位于腹腔内,是主动脉的最后一段。腹主动脉从膈肌下方开始,向下延伸至盆腔,最终分为左右髂总动脉。腹主动脉在腹部向下延伸,途中分出多个分支,主要包括腹腔干动脉、肠系膜上动脉、双侧肾动脉、肠系膜下动脉、双侧髂动脉、腰动脉等,以供应肠道、肾脏、生殖器官和下肢等器官和组织(图1-1-4)。

二、主动脉大体解剖

(一)主动脉的位置

主动脉在体内的位置关系非常复杂,它与多种其他血管和组织相邻,包括心脏、肺、肝脏、胰腺、肠道等。其空间位置关系受多种因素影响,例如年龄、性别、体型、

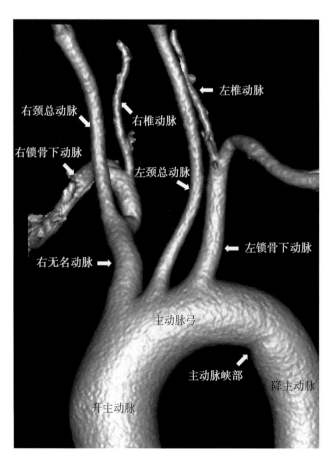

图1-1-3　主动脉弓部示意图。

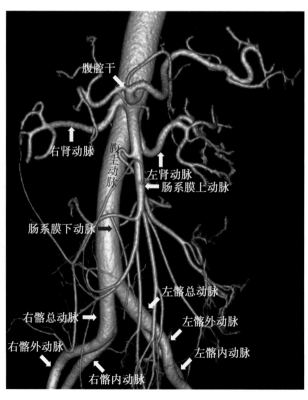

图1-1-4　腹主动脉示意图。

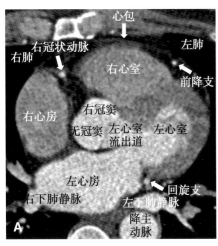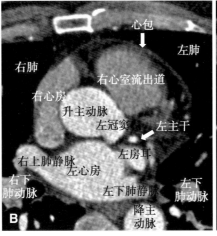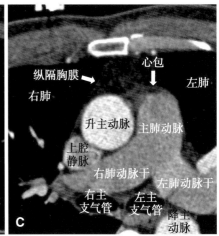

图 1-1-5 升主动脉及主动脉根部空间位置关系。A.左心室流出道层面;B.窦管交界层面;C.肺动脉分叉层面。

健康状况等。在一些疾病如主动脉狭窄、主动脉夹层等中,主动脉的位置关系也会发生变化。

1. 升主动脉及主动脉根部(图 1-1-5) 升主动脉起于左心室底部,在胸骨左半后方向上斜行并向右前弯曲移行于主动脉弓。

主动脉根部位于纤维心包内,与肺动脉干包在同一个浆膜心包鞘内。其前下方为右心室流出道、肺动脉干起始段和右心耳;上方与胸骨之间隔着心包、右胸膜、右肺前界、疏松结缔组织和胸腺遗迹;后方与左心房、右肺动脉和右主支气管相邻;右侧与上腔静脉、右心房相贴,上腔静脉有部分位于主动脉后方;左侧与左心房及在稍高水平与肺动脉干相邻。

2. 主动脉弓(图 1-1-6) 主动脉弓是升主动脉

的延续,起始部位于中线稍偏右,相当于右侧第 2 胸肋关节上缘水平。主动脉弓先斜向上后稍偏左越过气管前面,然后弓形弯向左后方,最后下行移行为胸主动脉。其末端相当于左侧第 2 肋软骨胸骨端水平。因此,整个主动脉弓位于上纵隔内。

主动脉弓左侧和前面是左纵隔胸膜。主动脉弓上方有起于其凸面的三大分支,即头臂干、左颈总动脉、左锁骨下动脉,在近主动脉弓起始处的前方有左头臂静脉跨过。主动脉弓下方有肺动脉分叉、左主支气管、动脉导管韧带、心浅丛和左喉返神经。通常主动脉弓顶部在胸骨上缘下方约 2.5 cm 处,但有个体差异。婴幼儿主动脉弓及老年人合并主动脉扩张时更靠近胸骨上缘。

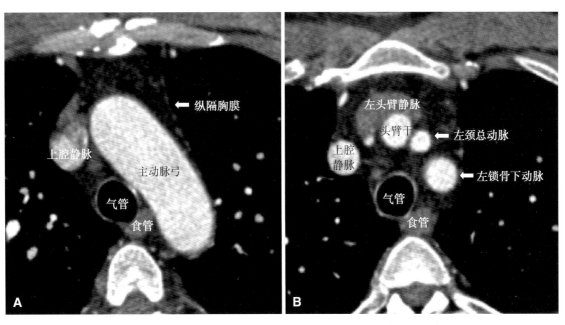

图 1-1-6 主动脉弓空间位置关系。A.主动脉弓层面;B.主动脉弓上血管分支层面。

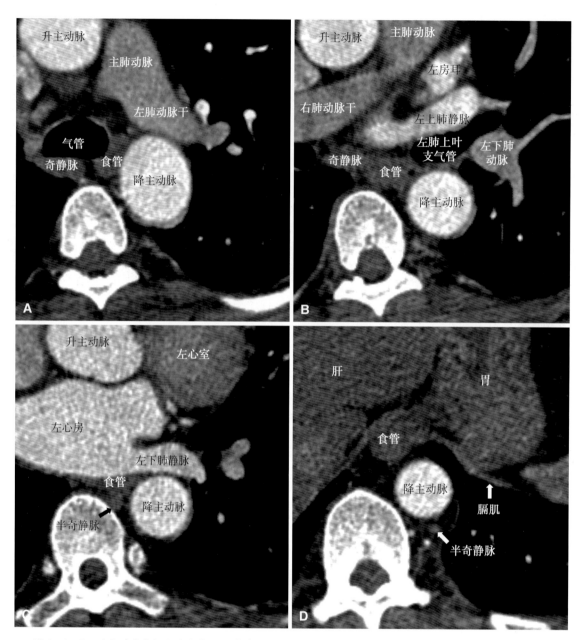

图 1-1-7 胸主动脉空间位置关系。A.肺动脉分叉层面;B.左房耳层面;C.左下肺静脉层面;D.膈上层面。

3. **胸主动脉**(图 1-1-7) 上与主动脉弓相续,下止于第 12 胸椎下缘之前的膈主动脉裂孔处,位于后纵隔内。胸主动脉起始部位于脊柱左侧,然后下降接近中线,其终止部位于中线的前方。

胸主动脉的前方自上向下为左肺门、心包、食管和膈。心包将胸主动脉与左心房分开。胸主动脉的后方是脊柱和半奇静脉。右侧为奇静脉和胸导管,右侧的下方是右侧胸膜和右肺,左侧毗邻左侧胸膜和左肺。食管及其神经丛在上方位于胸主动脉的右侧,在胸下部位于其前方,在接近膈时,可位于胸主动脉的左前外侧。因此,在一定程度上降主动脉和食管相互之间的位置呈螺旋状。

4. **腹主动脉**(图 1-1-8) 腹主动脉起于膈肌上的主动脉裂孔,下降走在腰椎的前方,中止于第 4 腰椎下缘,在正中线的稍偏左侧,分为左、右髂总动脉。因腹主动脉发出的分支较多,所以腹主动脉的口径向下迅速变细。

上段腹主动脉的前方有腹腔干及其分支和网膜囊。在腹腔干的下方,肠系膜上动脉起自腹主动脉,越过左肾静脉的前方。胰体及背侧的脾静脉斜行向上向左跨过腹主动脉,借肠系膜上动脉和左肾静脉与腹主动脉分开。

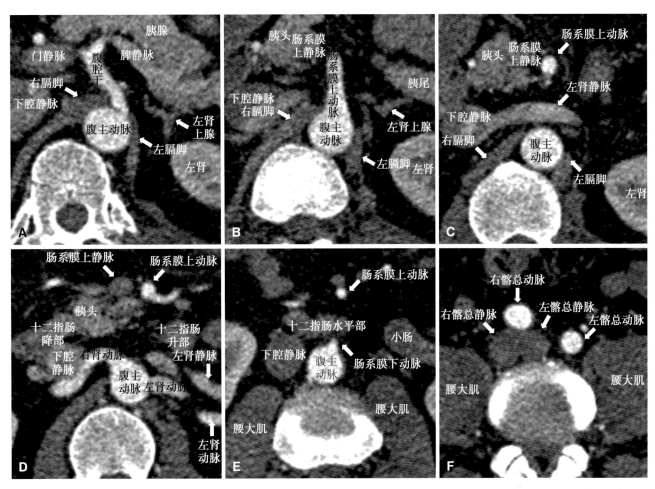

图1-1-8　腹主动脉空间位置关系。A.腹腔干层面；B.肠系膜上动脉层面；C.左肾静脉层面；D.肾动脉层面；E.肠系膜下动脉层面；F.髂总动脉层面。

腹主动脉的后方是胸腰椎。腰动脉从腹主动脉的背侧发出，走行在腹主动脉的后方。左髂总静脉在右髂总动脉后方走行，易受右髂总动脉及腰骶椎挤压，造成髂静脉压迫综合征。

腹主动脉右侧的毗邻。上方是乳糜池和胸导管、奇静脉和右膈脚，右膈脚与腹主动脉重叠并将动脉与下腔静脉和右腹腔神经节分开。在第2腰椎以下，腹主动脉与下腔静脉的左缘相邻。

腹主动脉的左侧毗邻。上方是左侧膈脚和左腹腔神经节，在第2腰椎水平是十二指肠空肠曲、左交感神经干、十二指肠降部。

（二）主动脉的分支

1. **升主动脉**　冠状动脉是升主动脉唯一的分支动脉（图1-1-9）。

（1）左冠状动脉起自主动脉左冠窦，达左冠状沟处分成前降支和左旋支。前降支沿前室间沟下行到心尖部。左旋支沿左冠状沟左行，在心室的左缘转向膈面。

（2）右冠状动脉起自主动脉的右冠窦，沿右冠状沟右行，在心脏右缘转向心脏膈面。

2. **主动脉弓**　多数情况下主动脉弓凸面依次发出无名动脉、左颈总动脉及左锁骨下动脉。

（1）无名动脉又称头臂干，是主动脉弓最大的分支，远端分为右颈总动脉和右锁骨下动脉。右颈总动脉远端延续为右颈内、外动脉。右锁骨下动脉远端延续为右腋动脉。偶尔有甲状腺最下动脉、胸腺支或支气管动脉支起于头臂干。

（2）左颈总动脉分为胸段和颈段，远端延续为左颈内、外动脉。

（3）左锁骨下动脉起自主动脉弓，远端移行为腋动脉。

3. **胸主动脉**（图1-1-10）　胸主动脉发出多条分支到心包、肺、支气管、食管的脏支和到胸壁的壁支。

（1）心包支为几条小血管，分布于心包后面。

（2）支气管动脉的数量、大小和起始部位不定。

5

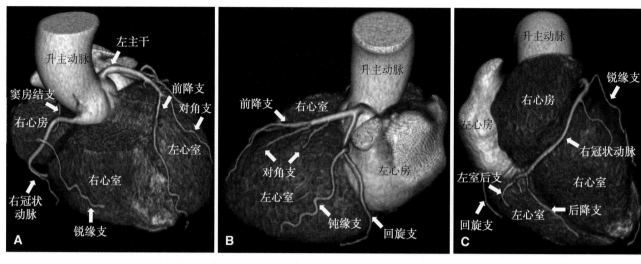

图 1-1-9　冠状动脉示意图。A.左前降支及分支;B.回旋支及分支;C.右冠状动脉及分支。

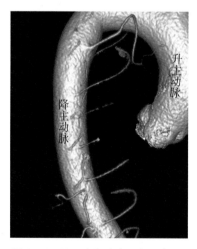

图 1-1-10　降主动脉分支示意图。

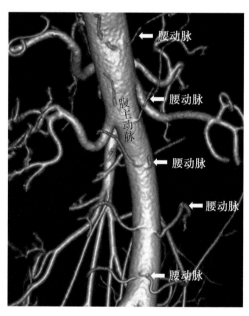

图 1-1-11　腹主动脉背侧分支示意图。

（3）纵隔支是许多供应后纵隔淋巴结和结缔组织的小动脉。

（4）膈支发自胸主动脉的下部,向后分布到膈的上面,并与肌膈动脉和心包膈动脉吻合。

（5）肋间后动脉通常有 9 对,起自胸主动脉后面,分布于下 9 个肋间隙。胸主动脉位置偏左,因此右肋间后动脉较长。

（6）肋下动脉是胸主动脉最后的一对分支,位于第 12 肋的下方。

4. 腹主动脉　腹主动脉的分支有腹侧支、外侧支、背侧支。腹侧支和外侧支分布到脏器,背侧支分布到体壁、脊柱、椎管和椎管内容物。腹主动脉的终末支是左右髂总动脉。

（1）腹侧分支:①腹腔干是腹主动脉腹侧的第 1 条分支,发出胃左动脉、肝总动脉和脾动脉。腹腔干还发

出一侧或两侧的膈下动脉。右膈脚可压迫腹腔干的起始部引起狭窄。②肠系膜上动脉在腹腔干下方约 1 cm 处从腹主动脉发出,位于脾静脉和胰体的后方,借左肾静脉与腹主动脉分开。肠系膜上动脉向下前行经胰钩突和十二指肠水平部的前方。③肠系膜下动脉的管径通常较肠系膜上动脉纤细。通常起源于腹主动脉分叉上方 3 cm 或 4 cm(十二指肠水平部后方)主动脉的前面或左前外侧。

（2）外侧分支:①两侧肾上腺中动脉分别起自腹主动脉的外侧,与肠系膜上动脉同一水平,并跨过膈肌脚到达两侧肾上腺,在此与膈下动脉和肾动脉的肾上腺支吻合。②肾动脉是两条较大腹主动脉的分支,在肠系膜

下动脉的下方从外侧发出。右肾动脉较长、开口较高。③睾丸动脉或卵巢动脉是两条细长的血管。在肾动脉的稍下方起于腹主动脉,在壁层腹膜深面和腰大肌的表面行向下外侧。

（3）背侧分支(图1-1-11):①膈下动脉常在腹腔干的上方从腹主动脉发出,有时可借一共同的干从主动脉发出或直接从腹腔干发出,或从肾动脉发出。②两侧腰动脉从肋间后动脉发出,常有4对,与腰椎相对应从腹主动脉的后外侧发出。偶尔从骶正中动脉发出第5对小的腰动脉。③骶正中动脉是腹主动脉较小的分支,从腹主动脉分叉的稍上方后壁发出。

（三）主动脉的组织学

主动脉壁的组织学特点主要表现在3层:内膜层、中膜层和外膜层。这些层的不同成分和结构可以使主动脉具有弹性、收缩能力和调节血流量的功能。同时,主动脉壁的组织学特点也决定了它容易发生一些病理变化,如动脉硬化、动脉瘤等。

1. **内膜层**　主动脉内膜层是由内皮细胞、基底膜和内弹力膜组成的。

（1）内皮细胞是内膜层的主要成分,是一种扁平的单层细胞,覆盖在血管内壁上。内皮细胞具有多种生物学功能,包括调节血管张力、抗炎、抗血小板聚集、调节血液凝固等。

内皮细胞可以分泌一些生物活性物质,如一氧化氮(NO)、内皮素、前列腺素等,这些物质可以调节血管张力和血流量。其中,NO是一种重要的内皮细胞源性舒张剂,可以通过激活鸟嘌呤酸环化酶(GC)产生,进而促进平滑肌松弛和血管扩张。

此外,内皮细胞还可以通过表达黏附分子和趋化因子等分子参与炎症反应和免疫反应。当血管受到损伤或感染时,内皮细胞会释放趋化因子和黏附分子,吸引白细胞和血小板到达受损区域,从而促进炎症反应和修复过程。

（2）基底膜是一层由胶原纤维和黏多糖组成的基质,位于内皮细胞下面。它可以支持内皮细胞的生长和分化,并参与调节血管壁的通透性和稳定性。

（3）内弹力膜是内膜层的最内层,是一层富含弹性纤维的结构,它可以使血管壁具有弹性和收缩能力,从而适应不同的血流量和血压变化。在老年人或动脉硬化患者中,内弹力膜的功能会受到影响,导致血管壁僵硬和血压升高。

2. **中膜层**　主动脉中膜层是主动脉壁的中间层,由平滑肌细胞、弹性纤维和胶原纤维组成的。主动脉中膜层的主要功能是支持和维持血管的形态和功能,同时也参与调节血管张力和血流量。

（1）平滑肌细胞是一种长形的细胞,具有收缩和松弛的能力,是主动脉中膜的主要成分。平滑肌细胞可以通过收缩和松弛来调节血管的张力和直径,从而影响血流量和血压。平滑肌细胞的收缩和松弛受到多种因素的调节,如神经系统、内分泌系统、局部代谢产物等。

（2）弹性纤维由弹性蛋白组成,可以使血管具有弹性和回弹能力,是主动脉中膜的另一个重要成分。弹性纤维可以在心脏收缩时吸收冲击力,同时在心脏舒张时释放能量,从而保护血管壁不受损伤。在年龄增长或动脉硬化等情况下,弹性纤维的数量和质量会减少,导致血管壁变得僵硬和易损伤。

（3）除了平滑肌细胞和弹性纤维,主动脉中膜还包括一些其他成分,如胶原纤维、黏多糖、蛋白质等。这些成分可以支持和维持血管的结构与功能,同时也参与调节血管张力和血流量。

3. **外膜层**　主动脉外膜层是主动脉壁的最外层,由结缔组织、一些血管和神经组成。主动脉外膜层的主要功能是保护和支持主动脉,同时也参与调节血管张力和血流量。

（1）结缔组织是外膜层的主要成分,主要由胶原纤维和弹性纤维组成,可以提供强大的支撑和保护作用,以维持血管壁的结构和弹性。结缔组织还可以参与调节血管张力和血流量,从而影响血压和血流速度。

（2）血管和神经组织可以为主动脉提供营养和氧气,并传递神经信号来调节血管张力和血流量。这些血管和神经也可以在主动脉受到损伤时发挥重要的修复和保护作用。

三、主动脉影像解剖

随着医学影像学技术的不断发展,主动脉影像学也得到了很大的进步和发展。通过医学影像学技术,可以无创性地观察主动脉的形态、大小、位置和病变情况,为临床诊断和治疗提供重要的参考。熟悉主动脉在不同影像检查中的解剖特点,是提高检查成功率、获得高质量影像、做出准确诊断的前提条件。

(一) 主动脉 X 线解剖

X 线摄影技术的出现为主动脉影像学的发展奠定了基础。通过 X 线摄影可以观察到主动脉的形态和位置,但无法显示血管内部的细节。

在心脏大血管各种摄影体位当中,后前位结合左前斜位或左侧位是观察胸主动脉最适宜也是最常用的体位,可以对一部分胸主动脉疾病做出肯定性或提示性诊断。

1. 后前位(图 1-1-12) 左心缘由 3 个弓形凸出的结构组成,其中上段呈球形凸出的为主动脉结,即主动脉弓部的投影构成。

不合并升主动脉扩张时,升主动脉往往隐藏于心影内。当合并升主动脉扩张时,可表现为右心缘中上段凸出。

正常情况下,降主动脉多与脊柱投影区重合,在降主动脉迂曲或扩张时,可表现为脊柱旁致密影。

2. 左前斜位(图 1-1-13) 可展示主动脉全程。心前缘上段主要由升主动脉构成。心影上部为展开的高密度的主动脉弓结构,并向后下方延续为高密度的降主动脉,垂直走行于心后间隙或与脊柱重叠。

3. 左侧位(图 1-1-14) 心前缘下段为右心室,向上延续为右心室流出道及主肺动脉。升主动脉位于主肺动脉上方,几乎垂直走行,或略向前膨隆。心影上部横行的高密度影像为主动脉弓结构。降主动脉位于心后间隙。

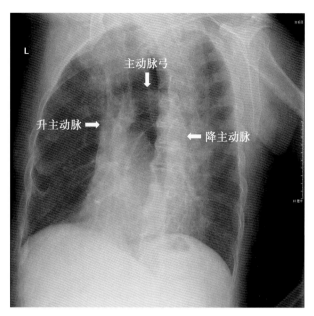

图 1-1-13 左前斜位 X 线胸片。

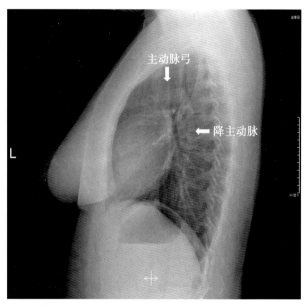

图 1-1-14 左侧位 X 线胸片。

(二) 主动脉 CT 及 MRI 解剖

CT 和 MRI 技术的出现可以多平面、多方向地显示主动脉和周围组织,从而更加直观地观察主动脉的形态和位置,为手术治疗提供更加精确的指导。CT 和 MR 血管成像不仅具有无创性、高空间分辨率和高时间分辨率,还具有强大的图像和数据后处理功能。

CT 血管造影(CT angiography, CTA)是诊断及评价主动脉病变的一线检查方法,通过注射对比剂及螺旋扫描,能够快速获得大范围(覆盖主动脉全程)的各向同性容积数据。利用多平面重建(multiplanar

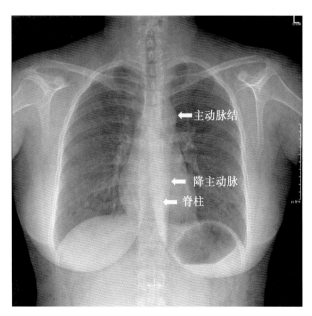

图 1-1-12 后前位 X 线胸片。

reconstruction，MPR）、容积再现（volume rendering，VR）、曲面重建（curve planar reformation，CPR）可以定性及定量评价主动脉各节段解剖形态及其与毗邻器官之间的关系。

利用 MR 多序列成像特点，可以对主动脉形态以及功能进行准确的定性及定量评价。通过 2D 或 3D 黑血及亮血序列，MR 血管造影（MR angiography，MRA）技术能够评价主动脉管腔及管壁形态，以及管壁组织学特点；通过电影序列能够动态观察主动脉结构及血流随心动周期的变化，尤其对主动脉瓣功能的定性评价具有重要意义；利用相位对比技术可以对主动脉疾病进行血流动力学的定量分析。

1. 升主动脉及主动脉根部　临床通常利用左心室双口位、斜冠状位及垂直主动脉中心线的血管轴位观察及评价主动脉根部结构。

左心室双口位能够在一个层面内同时显示左心室流入道（二尖瓣）、流出道（主动脉瓣）、左心的形态及解剖关系。对于主动脉根部结构，通过该切面可以将主动脉瓣、瓣下流出道、主动脉窦、窦管交界及部分升主动脉同时显示在一幅影像中（图 1-1-15）。

展示血管病变时，通常建议选取两个相互垂直的切面，从另一个角度显示血管管腔及管壁的形态，从而减少漏诊、误诊的风险。因此，选择与左心室双口位相垂直的斜冠状位，显示与之垂直角度的主动脉根部形态。在这一切面中，同样要求将主动脉瓣、瓣下流出道、主动脉窦、窦管交界及部分升主动脉同时显示（图 1-1-16）。

血管轴位是指垂直于血管中心线的平面，是测量血管直径、周长、面积等管腔尺寸最准确的切面。经导管主动脉瓣置换手术需要针对主动脉根部结构进行精细测量，即基于血管轴位图像进行定量测量（图 1-1-17）。

主动脉根部斜冠状位不能显示升主动脉全长，需要在轴位和斜矢状位调整切面。在轴位图像上切面需平行左心室流出道中心线，使切面通过升主动脉右侧壁凸面最远端。在斜矢状位升主动脉全长调整切面中心线，使中心线通过升主动脉全长及头臂干（图 1-1-18）。

2. 主动脉弓　轴位图像及斜矢状位图像可以显示主动脉弓及相邻主动脉升弓部、弓降部结构，同时可以显示弓部分支血管开口（图 1-1-19）。

根据弓部分支血管走行方向，调整切面中心线位置可以分别显示主动脉弓部血管走行及形态（图 1-1-20）。

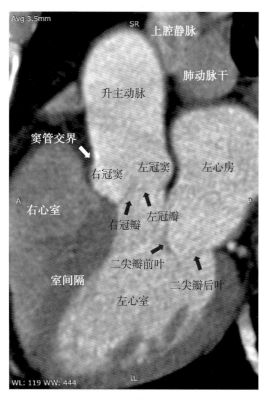

图 1-1-15　左心室双口位。

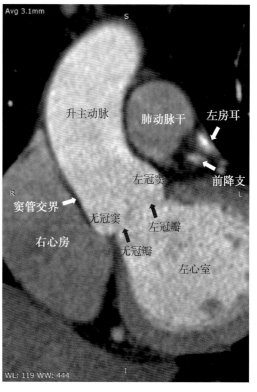

图 1-1-16　主动脉根部斜冠状位。

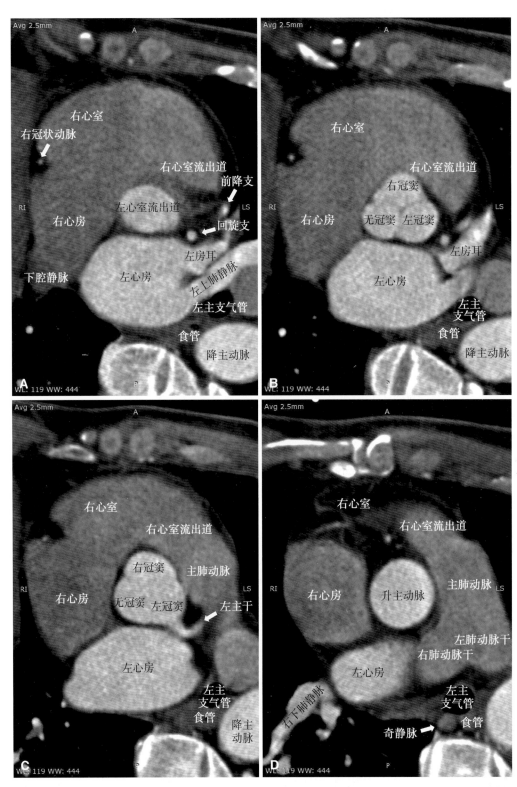

图 1-1-17　主动脉根部血管轴位。A.主动脉瓣环层面；B.主动脉窦瓣膜层面；C.主动脉窦瓣上层面；
D.升主动脉层面。

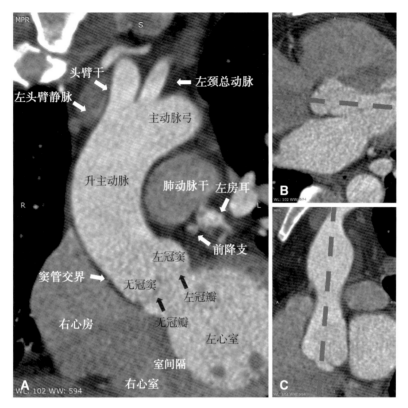

图 1-1-18 升主动脉斜冠状位及重建方法。A.升主动脉斜冠状位结构毗邻；B、C.升主动脉斜冠状位在横轴位(B)及矢状位(C)上定位方法。

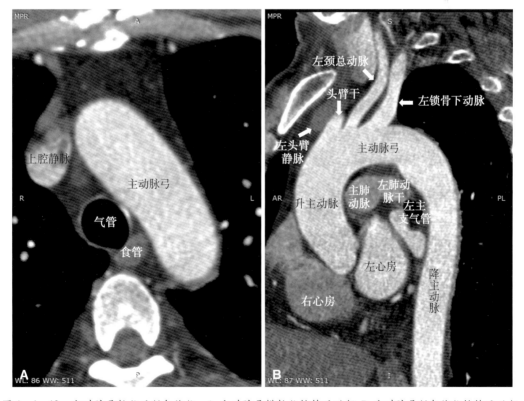

图 1-1-19 主动脉弓轴位及斜矢状位。A.主动脉弓横轴位结构及毗邻；B.主动脉弓斜矢状位结构及毗邻。

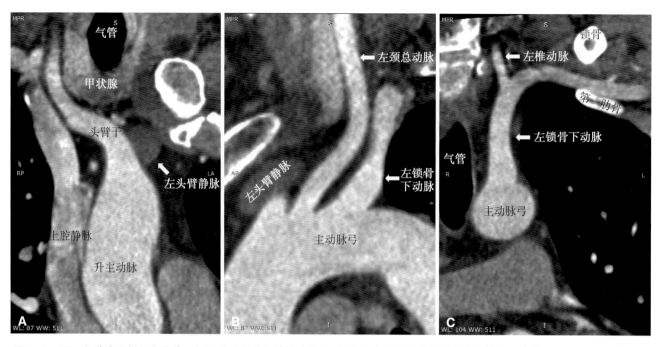

图1-1-20 主动脉弓部分支血管。A.冠状位显示头臂干动脉;B.斜矢状位显示左颈总动脉及左锁骨下动脉;C.冠状位显示左锁骨下动脉。

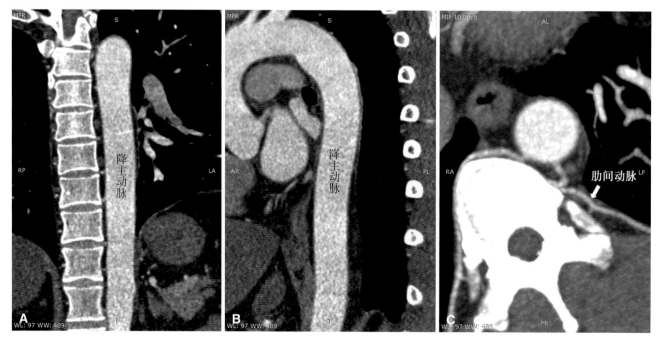

图1-1-21 降主动脉及肋间动脉。A.降主动脉斜冠状位;B.降主动脉斜矢状位;C.降主动脉CTA横轴位MIP图像。

3. **降主动脉** 用斜冠状位及斜矢状位可以显示降主动脉全程。通过增加层厚,可显示肋间动脉开口及走行位置(图1-1-21)。

4. **腹主动脉** 腹主动脉分支较多,通过斜冠状位及斜矢状位可以将腹主动脉全程以及腹侧、两侧分支动脉同时显示。当主动脉迂曲或合并病变时,可沿分支血管走行利用薄层图像单独显示(图1-1-22)。

四、主动脉参考值

(一)主动脉壁厚度

主动脉壁组成复杂,其厚度受多种生理病理因素影响,比如年龄、性别、种族、血压、血脂水平、吸烟、动脉粥样硬化的状态和严重程度等。研究表明,主动脉壁增厚

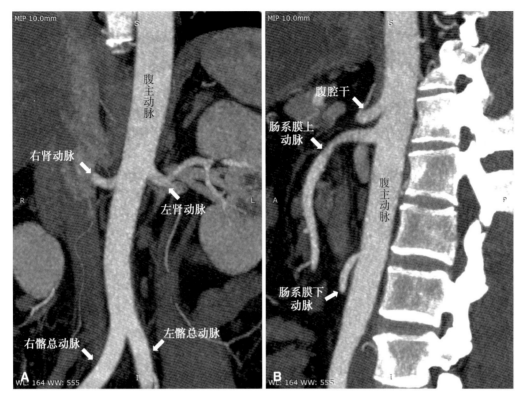

图 1-1-22　腹主动脉及主要分支动脉。A.腹主动脉斜冠状位形态与分支血管关系;B.腹主动脉斜矢状位形态与分支血管关系。

与心血管疾病发生密切相关,并且是未来心血管事件发生的独立预测因素。

　　通过 MR 电影序列测量主动脉壁厚度,结果显示男性主动脉壁较女性更厚,升主动脉管壁较胸主动脉更厚。随着年龄的升高,主动脉壁厚度逐渐增厚。其中升

主动脉女性管壁厚度中位值为 1.46 mm;男性管壁厚度中位值为 1.56 mm。胸主动脉女性管壁厚度中位值为1.26 mm,男性管壁厚度中位值为 1.36 mm。

　　主动脉节段管壁厚度与性别、年龄的关系见表 1-1-1。

表 1-1-1　主动脉节段管壁厚度与性别、年龄的关系

主动脉	年龄(岁)	女性（百分位数）					男性（百分位数）				
		5th	25th	50th	75th	95th	5th	25th	50th	75th	95th
升主动脉厚度（mm）	20～29	1.09	1.18	1.28	1.37	1.57	1.18	1.27	1.41	1.56	1.70
	30～39	1.15	1.29	1.43	1.55	1.71	1.08	1.32	1.40	1.54	1.86
	40～49	1.15	1.30	1.41	1.61	1.94	1.20	1.38	1.53	1.71	1.91
	50～59	1.13	1.33	1.44	1.65	1.85	1.32	1.49	1.61	1.77	2.05
	60～69	1.31	1.48	1.57	1.70	1.93	1.28	1.50	1.67	1.81	2.10
	70+	1.22	1.40	1.48	1.71	2.26	1.34	1.55	1.66	1.82	2.11
胸主动脉厚度（mm）	20～29	0.84	0.99	1.04	1.18	1.26	0.91	1.05	1.18	1.32	1.42
	30～39	0.95	1.09	1.18	1.31	1.47	0.98	1.11	1.24	1.36	1.51
	40～49	0.94	1.09	1.22	1.32	1.48	1.03	1.21	1.33	1.42	1.57
	50～59	1.04	1.15	1.27	1.39	1.60	1.12	1.28	1.40	1.55	1.76
	60～69	1.11	1.25	1.38	1.49	1.68	1.18	1.32	1.45	1.61	1.84
	70+	1.09	1.16	1.28	1.43	1.60	1.24	1.35	1.46	1.68	1.83

（二）主动脉直径

利用 MRI 测量不同主动脉节段的管径,结果显示自升主动脉至腹主动脉管腔内径逐渐缩小。升主动脉（肺动脉干水平）管腔直径中位值为女性 3.20 cm、男性 3.49 cm,主动脉弓（左锁骨下动脉开口近端）管腔直径中位值为女性 2.73 cm、男性 2.93 cm,降主动脉（肺动脉干水平）管腔直径中位值为女性 2.34 cm、男性 2.63 cm,主动脉膈段（主动脉裂孔水平）管腔直径中位值为女性 2.22 cm、男性 2.46 cm,肾上主动脉（右肾动脉开口上方 1 cm 处）管腔直径中位值为女性 2.07 cm、男性 2.34 cm,肾下主动脉（右肾动脉开口下方 1 cm 处）管腔直径中位值为女性 1.75 cm、男性 1.97 cm。

因此,我们在临床中通常采用经验值来推断主动脉管腔直径正常值的上限,即升主动脉不超过 4 cm、主动脉弓及降主动脉不超过 3 cm、腹主动脉远段不超过 2 cm。

主动脉节段管腔直径与性别、年龄的关系见表 1-1-2。

表 1-1-2 主动脉节段管腔直径与性别、年龄的关系

主动脉	年龄（岁）	女性（百分位数）					男性（百分位数）				
		5th	25th	50th	75th	95th	5th	25th	50th	75th	95th
升主动脉直径（cm）	20～29	2.31	2.49	2.71	2.91	3.28	2.38	2.68	2.92	3.08	3.55
	30～39	2.34	2.61	2.82	3.01	3.37	2.66	2.94	3.09	3.25	3.70
	40～49	2.50	2.78	3.03	3.27	3.70	2.84	3.18	3.37	3.61	4.11
	50～59	2.68	3.06	3.25	3.45	3.97	3.09	3.37	3.61	3.87	4.22
	60～69	2.96	3.26	3.49	3.74	3.97	3.27	3.52	3.70	3.96	4.43
	70+	3.02	3.23	3.41	3.76	3.98	3.27	3.54	3.78	3.96	4.32
主动脉弓直径（cm）	20～29	2.02	2.22	2.38	2.63	2.83	2.10	2.41	2.51	2.66	2.91
	30～39	2.15	2.35	2.49	2.65	2.96	2.35	2.55	2.70	2.85	3.16
	40～49	2.25	2.45	2.66	2.82	3.16	2.48	2.67	2.87	3.09	3.39
	50～59	2.38	2.59	2.74	2.96	3.27	2.59	2.84	3.01	3.21	3.53
	60～69	2.48	2.72	2.88	3.09	3.32	2.72	2.98	3.14	3.39	3.68
	70+	2.54	2.72	2.87	3.05	3.45	2.76	2.93	3.15	3.33	3.68
胸降主动脉直径（cm）	20～29	1.67	1.81	1.91	2.00	2.21	1.82	2.01	2.17	2.29	2.40
	30～39	1.77	1.90	2.04	2.12	2.41	2.01	2.20	2.32	2.45	2.75
	40～49	1.86	2.08	2.21	2.36	2.58	2.16	2.39	2.53	2.67	2.90
	50～59	2.06	2.24	2.41	2.52	2.82	2.33	2.55	2.71	2.88	3.07
	60～69	2.25	2.41	2.53	2.67	2.93	2.51	2.73	2.89	3.04	3.26
	70+	2.23	2.51	2.64	2.79	3.02	2.56	2.77	2.925	3.15	3.48
主动脉膈段直径（cm）	20～29	1.59	1.70	1.76	1.85	1.94	1.64	1.82	1.95	2.06	2.16
	30～39	1.67	1.82	1.93	2.03	2.23	1.83	1.97	2.10	2.22	2.47
	40～49	1.76	1.98	2.10	2.24	2.49	2.02	2.20	2.34	2.48	2.64
	50～59	1.98	2.15	2.28	2.42	2.64	2.24	2.41	2.55	2.68	2.89
	60～69	2.11	2.26	2.41	2.55	2.75	2.32	2.59	2.73	2.88	3.07
	70+	2.09	2.34	2.45	2.61	2.84	2.39	2.62	2.765	2.91	3.23
肾上腹主动脉直径（cm）	20～29	1.49	1.59	1.69	1.80	1.91	1.61	1.75	1.855	2.00	2.14
	30～39	1.57	1.77	1.88	1.96	2.13	1.82	1.95	2.08	2.20	2.32
	40～49	1.71	1.87	1.98	2.14	2.31	1.93	2.15	2.26	2.38	2.60
	50～59	1.84	2.01	2.12	2.26	2.48	2.09	2.27	2.42	2.56	2.71
	60～69	1.86	2.09	2.20	2.29	2.45	2.18	2.41	2.53	2.64	2.83
	70+	1.95	2.13	2.24	2.35	2.60	2.24	2.41	2.535	2.64	2.86

（续表）

主动脉	年龄（岁）	女性（百分位数）					男性（百分位数）				
		5th	25th	50th	75th	95th	5th	25th	50th	75th	95th
肾下腹主动脉直径（cm）	20～29	1.29	1.41	1.49	1.58	1.77	1.47	1.60	1.67	1.76	1.92
	30～39	1.35	1.50	1.59	1.68	1.85	1.55	1.69	1.79	1.89	2.01
	40～49	1.46	1.60	1.71	1.83	1.95	1.68	1.84	1.93	2.04	2.18
	50～59	1.54	1.69	1.79	1.89	2.04	1.80	1.94	2.03	2.14	2.32
	60～69	1.58	1.72	1.84	1.92	2.12	1.84	1.99	2.12	2.21	2.43
	70+	1.66	1.76	1.86	1.98	2.18	1.88	2.01	2.12	2.26	2.47

五、主动脉影像分段

随着介入治疗技术的发展,美国血管外科学会根据主动脉腔内修复术近端及远端锚定区的位置,于2010年发布了新的主动脉分段方法。从升主动脉至髂外动脉分为12个节段/区域(图1-1-23)。

0区,升主动脉至无名动脉开口以远;

1区,无名动脉开口远端,至左颈总动脉开口以远;

2区,左颈总动脉开口以远,至左锁骨下动脉开口以远;

3区,左锁骨下动脉开口以远2cm范围内;

4区,左锁骨下动脉开口以远2cm,至胸主动脉上段(T6椎体水平);

5区,胸主动脉下段,至腹腔干动脉开口近端;

6区,腹腔干开口近端,至肠系膜上动脉开口近端;

7区,肠系膜上动脉开口近端,至较高一侧肾动脉开口近端;

8区,较高一侧肾动脉开口近端,至较低一侧肾动脉开口以远;

9区,肾动脉开口以远腹主动脉;

10区,双侧髂总动脉;

11区,双侧髂外动脉。

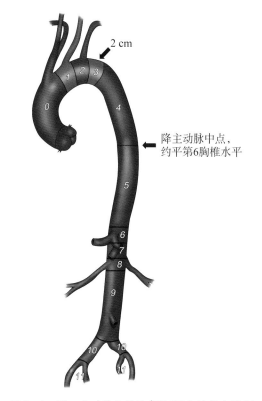

图1-1-23 主动脉分区示意图(图中数字为区号)。

第二节 主动脉生理功能

一、主动脉的功能

（一）主动脉的输送功能

主动脉可以将氧合并且富含营养的血液从心脏输送到全身各个器官和组织,如通过冠状动脉供应心脏、头臂动脉供应头部和上肢、髂动脉供应下肢等,从而维持整个机体的能量及物质供应。

（二）主动脉的弹性贮器功能

左心室射血时,主动脉腔内压力升高,推动血液向前流动,同时主动脉管腔扩张、容积增大。此时左心室

15

射出的血液只有一部分进入外周动脉,另一部分被贮存在主动脉内。主动脉瓣关闭后,主动脉管壁发生弹性回缩,容纳的部分血液继续向外周动脉内推送。这种功能称为弹性贮器作用,可以将心脏周期性射出的血液转换为连续流动的血液。

(三) 主动脉的调节功能

主动脉壁中的平滑肌细胞能够通过收缩和松弛来调节主动脉的直径和血流量,从而影响血压和血流速度。此外,主动脉内皮细胞还能够分泌一些生物活性物质,如一氧化氮、内皮素等,对血管张力和血流调节也有重要作用。同时主动脉具有弹性和收缩能力,也能够使自身适应心脏的搏动和血压的变化。

主动脉弓区域的压力和化学感受器还参与了心血管活动的神经调节。

(四) 主动脉的排泄功能

主动脉通过将含有代谢废物的血液输送到肾脏形成尿液,从而将代谢废物排出体外,以维持内环境的稳定。

二、主动脉组织学特点与功能相适应特点

(一) 主动脉壁的三层结构

主动脉壁由内膜、中膜和外膜三层组成,每层都有不同的组织学特点和功能。内膜主要由内皮细胞和基底膜组成,具有抗血栓、抗炎和调节血管张力的作用;中膜主要由平滑肌细胞和弹性纤维组成,具有支撑和调节血管张力的作用;外膜主要由结缔组织和一些血管、神经组成,具有保护和营养支持作用。这种三层结构可以使主动脉具有强大的弹性和回弹能力,从而适应心脏的搏动和血液的冲击力。

(二) 平滑肌细胞的收缩和松弛

平滑肌细胞可以通过收缩和松弛来调节血管张力和直径,从而影响血流量和血压。这种收缩和松弛是受多种因素的调节,如神经系统、内分泌系统、局部代谢产物等。这种调节可以使主动脉适应不同的生理和病理状态,从而保持血流量和血压的稳定。

在主动脉近心端和近侧支开口处,平滑肌细胞数量较多,密度较大,可以调节血管张力和直径,从而影响血流量和血压。在主动脉远端和近末梢处,平滑肌细胞数量较少,密度较小。

(三) 弹性纤维的作用

弹性纤维是主动脉中膜的重要组成部分,具有高度的弹性和回弹能力,可以吸收心脏搏动时的冲击力,保护血管壁不受损伤,并且可以使血管壁保持一定的张力和形态。在心脏收缩时,弹性纤维可以吸收冲击力,在心脏舒张时释放能量,从而保持血管的稳定和连续性。这种弹性和回弹能力可以使主动脉适应不同的生理和病理状态,从而保持血流量和血压的稳定。

在主动脉近心端,弹性纤维数量较多,密度较大,可以吸收更多的冲击力,保护血管壁不受损伤。在主动脉远端和近末梢处,弹性纤维数量较少,密度较小。

随着年龄的增长,弹性纤维的数量和质量会逐渐减少,导致主动脉壁的弹性和回弹能力下降。

(四) 胶原蛋白的作用

胶原蛋白主要分布在主动脉中膜的外侧,形成外胶原层。外胶原层是主动脉中膜的最外层,由大量的胶原蛋白和少量的弹性纤维组成,具有支撑和保护血管壁的作用。它们可以增强血管壁的强度和稳定性,防止血管破裂和破损。

在主动脉近心端和近侧支开口处,胶原蛋白数量较少,密度较小,但仍然具有一定的支撑作用。在主动脉远端和近末梢处,胶原蛋白数量较多,密度较大,可以增强血管壁的强度和稳定性。

随着年龄的增长,胶原蛋白的数量和质量会逐渐减少,导致主动脉壁的强度和稳定性下降,易发生动脉瘤等疾病。

(五) 弹力蛋白的作用

弹力蛋白主要分布在主动脉中膜的内侧,形成内弹力层,具有弹性和伸缩性。它们可以使血管壁具有一定的弹性和伸缩性,适应血液流动的变化。

在主动脉近心端处,弹性纤维数量较多,密度较大,可以使血管壁具有更好的弹性和伸缩性。在主动脉远端和近末梢处,弹性纤维数量较少,密度较小。

随着年龄的增长,弹力蛋白的数量和质量会逐渐减少,导致主动脉壁的弹性和伸缩性下降。

(张　楠)

参考文献

[1] Mensel B, Quadrat A, Schneider T, et al. MRI-based

determination of reference values of thoracic aortic wall thickness in a general population ［J］. Eur Radiol, 2014, 24(9):2038 - 2044.

［2］ Fillinger MF, Greenberg RK, McKinsey JF, et al. Society for Vascular Surgery Ad Hoc Committee on TEVAR Reporting Standards. Reporting standards for thoracic endovascular aortic repair (TEVAR) ［J］. J Vasc Surg, 2010,52(4):1022 - 1033.

［3］ Mensel B, Heßelbarth L, Wenzel M, et al. Thoracic and abdominal aortic diameters in a general population: MRI-based reference values and association with age and cardiovascular risk factors ［J］. Eur Radiol, 2016,26(4): 969 - 978.

第二章

主动脉发育异常

第一节　主动脉窦瘤

典型病例

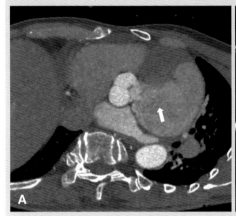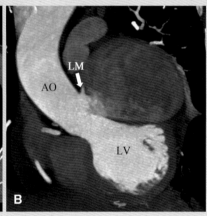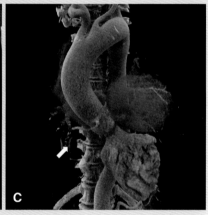

图 2-1-1　主动脉窦瘤。

病情简介

1. **病史**　男,41 岁,反复出现心前区胸痛 1 年余,近 2 个月来疼痛加重,不能缓解,伴有胸闷憋喘。

2. **查体**　体温正常,双下肢无水肿,其他无特殊。血压 90/60 mmHg;心率 99 次/分。听诊:心前区可及Ⅲ/Ⅵ收缩期杂音。

3. **实验室检查**　无特殊异常。

影像诊断及征象分析

1. **影像诊断**　主动脉(AO)左冠窦瘤,左主干受压、前降支及回旋支显影不良。

2. **征象分析**

(1) 图 2-1-1 A　显示主动脉左冠窦明显扩张(箭),瘤体最大径 100 mm;右冠窦、无冠窦未见明显扩张。

(2) 图 2-1-1 B、C　显示主动脉左冠窦巨大窦瘤压迫左心室(LV),冠状动脉受压,左主干(LM)起始处显影(B,箭),前降支及回旋支均未见显示,右冠状动脉显影良好(C,箭)。

治疗与结局

患者病情危重,充分告知,建议限期行外科修补术治疗,但最终患者拒绝接受外科手术。

临床特点

主动脉窦瘤一般无症状,瘤体增大可压迫周围结构产生相应的症状和体征,窦瘤破裂可引起急性心内分流而出现心功能不全,或破入心包导致心脏压塞。主动脉窦瘤破裂是最常见的死亡原因。

一、病因与发病机制

主动脉窦瘤临床少见,约占先天性心脏病的
0.31%～3.56%,多发于青中年,男性约占 2/3。最常
见的是右冠窦受累,约占 65%～85%,其次是无冠窦受
累,约占 10%～30%,左冠窦很少受累。主动脉窦瘤可
以是先天性的,也可以是获得性的。获得性的病因有感
染性心内膜炎、主动脉夹层、白塞综合征、创伤及医源性
损伤等。先天性窦瘤的产生原因一般认为有 3 种可能,
①胚胎发育过程中主动脉中层与瓣环分离,缺乏肌肉与
弹力组织,形成结构上的薄弱点;②主动脉、肺动脉隔与
心室间隔融合时,远端心球隔发育不全,留有薄弱的区
域;③冠状动脉窦本身的畸形。先天性主动脉窦瘤可以
单独存在,也可以与其他畸形合并存在;最常见的是主
动脉二瓣畸形、室间隔缺损、卵圆孔未闭或房间隔缺损,
最常见的组合畸形是室间隔缺损＋卵圆孔未闭和主动
脉二瓣畸形＋卵圆孔未闭。主动脉窦瘤的基本病变是
窦壁的中层局部因先天性缺陷或(和)获得性疾病影响,
造成窦壁承受压力能力不均匀,长期受主动脉内高压血
流的冲击,使缺陷薄弱处中层组织同纤维环及心肌分
离,并逐渐向低压心腔脱入,随瘤体脱入的时间延长,瘤
壁逐渐变薄,由功能性薄弱转化为解剖性改变,最后形
成仅为血管内膜和退化组织所构成的瘤囊,张力增大,
最终破裂。

二、主动脉窦的正常解剖与毗邻

主动脉根部与主动脉瓣叶对应的向外壶腹状膨出
的结构为主动脉窦(又称瓦氏窦、Valsalva 窦或冠状窦)
组成,上界为窦管交界,下界为主动脉瓣环,成人主动脉
窦的高度约 15 mm,直径约 20～35 mm。

主动脉窦深埋于周围组织中,根据冠状动脉开口的
位置分为左冠窦、右冠窦和无冠窦(图 2-1-2)。主动
脉无冠窦的中点一般正对房间隔,与左、右心房相贴,
右冠窦与右心房、右心室及流出道相邻,左冠窦部分
与左心房相邻,部分暴露于心包腔内(图 2-1-3)。
了解这些毗邻关系便于理解窦瘤破裂后的血流动力
学改变。

三、病理解剖结构异常与血流动力学
改变

小的、未破裂的窦瘤可以无症状,多为偶然发现。
较大的窦瘤可引起瓣环的扩大,瓣叶移位或脱垂等心脏

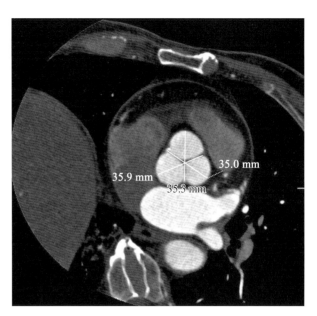

图 2-1-2 主动脉窦直径的测量方法。

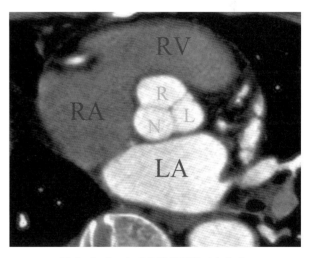

图 2-1-3 主动脉窦解剖窦毗邻关系。

解剖结构的扭曲,导致瓣膜功能障碍,如主动脉瓣关闭
不全、三尖瓣关闭不全或狭窄(图 2-1-4);增大的窦瘤
如果凸向左、右心室流出道可引起流出道梗阻;另外也
可压迫神经引起心脏传导异常,最常见的是房颤,其他
如室性心律失常、房室传导阻滞等。瘤体增大常引起冠
状动脉缺血,异常血流动力学改变机制有:①压迫冠状
动脉(图 2-1-1);②冠状动脉开口于瘤壁,瘤体增大后
腔内流速减慢、血流状态异常导致冠状动脉内血流减慢
(图 2-1-4)。

由于先天发育异常,导致主动脉窦窦壁局部薄弱、
扩张,根据拉普拉斯定律,薄弱点会持续扩张,最终破
裂。主动脉窦瘤破裂会对血流动力学方面产生极大影
响。右冠窦窦瘤可以破入右心房、右心室流出道,引起
急性左向右分流,右心室压力及血流的急速增加可导

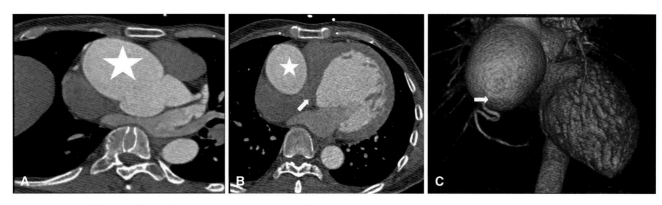

图 2-1-4 主动脉右冠窦巨大窦瘤。男,58岁,胸闷不适2年,加重1个月,心电图提示房颤。A.主动脉轴位CTA显示右冠窦明显扩张(星);B.右冠窦瘤压迫右心房、右心室及三尖瓣环,左心室明显增大;C.右冠状动脉起自右冠窦瘤壁,瘤壁光滑完整,未见明显破裂。

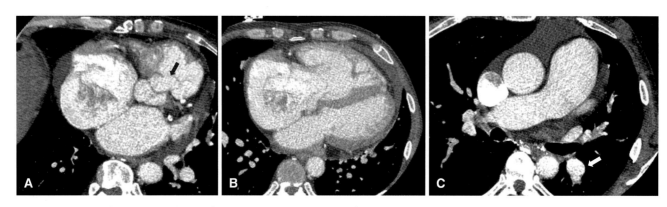

图 2-1-5 右冠窦瘤破入右心室流出道。男,53岁,因突发胸痛、心悸入院。A.主动脉轴位CTA显示右冠窦壁不完整,与右心室相通(箭);B.右心房、右心室扩大,室间隔左移,提示右心压力增高;C.肺动脉增宽,肺内血管分支增粗(箭),提示肺血流量增大,压力增高。

致右心衰竭(图 2-1-5)。无冠窦瘤可以破入右心房、左心房;左冠窦邻近左心房,有一小部分和心包相通,左冠窦瘤可以破入左心房、心包和室间隔。左冠窦和无冠窦瘤破入左心房,加大左心容量负荷,同时窦瘤破裂可以加重主动脉瓣反流,左心室负担加重,心脏容量负荷增大,引起急性左心衰竭。左冠窦瘤破入心包腔,可引起心脏压塞。

四、临床问题与影像

(一)临床表现

小的、未破裂的主动脉窦瘤患者大多数无自觉症状,巨大未破裂的窦瘤压迫邻近结构,导致血流动力学异常或神经传导异常,可引起相应的症状。窦瘤破裂可出现突发剧烈胸痛、心悸、呼吸困难、气喘、咳嗽,甚至急性心力衰竭,症状的严重程度及持续时间取决于窦瘤位置、破口大小。部分患者起病缓慢,表现为胸闷、气促等。

体格检查:主动脉窦瘤引起主动脉瓣关闭不全时,

多数患者胸骨左缘第3肋间、第4肋间听到舒张期杂音,伴有震颤;舒张压降低,脉压增宽,有水冲脉。破裂出现左向右分流时,可听到连续性杂音;肺动脉瓣区第2心音亢进,心脏浊音界增大;此外,还可出现肝脏肿大、下肢水肿等表现。

(二)分型

目前根据窦瘤的位置和破入位置主要有2种分型方法:Sakakibara分型法和中国医学科学院阜外医院改良分型法(表 2-1-1)。

(三)影像表现

1. 先天性主动脉窦瘤影像表现

(1)X线表现 主动脉窦瘤未破时X线可无任何异常征象(图 2-1-6A),合并主动脉瓣关闭不全可见左心室增大;窦瘤破裂入右心房室可引起肺血增多、右心房室增大(图 2-1-6B)。

(2)CTA表现 CTA多种后处理技术可以从不同角度显示主动脉窦瘤的位置、形状、大小、窦瘤是否破裂

表 2-1-1　Sakakibara 分型法和中国医学科学院阜外医院改良分型法

类型	Sakakibara 分型法	改良分型法
Ⅰ 型	右冠窦左侧部窦瘤,紧邻肺动脉左、右瓣交界下方突入右心室	窦瘤在靠近肺动脉瓣下方处突入右心室
Ⅱ 型	窦瘤发自右冠窦中部,突入右心室腔室上嵴内	窦瘤突入右心室腔室上嵴及嵴下部位
Ⅲv 型	窦瘤发自右冠窦后部,突破膜部间隔在三尖瓣隔叶下方入右心室	在三尖瓣环或紧邻三尖瓣环的部位突入右心房
Ⅲa 型	窦瘤发自右冠窦后部,在靠近三尖瓣前、隔叶交界处突入右心室	在三尖瓣环或紧邻三尖瓣环的部位突入右心房
Ⅳ 型	窦瘤发自无冠窦右侧部,在靠近三尖瓣隔叶处突入右心房	窦瘤突入右心房
Ⅴ 型		窦瘤突入肺动脉、左心房、左心室或其他部位

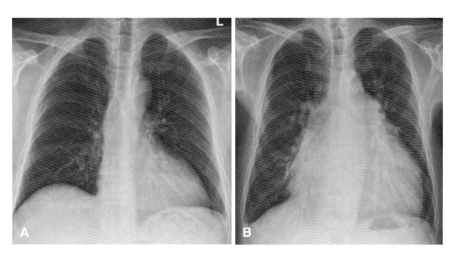

图 2-1-6　主动脉窦瘤 X 线平片。A. 男,43 岁,超声提示主动脉窦瘤,胸部 X 线显示肺血正常,左心室增大;B. 53 岁,主动脉窦瘤破裂,两肺肺充血,右心房增大。

及破裂的位置、破口大小。窦瘤一般为单发,偶尔为 2 个(图 2-1-7)。窦瘤破裂表现为瘤壁不连续,多位于窦顶部;在 CT 上可以观察到窦瘤与破入心腔之间的沟通,右冠窦瘤易破入右心室(图 2-1-8)。无冠窦向后下膨凸,毗邻左右心房,可破入右心房(图 2-1-9,视频 2-1-1)。左冠窦可破入左心室或室间隔(图 2-1-10)。主动脉窦瘤常合并其他的心内外畸形如室间隔缺损、主动脉二瓣畸形、主动脉缩窄等,CTA 也可以清晰显示。

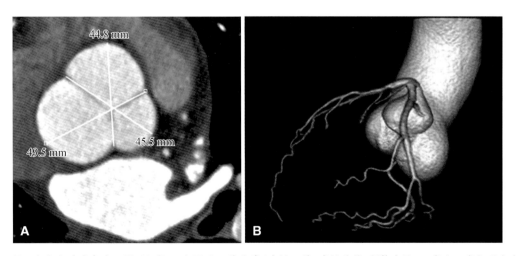

图 2-1-7　多发主动脉窦瘤。男,69 岁,心电图示心律失常(房性心律、窦性停搏、频繁房早、一度及二度Ⅰ型房室阻滞、室性逸搏、交界性逸搏)。主动脉轴位(A)及表面重建(B)CTA 显示右冠窦和无冠窦明显增大。

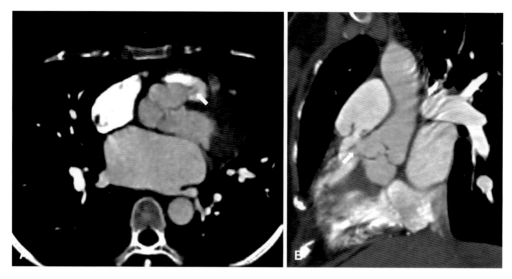

图 2-1-8　主动脉右冠窦瘤破裂入右心室流出道。女,31 岁,体检超声发现右冠窦瘤破入右心室流出道,主动脉右冠瓣脱垂并中量反流。A. 主动脉轴位 CTA 示主动脉右冠窦形态扩大、窦底连续性中断,与右心室流出道相通;B. 矢状位重建显示右冠窦瘤破裂,于肺动脉瓣下和右心室流出道相通(箭)。

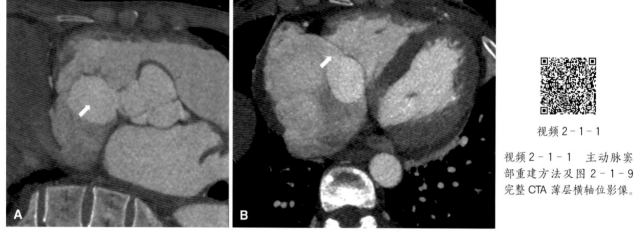

视频 2-1-1

视频 2-1-1　主动脉窦部重建方法及图 2-1-9完整 CTA 薄层横轴位影像。

图 2-1-9　主动脉无冠窦瘤破入右心房。男,75 岁,患者突发胸闷、胸痛、心悸入院。A. 主动脉根部轴位 CTA 重建显示无冠窦扩大,窦底增宽扩张,突入右心房(箭);B. 轴位 CTA 显示窦瘤壁不完整,与右心房相通,右心房明显增大(箭)。

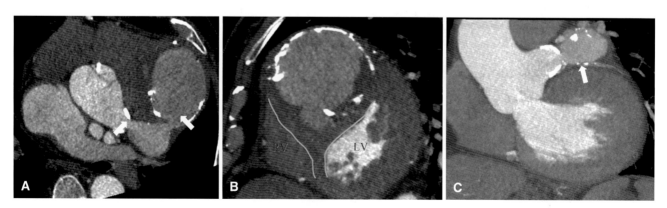

图 2-1-10　主动脉左冠窦瘤破入室间隔。男,55 岁,因“反复发作活动后心前区不适、烧灼感 9 个月,再发加重 1 周入院”。A. 主动脉左冠窦扩张,窦瘤壁中断并不规则向外膨出(箭);B. 两腔心短轴位 CTA 重建显示瘤体破入室间隔(绿色标记为室间隔),室间隔分离形成夹层,瘤壁钙化;C. 冠状位 CTA 重建显示窦瘤压迫左主干及前降支近段引起管腔狭窄(箭)。

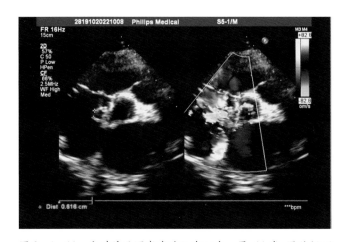

图 2-1-11　主动脉无冠窦瘤破入右心房。男，44 岁，因胸闷不适 2 周就诊。二维超声心动图示主动脉无冠窦呈囊袋样（*）向右心房腔膨出，大小约 1.5 cm×1.0 cm，瘤壁破口约 0.6 cm；彩色多普勒血流显像：右心房窦瘤处探及主动脉连续性分流，流速为 5.0 m/s，压差为 100 mmHg，主动脉瓣瓣口、三尖瓣瓣口轻度反流。

（3）超声心动图　直接征象为主动脉窦壁局部向外瘤样膨出，窦瘤破裂则可见破口（图 2-1-11），彩色多普勒血流可见破口处舒张期为主的连续性高速左向右分流信号，连续多普勒频谱表现为舒张期分流速度逐渐增强或舒张中期达峰。破入右心房者，右心房、右心室容量负荷增大；破入右心室者，右心室明显增大，右心室流出道和肺动脉增宽，右心室压力增高室间隔向左心室侧偏移。

（4）MRI　MRI 可以显示主动脉窦的形态及血流，尤其是窦瘤破裂后的分流方向（图 2-1-12；视频 2-1-2，视频 2-1-3）；可以准确评价主动脉窦扩张所致瓣环扩大、瓣叶移位或脱垂造成的主动脉瓣关闭不全以及心脏功能。另外，如果冠状动脉受压所致的心肌缺血也可以通过心肌灌注及延迟强化明确。

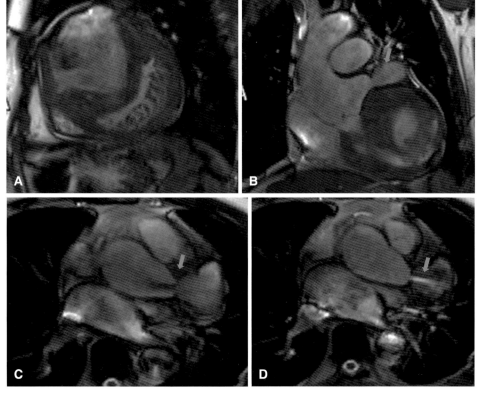

视频 2-1-2　　视频 2-1-3

视频 2-1-2，视频 2-1-3 心脏电影序列斜冠状位及横轴位 MR。动态显示窦瘤与主动脉之间血流来回流动。

图 2-1-12　主动脉左冠窦瘤破入室间隔。与图 2-1-10 为同一患者。A.短轴位电影清晰显示室间隔的夹层结构，其内血流为涡流；B.冠状位显示左冠窦扩张；C、D.破口位置电影收缩期及舒张期，可见室间隔夹层内血流通过窦瘤破口的血流状态。

2.**获得性主动脉窦瘤影像表现**　获得性主动脉窦瘤相对先天性主动脉窦瘤更少见，可由感染性心内膜炎、主动脉夹层、白塞综合征、创伤及医源性损害等原因引起。先天性主动脉窦瘤多累及单一窦，而获得性主动脉窦瘤由于病因不同，可有不同的影像表现，可累及单一窦（图 2-1-13），亦可累及 2 个（图 2-1-14）甚至 3 个窦。

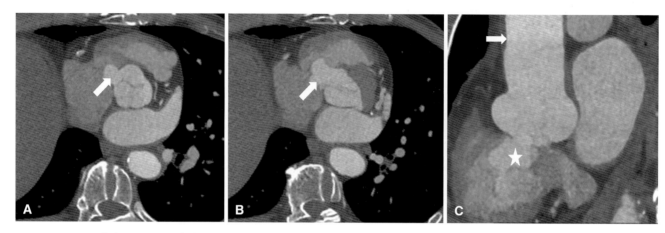

图 2-1-13　白塞综合征致右冠窦瘤破入右心室。男,56 岁,白塞综合征史 5 年,因胸痛、胸闷 3 个月入院。A.主动脉右冠窦窦底膨出突入右心室;B.瘤体形态不规则,部分骑跨于三尖瓣环(箭);C.冠状位 CTA 重建显示升主动脉壁增厚(箭);右冠窦底破裂(星)。

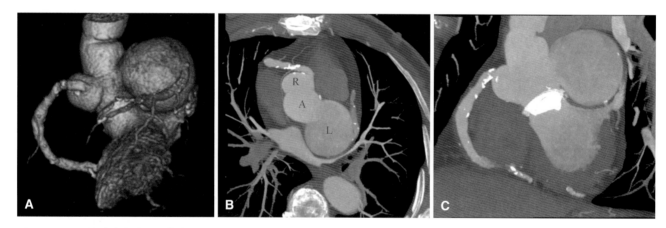

图 2-1-14　主动脉术后继发窦瘤。男,59 岁,Bentall 术后 3 年,胸痛、胸闷不适、气喘 2 个月入院。A.CTA VR 重建显示主动脉右冠窦瘤和左冠窦瘤形成;B.轴位 CTA MIP 见左冠窦瘤较大,压迫左心房,左主干自瘤壁发出,起始段受压(A,主动脉;R,右冠窦;L,左冠窦);C.冠状位 CTA MPR 重建显示主动脉人工瓣膜周围无对比剂外溢,左、右冠窦瘤瘤壁完整无破裂。

(四) 检查方法选择

　　超声心动图是主动脉窦瘤的首选方法,具有较高的敏感性和准确性,不仅能准确显示窦瘤的征象,而且能对心脏功能、并发畸形及继发心脏改变进行评价和诊断。

　　主动脉 CTA 扫描速度快,成像方法简单,检查不依赖操作者,客观性和重复性好。对于主动脉窦瘤及破裂相关的形态学诊断具有明显的优势,对合并的心内外畸形如主动脉二瓣畸形、主动脉缩窄、主动脉弓褶曲及室间隔缺损等也能做出明确诊断,并对继发的心脏、冠状动脉也能做出准确诊断,对于制订手术方案起到非常重要的作用。

　　MR 可以对主动脉窦瘤及心脏进行形态、功能学评价,但受扫描条件及技术要求,使用的普遍性明显低于 CT。

(五) 治疗方法选择

　　主动脉窦瘤的治疗选择取决于窦瘤的大小、是否破裂、周围组织结构受压程度、是否合并其他心内畸形等。较小的、未破的窦瘤可以保守观察;窦瘤一旦破裂应积极进行手术治疗,手术治疗原则主要以牢固闭合破口、恢复主动脉根部中层的连续性、防止复发、避免损伤主动脉瓣为原则,并同期矫正合并畸形。

　　主动脉窦瘤及破口有多种类型,并可能伴发其他心脏畸形,故有多种手术径路,为方便操作,应根据具体病情选择手术切口。一般主动脉窦瘤破入右心房者采用右心房切口(图 2-1-15),破入右心室者采用右心室流出道切口,破入左心室者采用主动脉切口;如需行主动脉瓣置换或探查时,要联合主动脉切口,且所有瓣膜手术均应在窦瘤修补术后进行。

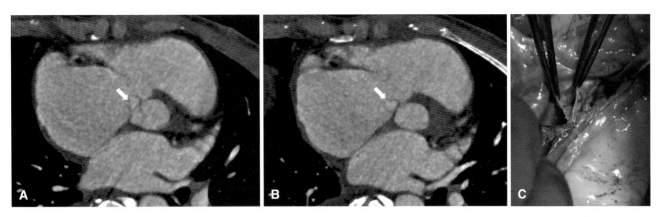

图 2-1-15　无冠窦瘤破入右心房。男,44 岁,突发胸闷、气促 1 周。A.主动脉右冠窦窦底向右心房膨出,窦瘤形成(箭);B.窦瘤底部壁不连续,见小破口与右心房相通(箭),右心房、右心室增大;C.右心房切口,证实无冠窦瘤破入右心房。(广西柳州市人民医院韦成信教授提供)

五、影像鉴别诊断与要点

　　因主动脉窦瘤的部位和破入的心腔不同,表现差别较大,且常合并其他畸形,易出现误诊、漏诊,需与以下几种心血管病相鉴别。

(一)室间隔缺损和膜部瘤

　　室间隔膜部瘤表现为室间隔膜部向右心室的囊状凸起,可表现为单囊,也可表现为多囊。如果合并室间隔缺损则可见左、右心室交通。鉴别要点是明确凸出的部分与主动脉瓣的关系,膜部瘤位于主动脉瓣的下方,不与主动脉窦相通(图 2-1-16)。

(二)冠状动脉瘘

　　冠状动脉瘘为冠状动脉先天发育异常,常合并冠状动脉明显扩张,在主动脉根部层面可类似窦部扩张,连续图像观察可追踪到瘘口(图 2-1-17),鉴别较为简单。

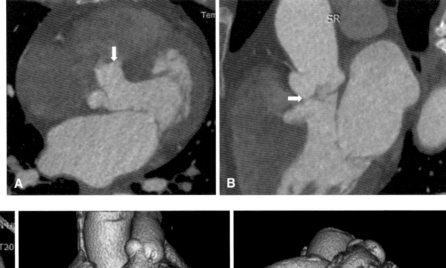

图 2-1-16　室间隔膜部瘤。A.心脏横轴位 CTA 可疑主动脉根部向右心室侧膨出(箭);B.斜矢状位 MPR 重建显示病变位于主动脉瓣(箭)下方,提示膜部瘤。

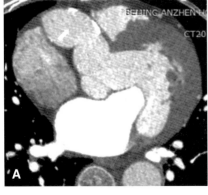
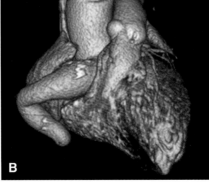
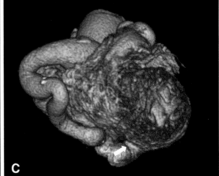

图 2-1-17　右冠状动脉左心室瘘。A.横轴位 CTA 显示与右冠窦延续的右冠状动脉明显扩张(箭),开口直径约 2.0 cm。B、C.CTA VR 重建显示扩张的冠状动脉迂曲走行,经左心室后壁与左心腔相通(C,箭)。

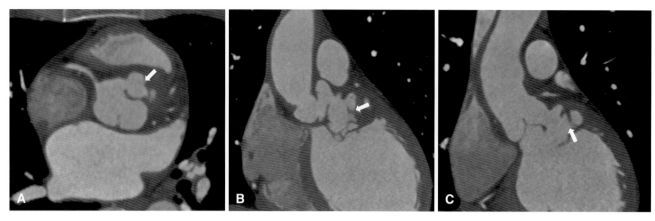

图 2-1-18　主动脉根部多发假性动脉瘤。男,57 岁,有白塞综合征史 5 年。A.右冠窦壁不连续、局部不规则向外凸出(箭);
B、C.冠状位 MPR 见主动脉根部多发假性动脉瘤,瘤壁不规则(B,箭),左心室流出道破坏假性动脉瘤形成(C,箭),升主动脉壁增厚。

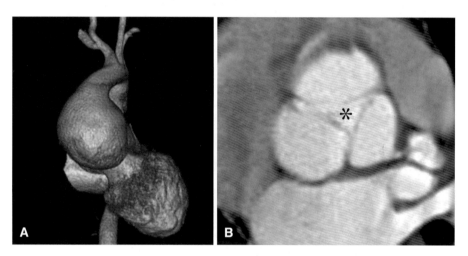

图 2-1-19　马方综合征。女,30 岁,有马方综合征家族病史,超声提示主动脉根部瘤、主动脉瓣关闭不全。A.主动脉 CTA VR 重建
见主动脉根部明显扩张;B.根部轴位 MPR 重建显示 3 个窦均匀扩张,瓣叶中心对合不良(星)。

(三)主动脉窦假性动脉瘤

主动脉窦假性动脉瘤多因炎性或外伤性所致,炎性病变常见的有感染性心内膜炎、白塞综合征等(图 2-1-18);病变可以累及瓣上的主动脉窦,也可以累及瓣环及左心室流出道。

(四)马方综合征

马方综合征累及主动脉窦部可表现为主动脉窦的扩张,常为 3 个窦的均匀扩张(图 2-1-19),而先天性主动脉窦瘤常为主动脉窦的单个窦或两个窦的扩张。

（毛勤香　韩秋丽）

参考文献

[1] Xu B, Kocyigitl D, Godoy-Rivas C, et al. Outcomes of contemporary imaging-guided management of sinus of Valsalva aneurysms [J]. Cardiovascular Diagnosis and Therapy, 2021,11(3):770-780.

[2] 罗新锦,李轩,彭博,等.主动脉窦瘤破裂的改良分型[J].中国胸心血管外科临床杂志,2013,20(3):264-268.

第二节　主动脉-左心室隧道

典型病例

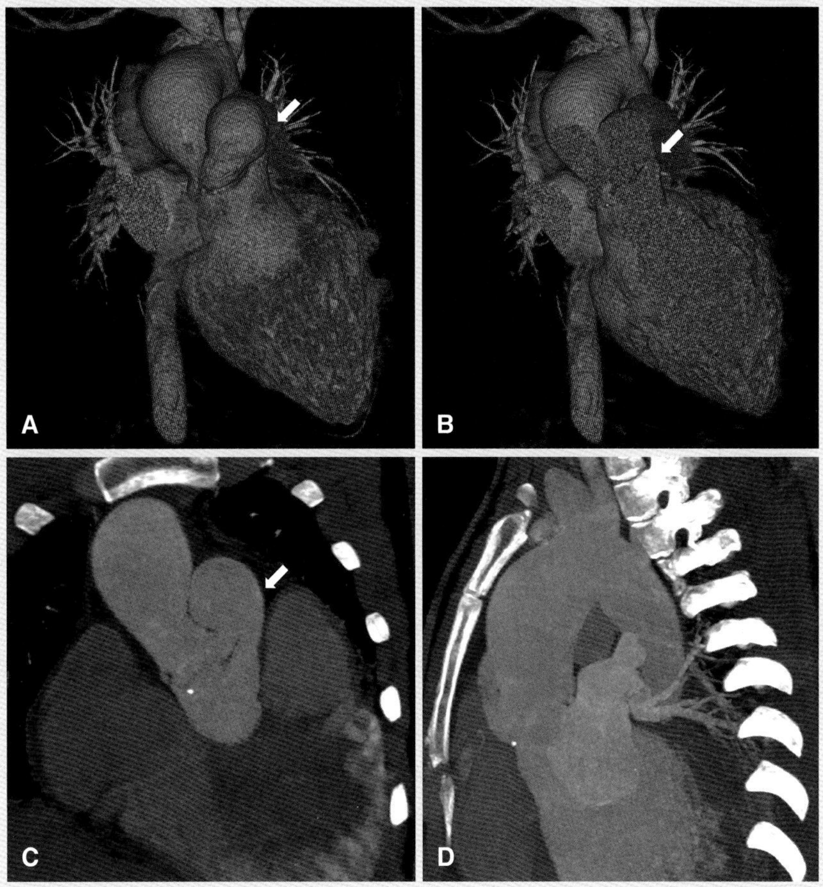

图2-2-1　主动脉-左心室隧道。（广东省高州市人民医院　何晓清医生供图）

病情简介

1. **病史**　患者男性,21岁,发现心脏杂音20余年,反复出现咳嗽、咳痰2年,气促、心悸不适3个月,劳累后上述症状加重5天。

2. **查体**　心脏增大,心前区无隆起,心尖搏动位于第5肋间左侧锁骨中线上,范围约2.0cm×2.0cm。心前区未触及抬举样搏动及震颤。桡动脉血管壁弹性正常,无脉搏短绌,无奇脉、水冲脉、枪击音及毛细血管搏动征。心率83次/分。心律齐,心音有力,胸骨左缘2~4肋间闻及3/6级连续性杂音,无传导,无心包摩擦音。

影像诊断及征象分析

1. **影像诊断**　主动脉-左心室隧道,升主动脉及主动脉弓、头臂干扩张。

2. **征象分析**

（1）升主动脉根部与左心室之间可见通道相通,主动脉瓣下见隔膜（图2-2-1A、B）。

（2）主动脉端位于左冠窦旁,开口为卵圆形,左冠窦窦壁瘤样扩张,局部凸出（图2-2-1C）。

（3）升主动脉及主动脉弓、头臂干扩张（图2-2-1D）。

治疗与结局

明确诊断后,行"体外循环下主动脉瓣机械瓣置换、主动脉-左心室隧道修补、主动脉右冠窦瘤修补、主动脉瓣下隔膜切除"手术治疗,术后予呼吸机辅助呼吸,改善心功能、营养心肌、抗凝、防感染、化痰、营养支持等治疗。术后患者病情稳定,无咳嗽、咳痰,无发热,无心悸、气促,无胸闷、胸痛等。复查彩超:主动脉机械瓣功能良好,主动脉-左心室分流消失,主动脉瓣下隔膜已切除;心功能无明显减低。

临床特点

主动脉-左心室隧道大多数患者在出生后第1年内会发生主动脉瓣反流和充血性心力衰竭症状,但症状出现的早晚与通道的大小相关,如果新生儿或婴幼儿出现症状,说明通道比较大,左心室容量超负荷。

一、病因与发病机制

主动脉-左心室隧道(aorto-left ventricular tunnel,ALVT)的病因尚不清楚,现多认为是主动脉窦部弹力纤维发育不良所致。

二、病理解剖结构异常与血流动力学改变

ALVT是极少见的先天性心脏病,其发病率占先天性心脏病的0.1%;是主动脉瓣周和左心室之间出现异常通道,使主动脉内血流反流至左心室。典型的主动脉-左心室通道是起源于右冠窦上方,靠近左、右冠窦结合部,接近窦管连接处水平,走行于心外膜组织下,于右冠瓣下方,穿过室间隔漏斗部进入左心室流出道。当切开心包后可以在主动脉根部的前方位置看到管状或囊状的隆起结构。

血流动力学变化为舒张期血流从高压的主动脉反流至相对低压的左心室,使左心室前负荷增大,左心室心肌肥厚,心腔扩大,造成左心室功能进行性下降,最终导致充血性心力衰竭而死亡。

三、临床问题与影像

(一)临床表现

大多数患者在出生后第1年内会发生主动脉瓣关闭不全和充血性心力衰竭症状。体格检查可闻病理性收缩期和舒张期杂音,甚至伴有收缩期和舒张期的震颤。外周脉搏为洪脉、水冲脉,且脉压增宽。

(二)分型

ALVT可以简单分为主动脉部分和心内部分,1988年Hovaguimian根据通道是否有瘤样扩张及扩张部分的位置提出了以下的4类分型:Ⅰ型为单纯的ALVT,主动脉开口较小,呈裂隙状,<8mm,不伴有主动脉瓣损害(图2-2-2);Ⅱ型主动脉开口为卵圆形,稍大于8mm,相应主动脉窦壁呈瘤样扩张,局部凸出,伴或不伴主动脉瓣损害(图2-2-3,视频2-2-1);Ⅲ型通道室间隔部呈心内动脉瘤样扩张,伴或不伴右心室流出道狭窄;Ⅳ型为Ⅱ、Ⅲ型的混合型,此型开口较大,多大于10mm,伴有主动脉窦部和(或)心内室间隔通道的瘤样扩张。

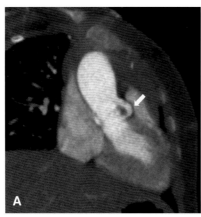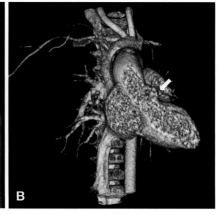

图2-2-2　Ⅰ型ALVT。女,1岁,出生后1周发现心脏杂音。A.主动脉左冠窦与左心室之间可见直径约5mm管道样结构相通(箭);B.心脏CTA VR重建显示主动脉左冠窦可见通道与左心室相通。

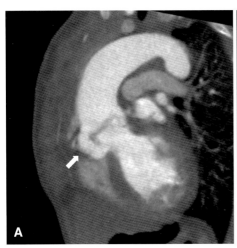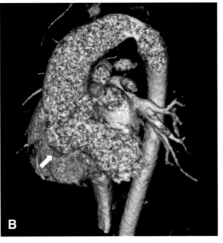

视频 2-2-1

视频 2-2-1 心脏 CTA 薄层连续图像。主动脉右冠窦内见一通道与左心室相通，主动脉瓣增厚，左心房、室增大。

图 2-2-3　Ⅱ型 ALVT。男，2 岁 6 个月，查体发现心脏杂音，超声心动图显示主动脉瓣大量反流。A.升主动脉根部与左心室之间可见对比剂充盈通道（箭），主动脉窦壁呈瘤样扩张，局部凸出；B.心脏 CTA VR 重建显示升主动脉根部与左心室之间存在通道，升主动脉扩张。

（三）相关心脏病变

与 ALVT 相关的最常见心脏病变是主动脉瓣二瓣畸形。在既往研究中，ALVT 合并主动脉瓣二瓣畸形的患者可高达 30%～40%，其中Ⅰ型是最常见的亚型。

升主动脉扩张是 ALVT 相关另一个常见的心脏病变。在年轻患者中，主动脉扩张的发生率较低。然而，随着患者年龄的增长，升主动脉扩张发生率增加。在一些患者中，即使隧道已经关闭，在长期随访期间升主动脉扩张发生的概率仍然很高。因此，在此类患者中仍需要替换升主动脉。

除此之外，ALVT 患者有时还会合并其他心脏畸形，如主动脉瓣狭窄或关闭不全、肺动脉狭窄、室间隔缺损、动脉导管未闭、房间隔缺损或卵圆孔未闭、冠状动脉发育异常畸形。

（四）治疗方法

明确诊断后手术关闭 ALVT 是推荐的治疗方法。尽管早期手术效果良好，但发生主动脉瓣关闭不全、主动脉瘤和隧道复发的风险增加。采用标准的心肺旁路技术，通过双腔插管和适度低温进行手术。ALVT 的闭合方法包括在主动脉侧直接缝合，以及在主动脉侧或左心室侧心包达克龙贴片封闭。手术方法可分为 5 种：①单独关闭 ALVT；②关闭 ALVT 并进行主动脉瓣修复；③关闭 ALVT 并进行主动脉瓣置换；④关闭 ALVT 并行主动脉成形术；⑤关闭 ALVT 并行升主动脉置换。其余的心脏畸形需同期进行修复。手术修复后的主要

远期并发症包括主动脉瓣反流和升主动脉扩张。

四、影像鉴别诊断

ALVT 需与主动脉瓣感染性心内膜炎、主动脉窦瘤破裂、冠状动脉-左心室瘘、主动脉瓣关闭不全等鉴别。

1. **主动脉瓣感染性心内膜炎**　主动脉瓣感染性心内膜炎通常发生在主动脉瓣结构异常的基础上，其中最常见于主动脉瓣二瓣畸形。常见症状为长期反复发热，体循环感染性栓塞，瓣膜破坏或穿孔，乳头肌受累断裂则可发生充血性心力衰竭，血培养可明确病原菌。超声心动图可以发现主动脉瓣赘生物。部分患者的感染累及主动脉窦并形成主动脉-左心室窦道时需与主动脉-左心室隧道鉴别，影像学特点为主动脉根部假性动脉瘤，形态不规则，边缘不光滑，周围可有脓肿形成（图 2-2-4，视频 2-2-2）。

2. **主动脉窦瘤破裂**　主动脉窦瘤为主动脉窦扩张，以右冠窦、无冠窦常见。左冠窦的窦瘤破裂可破入左心室。横断位影像上可见瘤壁连续中断，破口边缘可见游离、残存的瘤壁组织，无明显通道结构（参考本书第二章第一节）。ALVT 多起自冠状动脉开口上方，瓣周可见一隧道样管腔结构，与瘤体形态明显不同。

3. **冠状动脉-左心室瘘**　冠状动脉瘘是指冠状动脉与心腔及其他血管间存在异常交通，血液经瘘管分流至有关心腔及血管。通常为先天性的，少数为后天获得性的。后天性冠状动脉瘘主要由于冠状动脉粥样硬化、大动脉炎、冠状动脉造影等手术和外伤引起。

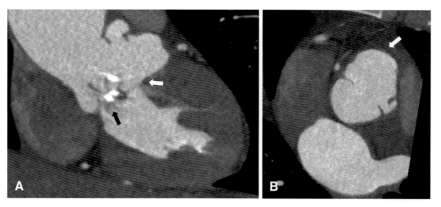

视频 2-2-2

视频 2-2-2　全程显示主动脉根部感染性假性动脉瘤形态及累及范围。

图 2-2-4　主动脉瓣感染性心内膜炎。A.主动脉瓣增厚钙化,结构紊乱(黑箭);主动脉根部瘤样膨出,形态不规则分叶状,窦底与左心室相通(白箭),局部瓣叶毁损与瓣环脱离;B.轴位 CTA 重建显示主动脉瓣二瓣畸形,主动脉根部瘤样膨出,形态不规则,假性动脉瘤形成。

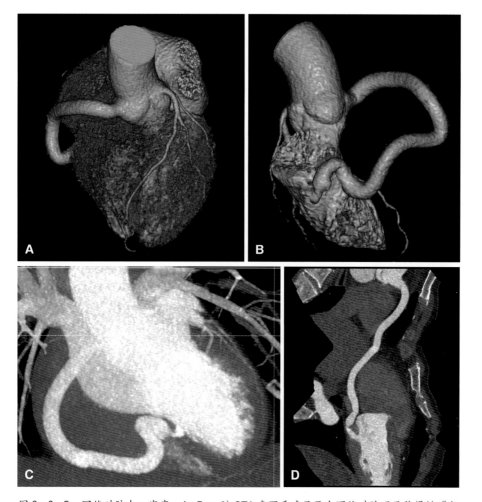

视频 2-2-3

视频 2-2-3　冠状动脉左心室瘘。冠状动脉造影显示右冠状动脉增粗,对比剂进入左心室。

图 2-2-5　冠状动脉左心室瘘。A、B.心脏 CTA 表面重建显示右冠状动脉明显弥漫性增粗扩张,右冠状动脉走行正常,末端与左心室相通;C.MIP 显示右冠状动脉与左心室相通;D.曲面重建显示右冠状动脉与左心室相通,无明显分支。

先天性冠状动脉-左心室瘘表现为冠状动脉自主动脉窦发出后正常走行,终止于左心室,冠状动脉失去正常功能而充当短路管道,常合并管腔扩张(图 2-2-5,视频 2-2-3)。

（张洪博　周　杰）

参考文献

[1] Sun J, Qi H, Lin H, et al. Characteristics and long-term outcomes of aortico-left ventricular tunnel [J]. Interact Cardiovasc Thorac Surg, 2021, 32(2): 306 – 312.

[2] Beckerman Z, Mery CM. Aorto-left ventricular tunnel: directing the spotlight to the aortic valve [J]. European Journal of Cardio-Thoracic Surgery, 2021, 59(6): 1320 – 1321.

[3] McKay R. Aorto-ventricular tunnel [J]. Orphanet J Rare Dis, 2007, 2: 41.

[4] 李京悸, 程沛, 罗毅, 等. 升主动脉-左心室流出道异常通道的诊断和治疗[J]. 中华心胸血管外科杂志, 2007, 23(1): 53 – 54.

第三节　主动脉缩窄

典型病例

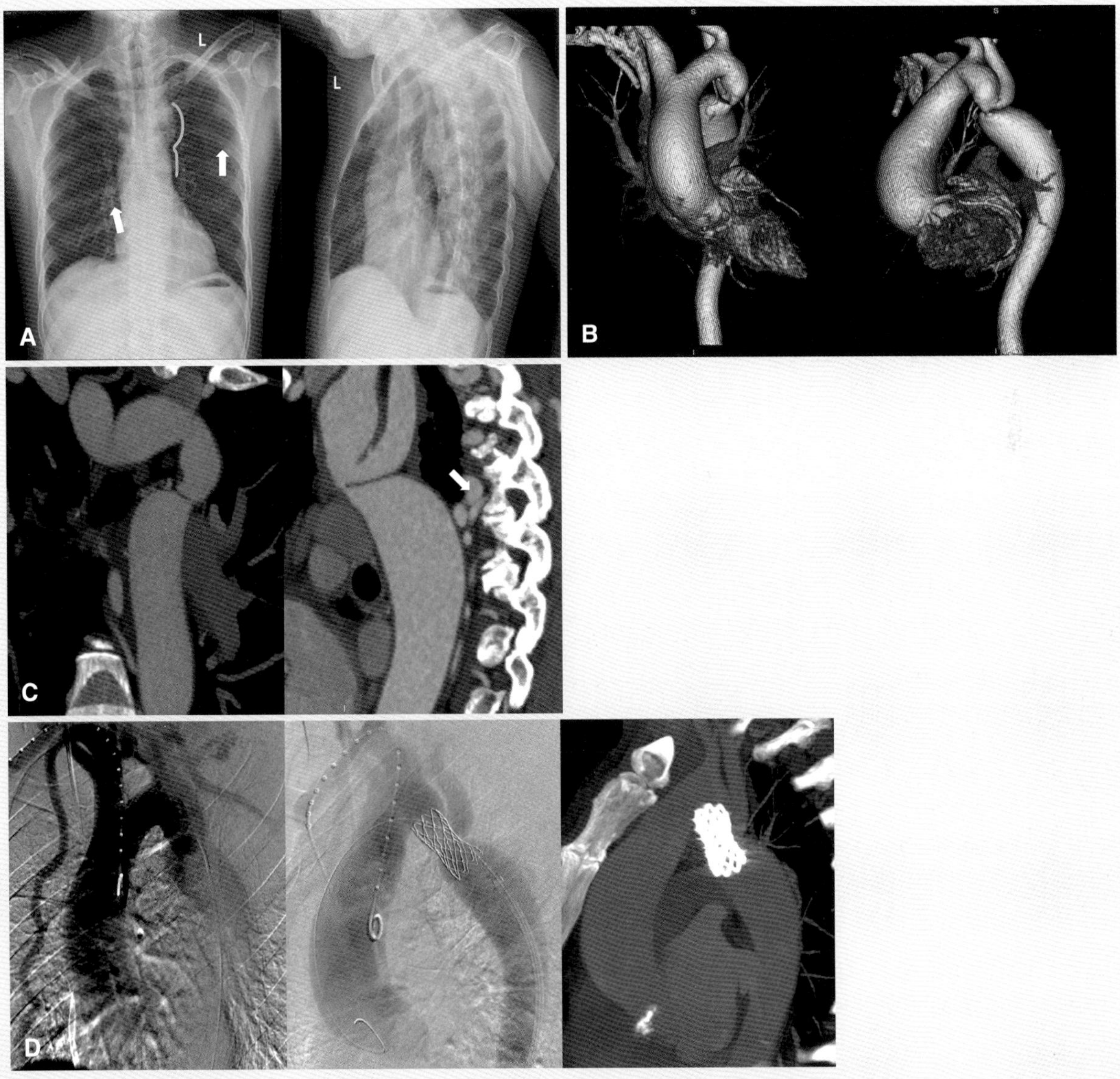

图 2 - 3 - 1　主动脉缩窄。

病情简介

1. 病史 患者男性,44岁,活动后胸闷、气促1个月余。既往高血压病史10余年,最高可达160/110 mmHg,口服降压药物治疗(具体不详),效果不佳。

2. 查体 心率78次/min,上肢血压150/90 mmHg,下肢血压75/50 mmHg,心律齐,各瓣膜听诊区未闻及杂音。

影像诊断及征象分析

1. 影像诊断 主动脉缩窄。

2. 征象分析

(1)图2-3-1A 心脏X线远达相显示升主动脉影增宽,主动脉弓降部左缘可见局限切迹,呈"3"字征(绿线);心影呈"主动脉"型,心影不大;双侧第4、5后肋可见局限压迹(箭)。

(2)图2-3-1B 胸主动脉CTA VR显示升主动脉及弓部头臂分支增宽,主动脉峡部局限重度狭窄,狭窄后降主动脉近段管腔扩张;主动脉弓缩窄前后血管扩张及缩窄部位的内收形成X线平片中的"3"字征。

(3)图2-3-1C 主动脉CTA MPR重建显示狭窄最重处约3 mm,肋间动脉迂曲扩张(箭),形成侧支循环,肋间动脉增粗扩张压迫肋骨,形成图2-3-1A正位胸片中的肋骨切迹。

治疗与结局

于局麻+强化麻醉下行升主动脉造影及心导管检查。造影示主动脉缩窄,左锁骨下动脉毗邻缩窄近端,缩窄前后收缩压压差为60 mmHg,明确狭窄部位后,行主动脉缩窄处球囊扩张并支架植入术(图2-3-1D)。术后再次行升主动脉造影及心导管检查,显示支架位置及形态良好,膨胀充分,狭窄解除;心导管检查显示狭窄前后收缩压压差消失。术后患者病情稳定,无咳嗽、咳痰,无发热,无心悸、气促,无胸闷、胸痛等。术后3天CTA复查显示支架位置及形态佳,贴壁良好,支架腔通畅,狭窄基本解除(图2-3-1D)。

临床特点

主动脉缩窄最常见的首发症状为高血压,且上、下肢血压不对称,缩窄部位的高速血流对缩窄后血管冲击可引起动脉瘤、主动脉夹层等并发症。

一、流行病学及病因学

主动脉缩窄(coarctation of aorta, CoA)是较为常见的先天性心脏病,约占所有先天性心脏病的5%~8%。1760年Morgagni在进行尸体解剖时发现此病。它的主要病变是主动脉局限性管腔狭窄甚至闭锁,从而导致主动脉血流障碍。极少数患者有家族史。本病多见于男性,男女之比为3∶1~5∶1。自然预后较差,未经治疗者约50%于出生后死亡,约90%于50岁前死亡。死亡原因主要为充血性心力衰竭、主动脉破裂、细菌性心内膜炎和脑出血等。

主动脉缩窄病因尚不明确,一般认为有两种:①动脉导管组织延伸至邻近的主动脉壁,在动脉导管闭合过程中,主动脉壁上的导管组织过度收缩并纤维化,从而造成局限性缩窄。②胎儿时期,左、右心室并联循环,主动脉峡部位于左、右心室血液供应的交界处,正常情况下经过此处的血流量较少。当存在左心梗阻性病变或者左向右分流畸形时,主动脉内血流减少造成通过峡部的血流量较正常明显减小,易发生主动脉发育不良以致缩窄。

二、病理解剖结构异常与血流动力学改变

主动脉缩窄是指主动脉的先天性局限性狭窄畸形。缩窄部位绝大多数位于左锁骨下动脉开口远端,动脉导管或动脉韧带附近的主动脉弓降部,多为局限性狭窄,少数病例狭窄段可较长,形态可呈管状或隔膜状,严重者甚至闭锁。缩窄部的主动脉壁向内收拢,管壁中层变性,内膜增厚,向腔内凸起,形成隔板或隔膜。主动脉缩窄部血流受限,致近心段血压升高,左心室后负荷加重,逐渐引起左心室室壁增厚、心腔扩大等改变,同时也造成近心段的主动脉升、弓部及头臂动脉迂曲扩张,颅内动脉、缩窄段近端主动脉以及肋间动脉等血管易发生动脉瘤,它的发生率随年龄增大而升高。主动脉缩窄远心段由于血流冲击,常伴有狭窄后扩张,甚至形成动脉瘤或出现夹层改变。缩窄部远近段的主动脉管壁常有继发动脉硬化性改变,以远段为著。侧支循环的建立对本病来说意义重大,常可见锁骨下-乳内-肋间动脉系统,腰、骶动

脉系统,颈动脉、肩胛动脉及椎动脉-髓动脉系统扩张,与胸、腹壁动脉形成侧支,为缩窄段以远的主动脉及分支供血。主动脉缩窄可以单独存在,也可以合并其他心脏畸形,如左向右分流畸形、半月瓣或房室瓣畸形及左心梗阻性病变等。约25%～40%的病例主动脉瓣呈双瓣叶型。

血流动力学改变取决于缩窄类型、程度、进展速度、体肺循环血管阻力、侧支循环及合并动脉导管未闭等因素。主要改变包括:①主动脉缩窄段管径变小,血流受阻。②缩窄以近压力增高,造成上半身血压升高,一方面易引发脑出血等脑血管意外;另一方面使得左心室后负荷加重,逐渐造成左心室肥厚、扩张以至衰竭。③缩窄以远血流减少,血压降低,减低程度取决于侧支循环及动脉导管的开放情况。

三、临床问题与影像

(一) 分型

(1) 根据是否合并其他心内畸形,国际先天性心脏病手术命名与数据库项目将主动脉缩窄分为以下3类:①孤立性主动脉缩窄;②主动脉缩窄合并室间隔缺损;③主动脉缩窄合并其他心内畸形。

(2) 根据缩窄的范围和程度,可将主动脉缩窄分为:①单纯性主动脉缩窄;②主动脉弓发育不良,多指主动脉横弓或峡部存在一定程度的狭窄。

(3) 根据临床表现、发病年龄及是否合并动脉导管未闭,可将主动脉缩窄分为两型。①动脉导管型:存在开放的动脉导管及导管水平分流,即所谓的"婴儿型";根据缩窄部位与动脉导管之间关系又分为导管前型和导管后型。导管前型者肺动脉可向降主动脉分流,常有差异性发绀,即上肢血氧饱和度正常而下肢血氧饱和度降低导致上肢正常、下肢发绀;导管后型者主动脉向肺动脉分流,常伴有肺动脉高压改变。②动脉韧带型:动脉导管已闭合,形成动脉韧带,不存在导管水平分流,即所谓的"成人型"。缩窄与动脉韧带的前后关系无任何意义。

(二) 临床表现

难治性高血压和上、下肢血压差是主动脉缩窄最重要的临床表现和体征。

动脉导管型主动脉缩窄的临床表现主要取决于缩窄部位、合并心血管畸形。婴儿期导管前型主动脉缩窄病例,随着动脉导管闭合,可逐渐出现呼吸急促、心率增速、出汗、喂食困难、肝脏肿大、心脏扩大等充血性心力衰竭症状。胸骨左缘和缩窄段相应的背部可听到收缩

期杂音和奔马律。严重的导管前型主动脉缩窄且动脉导管粗而畅通的病例,由于大动脉水平存在右至左分流,足趾可出现差异性发绀。

动脉韧带型主动脉缩窄早期可无特殊症状,1岁以上患者中约5%呈头痛、劳累后气急、心悸、易倦、头颈部血管搏动强烈、鼻出血等症状,少数病例由于躯体下半部血供减少,可呈下肢怕冷、行走乏力、甚或间歇性跛行。颅内血管动脉瘤裂破,可引致颅内出血。扩大的肋间动脉压迫脊髓前动脉,可造成下肢瘫痪。成年期病例则常有高血压、心力衰竭等症状,并可因并发细菌性心脏或血管内膜炎和主动脉破裂而致死。体格检查一般生长发育正常,上肢血压比下肢显著增高。下肢动脉搏动比上肢动脉延迟出现。缩窄段病变累及左锁骨下动脉的病例,则右上肢血压比左上肢高。侧支循环发达的病例,在胸骨切迹上方及肩胛间区,可以触及血管搏动,胸骨左缘常可听到收缩杂音,并传导到背部。眼底检查可发现视网膜动脉呈高血压改变。

(三) 影像表现

1. X线表现 ①"3"字征:主动脉弓降部左缘可见凹陷性"切迹",切迹为缩窄部位,缩窄前后血管不同程度膨凸(图2-3-2);②肋骨切迹:扩大迂曲的肋间动脉压迫肋骨后段下缘可形成局限性半圆形深浅不等的凹陷切迹(图2-3-3),常见于第4～8后肋下缘,一般累及双侧肋骨;③升主动脉扩张:由于缩窄所致升主动脉血压增高或并发二瓣畸形而致;④左心室增大:心脏多不大或轻度增大,约25%的患者心脏呈中、重度增大,左心室增大肥厚,心影多呈"主动脉"型或中间型。如

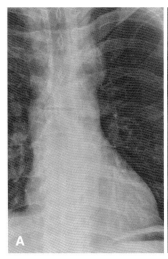
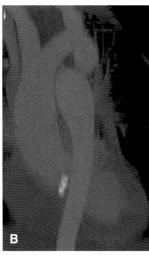

图2-3-2 CoA"3"字征。A.正位X线胸片显示主动脉弓降部左缘可见凹陷性"切迹",切迹为缩窄部位(细箭),缩窄前后血管不同程度膨凸;升主动脉扩张(粗箭);B.同一患者主动脉CTA MIP重建。

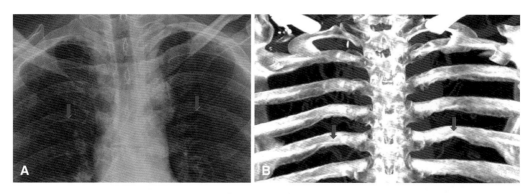

图 2-3-3 CoA 肋骨切迹。A.正位 X 线胸片显示双侧第 5 后肋下缘;B.同一患者主动脉 CTA MIP 重建。

果合并左向右分流畸形时可有肺血增多、肺动脉段凸出等征象,分流量大者可合并不同程度肺动脉高压改变。

2. CT 表现 CTA 可清晰显示主动脉缩窄的部位、程度、范围、与弓部各分支之间的关系、侧支血管形成、主动脉发育情况以及并存心内外畸形等。CTA 重建及评价需关注以下几个方面。①缩窄部位:一般多为主动脉峡部,呈局限狭窄;少数病例可累及主动脉弓部,呈长段狭窄。②缩窄形态:可呈隔膜、漏斗、长管、迂曲及闭锁等形态。③缩窄范围:可清晰显示缩窄前后主动脉情况,常见升主动脉扩张及狭窄后主动脉扩张。另外,主动脉缩窄常合并主动脉弓发育不全。④动脉导管及其他心血管畸形情况:可观察是否存在动脉导管未闭、动脉导管与缩窄的关系,从而确定分型。动脉导管型常合并其他心内外畸形(图 2-3-4,图 2-3-5),如室间

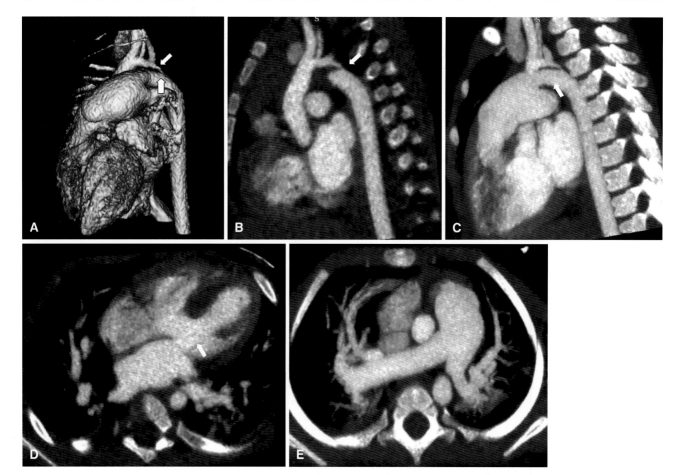

图 2-3-4 CoA 合并动脉导管未闭、室间隔缺损。女性,1 岁,因"生后发现心脏杂音"入院。平素呼吸急促,哭闹后偶有差异性发绀;生长发育落后。心率 118 次/分,胸骨左缘 3~4 肋间闻及 3/6 级收缩期杂音。双上肢 SpO₂ 97%,双下肢 SpO₂ 85%。A. CTA VR 重建显示主动脉弓远段管腔狭窄(细箭),降主动脉与肺动脉之间动脉导管相通(粗箭);B.斜矢状位 CTA MPR 重建显示主动脉缩窄部位(箭);C.动脉导管粗大(箭);D.轴位 CTA MPR 重建见室间隔连续性中断,提示室间隔缺损(箭);E.主肺动脉、左右肺动脉干增粗,提示肺动脉高压。

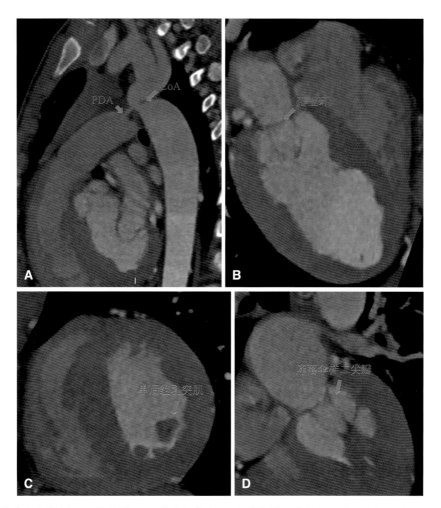

图 2-3-5　CoA 合并动脉导管未闭、二尖瓣瓣上环、单后组乳头肌、降落伞样二尖瓣。男性,15 岁,因"发现心脏杂音 2 个月余"入院。查体显示生长发育欠佳,心率 90 次/分,左上肢血压 150/55(90)mmHg,左下肢血压 90/50(60)mmHg,胸骨左缘 2～4 肋间可闻及 3/6 级收缩期杂音。A.矢状位 CTA MPR 重建显示 CoA(长箭)及正对 CoA 的未闭动脉导管(短箭);B.四腔心 MPR 重建显示二尖瓣上方偏左房侧的环形膜状结构(箭),导致血流动力学上二尖瓣狭窄;C.两腔心短轴位 MPR 重建显示单组乳头肌(后组,箭);D.二尖瓣呈降落伞样。

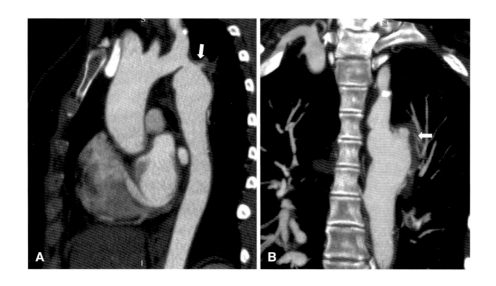

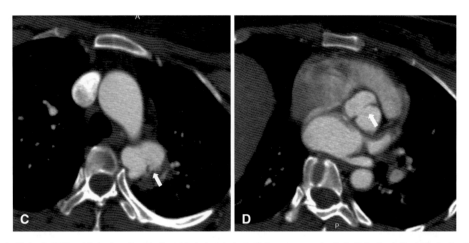

图 2-3-6 CoA 合并主动脉瓣二瓣畸形。女,53 岁,因"胸痛、咯血 2 周"入院。A.主动脉弓部管腔局限性狭窄,狭窄以远降主动脉瘤样扩张,管壁不光滑,与邻近肺内相通(箭);B、C.冠状位及轴位 CTA MPR 重建显示狭窄以远动脉壁局限性不规则与肺分界不清,并向肺内凸出,提示主动脉壁部分破裂并主动脉支气管瘘形成;D.主动脉瓣二瓣畸形。

隔缺损、主动脉瓣二瓣畸形(图 2-3-6)等。⑤侧支循环:以锁骨下动脉-乳内动脉-肋间动脉系统最常见。⑥并发症:狭窄后主动脉夹层、感染性动脉瘤等。⑦其他脏器及动脉:可显示气管发育情况;还可显示股动脉走行及管径情况,为介入治疗选择器材型号及手术入路提供帮助。

3. MR MRA、相位对比技术、4D 血流技术是目前应用于心脏血流成像最重要的序列,不仅能显示血管解剖结构,又能提供血流方向、流量及流速等血流动力学信息,更可以进一步实现复杂血流模式演变过程的 3D 可视化和量化。

(四)相关心脏病变

主动脉缩窄可独立存在,主动脉缩窄亦常并有其他先天性心脏血管病变。最多见的有动脉导管未闭和主动脉瓣二瓣畸形,此外尚可合并有主动脉瓣狭窄、升主动脉或主动脉弓发育不良、室间隔缺损、房间隔缺损、永存左上腔静脉、大动脉转位和肺静脉异位引流等。

主动脉缩窄还可合并在其他综合征中。Turner 综合征是性染色体异常导致的先天性卵巢发育不全,据 Kim 等报道 15.7% 的 Turner 综合征可合并导管前型主动脉缩窄。Shone 综合征是一种罕见疾病,主要病变为二尖瓣瓣上环、降落伞样二尖瓣、二尖瓣狭窄、主动脉瓣狭窄等,常合并主动脉缩窄,其预后与二尖瓣狭窄和肺动脉高压密切相关。据文献报道有 5.47% 的主动脉缩窄儿童被同时诊断为 Shone 综合征。

另外,由于主动脉弓降部血流动力学异常,主动脉缩窄还可出现主动脉夹层(图 2-3-7)、感染性动脉瘤及颅内动脉瘤等并发症。

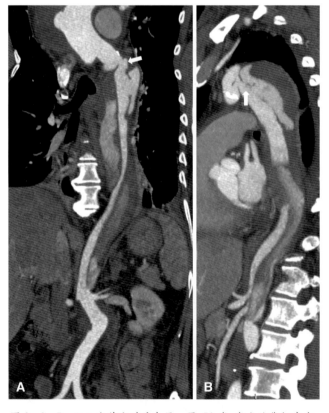

图 2-3-7 CoA 合并主动脉夹层。男,53 岁,突发胸背部疼痛,高血压病史 20 余年。A.主动脉 CTA 曲面重建显示弓部管腔局限性狭窄(箭),管壁见钙化;狭窄以远胸主动脉腹主动脉中上段腔内见内膜片,假腔内部分血栓形成;B.矢状位 CTA MPR 重建显示主动脉弓缩窄部位(箭)在左锁骨下动脉以远,缩窄以远管腔扩张,夹层形成。

(五)治疗方法

1. **主动脉缩窄的外科治疗** 外科治疗对于先天性缩窄被认为是首选治疗方法,尤其是对于婴幼儿,但并不适合治疗再发缩窄。外科手术方案根据缩窄长度、峡部发育状态、动脉导管与狭窄段关系、血管壁硬化程度及侧支循环形成情况而制订。

常用的外科治疗方法包括缩窄段切除端-端吻合或扩大端-端吻合,适用于婴儿主动脉缩窄以及成人缩窄合并轻度远端主动脉弓发育不良的患者;主动脉补片成形术可用于缩窄近心端血管发育良好、缩窄段较长的病变;缩窄段切除人工管道植入术(图2-3-8)可治疗长

段缩窄的患者,但由于人工材料不能随年龄而生长发育,一般适用于接近成年或者成年患者;人工血管转流术则把缩窄段旷置进行升主动脉-降主动脉转流(图2-3-9)、升主动脉-腹主动脉转流(图2-3-9)、升主动脉-双髂动脉转流、升主动脉-双股动脉转流(图2-3-10)、左锁骨下动脉-降主动脉转流等术式(图2-3-11),或根据病变特点设计个性化术式(图2-3-12),避免局

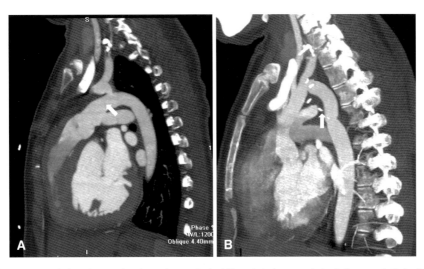

图2-3-8 CoA合并PDA开放手术。女,21岁,胸闷、气短,活动耐量下降2年。A.胸主动脉CTA显示主动脉弓部局限性狭窄,狭窄以远见粗大PDA连接肺动脉与降主动脉(箭);B.手术切除狭窄段主动脉,人工血管替换(弧线段)并封闭PDA(箭)。

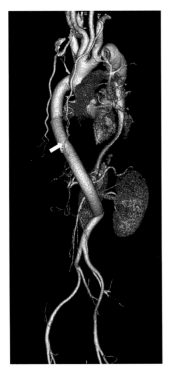

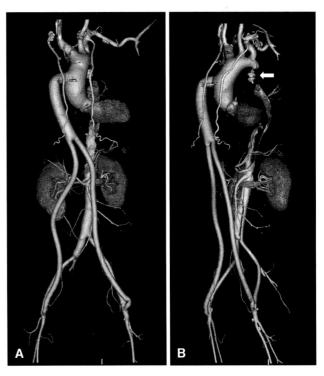

图2-3-9 CoA合并主动脉夹层升主动脉-腹动脉转流。主动脉缩窄以远降主动脉扩张,见双腔,升主动脉-腹主动脉转流血管通畅(箭)。

图2-3-10 CoA合并主动脉夹层升主动脉-双侧股动脉转流。A、B.主动脉CTA VR重建正侧位显示主动脉缩窄以远降主动脉为双腔,胸主动脉近段显影弱,缩窄处血管塞封堵避免正向血流冲击夹层;升主动脉-双侧髂总动脉转流血管通畅,逆向灌注腹腔内血管分支及顺行供应下肢血管。

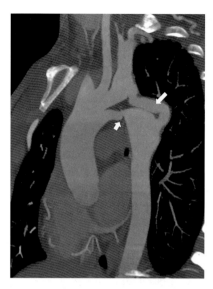

图2-3-11　CoA左锁骨下动脉-降主动脉转流。主动脉缩窄位于头臂血管分支之后，管腔节段性狭窄（短箭），狭窄后主动脉扩张；左锁骨下动脉-降主动脉近段转流血管通畅（长箭）。

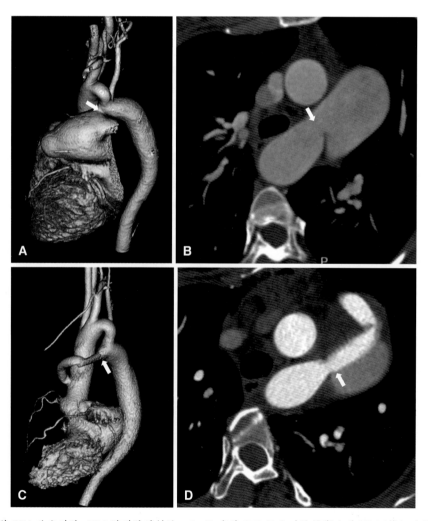

图2-3-12　CoA合并PDA升主动脉-PDA肺动脉端转流。A、B.术前CTA见主动脉缩窄合并PDA（箭），右侧椎动脉起自缩窄处，主动脉弓部发育不良；C、D.转流血管一端与升主动脉端侧吻合，人工血管穿肺动脉与PDA主动脉端口吻合（箭），封闭PDA同时建立升主动脉-降主动脉转流。

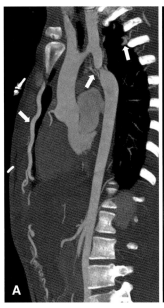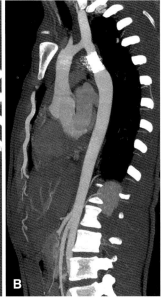

图 2-3-13 单纯 CoA CP 支架植入。男,18 岁,体检发现血压升高。A.主动脉矢状位 CTA MPR 重建显示主动脉弓部局限性重度狭窄,狭窄处直径约 2.5 mm,大量侧支血管形成(箭),无心内、心外其他畸形;B.CP 支架植入术后,狭窄解除。

部游离所导致的并发症,合并心内畸形者可同期处理,适用于长段血管病变、合并狭窄后扩张或动脉瘤无合适匹配桥血管、成年人多发侧支循环形成、术中易出血、复发狭窄二次手术区广泛粘连、弥漫性病变或多处多段病变。

2. **主动脉缩窄支架治疗** 支架治疗是指应用支架扩张缩窄段主动脉内径,并为主动脉壁提供持续径向支撑力,降低缩窄处压差、防止血管弹性回缩,从而缓解血流动力学的梗阻效应。一般适用于较大儿童及成人,但不适合婴儿及较小的儿童,因为随着生长发育,支架大小不能适应血管的增长,之后需要二次手术撑开支架,对于动脉发育不良的患者,如哥特式主动脉弓,由于支

架与血管贴合性差可能导致局部受力不均,后期假性动脉瘤发生率较高。近年来 CP(cheatham platinum)支架越来越多地应用于 CoA 的微创治疗(图 2-3-13),对于解除主动脉狭窄中短期疗效显著,远期疗效及支架相关并发症有待于验证。

3. **球囊扩张血管成形术** 球囊扩张血管成形术一般作为复发缩窄的一线治疗方法。由于术后粘连及其他技术因素,外科治疗对于复发缩窄的治疗比原发缩窄难度要大,而且危险性要高。因此,球囊扩张血管成形术在这类患者治疗中被普遍接受。球囊扩张血管成形术对于一些婴儿期患者也被认为是一线治疗方法,适应证如下:患者年龄大于 6 个月、无其他需要修复的心血管畸形、缩窄前的主动脉峡部形态正常、缩窄段较短。

四、影像鉴别诊断

1. **主动脉弓离断(IAA)** 是指升主动脉与降主动脉之间管腔与解剖的连续性离断。根据中断的部位不同,主动脉弓离断可分为三型:A 型离断发生在峡部,位于左锁骨下动脉远端;B 型离断发生在左颈总动脉和左锁骨下动脉之间;C 型离断发生在无名动脉和左颈总动脉之间。主动脉弓离断常合并其他心血管畸形,如主动脉弓离断合并室间隔缺损、动脉导管未闭称为"主动脉弓离断三联征"。重度主动脉缩窄病例的管腔可近乎闭锁,此时需与主动脉弓离断进行鉴别(图 2-3-14)。可在 CTA 上分辨主动脉弓是否连续,主动脉缩窄部位前后的主动脉壁及管腔连续而主动脉弓离断的主动脉壁及管腔不连续。另外,也可采用彩色多普勒血流显像判断主动脉弓有无血流信号通过来鉴别,主动脉缩窄可见狭窄部位收缩期五彩相间的高速湍流血流信号。

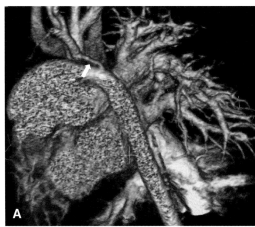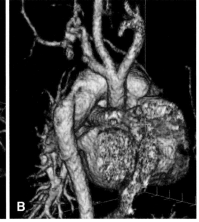

图 2-3-14 CoA 与主动脉弓离断。A.主动脉弓部与降主动脉管腔连续,节段性重度狭窄(箭),提示主动脉缩窄;B.主动脉弓部管腔离断、消失,降主动脉延续自肺动脉,提示主动脉离断。

2. **假性主动脉缩窄** 指由于主动脉管腔延长导致主动脉褶曲、扭结或褶曲,主动脉弓小弯侧嵴状凸起类似于主动脉缩窄(图2-3-15),但是无明显血流动力学阻力或压力梯度,无明显侧支循环形成,无肋骨切迹。

五、临床病例实战分析

1. **基本病史及治疗经过** 男,19岁,主因"发现心脏畸形1年"入院。1年前体检发现心脏畸形,超声心动图提示主动脉二瓣畸形,左心室扩大。查体:左上肢血压140/83mmHg,左下肢血压90/60mmHg;心率83次/分,胸骨左右3、4肋间可及(2~3)/6收缩期杂音。

2. **影像资料及解读** 见图2-3-16。

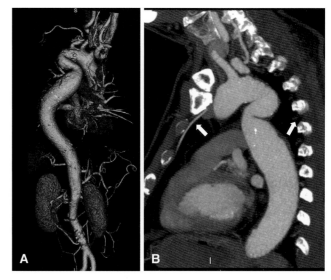

图2-3-15 假性CoA。男,66岁,体检发现主动脉弓迂曲。A.主动脉弓部褶曲,管腔因褶曲所致局限性狭窄,褶曲以远降主动脉弥漫性扩张;B.乳内动脉及肋间动脉无明显增粗扩张(箭)。

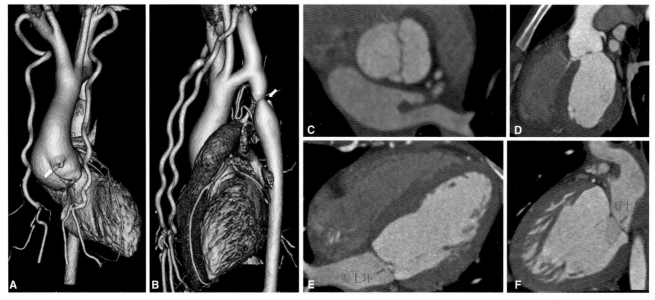

图2-3-16 CoA合并心脏畸形。A、B.胸主动脉CTA VR显示主动脉根部瘤样扩张(A,箭),乳内动脉增迂曲增粗,主动脉弓降部(左锁骨下动脉开口以远)管腔局限缩窄(B,箭);主动脉弓部管腔略细,提示主动脉弓部发育不良;狭窄后降主动脉近段管腔扩张;左侧锁骨下动脉近段管腔扩张。C.主动脉根部呈二窦二叶结构,瓣叶未见明显增厚。D.室间隔膜部缺损。E、F.二尖瓣上方可疑隔膜,形成瓣上环结构(舒张期重建)。

3. **影像诊断** 先天性心脏病,CoA,室间隔缺损,主动脉瓣二瓣畸形,二尖瓣瓣上环。

4. **诊断及后处理要点** 不合并其他畸形的单纯CoA诊断较为简单,所有的征象几乎都是主动脉缩窄的血流动力学异常所继发的形态学改变。但在CoA的诊断过程中需要关注以下几个方面:①CoA为先天发育畸形,常合并心内畸形,扫描需加心电门控;②CoA常见的心外畸形为PDA,常见的心内畸形为主动脉瓣二瓣畸形、室间隔缺损及二尖瓣病变,这些结构均需重建明确是否存在畸形。

(刘 龙 周 杰 李 宇)

附：主动脉缩窄测量及报告模版

主动脉根部呈三窦三叶结构，瓣叶未见明显增厚及钙化。主动脉窦部管径约____mm，窦管交界区管径约____mm。

升主动脉管腔扩张，管径约____mm。主动脉近弓部管径约____mm，远弓部管径约____mm，主动脉弓依次发出右无名动脉、左颈总动脉及左锁骨下动脉，管腔扩张，走行迂曲。左锁骨下动脉开口以远的主动脉峡部可见漏斗样缩窄，缩窄位于动脉导管前方，最窄处宽约____mm，累及长度约____mm。缩窄段以远降主动脉近段呈瘤样扩张，最宽处管径约____mm。膈肌水平降主动脉管径约____mm。

双侧锁骨下动脉-乳内动脉-肋间动脉间可见广泛迂曲扩张侧支血管。

主肺动脉管径约____mm，左肺动脉管径约____mm，右肺动脉管径约____mm。

心脏位置、形态及结构未见显著异常。主动脉峡部与左肺动脉起始之间可见未闭的漏斗状动脉导管，长度约____mm，主动脉端宽约____mm，肺动脉段宽约____mm。

腔、肺静脉连接未见异常。气管及左右主支气管通畅。隆突上气管管径约____mm，左主支气管管径约____mm，右主支气管管径约____mm。

参考文献

[1] Hu X, Yuan Z. Adult-type Aortic coarctation with multiple cardiovascular anomalies [J]. Radiology, 2023, 307(2):e221882.

[2] Karaosmanoglu AD, Khawaja RD, Onur MR, et al. CT and MRI of aortic coarctation: pre- and postsurgical findings [J]. AJR Am J Roentgenol, 2015, 204(3):W224-W233.

[3] Doshi AR, Chikkabyrappa S. Coarctation of aorta in children [J]. Cureus, 2018, 5;10(12):e3690.

[4] Hatoum I, Haddad RN, Saliba Z, et al. Endovascular stent implantation for aortic coarctation: parameters affecting clinical outcomes [J]. Am J Cardiovasc Dis, 2020, 15;10(5):528-537.

第四节　主动脉弓离断

典型病例

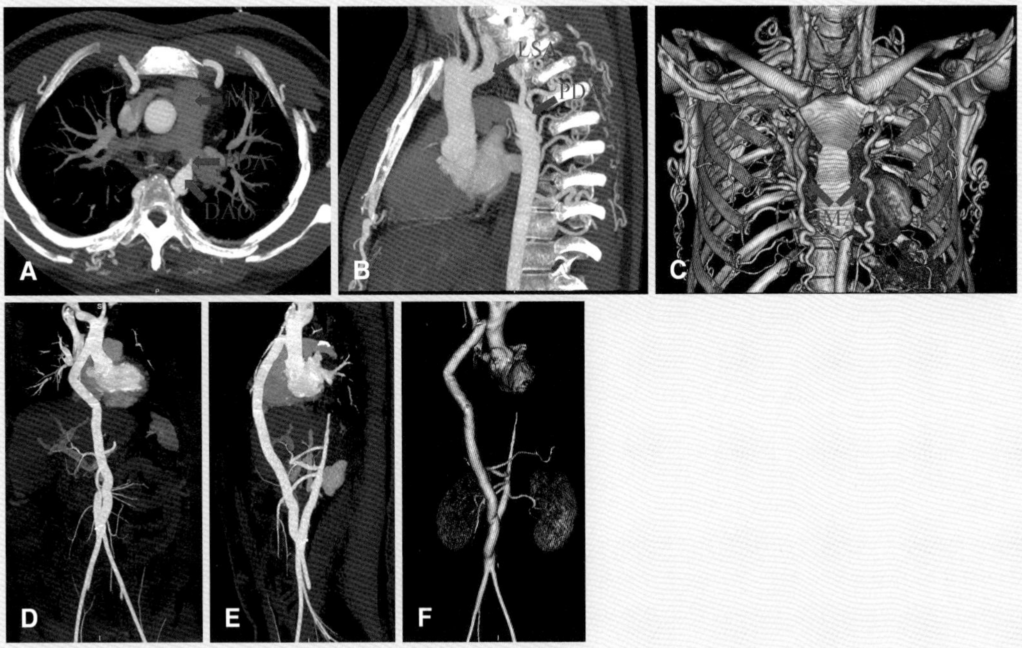

图2-4-1　主动脉弓离断（MPA，主肺动脉；DAO，降主动脉；PDA，动脉导管未闭；LSA，左锁骨下动脉；IMA，内乳动脉）。

病情简介

1. **病史** 男,34 岁,双下肢乏力,无胸闷、喘憋,无头痛、头晕,无双上肢乏力,活动耐力无异常。既往高血压病史 3 年。

2. **查体** 血压:上肢 200/150 mmHg,下肢血压 80/60 mmHg。听诊:无特殊。

影像诊断及征象分析

1. **影像诊断** 主动脉弓离断(A 型)。

2. **征象分析**

(1) 图 2-4-1A 显示主动脉弓与降主动脉不连续,离断位置位于主动脉弓峡部(左锁骨下动脉起始端与动脉导管之间)。

(2) 图 2-4-1B 显示降主动脉起始部与左肺动脉之间可见漏斗状动脉导管影。

(3) 图 2-4-1C VR 图像见大量侧支血管形成。

治疗与结局

胸部正中+腹部正中切口至脐,阻断腹主动脉,旁路血管移植(图 2-4-1D~F),人工血管远端与腹主动脉端侧吻合、近端与升主动脉侧壁端侧吻合。术后双上肢血压下降,四肢血压较对称。

一、病因

主动脉弓离断(interruption of aortic arch, IAA)的主要原因是胚胎时期第 4 号动脉异常退化或左侧背主动脉堵塞或中断,主要表现为升主动脉与降主动脉之间管腔与解剖的连续性离断。本病相对较为少见,占先天性心脏病的 1.5% 左右,常合并室间隔缺损、动脉导管未闭等心血管畸形。自然预后较差,出生后 2 周内致死率极高,约 80% 的患者于出生后 1 个月内死亡,90% 的患者于 1 岁内死亡。

二、离断位置分型及胚胎学机制

主动脉发育始于妊娠期第 3 周,其演变过程极其复杂,不同阶段演变的异常均可导致各种先天性变异。原始主动脉由腹侧段和背侧段组成,2 条腹主动脉融合成主动脉囊,2 条背主动脉融合成降主动脉,在腹、背主动脉之间会形成 6 对原始弓动脉,6 对原始弓动脉并不同时存在,通常在后一对出现时,前一对已退化消失或发生演变,最终形成成熟的主动脉弓系统。其中左侧第 4 号动脉和主动脉囊左半共同形成主动脉弓。

Celoria-Patton 等根据主动脉弓离断的位置将其分为 3 型(图 2-4-2)。

1. **A 型(约 40%)** 主动脉弓离断发生在峡部,位于左锁骨下动脉起始端与动脉导管之间;其胚胎学机制是在胚胎发育第 7 周左右,左锁骨下动脉上升到正常位置后,左侧第 4 号动脉在发育的后期出现异常退化。

2. **B 型(约 55%)(图 2-4-3)** 主动脉弓离断发生在左颈总动脉与左锁骨下动脉起始端之间;其胚胎学机制是在胚胎发育第 7 周前,在左锁骨下动脉前部发生迁移前,左侧第 4 号动脉在发育的早期出现异常退化,与 22q11.2 缺失有关(DiGeorge 综合征)。

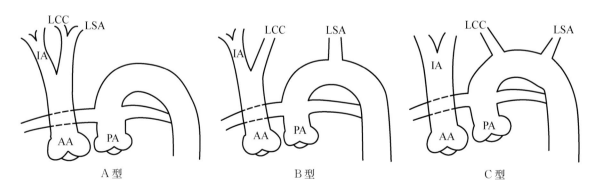

图 2-4-2 主动脉弓离断示意图。A 型:缺如位于左锁骨下动脉远端;B 型:缺如位于左颈动脉和左锁骨下动脉之间;C 型:缺如处靠近左颈动脉(AA,主动脉;IA,头臂干;LCC,左颈总动脉;LSA,左锁骨下动脉;PA,肺动脉)。

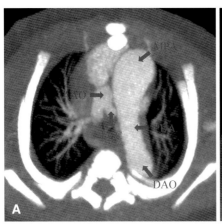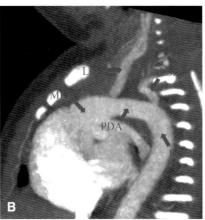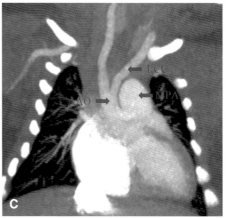

图 2-4-3　IAA B 型。男,1 天,患儿母亲孕期行胎儿超声心动图提示主动脉缩窄;患儿出生体重 3.83 kg,皮肤稍发绀,呼吸急促,心率 130 次/min,听诊胸前区可闻及收缩期心脏杂音。A~C.主动脉轴位、斜矢状位、斜冠状位 CTA MIP 示主动脉弓与降主动脉离断,离断位置位于左锁骨下动脉与左颈总动脉之间,DAO 和 LSA 由粗大的动脉导管供血。AAO,升主动脉;DAO,降主动脉;LSA,左锁骨下动脉;PDA,动脉导管;MPA,主肺动脉;LCC,左颈总动脉。

3. C 型(约 5%)　主动脉弓离断发生在右无名动脉与左颈总动脉起始端之间;其胚胎学机制是左侧第 3、4 号动脉部分异常退化,主动脉囊左半退化导致第 3、4 号动脉腹侧缺失,背主动脉则保留在第 3、4 号动脉之间。

三、血流动力学改变分型及未经治疗自然病程预后

IAA 是指主动脉的近端与远端之间无血液直接连通,其血流动力学改变较复杂,杨东益等根据血流动力学改变又将主动脉弓离断分为 4 种类型。

1. 无心内外分流及无侧支循环型　不合并心内外分流畸形,升、降主动脉间无侧支循环;如不及时手术,约 80%~90% 患儿出生 1 个月内死亡,死因多为充血性心力衰竭,因生存期短,确诊困难。

2. 单纯型　无心内外分流畸形,连接升、降主动脉之间的侧支循环(主要为扩张的内乳动脉、肋间动脉)非常丰富,以保证下肢动脉血供;此型罕见,既有丰富的侧支循环又不伴有肺动脉高压,因而能长期存活,预后较复杂型好。

3. 复杂型　伴心内外分流畸形,升、降主动脉间无侧支循环;存活病例中大多为此型,大多数由开放的动脉导管一端连接肺动脉、一端连接降主动脉,常同时合并左向右分流的其他心内外畸形,因此肺动脉属氧合血,而降主动脉则为混合性血。

4. 混合型　存在心内外分流畸形的同时,升主动脉和降主动脉间的侧支循环也存在。

四、临床问题与影像

(一) 临床表现

IAA 患者头颈部及双上肢血液来源于左心室,胸腹部及双下肢血液来源于右心室,右心室的静脉血含氧量低,所以患儿早期可出现呼吸急促,不同程度口唇、指(趾)端发绀及充血性心力衰竭等,并逐渐加重,部分患儿可伴有四肢血压不等的体征。若患儿侧支循环不丰富,则其出现下肢低灌注、无脉搏或血压,出生后短期内因严重的代谢性酸中毒、肾功能不全、多器官功能衰竭和循环衰竭而在新生儿期死亡;若患儿胸腹部及下肢的侧支循环建立且能供应血液循环,则其可能存活并成年的概率上升;另一方面侧支循环血管容易发生萎缩、动脉粥样硬化,甚至自发破裂,从而引起并发症。成人 IAA 的临床表现各异,可从无症状到头痛、高血压、上下肢体明显的血压差、肢体肿胀、充血性心力衰竭、主动脉夹层等。

IAA 是严重的大血管病变,常合并动脉导管未闭(patent ductus arteriosus, PDA)、室间隔缺损(ventricular septal defect, VSD),与 IAA 一起称为"IAA 三联征"。VSD 使得左心室富氧动脉血左向右分流进入右心室,再经肺动脉分支进入肺循环或经过未闭的动脉导管进入身体下部,体、肺循环血液混合,肺动脉、动脉导管及降主动脉的血氧浓度和压力大致相等。而肺动脉的血氧浓度又与合并的分流畸形大小、部位及压差有关。一般来说,左心室及升主动脉的压力高于右心室及肺动脉,分流为左向右,分流量越大,肺动脉和降

主动脉的血氧浓度越接近升主动脉,交界性发绀越不明显;而分流量小或肺动脉及右心室压力增高等于或超过主动脉及左心室压力,出现双向分流者临床上易出现交界性发绀。

(二) 基本治疗方法、术后随访及临床处置

IAA 患儿出生后为保持动脉导管开放应立即持续静注前列腺素,同时纠正酸中毒及改善缺氧,维持内环境稳定;在出生后数周内积极外科手术治疗,根据患者病情综合判断,选取恰当方式进行主动脉弓重建。原则是充分游离主动脉、弓部分支及降主动脉,尽可能切除所有动脉导管组织,进行无张力吻合。

成人 IAA 是否需要手术治疗尚有争议,需结合患者总体情况而定,成人 IAA 主动脉已形成丰富侧支循环血管,侧支循环血管容易萎缩和动脉粥样硬化,这增加了出血的风险,手术具有非常大的挑战性。可通过旁路建立外管道连通离断的主动脉,这种术式绕过病变,减少传统解剖修复的潜在并发症;也有选择保守治疗,长期服用抗高血压药物控制临床症状。

选择手术治疗需注意左主支气管受压迫狭窄。左主支气管在升主动脉后,靠近降主动脉和左肺动脉。在降主动脉不能完全活动的情况下,直接重建主动脉弓可能导致升主动脉向后和向下运动,导致左主支气管受压。纤维支气管镜或胸部 CT 气道重建对诊断有很好的帮助。左主支气管重度受压可行主动脉悬吊术缓解或解除支气管受压情况。另外,在低温循环停止的情况下,升主动脉和降主动脉直接吻合是可行的,但在循环恢复后,升主动脉和降主动脉之间可能会出现张力,故

术中彻底游离并松解主动脉及分支和切除动脉导管组织,减少吻合口张力,细致缝合避免加针是预防术后吻合口狭窄的手术关键。

术后 48 小时内常规在重症监护室进行机械通气、降压药滴注和血流动力学参数监测。一旦患者有足够的呼吸力和稳定的血流动力学,就开始逐步停止机械通气和口服降压药。

(三) 常见合并的血管畸形与影像

1. **IAA 三联征**　包括 IAA、PDA 及 VSD(图 2-4-4)。左心室的血液经室间隔缺损大量左向右分流,流向肺动脉,通过动脉导管右向左分流为离断后的降主动脉供血,是 IAA 中最常见的畸形组合方式。

2. **Berry 综合征**　是一类包括主动脉弓部缩窄或离断、主-肺动脉间隔缺损、动脉导管未闭、右肺动脉起源于升主动脉近端及室间隔完整、房缺或卵圆孔未闭的组合畸形(图 2-4-5)。主-肺动脉间隔缺损与右肺动脉起自升主动脉导致动脉水平大量的左向右分流,肺动脉内血流增多、压力增高,肺动脉血液经未闭的动脉导管右向左分流为降主动脉供血,从而向下肢代偿性供血。

3. **IAA 合并永存第 5 主动脉弓**　永存第 5 主动脉弓(persistent fifth aortic arch, PFAA)走行于主动脉弓下方、肺动脉上方,形成低位主动脉弓(图 2-4-6)。第 5 主动脉弓与降主动脉或者肺动脉连接处可存在不同程度的狭窄,血流动力学改变如同主动脉缩窄,形成不同程度心脏增大、室壁增厚、心功能减低、房室瓣反流等后负荷过重引起的心脏继发性改变。

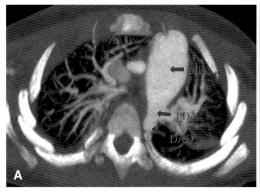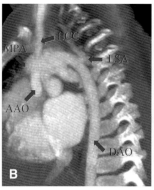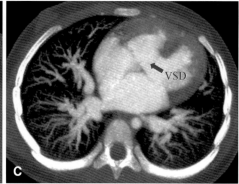

图 2-4-4　IAA 综合征。女,2 岁,1 个月前因"肺炎"在当地医院检查发现心脏杂音,心脏彩超提示室间隔缺损、动脉导管未闭、肺动脉高压。无发绀,生长发育可,哭闹及活动后呼吸急促,曾患肺炎一次。A~C. 主动脉 CTA 轴位(A、C)、斜矢状位(B) MIP 示主动脉弓连续性离断,离断位于左颈总动脉与左锁骨下动脉(LSA)之间,主肺动脉与降主动脉之间可见粗大的动脉导管,合并室间隔缺损(C,箭)。AAO,升主动脉;DAO,降主动脉;LSA,左锁骨下动脉;PDA,动脉导管;MPA,主肺动脉;LCC,左颈总动脉。

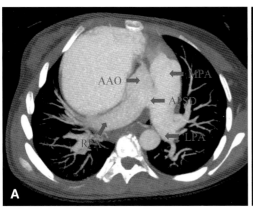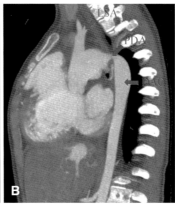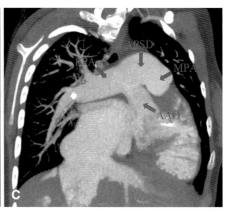

图 2-4-5 Berry 综合征。女,16 岁,活动后气促 2 年,下肢水肿 2 个月。A～C.主动脉轴位、斜矢状位、斜冠状位 CTA MIP 示主肺动脉间隔缺损(APSD),右肺动脉(RPA)起源于升主动脉(AAO),左肺动脉(LPA)与主肺动脉(MPA)连续,主动脉弓离断位于主动脉峡部,主肺动脉(MPA)与降主动脉(DAO)之间可见动脉导管未闭(PDA)。

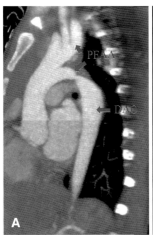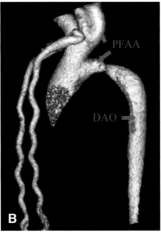

图 2-4-6 IAA 合并永存第 5 主动脉弓。男,11 岁,发现血压升高 1 个月余,约 150/110 mmHg,查体左侧第 2、3 肋间可闻及(3～4)/6 级收缩期杂音,外院超声心动图检查提示主动脉弓狭窄。主动脉斜矢状位 CTA MIP(A)、VR 重建(B)显示第 4 主动脉弓离断(短箭),永存第 5 主动脉弓残存伴狭窄(PFAA),与降主动脉(DAO)延续。

Weinberg 将 PFAA 分为三型:A 型,最常见,第 4 主动脉弓和第 5 主动脉弓形成双腔动脉弓,弓上血管起源于上方的第 4 主动脉弓,伴或不伴峡部狭窄;B 型,永存第 5 主动脉弓连接升主动脉及降主动脉,第 4 主动脉弓闭锁或离断;C 型,体-肺动脉连接,永存第 5 主动脉弓起源于升主动脉远端无名动脉开口对侧,末端与第 6 对动脉弓发育的肺动脉相连。

4. Shone 综合征 Shone 综合征是左心系统流入道和流出道梗阻性畸形的组合,包括二尖瓣瓣上环、二尖瓣狭窄、主动脉瓣(瓣上或瓣下)狭窄、主动脉弓缩窄或闭锁(离断)等。

5. PHACE 综合征 PHACE 综合征是一组累及皮肤、脑、血管、眼和身体腹侧的神经皮肤综合征,主要包括颅后窝畸形、特征性面部血管瘤(>5 cm)、脑动脉异常、心血管畸形和眼部畸形。

五、影像鉴别诊断及误诊原因分析

(一)影像鉴别诊断

1. IAA 与主动脉缩窄(coarctation of the aorta, CoA)鉴别 CoA 的血流动力学变化包括:①缩窄近端高血压,继发左心室肥厚、心肌劳损、冠心病,甚至左心衰、主动脉夹层和脑血管意外;②缩窄远端血流减少,血压降低甚至测不到;③侧支循环形成。这些与 IAA 非常类似。IAA 与 CoA 主要鉴别点为主动脉弓是否连续,可采用彩色多普勒血流显像判断主动脉弓有无血流信号通过来实现:CoA 可见狭窄部位收缩期五彩相间的高速湍流血流信号,也可通过 CTA、MRI、DSA 或心导管造影诊断与明确狭窄部位、范围及侧支血管情况等。

2. IAA 需与新生儿主动脉弓血栓(neonatal aortic arch thrombosis, NAAT)鉴别 NAAT 是一种极为罕见的疾病,50% 以上的患儿不能存活,常与脐动脉置管有关,其他致病因素还包括感染、脓毒症、家族性/遗传性血栓形成倾向性疾病、狼疮抗凝物、出生窒息、红细胞增多症、潜在先天性心脏病和子宫内药物暴露等;CTA 表现为主动脉弓内不强化的等密度充盈缺损,部分或完全阻塞管腔,抗凝治疗后部分血栓可以吸收,难以吸收的血栓需手术治疗。

3. IAA 需与主动脉曲折畸形相鉴别 主动脉曲折畸形是一种罕见的异常,其特征是降主动脉在动脉韧带水平发生扭曲,管腔无狭窄,常无侧支循环开放;CTA表现为主动脉弓变细、扭曲,部分呈锥形或螺旋状改变,部分可见动脉瘤样扩张。

(二)漏诊、误诊的原因分析

①患者临床表现不典型,未发生差异性发绀;②缺乏全面体格检查,没有常规测量四肢脉搏和血压,忽略心脏和血管杂音;③超声心动图显示降主动脉切面少,难以确诊。临床对主动脉弓离断诊断较少、认识不足,因此在实际工作中,全面体格检查极其重要,当双上肢血压大于下肢血压及双上肢血压相差明显,或者双下肢搏动明显减弱,同时合并心脏和血管异常杂音时,要考虑主动脉弓离断,同时应及时行无创性影像学检查,以发现少见疾病,避免漏诊和误诊。

（杨婷倩　周　杰）

参考文献

[1] 黄玉雯,刘柳,曹礼庭.超声心动图诊断成人主动脉弓离断1例[J].中国医学影像学杂志,2019,27(8):605-606.

[2] Cdoria GC, Patton RB. Congential absence of the aortic arch [J]. Am Heart J, 1959,58(3):168-170.

[3] 郑淋,马宁,张鑫,等.主动脉弓离断及其合并畸形和综合征的超声心动图表现[J].中华医学超声杂志(电子版),2021,18(4):391-397.

[4] Li J, Yang Y, Duan X, et al. Berry syndrome: a rare cardiac malformation with extra-cardiac findings [J]. Sci China Life Sci, 2017,60(7):772-774.

[5] Knadler JJ, Zobeck M, Masand P, et al. In utero aortic arch thrombosis masquerading as interrupted aortic arch: a case report and review of the literature [J]. Pediatr Cardiol, 2019,40:658-663.

第五节　主动脉憩室

典型病例

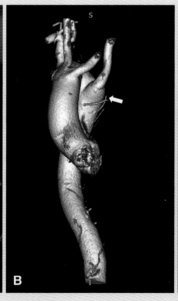
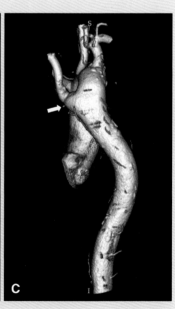

图 2-5-1 主动脉憩室 CTA 图像。

病情简介

1. **病史**　患者男性,70岁,突发胸痛6小时余就诊。既往有动脉炎病史,否认高血压病、糖尿病病史。

2. **血压**　135/81 mmHg。

影像诊断及征象分析

1. 影像诊断　主动脉右弓右降、迷走左锁骨下动脉合并 Kommerell 憩室。

2. 征象分析

（1）图 2-5-1A　轴位 CTA 显示主动脉弓（★）位于脊柱、气管及食管右侧，主动脉弓降部见迷走左锁骨下动脉，同时迷走左锁骨下动脉开口及近端管腔扩张（白箭）。

（2）左锁骨下动脉近段走行于气管及食管后方，其管腔扩张造成食管受压变扁，气管无明显受压狭窄。

（3）图 2-5-1B、C　VR 显示迷走左锁骨下动脉与主动脉弓空间位置关系，以及迷走左锁骨下动脉近端管腔扩张（Kommerell 憩室）形态（白箭）。

一、病因与发病机制

胎儿主动脉弓的发育过程中是由环形主动脉弓逐渐演变为单一主动脉弓（图 2-5-2）。在胚胎发育的第 5~7 周依次形成 6 对动脉弓，其中第 1、2、5 对主动脉弓先后大部分消退，第 3 对主动脉弓衍化为颈动脉，右侧第 4、6 对主动脉弓吸收，左侧第 4 对主动脉弓形成主动脉弓，其腹侧及左侧第 6 对主动脉弓背侧形成动脉导管韧带。

主动脉憩室主要有两种。

1. Kommerell 憩室（Kommerell diverticulum，KD）

KD 为迷走锁骨下动脉起始部与降主动脉连接处增宽膨大，多见于迷走左锁骨下动脉。由 Kommerell 于 1936 年首先描述，系第 4 对主动脉弓近背主动脉一端未能退化消失而持续残留所形成。一般认为，锁骨下动脉起始部膨大处的直径大于相邻锁骨下动脉直径的 1.5 倍时才能诊断为 KD，如果小于这个比例，就称为迷走锁骨下动脉。无论是正常的左位主动脉弓，或者变异状态下的右位主动脉弓，由于对侧的第 4 对主动脉弓近背主动脉一端未能退化消失，因此均可发生 KD。

2. 导管憩室（ducts diverticulum，DD）　DD 为原

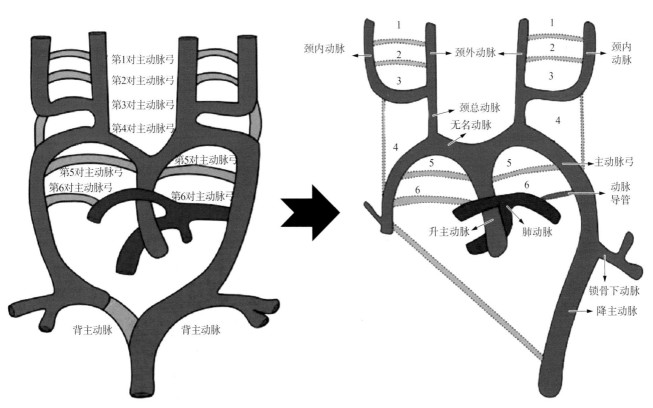

图 2-5-2　主动脉弓发育示意图。红色：正常发育保留的主动脉及头颈动脉血管节段。深蓝色：肺动脉；浅蓝色：动脉导管韧带；灰色：正常发育过程中逐步消退吸收的血管节段。

始第 4 对主动脉弓腹侧及第 6 对主动脉弓背侧残留,并在主动脉弓峡部形成憩室样结构,其顶端连接动脉导管韧带。右位主动脉弓患者,DD 可发生于右侧。主动脉双弓畸形患者,DD 可表现为双侧或单独发生于任意一侧。

二、病理解剖结构异常与血流动力学改变

KD 患者往往并存迷走锁骨下动脉,大多数迷走锁骨下动脉位于气管及食管后方,与主动脉弓、动脉导管(或韧带)形成完整或不完整的血管环,造成不同程度的气管、食管压迫症状。当造成明显压迫症状时,往往需要早期手术治疗。

同时,尽管憩室本身由于管腔扩张可引起局部涡流形成,造成管腔内血流速度减慢,壁面剪切力增加,进而加速动脉硬化以及血栓形成,但其对主动脉及病变远端血管血流动力学并无明显影响。

三、临床问题与影像

(一)临床表现

主动脉憩室临床表现主要是由于其对于周围组织结构压迫造成的,尤其是 KD,婴幼儿时期对气管及食管的压迫,容易造成呼吸或吞咽困难,长期压迫可以导致气管软化。成人患者中,多由于体检或伴发其他主动脉疾病时,如急性主动脉综合征、主动脉瘤、假性动脉瘤等偶然发现。

(二)影像表现

1. X 线胸片表现 X 线胸片对 KD 往往有着重要的提示性诊断作用,KD 患者的 X 线胸片显示双侧主动脉结征(图 2-5-3),气管主动脉弓压迹仅位于右侧,降主动脉位于脊柱右侧。右侧气管主动脉压迹为真正的主动脉弓,左侧"主动脉结"实则为膨大的主动脉憩室所致。

DD 在 X 线胸片无特异性表现。

2. CT 表现 CTA 是诊断主动脉憩室最好的成像方法。运用最大密度投影、多平面重建以及容积再现可以完美展示主动脉弓降部的形态、与周围其他组织器官的关系。此外,还可以明确有无合并主动脉夹层及心内外其他畸形(图 2-5-4)。

(1) KD:容积再现后前位三维成像观察,KD 呈类似"双头蛇"改变(图 2-5-5)。合并迷走锁骨下动脉时,多位于食管后方,少数位于食管与气管之间或气管的前方。KD 与迷走锁骨下动脉连接部走行僵硬并成角,甚至形成局限性狭窄。这可能为动脉导管闭合过程中收缩牵拉所致。局部气道有受压改变时需考虑动脉导管韧带的存在。当食管内含有气体时,可以清楚显示局部含气中断和受压改变,但正常情况下食管内仅含少量气体或不含气,此时压迫改变无法明确显示。

(2) DD:DD 位于主动脉峡部前内壁,为主动脉端开口较宽、管壁光滑连续的囊袋样凸起,走行平缓倾斜,与主动脉弓下缘成钝角,自峡部向前、向下,朝向肺动脉(图 2-5-6)。

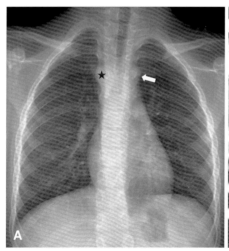
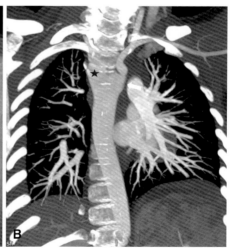

图 2-5-3 右位主动脉弓合并迷走左锁骨下动脉及 KD 形成。男孩,9 岁。A. X 线正位片显示双侧主动脉结。经 CTA 检查证实(B),右侧主动脉结(★)为右位主动脉弓结构,左侧主动脉结为 KD(白箭)。

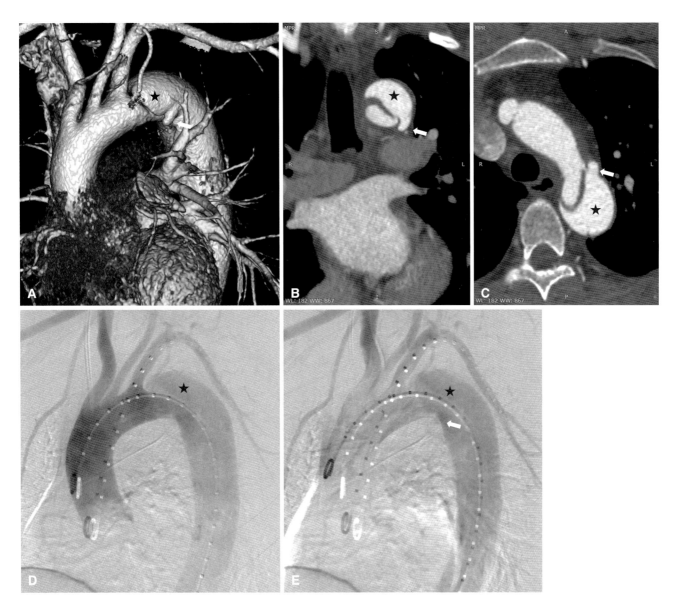

图 2-5-4 Stanford B 型主动脉夹层合并 DD。男,35 岁,急性胸痛入院。A～C.主动脉 CTA 显示主动脉弓部以远管腔见内膜片影及真假腔结构,弓降部可见局限性管腔囊袋样凸出(白箭),起自夹层假腔(★)并向左肺动脉干顶部方向延伸,为动脉导管位置及走行方向,符合 DD 表现;D、E.主动脉造影真腔显影时 DD 未见显示,对比剂进入假腔后,DD 逐渐显影(白箭),提示 DD 开口于假腔。

图 2-5-5 右位主动脉弓合并迷走左锁骨下动脉及 KD 形成。A. CTA 容积再现重建背面观显示右位主动脉弓(★)及迷走左锁骨下动脉(白箭),近端管腔局限性瘤样扩张,即 KD 形成(▲);KD 与迷走左锁骨下动脉连接部走行成角并局限性狭窄;B. 背面观显示 KD 呈类似"双头蛇"改变。

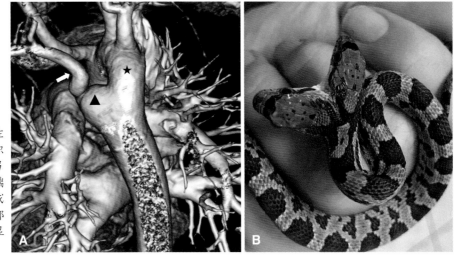

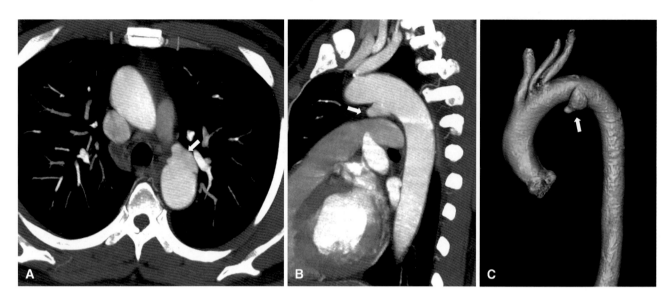

图 2-5-6 动脉导管憩室。男,46 岁,高血压 6 年余,尿毒症,查体无特殊。CTA 显示主动脉弓降部向前、向下局限性囊袋状管腔凸出,朝向左肺动脉干顶壁,与主动脉弓下缘形成钝角,考虑为 DD(白箭),其主动脉端开口直径 22 mm。

3. MRI 表现 与 CTA 相似。增强或非增强 MRA 能够准确观察及描述主动脉弓、峡部及主动脉憩室形态学特征;电影序列能够动态观察血管搏动;黑血序列能够观察管壁及周围组织信号特点,与假性动脉瘤等疾病进行鉴别。

(三) 分型

Salomonowitz 等将主动脉憩室分为 3 型:①左位主动脉弓、主动脉憩室伴迷走右锁骨下动脉;②右位主动脉弓、主动脉憩室伴迷走左锁骨下动脉;③导管憩室。

但仍有一些特殊情况,并未归类到该分型中,如不合并迷走锁骨下动脉的 KD(图 2-5-7)以及升主动脉憩室(图 2-5-8)等。

(四) 治疗方法选择

单发主动脉憩室不造成相邻器官压迫时无需特殊治疗。因此,当体检或对胸部其他病变进行检查偶然发现主动脉憩室时,准确的诊断及鉴别诊断可以避免不必要的检查及治疗。

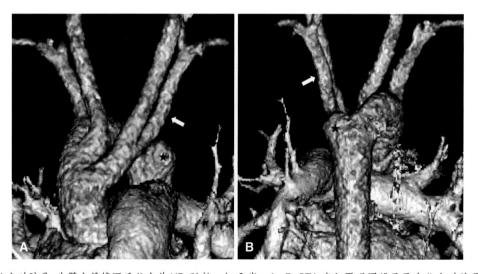

图 2-5-7 右位主动脉弓,头臂血管镜面反位合并 KD 形成。女,6 岁。A、B.CTA 容积再现图像显示右位主动脉弓,头臂血管镜面反位,即主动脉弓部依次发出左无名动脉、右颈总动脉及右锁骨下动脉。左无名动脉发出左颈总动脉及左锁骨下动脉(白箭)。此时对应胚胎发育过程中右侧第 4 号完整保留发育为右位主动脉弓,而左侧第 4 号前份保留,发育为左无名动脉。降主动脉可见局限性管腔囊袋状偏心性凸出(★),凸向左上方,与右位主动脉弓共同构成"双头蛇"征。此时对应胚胎发育过程中左侧第 4 号近背主动脉部分保留,因此尽管不合并迷走左锁骨下动脉也应诊断为 KD。

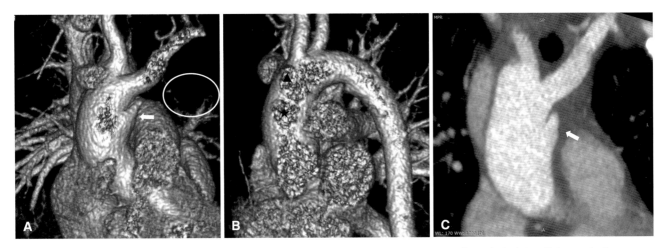

图 2-5-8　右位主动脉弓，头臂血管镜面反位合并升主动脉憩室形成，左肺动脉闭锁。女，3 岁，因左肺动脉闭锁行 CTA 检查。A. CTA 容积再现图像圆圈中左肺动脉未显示，符合左侧动脉闭锁表现。同时可见右位主动脉弓及头臂血管镜面反位。升主动脉可见另一锥形朝向左后上方的管腔凸出（白箭）；B. 主动脉切面显示左侧无名动脉开口（▲）及升主动脉憩室开口（★）呈上下排列。由于左侧无名动脉为保留的左侧第 4 弓前份。其下方在胚胎发育中应为紧邻的左侧第 5 弓，因此此处升主动脉憩室的形成原因应为左侧第 5 弓前份的不完全吸收所致。B 图主动脉弓降部也可见到局部管腔略凸出，此处为动脉导管韧带主动脉端附着处，其凸出程度尚不足以诊断为 DD。

当主动脉憩室造成明显压迫症状时，需要行外科治疗。一种是切断动脉导管（或韧带），松解血管环，解除压迫，不处理憩室及迷走血管；另一种是根治手术，松解血管环，切断动脉导管（或韧带），同时切除憩室，移植迷走锁骨下动脉。但也有研究表明，约 50% 的主动脉憩室存在血管壁的异常改变，容易合并发生主动脉夹层及动脉瘤等病变造成不良预后，因此根治手术可以减少未来形成动脉瘤及夹层的风险。

（五）随访

主动脉憩室修复后患者的远期预后良好，持续呼吸道症状是最常见的不良结局，少部分患者合并气管软化。

四、影像鉴别诊断及误诊原因分析

1. **假性动脉瘤**　通常继发于钝性外伤，也可继发于主动脉感染和穿透性溃疡破裂。假性动脉瘤与主动脉憩室的本质区别在于凸起的瘤腔是血肿而非管腔，瘤壁是包裹血肿的血栓、纤维结缔组织（或主动脉管壁部分中膜、外膜结构）而不是完整的主动脉管壁，因此 CT 图像上往往瘤壁较厚，病变边界模糊，同时易合并纵隔血肿、胸腔积液或积血。而主动脉憩室凸起的管壁是主动脉壁完整的三层结构，因此边界及周围脂肪间隙显示清晰（图 2-5-9）。

2. **穿透性溃疡**　穿透性溃疡是发生于主动脉粥样硬化斑块基础上的，溃疡穿透内弹力膜进入中膜，形成局限性凸起，可伴有胸痛症状。CT 表现为平扫类似血

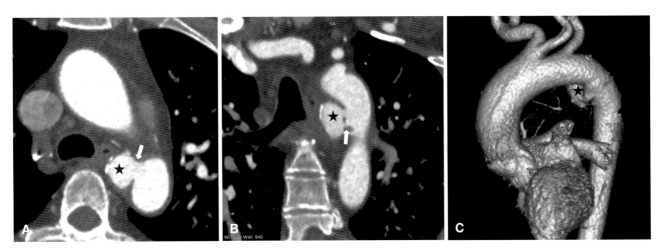

图 2-5-9　降主动脉假性动脉瘤。女，46 岁。A. 轴位 CTA 显示主动脉弓降部偏右侧管壁不连续（白箭），并可见偏心性管腔瘤样凸出（★），病变周围伴少量低密度血肿，周围脂肪间隙模糊；B. 斜冠状位 CTA 显示沿主动脉走行多发破口（白箭）；C. 容积再现图像显示病变位于主动脉峡部，但结合轴位图像，病变凸出朝向并非沿动脉导管韧带方向走行，因此不能诊断为 DD。结合病变周围伴随征象，诊断为假性动脉瘤。

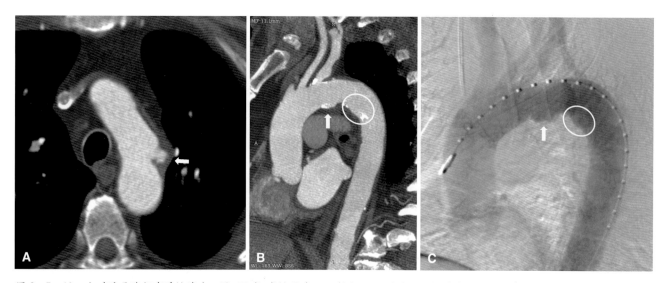

图 2-5-10　主动脉弓降部穿透性溃疡。男，67 岁，急性胸痛。A.轴位 CTA 图像显示主动脉弓部可见管腔偏心性凸出（白箭），病变周围见低密度血肿环绕；B、C.病变虽然位于左锁骨下动脉开口以远，但距主动脉峡部仍具有一定距离（圆圈位置），因此从形态及位置上均不符合 DD 表现。结合患者急性胸痛症状，诊断为穿透性溃疡。

肿密度，增强扫描显示病变穿透内膜进入管壁，或表现为管壁的局限性囊样外凸，腔内可伴有附壁血栓，周围可伴有少量壁间血肿（图 2-5-10）。

（曾小旭　张　楠）

参考文献

[1] Tanaka A, Milner R, Ota T. Kommerell's diverticulum in the current era: a comprehensive review [J]. Gen Thorac Cardiovasc Surg, 2015, 63(5): 245-259.

[2] Salomonowitz E, Edwards JE, Hunter DW, et al. The three types of aortic diverticula [J]. AJR, 1984, 142(4): 673-679.

[3] Luciano D, Mitchell J, Fraisse A, et al. Kommerell diverticulum should be removed in children with vascular ring and aberrant left subclavian artery [J]. Ann Thorac Surg, 2015, 100(6): 2293-2297.

[4] 李树春，周庆，金珉，等. 合并 Ⅱ 型右位主动脉弓的 Kommerell 憩室的杂交手术治疗[J]. 中华血管外科杂志，2021, 6(4): 261-265.

第六节　双主动脉弓

典型病例

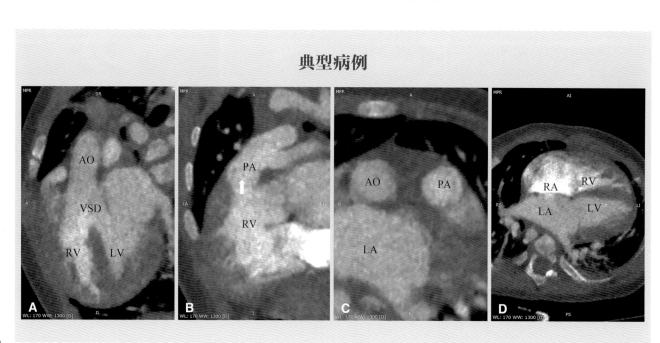

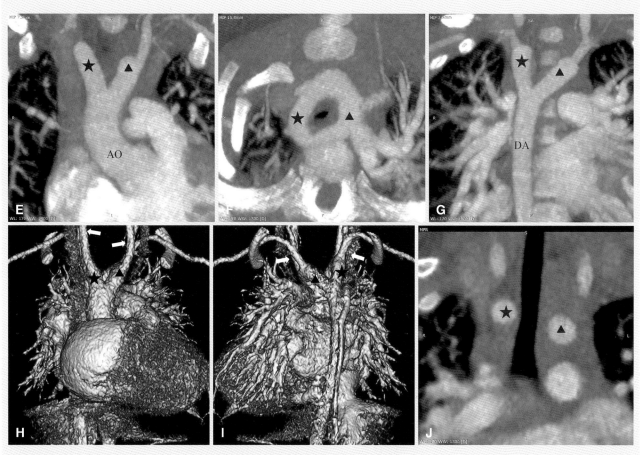

图 2-6-1 双主动脉弓 CTA 重建图像。

病情简介

1. **病史** 男,7 个月,因体检发现心脏畸形入院。

2. **查体** 神清,呼吸平,双肺呼吸音清,腹平软,四肢活动可。听诊:心音有力,心率 120 次/分,律齐,胸骨旁第 4 肋间可闻及收缩期杂音。脉搏:股动脉搏动正常。

影像诊断及征象分析

1. **影像诊断** 法洛四联症合并双主动脉弓。

2. **征象分析**

(1) 图 2-6-1A 显示室间隔缺损(VSD),主动脉(AO)骑跨于室间隔缺损。

(2) 图 2-6-1B 显示收缩期肺动脉(PA)瓣呈"圆顶征"表现(箭),提示肺动脉瓣开放受限。

(3) 图 2-6-1C 显示升主动脉(AO)及主肺动脉(PA)呈左右排列,升主动脉位于右侧,主肺动脉位于左侧,肺动脉瓣口呈鱼口状,提示肺动脉瓣呈二瓣畸形。

(4) 图 2-6-1D 四腔心层面显示右心室(RV)壁增厚。

(5) 图 2-6-1E~G 显示气管两侧可见双主动脉弓形成,右弓(★)及左弓(▲)直径接近,左、右弓后端合并而延续为降主动脉(DA),左、右弓形成血管环结构,包绕气管。

(6) 三维容积再现正面观(图 2-6-1H) 显示左、右弓分别发出两侧颈总动脉(白箭);背面观(图 2-6-1I)显示左、右弓分别发出两侧锁骨下动脉(白箭)。

(7) 图 2-6-1J 显示气管中段右侧缘略受主动脉右弓(★)压迫。

临床特点

双主动脉弓是一种较为罕见的先天性大血管畸形,属于动脉环畸形中的一种特殊类型。双主动脉弓患者在气管及食管两侧形成左、右两个主动脉弓,包绕气管及食管。当主动脉弓压迫气管及食管时,可能会导致呼吸杂音、呼吸困难或吞咽困难等症状。因此,双主动脉弓是最容易引起症状的血管环畸形。

无症状患者往往在体检或由于其他疾病就诊时偶然发现。部分患儿可以在早期表现出呼吸道、消化道压迫症状或心脏症状,从而确诊。约91%患儿合并呼吸道症状,包括呼吸杂音(高调喘鸣音或喘息声)、类似"海豹吠"或哮喘的咳嗽、反复下呼吸道感染等。约40%患儿合并消化道症状,包括

喂食时窒息、吞咽困难、体重增长缓慢、食物反流等。约30%患儿合并其他心内畸形,从而引起不同的心脏症状,包括胸痛、心脏杂音、发绀等。

对于症状明显的患儿,需要早期进行外科手术治疗。手术需要对双主动脉弓、可能合并的Kommerell憩室、心内畸形进行同期修复。无症状患儿可适当延缓手术时机。术后1年内,呼吸道及消化道症状会逐渐消失。

一、病因与发病机制

左、右主动脉弓永存形成双主动脉弓(double aortic arch, DAA),是由于胚胎早期第4对动脉弓退化障碍所致的一类先天性主动脉弓畸形(图2-6-2)(主动脉弓发育机制请参照第二章第五节主动脉憩室),是最常见的血管环畸形,包绕气管、食管等器官。DAA可作为独立畸形存在,亦可同时合并一种或多种心脏畸形。

二、病理解剖结构异常与血流动力学改变

升主动脉于气管的右前方分成两支。一支绕过气管右侧向后(称右弓);一支绕过左侧向后(称左弓),在气管及食管后方两者汇合成降主动脉,向下走行。双主动脉弓形成一个血管环,包绕气管及食管。通常一侧主

动脉弓较粗大(图2-6-3),少数患者两侧弓对等(图2-6-1)。一般无血流动力学异常。

三、临床问题与影像

(一)临床表现

该病临床表现不典型,主要表现为血管环包绕、压迫气管和食管导致的呼吸和(或)吞咽困难,其严重程度取决于血管环包绕、压迫的程度,合并心脏畸形的DAA患者多以心脏杂音或发绀为主诉就诊。

单纯DAA胎儿期常规行胎儿超声心动图检查即可发现。胎儿期未经规范超声产前筛查的患儿,在无明显气管压迫症状的情况下,可延迟至成年期偶然检查发现。以呼吸道症状为主的DAA易与一些内科呼吸道疾病相混淆而误诊。故反复发作或迁延不愈的呼吸道感染,经常规治疗效果欠佳的患儿,需排除此病。

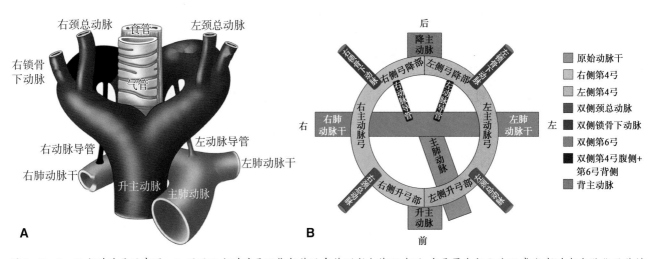

图2-6-2　双主动脉弓示意图。A.显示双主动脉弓环绕气管及食管形成血管环畸形,右弓黑色部分为正常发育时本应退化吸收的部分;B.双主动脉弓、肺动脉与胚胎发育对应关系。

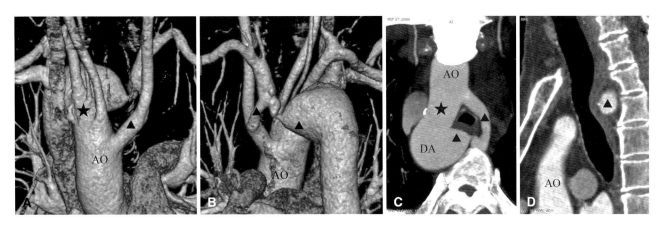

图 2-6-3　双主动脉弓(右弓优势)。男,63 岁,CTA 显示升主动脉(AO)上方可见双主动脉弓形成,右主动脉弓(A~C★)管腔直径明显比左主动脉弓(A~D▲)发育更佳。右主动脉弓依次发出右颈总动脉、右椎动脉、右锁骨下动脉;左主动脉弓依次发出左颈总动脉及左锁骨下动脉,其中左锁骨下动脉开口以远左主动脉弓可见局限性管腔狭窄。左主动脉弓近降主动脉(DA)处管腔扩张(形成机制类似 Kommerell 憩室),并向前方压迫气管中段,致气管狭窄。

(二) 影像表现

DAA 影像分析需要对以下特征进行系统评估:①双侧主动脉弓的大小和通畅性;②是否存在其他心血管畸形;③气管和食管受压与否及程度。

1. X 线胸片表现　双主动脉弓在主动脉 X 线胸片上可提示血管环的存在。前后位或后前位主动脉 X 线胸片上可显示上纵隔、气管两侧主动脉弓影(图 2-6-4),相应水平气管受压变窄,通常右侧高于左侧;侧位主动脉 X 线胸片上,可见右主动脉弓压迫气管后壁的痕迹;食管造影可见相应水平食管压迹,对比剂通过缓慢受阻,近段食管扩张。

2. CT 表现　CTA 是诊断双主动脉弓最好的成像方法,主要表现为:①双侧主动脉弓并存;②双侧主动脉弓经气管和食管两侧向背侧环绕,在后面汇合形成降主动脉。在横断位上双主动脉弓于气管两侧呈特征性"()"样或"○"样血管结构,若一侧主动脉弓闭锁呈韧带样结构,则主动脉弓呈"("或")"样血管结构;③每个弓分别发出同侧的颈总动脉和锁骨下动脉,通常不形成无名动脉。另外,需观察是否合并其他心血管畸形,是否合并气管、食管狭窄。因此,主动脉和气道的三维重建对于术前规划是有帮助的(图 2-6-5)。

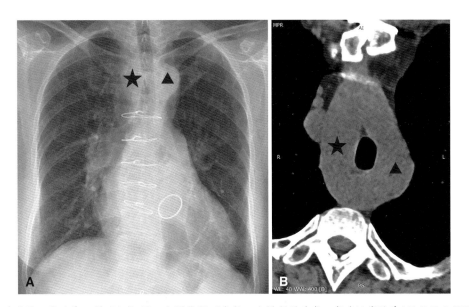

图 2-6-4　双主动脉弓 X 线胸片。男,64 岁,因二尖瓣关闭不全行二尖瓣成型手术。术后 X 线胸片(A)显示上纵隔双侧主动脉结结构。胸 CT(B)显示双主动脉弓结构(右主动脉弓为★,左主动脉弓为▲),该患者气管无明显受压,未行手术治疗。

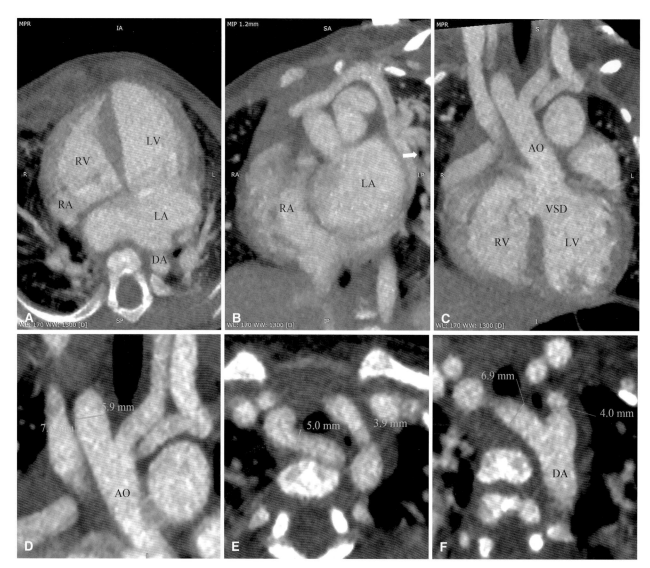

图 2-6-5　双主动脉弓 CTA。男，5 个月。A.心尖指向前方，室间隔呈前后走行，符合中位心表现，左心房(LA)明显增大；B.永存左上腔静脉(白箭)回流至冠状静脉窦；C.室间隔膜部连续性中断，符合室间隔缺损(VSD)；D～F.升主动脉(AO)上方发出双主动脉弓，通过多平面重建，可准确测量双主动脉弓不同节段管腔直径。

3. MR 表现　与 CT 一样，MRI 可清晰显示升主动脉、双主动脉弓、降主动脉及血管环结构，以及与气管和食管的关系、压迫程度。另外，需观察是否合并其他心血管畸形。

（三）分型

双主动脉弓两个弓的管腔大小、开放程度，以及降主动脉上端的位置等变异很大。

（1）按形态学分型，分为右主动脉弓优势型、左主动脉弓优势型及均衡型，其中约 75% 为右主动脉弓优势型。

（2）按照病理解剖分型，分为两侧主动脉弓开放型、单侧主动脉弓后端闭锁型。

（3）按照是否合并心脏畸形的临床分型，分为单纯型、合并心脏畸形型。

（四）治疗方法选择

不合并心内畸形的单纯双主动脉弓如果没有食管、气管的压迫症状无需处理，有食管、气管压迫症状的一般选择手术治疗。选择切断闭锁节段或在锁骨下动脉远端切断较小的弓，结扎并切断动脉导管或动脉导管韧带。在解除血管环压迫后，需判断是否需要行气管或食管狭窄成形术。

（五）术后随访

双主动脉弓修复后患者的远期预后良好，持续呼吸道症状是最常见的不良结局。

四、影像鉴别诊断及误诊原因分析

　　双主动脉弓是血管环畸形中的一种特殊类型,需要与其他血管环畸形相鉴别。血管环畸形是指临床以气管及食管受压为特征的一组大动脉及分支发育畸形,包括主动脉、肺动脉及其分支、动脉导管的发育异常。根据是否形成完整的血管环,分为完全性血管环畸形和不完全性血管环畸形。双主动脉弓即为完全性血管环畸

形中的一种。

　　1. 右位主动脉弓合并血管压迫　升主动脉与肺动脉在前,主动脉弓在右侧,动脉导管与迷走左锁骨下动脉在左侧,形成动脉环结构;迷走左锁骨下动脉根部可能存在 Kommerell 憩室,从而造成食管及气管受压(图2-6-6)。不合并迷走左锁骨下动脉时,弓降部位置也可以存在类似 Kommerell 憩室的结构(图2-6-7),造成食管及气管受压,同样属于不完全性血管环畸形。

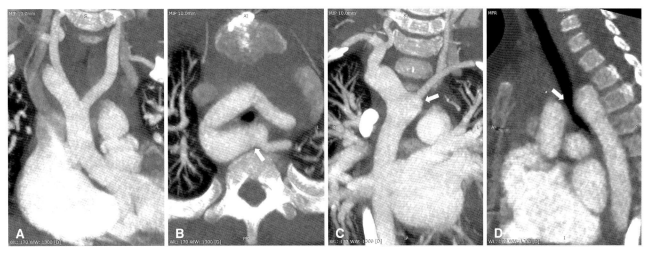

图2-6-6　右位主动脉弓右降,迷走左锁骨下动脉合并 Kommerell 憩室。女,2岁。A、B.CTA 显示主动脉弓及降主动脉位于脊柱右侧,主动脉弓依次发出左颈总动脉、右颈总动脉、右锁骨下动脉及左锁骨下动脉;C、D.左锁骨下动脉根部管腔瘤样扩张(白箭),并向前方压迫食管及气管,形成不完全性血管环畸形。

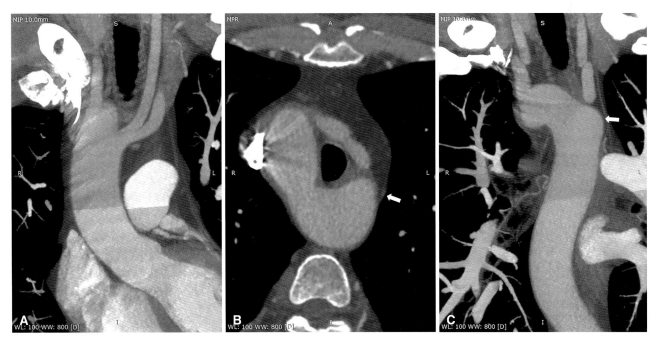

图2-6-7　右位主动脉弓右降合并弓降部管腔扩张。男,50岁,A~C.主动脉弓及降主动脉位于脊柱右侧,主动脉弓依次发出左无名动脉、右颈总动脉及右锁骨下动脉;B、C.弓降部可见局限性偏心性管腔扩张(白箭)(与 Kommerell 憩室相同形成机制),与右位主动脉弓及左无名动脉共同形成不完全性血管环畸形。

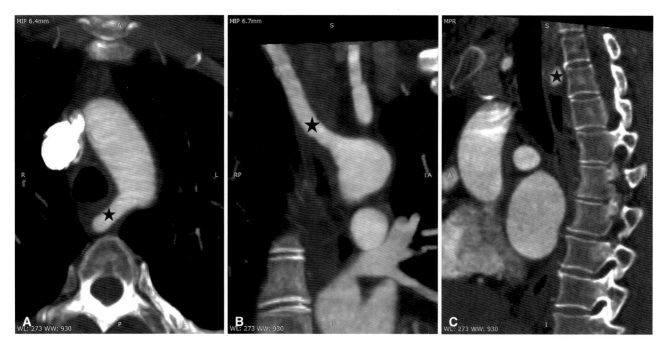

图 2-6-8　迷走右锁骨下动脉。A、B.主动脉弓降部发出右锁骨下动脉（★）；A、C.走行于气管及食管后方，食管受压，气管未见明显受压。

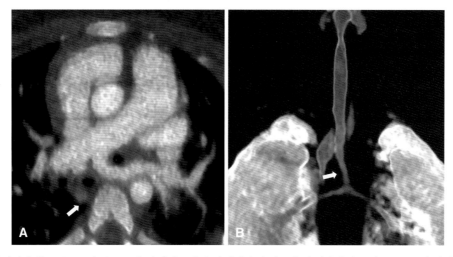

图 2-6-9　肺动脉悬吊。女，11 个月。A.左肺动脉干自主肺动脉发出后于气管后方绕行至左侧；B.致气管受压狭窄（白箭）。

2. 左位主动脉弓合并血管压迫　迷走右锁骨下动脉与右弓右降迷走左锁骨下动脉类似，此时升主动脉与肺动脉在前，主动脉弓在左侧，动脉导管与迷走右锁骨下动脉在右侧，形成动脉环结构（图 2-6-8）；迷走右锁骨下动脉根部可能存在 Kommerell 憩室。左位主动脉弓和右侧降主动脉是一种罕见畸形，影像表现为主动脉弓向左延伸并绕过气管，绕到食管后方向右，延续为右降主动脉上段，动脉导管可连接右肺动脉，形成一个环绕气管或食管的完整环。

3. 肺动脉悬吊（图 2-6-9）　迷走左肺动脉起源于右肺动脉，从右主支气管后上方走行至左侧，穿过气管与食管间的纵隔进入左肺门，对右主支气管近端和主气管远端造成压迫，通常合并远端气管发育不全。

五、特殊临床病例实战分析

（一）病例一

1. 基本病史　男，65 岁。患者突发胸痛 5 小时，既往高血压病史 10 余年。

2. 影像资料及解读　见图 2-6-10。

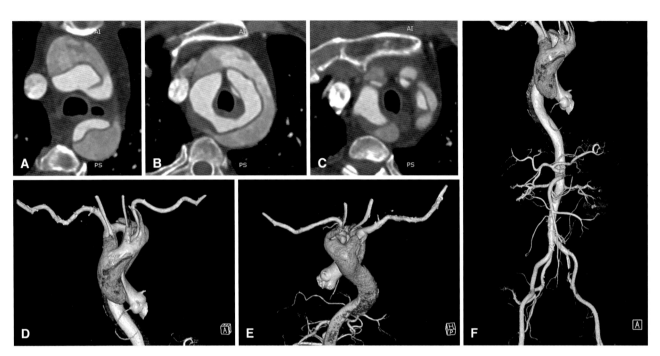

图2-6-10 A～C.主动脉轴位CTA显示右位升主动脉及左位降主动脉,并可见双支主动脉弓显影,右主动脉弓依次发出右颈总动脉及右锁骨下动脉,左主动脉弓依次发出左颈总动脉及左锁骨下动脉。升主动脉及降主动脉管腔内均可见内膜片影及双腔结构,提示主动脉夹层,并累及双主动脉弓及双侧颈总动脉、左锁骨下动脉;D～F.主动脉CTA三维重建图像可清晰显示主动脉弓部变异以及主动脉夹层累及主动脉各节段、分支血管情况。

3. **影像诊断** 双主动脉弓;Stanford A 型主动脉夹层,累及双弓及双侧颈总动脉、左锁骨下动脉。

4. **诊断关键点**

(1) 中年男性患者,急性胸痛,CTA 显示为典型主动脉夹层内膜片及双腔结构。

(2) 该患者主动脉夹层诊断并不困难,但夹层术前需明确主动脉变异以及分支血管受累情况,这对于确定手术方式以及评估患者预后具有重要作用。

(3) CTA 可以通过多平面重建、容积再现等多种三维重建方式显示主动脉形态学结构以及管腔内情况。对于本病例而言,主动脉存在双主动脉弓,这也增加了术前评价以及手术的复杂程度。

(二)病例二

1. **基本病史** 女,35 岁。患者 1 个月前,无明显诱因出现胸闷,不伴胸痛。与精神、运动及饮食无关,至当地医院就诊,胸部 X 线平片提示纵隔增宽。

2. **影像资料及解读** 见图 2-6-11。

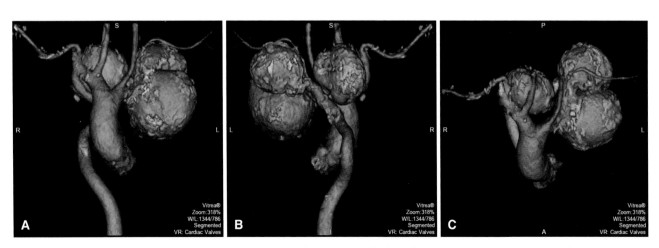

图2-6-11 A～C.主动脉CTA三维容积再现图像显示主动脉呈双弓结构,左主动脉弓及右主动脉弓均可见多发管腔瘤样扩张,瘤壁合并多发钙化。右主动脉弓及左主动脉弓依次发出同侧颈总动脉及锁骨下动脉。

3. **影像诊断** 双主动脉弓合并多发动脉瘤形成。

4. **诊断及治疗关键点** 与病例一类似,本例患者双主动脉弓以及动脉瘤均为典型的 CTA 表现,诊断并不困难。但是,在阅片过程中需要详细评价双弓以及弓降部发育情况,以及分支血管开口处与动脉瘤的空间位置关系,为临床术前规划提供参考信息。

（曾小旭 张 楠）

参考文献

［1］ Tarmahomed A, Umapathi KK. Double Aortic Arch. 2022 Aug 8. In: StatPearls ［OL］. Treasure Island (FL): StatPearls Publishing, 2023, PMID: 32644360.

［2］ Hanneman K, Newman B, Chan F. Congenital variants and anomalies of the aortic arch ［J］. Radiographics, 2017, 37(1): 32 - 51.

［3］ Kellenberger CJ. Aortic arch malformations ［J］. Pediatr Radiol, 2010, 40(6): 876 - 884.

［4］ Yoshimura N, Fukahara K, Yamashita A, et al. Congenital vascular ring ［J］. Surg Today, 2020, 50(10): 1151 - 1158.

［5］ Worhunsky DJ, Levy BE, Stephens EH, et al. Vascular rings ［J］. Semin Pediatr Surg, 2021, 30(6): 151128. doi: 10.1016/j. sempedsurg. 2021. 151128.

第七节 主动脉弓部血管起源异常

典型病例

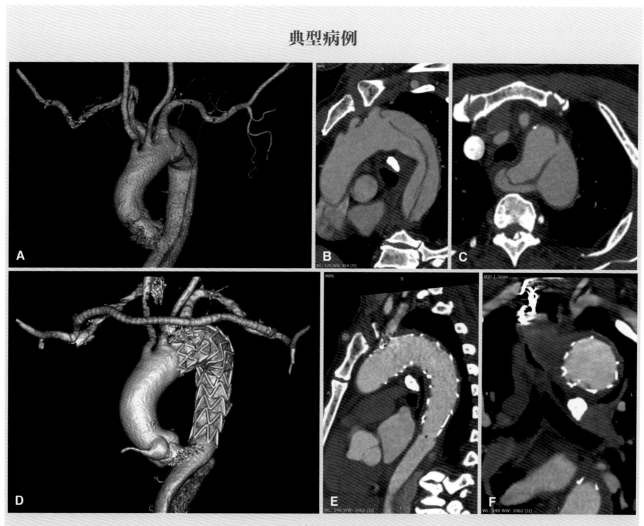

图 2-7-1 主动脉弓部血管起源异常。

病情简介

1. **病史**　男，67岁。1周前突发腹部疼痛，发作时不伴恶心、呕吐，无肢体活动障碍；高血压病史20年，不规律服药，血压控制不良。

2. **查体**　左上肢血压150/100mmHg，右上肢血压110/90mmHg；听诊心肺无明显杂音；心率83次/分。

影像诊断及征象分析

1. **影像诊断**　Stanford B型主动脉夹层，合并迷走右锁骨下动脉受累。

2. **征象分析**

(1) 图2-7-1A～C为术前检查CTA图像。A图为三维容积再现图像，显示主动脉弓降部及降主动脉呈双腔结构，主动脉弓部见4个分支开口，弓降部存在迷走右锁骨下动脉；B图显示内膜破口位于主动脉弓降部，紧邻左锁骨下动脉开口；C图显示迷走右锁骨下动脉管腔内的低密度内膜片影及双腔结构。

(2) 图2-7-1D～F为术后复查CTA图像。D图为三维容积再现图像，显示腋-腋人工血管转流通畅，弓降部支架近端位于左颈总动脉开口以远（利用主动脉2区作为锚定区），迷走右锁骨下动脉近端无对比剂充盈；E图显示主动脉弓降部及左锁骨下动脉近端支架通畅；F图显示迷走右锁骨下动脉近端高密度封堵器影，同时近端无对比剂充盈。

治疗与结局

由于该患者主动脉弓部存在血管起源异常，且内膜破口距离左锁骨下动脉开口较近，需利用主动脉2区作为锚定区，难以通过传统介入方式进行治疗。因此，该手术采用复合手术方式，首先外科手术建立腋-腋人工血管转流，然后在左锁骨下动脉及主动脉弓降部行腔内隔绝术，并利用弹簧圈封闭迷走右锁骨下动脉。既保证近端内膜破口封闭、主动脉管腔重塑，又保证双侧锁骨下动脉和椎动脉供血，同时防止迷走右锁骨下动脉反流造成的主动脉支架周围漏。

临床特点

主动脉弓部血管起源异常往往是在其他疾病或临床体检时偶然发现，本身往往不会引起血流动力学异常，造成临床症状。在治疗主动脉弓部疾病时，如果合并了主动脉弓部血管起源异常，会导致手术难度增加，从而影响术前准备的时间和手术风险。尽管目前心脏及血管外科已经发展出多种技术，可以应对复杂的主动脉弓部情况，但仍然需要根据影像学进行详细的术前规划以及术后随访。

术前无创性影像学检查能够通过三维重建准确显示主动脉弓部以及分支血管空间位置关系，以及形态学结构信息，是保证主动脉弓部病变治疗的必要条件。同时对于影像科医生而言，认识主动脉弓部血管变异，对于减少临床误诊及漏诊也具有一定的意义。

一、病因与发病机制

主动脉弓部血管起源异常的表现多样，可以单独存在于正常个体，也可以同时合并其他心血管先天畸形或后天获得性心血管疾病。其主要的发生机制是由于胚胎时期主动脉弓发育演化过程中的异常。主动脉弓部正常发育过程请参照本章第五节相关内容。

二、病理解剖结构异常与血流动力学改变

正常胸主动脉走行为右位升主动脉、左位主动脉弓及降主动脉（图2-7-2）。主动脉弓部分支血管有多种起源方式，其中最常见的起源方式为由前向后依次发出无名动脉、左颈总动脉及左锁骨下动脉。不符合这一解剖特点的主动脉弓部形态均属于正常变异。

在不合并血管狭窄（包括折曲）、扩张改变时，主动脉弓部血管起源异常往往并不会引起异常的血流动力学改变，因此无特殊的临床意义。但当患者合并主动脉病变需进行介入或外科治疗时，弓部血管变异将会直接影响到手术的方式及难易程度，因此在术前评价时，需要准确描述可能存在的弓部血管变异。

三、临床问题与影像

（一）影像学表现

主动脉弓部血管起源异常多合并胸主动脉的变异。

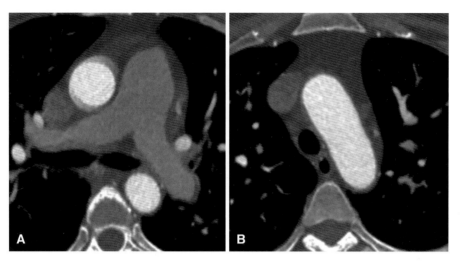

图 2-7-2　正常胸主动脉位置。A.升主动脉位于脊柱右侧,降主动脉位于脊柱左侧;B.主动脉弓位于气管及食管左前方,为左位主动脉弓。

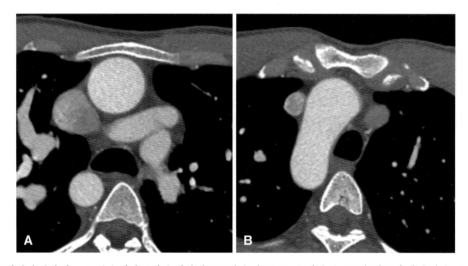

图 2-7-3　主动脉右弓右降。A.升主动脉及降主动脉均位于脊柱右侧;B.主动脉弓位于气管及食管右前方,为右位主动脉弓。

正常胸主动脉走行为右位升主动脉、左位主动脉弓及降主动脉,此时主动脉弓位于气管及食管左前方,称为左位主动脉弓(图 2-7-2)。胸主动脉变异多表现为:①主动脉右弓右降;②主动脉左弓右降;③左位升右位降主动脉;④左位升左位降主动脉。其中①、③两种情况主动脉弓位于气管及食管右侧及右前,称为右位主动脉弓(图 2-7-3);②、④两种情况为左位主动脉弓(图 2-7-2)。

在描述弓部血管起源异常时,根据主动脉弓的空间位置变异,将弓部血管起源异常分为两大类,即:①左位主动脉弓变异;②右位主动脉弓变异。

1. **左位主动脉弓变异**　左位主动脉弓为左侧第 4

对主动脉弓发育而来,是最常见的主动脉弓解剖状态(主动脉弓发育请参见第二章第五节)。左位主动脉弓时,主动脉弓分支依次为无名动脉、左颈总动脉及左锁骨下动脉。然而,部分人群存在主动脉弓 3 个分支血管变异。根据头臂血管起源变异,可以分为以下 7 种类型。

Ⅰ型:正常头臂血管,最为常见,约占 79.2%。此时主动脉弓部有 3 个分支血管开口,由前向后依次发出无名动脉、左颈总动脉、左锁骨下动脉(图 2-7-4)。

Ⅱ型:牛型主动脉弓,约占 14.1%。这种类型主动脉弓部有两个分支开口,第一个开口为无名动脉及左颈总动脉的共同开口(图 2-7-5)。

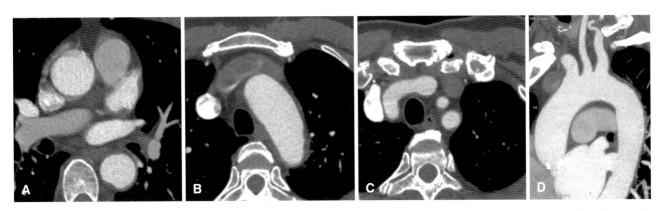

图 2-7-4 正常头臂血管（Ⅰ型）。A、B.右位升主动脉、左位主动脉弓及降主动脉；C、D.显示主动脉弓部有 3 个分支血管开口，由前向后依次发出无名动脉、左颈总动脉、左锁骨下动脉。

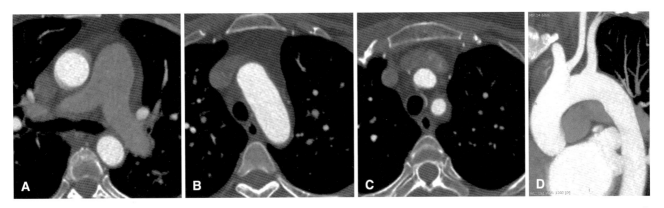

图 2-7-5 牛型主动脉弓（Ⅱ型）。A、B.右位升主动脉、左位主动脉弓及降主动脉；C.显示主动脉弓部有两个分支血管开口；D.第一个分支开口为无名动脉及左颈总动脉的共同开口，第二个开口为左锁骨下动脉。

Ⅲ型：左侧椎动脉起自主动脉弓，约占 4.1%。在Ⅰ型中左侧椎动脉开口于左侧锁骨下动脉，而Ⅲ型起源中，左侧椎动脉直接起自左颈总动脉及左锁骨下动脉之间的主动脉弓，此时主动脉弓部存在 4 个分支开口（图 2-7-6）。

Ⅳ型：左侧椎动脉起自主动脉弓，合并无名动脉及

左颈总动脉共同开口，即Ⅱ型＋Ⅲ型，约占 1.2%（图 2-7-7）。

Ⅴ型：迷走右锁骨下动脉，在Ⅰ型中右锁骨下动脉及右颈总动脉共同起自无名动脉。而Ⅴ型时，主动脉弓部存在 4 个分支开口，由前向后依次发出右颈总动脉、左颈总动脉、左锁骨下动脉、迷走右锁骨下动脉，

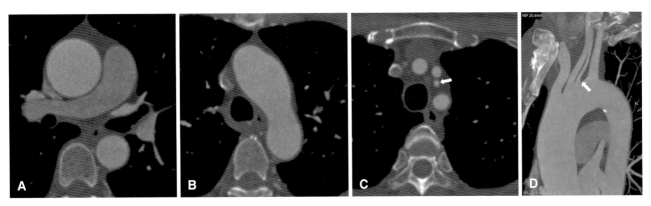

图 2-7-6 左侧椎动脉起自主动脉弓（Ⅲ型）。A、B.右位升主动脉、左位主动脉弓及降主动脉；C、D.显示主动脉弓部有 4 个分支血管开口，由前向后依次发出无名动脉、左颈总动脉、左椎动脉（白箭）、左锁骨下动脉。

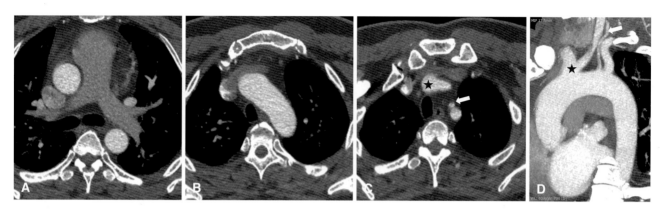

图 2-7-7　左椎动脉起自主动脉弓,合并无名动脉及左颈总动脉共同开口(Ⅳ型)。A、B.右位升主动脉、左位主动脉弓及降主动脉;C、D.显示主动脉弓部有 3 个分支血管开口,由前向后依次为无名动脉及左颈总动脉共同开口(★)、左椎动脉(白箭)、左锁骨下动脉。

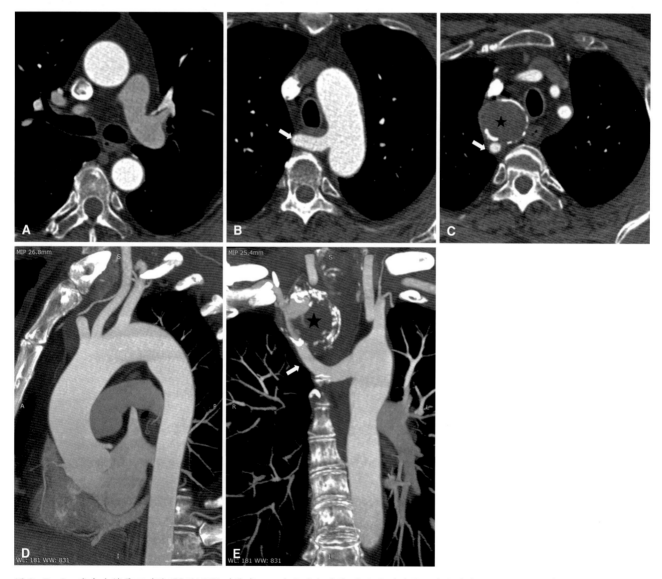

图 2-7-8　迷走右锁骨下动脉(Ⅴ型)假性动脉瘤。A.右位升主动脉、左位主动脉弓及降主动脉;B、D.显示主动脉弓部有 4 个分支血管开口,右锁骨下动脉(白箭)起源于右颈总动脉、左颈总动脉、左锁骨下动脉开口以远主动脉弓降部,并走行于食管后方;C、E.显示右锁骨下动脉偏心性管腔瘤样扩张(★),内伴大量血栓形成,瘤壁钙化。

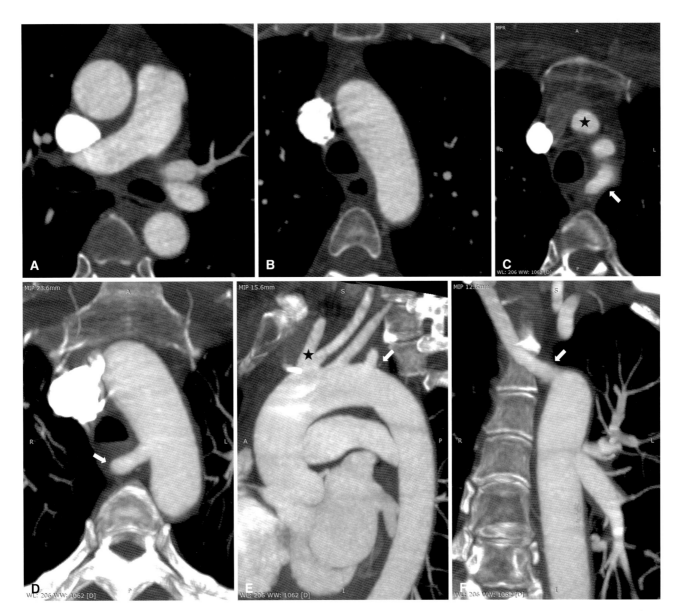

图 2-7-9　迷走右锁骨下动脉,合并无名动脉及左颈总动脉共同开口(Ⅵ型)。A、B.右位升主动脉、左位主动脉弓及降主动脉;C~F.显示主动脉弓部有 3 个分支血管开口,由前向后依次为无名动脉及左颈总动脉共同开口(★)、左锁骨下动脉、迷走右锁骨下动脉(白箭);D.显示迷走右锁骨下动脉位于食管后方。

约占 0.6%。迷走右锁骨下动脉根据与气管及食管的空间位置关系可以分为气管前型(5%)、食管前型(15%)及食管后型(80%),其中以食管后型最常见(图 2-7-8)。

Ⅵ型:迷走右锁骨下动脉,合并无名动脉及左颈总动脉共同开口,即 Ⅴ 型 + Ⅱ型,约占 0.7%(图 2-7-9)。

Ⅶ型:甲状腺最下动脉起自主动脉弓,此类型较为少见,约占 0.1%。甲状腺最下动脉是分布至甲状腺峡部的血管,出现率仅为 13.8%。多数甲状腺最下动脉起自头臂动脉或右颈总动脉,少数直接起自主动脉弓。

2. **右位主动脉弓变异**　右位主动脉弓较为少见,仅占正常人群的 0.01%~0.1%,是由右侧第 4 对主动脉弓发育而来,此时应当发育为正常左位主动脉弓的左侧第 4 对主动脉弓退化、吸收。因此,右位主动脉弓头臂血管起源与左位主动脉弓存在差异(主动脉弓发育请参见第二章第五节内容)。

(1) 镜像右位主动脉弓(图 2-7-10):此时主动脉弓位于气管及食管右侧。主动脉弓分支血管从前向后依次为左无名动脉、右颈总动脉、右锁骨下动脉。与左位主动脉弓时一样,也可以发生左无名动脉与右颈总动脉共同开口、右椎动脉单独起源等变异。

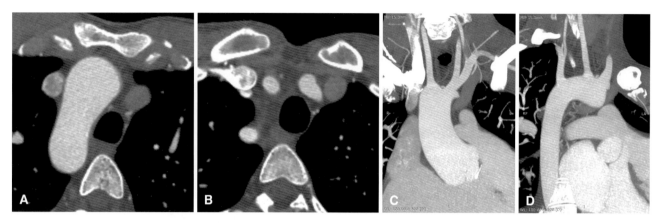

图 2-7-10　镜像右位主动脉弓。A.显示右位主动脉弓;B~D.显示主动脉弓部有 3 个分支血管开口,由左前向右后依次为左无名动脉、右颈总动脉、右锁骨下动脉。左无名静脉自主动脉弓下回流至上腔静脉。

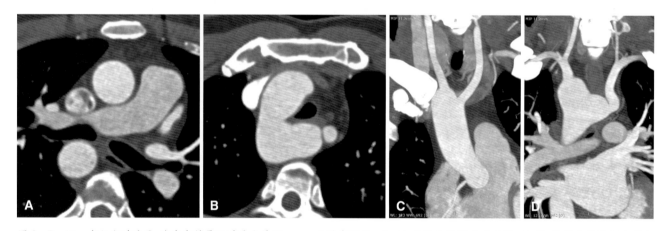

图 2-7-11　右位主动脉弓,迷走左锁骨下动脉合并 Kommerell 憩室形成。A、B.显示主动脉右弓右降;C、D.显示主动脉弓由前向后依次发出左颈总动脉、右颈总动脉、右锁骨下动脉及迷走左锁骨下动脉。迷走左锁骨下动脉位于气管及食管后方,近端管腔瘤样扩张,符合 Kommerell 憩室表现。

　　(2)右位主动脉弓合并迷走左锁骨下动脉(图 2-7-11):主动脉弓分支血管从前向后依次为左颈总动脉、右颈总动脉、右锁骨下动脉和迷走左锁骨下动脉。此时左锁骨下动脉可以造成气管及食管压迫表现。迷走左锁骨下动脉起始段管腔多有扩张表现,称为 Kommerell 憩室,能够加重气管及食管受压程度。

(二)主动脉弓部血管起源异常对手术方式的影响

　　在临床工作中,胸主动脉疾病包括动脉瘤、主动脉夹层、假性动脉瘤、壁间血肿及穿透性溃疡等,均可单独发生于主动脉弓部或累及主动脉弓。目前对于主动脉弓部病变,可以通过外科开放手术、血管腔内修复技术及杂交技术进行治疗。但由于主动脉弓部解剖、病理及血流动力学存在一定的复杂性,因此弓部解剖异常、病变部位复杂等患者的治疗存在巨大的挑战。

　　外科开放性手术可以通过弓部成形、部分主动脉弓置换或全主动脉弓置换恢复正常主动脉弓解剖形态。在手术前需要准确评价主动脉弓部血管变异,以指导术中体外循环的建立以及弓部人工血管分支的吻合。

　　对于主动脉弓部血管腔内修复技术,弓部血管开口位置决定了支架近端锚定区的范围,从而判断该患者能否行管腔内修复术治疗,以及如何进行治疗。当近端锚定区不足时,还可以通过烟囱技术、分支支架技术、开窗技术等实现弓部血管腔内修复术的同时,减少内漏的产生,同时保证头臂血管供血,此时对于术前确定弓部血管开口位置的精度要求极高。

　　对于弓部情况复杂的患者,复合手术(即外科开放手术与血管腔内修复技术相结合)能够通过外科开放手术构建安全且满意的介入锚定区,之后利用血管腔内修复技术有效地降低手术创伤,实现弓部病变治疗。

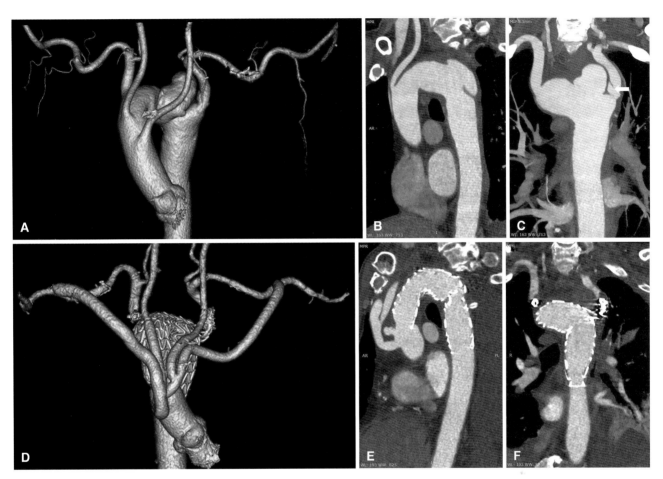

图 2-7-12　图 A～C 为术前 CTA 图像。A.三维容积再现图像显示右位主动脉弓、左降主动脉，主动脉弓可见分支开口，由前向后分别为左颈总动脉、右颈总动脉、右锁骨下动脉及迷走左锁骨下动脉；弓部及弓降部(左锁骨下动脉开口前)可见偏心性管腔瘤样凸出，符合外伤性假性动脉瘤表现；B、C.显示右颈总动脉、右锁骨下动脉及迷走左锁骨下动脉与弓部假性动脉瘤空间位置关系，左锁骨下动脉近端亦可见假性动脉瘤形成(C,箭)。D、E.为术后复查 CTA 图像。D.三维容积再现图像显示升主动脉-头臂血管人工血管转流通畅；E.支架形态完整，管腔通畅；F.右锁骨下动脉及迷走左锁骨下动脉近端高密度封堵器影，近端无对比剂充盈。

四、特殊临床病例实战分析

1. **基本病史**　男,69 岁。28 天前外伤后出现胸痛、胸闷,伴有右下肢骨折。胸部 CT 示肋骨骨折,胸主动脉瘤。既往有高血压病史 10 年,服用药物硝苯地平缓释片 20 mg,每天 1 次。为进一步确诊行主动脉 CTA 检查。

2. **影像资料及解读**　见图 2-7-12。

3. **影像诊断**　主动脉右弓左降合并迷走左锁骨下动脉、主动脉弓降部及迷走左锁骨下动脉近端多发假性动脉瘤。

4. **诊断及治疗关键点**

(1) 中年男性患者,近期有外伤病史。结合 CTA 检查,诊断弓降部假性动脉瘤并不困难。

(2) 外伤所致假性动脉瘤可以通过腔内隔绝术的方式进行治疗,但本例病变位于弓降部,紧邻右侧锁骨下动脉,同时累及左锁骨下动脉,因此锚定区需至少选择主动脉 2 区。同时该患者主动脉右弓左降,血管走行迂曲。图 2-7-12B 显示右颈总动脉开口以远处主动脉弓部曲率较大,选择主动脉 2 区作为锚定区时,支架近端沿主动脉弯曲塑形预期较差,易导致近端术后支架周围漏甚至假性动脉瘤形成。因此,支架至少覆盖主动脉近弓部(主动脉 I 区)。该患者接受复合手术治疗。首先采用外科开放手术行升主动脉-头臂血管人工血管转流,重建 4 根头臂血管血供。随后介入释放主动脉支架,并封闭双侧锁骨下动脉近端,防止血液反流造成支架周围内漏。

（谢洪燕　张　楠）

参考文献

［1］Karacan A, Türkvatan A, Karacan K. Anatomical variations of aortic arch branching: evaluation with computed tomographic angiography ［J］. Cardiol Young, 2014, 24 (3):485 – 493.

［2］Qiu Y, Wu X, Zhuang Z, et al. Anatomical variations of the aortic arch branches in a sample of Chinese cadavers: embryological basis and literature review ［J］. Interact Cardiovasc Thorac Surg, 2019, 28(4):622 – 628.

［3］Tapia-Nañez M, Landeros-Garcia GA, Sada-Treviño MA, et al. Morphometry of the aortic arch and its branches. A computed tomography angiography-based study ［J］. Folia Morphol（Warsz）, 2021, 80(3):575 – 582.

［4］Wang L, Zhang J, Xin S. Morphologic features of the aortic arch and its branches in the adult Chinese population ［J］. J Vasc Surg, 2016, 64(6):1602 – 1608. e1.

［5］Natsis KI, Tsitouridis IA, Didagelos MV, et al. Anatomical variations in the branches of the human aortic arch in 633 angiographies: clinical significance and literature review ［J］. Surg Radiol Anat, 2009, 31(5): 319 – 323.

第三章

动脉粥样硬化与主动脉血栓

第一节 主动脉粥样硬化斑块

典型病例

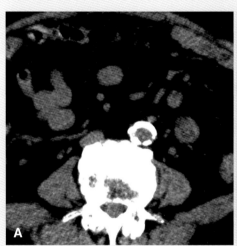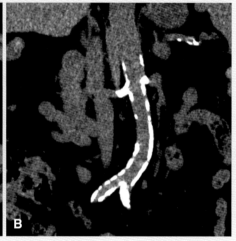

图 3-1-1 瓷化腹主动脉 CT 平扫。

病情简介

1. **病史** 女,82岁,无特殊不适,体检发现腹主动脉钙化;高血压、高血脂病史 20 余年,糖尿病病史 10 余年。

2. **查体** 神清;血压 150/120 mmHg,心率 83 次/分,听诊:心脏及腹部血管无明显杂音。

影像诊断及征象分析

1. **影像诊断** 动脉粥样硬化钙化斑块形成。

2. **征象分析** 横断位(图 3-1-1A)及冠状位 CT MPR 重建(图 3-1-1B)示腹主动脉及分支血管壁弥漫性不规则,见结节状及连续性高密度钙化影,管腔轮廓未见明显扩张。

治疗与结局

针对基础疾病高血压、糖尿病及高脂血症对症治疗,阿司匹林抗凝治疗预防主动脉附壁血栓形成;适当改变生活方式,辅助药物疗效。

临床特点

主动脉粥样硬化斑块本身并无临床症状,粥样硬化斑块形成后血管内膜不光滑可引发血栓形成,导致主动脉管腔狭窄或阻塞。斑块破裂后在血流冲击下易进展为主动脉溃疡、假性动脉瘤或主动脉夹层等急性主动脉病。

一、病因与发病机制

动脉粥样硬化(atherosclerosis, AS)是心血管系统疾病中最常见的疾病,也是危害人类健康的常见病。随着人们生活水平的提高和生活习惯的改变,该病也成为我国主要的死亡原因之一。AS 通常好发于中老年人群,是冠心病、脑梗死、外周血管病变的主要原因。动脉管壁内皮损伤以及脂质沉积是主要的始动因素。

AS的发病机制非常复杂,主要学说有脂源性学说、致突变学说、损伤应答学说、受体缺失学说等,任何一种学说均不能单独全面地解释AS的发生发展。研究表明,AS的发生发展包括脂质浸润、血小板活化、血栓形成、内膜损伤、炎性反应、氧化应激、血管平滑肌细胞激活等。危险因素包括高血压、糖尿病、高脂血症、吸烟等,近年来,有研究认为高龄也是重要的危险因素之一。

主动脉粥样硬化始于内皮细胞间脂质迁移到血管内膜下,产生非钙化斑块,逐渐增大并复杂化(钙化、溃疡、血栓形成),该过程不会仅限于内膜,会随着斑块发展累及中膜。主动脉粥样硬化主要分为以下4个阶段:脂质条纹—纤维斑块—粥样斑块—临床合并症出现。在儿童时期,黄色、类脂的局限性脂肪条纹已经存在,通常位于主动脉瓣以上和动脉导管区内。在青少年,脂肪条纹进展,围绕主动脉分支口向远处扩展。在年轻和成年人,脂肪条纹部分纤维化后变灰(纤维斑块),形成更复杂的异构斑块。在老年人,斑块进一步复杂化,斑块体积增大,然后导致相应的并发症出现。

二、病理解剖结构异常与血流动力学改变

主动脉粥样硬化常发生在腹主动脉、肾动脉下,目前病因尚不清楚,可能的原因包括局部血流动力学应力变化、血管管壁逐渐变薄和局部营养血管缺乏,容易累及降主动脉近端和主动脉弓远端,升主动脉很少受累,糖尿病和高脂血症患者升主动脉可受累。动脉粥样硬化早期对血流动力学无明显影响,动脉粥样硬化斑块扩展至中膜可引起中层退变,平滑肌细胞减少,弹力纤维断裂,引起血管扩张,血管腔内血流状态会随之发生变化(参考动脉瘤相关章节);斑块破裂后内膜不光滑可引起血栓形成,血栓较大时可引起血管狭窄或闭塞,远端器官发生缺血性改变;另外,斑块破裂后可形成主动脉溃疡,在血流冲击下可形成假性动脉瘤,甚至导致血管破裂、主动脉夹层等急危重症。

三、临床问题与影像

(一)流行病学与临床表现

如果动脉粥样硬化钙化斑块出现在65岁以前,心

血管病死率将增加两倍。一些研究表明,出现主动脉钙化的年龄越小病死率越高。

动脉粥样硬化斑块是个广义的过程,影响包括主动脉在内的所有动脉血管。冠状动脉斑块仅毫米大小,而在主动脉斑块可以达到厘米大小。主动脉粥样硬化斑块本身并无临床症状,但其所导致的冠心病、脑梗死、肾萎缩、动脉瘤等严重危害着人类健康,尤其是冠心病,已经成为威胁人类生命的第一大杀手。有时大的粥样硬化斑块会导致主动脉管腔狭窄或阻塞(常见于较窄的腹主动脉),但更多与广泛的粥样硬化疾病风险(CAD和脑卒中)相关,也是手术损伤的风险因素(主动脉冠状动脉旁路移植术、经皮动脉血管成形术、主动脉腔内球囊反搏术、经皮主动脉瓣膜置换术等)。动脉粥样硬化斑块很少形成急性主动脉血栓,常形成附壁血栓、碎片或胆固醇成分的栓塞(图3-1-2)。

(二)影像学诊断

目前评价主动脉粥样硬化斑块最常用的方法是CT血管成像(CTA)。它能够显示斑块的范围和血管腔的狭窄程度,但因其软组织分辨率低,确定斑块成分的能力有限,不能准确评估斑块破裂的风险,主动脉硬化斑块成分复杂,钙化是常见成分之一。CT是显示钙化斑块最敏感的影像学方法,是影像定位主动脉内膜的主要标志,CT发现钙化内膜的内移须警惕壁间血肿和主动脉夹层(图3-1-3,图3-1-4)。CTA可以准确识别主动脉粥样硬化斑块溃疡,还可显示由于粥样硬化所造成的管腔狭窄、病变部位及范围。

数字减影血管造影术(DSA)在量化斑块大小方面也有局限性,因为它只提供动脉管腔的图像。因此,如果邻近动脉节段也涉及疾病或当受累动脉节段出现代偿性扩张时,斑块狭窄通常被低估。DSA作为一种有创评价手段不单独应用于临床检查,常在腔内治疗操作时应用。

经食管超声心动图(TEE)可以精确测量动脉管壁内膜、中膜厚度,因此能够探测早期的主动脉斑块。应用TEE对主动脉斑块进行成像具有一定的局限性:①TEE是一种侵入性检查方法,存在发生严重并发症的潜在风险;②在显示主动脉弓病变时,TEE存在一定的盲区;③TEE在识别易损斑块特征如斑块内出血等方面能力有限;④不能检查腹主动脉。TEE已被广泛应用于临床实践和临床研究中,它在定量动脉粥样硬化斑块大小方面比CTA更准确,但由于斑块内不同成分

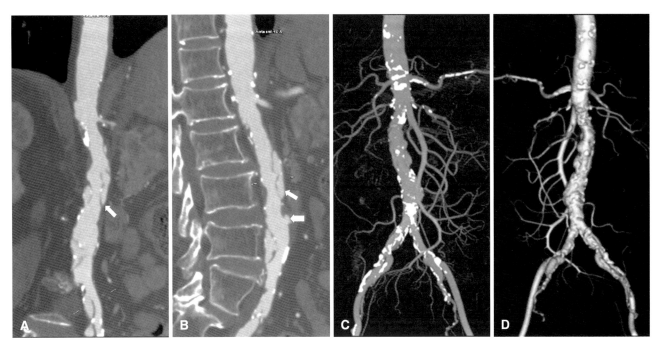

图 3-1-2 动脉粥样硬化斑块及内膜碎片。女,82 岁,主动脉冠状位(A)及矢状位(B)CTA 重建显示主动脉壁广泛钙化斑块及内膜碎片(细箭)、溃疡形成(粗箭);主动脉前后位 VR(C)及后前位 VR(D)立体显示动脉壁弥漫性钙化的粥样硬化斑块,管腔不规则,腹主动脉远段瘤样扩张。

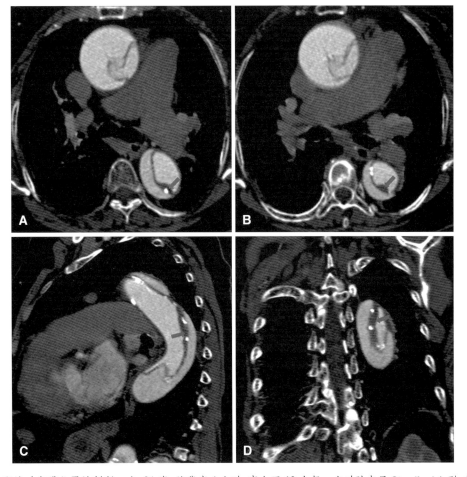

图 3-1-3 钙化斑块对内膜位置的判断。女,81 岁,胸背痛 4 小时,高血压 10 余年。主动脉夹层 Standford A 型,轴位 CTA(A)显示钙化内膜位于真假腔之间(箭);CTA 轴位(B)、矢状位(C)及冠状位重建(D)显示钙化内膜下附壁血栓位于真腔(箭)。

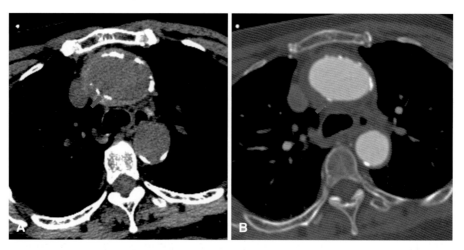

图 3-1-4　钙化内膜移位在 CT 平扫中的价值。女,71 岁,胸痛 10 分钟,高血压 10 余年。A.轴位 CT 平扫见钙化内膜内移(箭),外缘血管壁略增高,提示主动脉壁间血肿可能;B.CT 增强后证实为升主动脉壁间血肿(箭)。

之间的对比度分辨率较差,在评价斑块成分方面也受到限制。

　　近年来,MR 血管壁成像已成为无创性评估主动脉粥样硬化斑块的有用工具。MR 血管壁成像不仅可以评价斑块的分布与成分特征,还可以准确测量斑块的负荷,如管腔面积、管壁面积、最大管壁厚度以及标准化管壁指数等。MRI 以其高分辨率、多对比度成像等优点能够准确识别斑块的成分,有助于识别易损斑块。此外,MRI 有无创、无辐射的特点,可用于连续评估斑块的变化。

(三) 治疗策略

　　临床观察表明,通过抗动脉粥样硬化治疗,包括改变生活方式和降血脂,可以稳定斑块,防止其破裂和血栓形成。值得注意的是,即使在斑块未发生退化的情况下,稳定斑块也可获得显著的临床益处。强化降脂治疗可使主动脉斑块消退,但胸主动脉斑块和腹主动脉斑块对降脂的敏感性和斑块消退的过程可能不同。

四、影像鉴别诊断

　　主动脉粥样硬化斑块是主动脉的一种病变,是由于血管内皮细胞功能障碍、脂质代谢异常等因素导致血管壁内脂质沉积、纤维组织增生和钙化形成,具有一定的特征性,一般无需鉴别。非钙化斑块往往需与附壁血栓鉴别。主动脉血栓通常起始于血管内壁受损或者血液凝固系统的异常,使血小板和凝血因子聚集在血管内壁上形成血栓(图 3-1-5)。血栓可以通过超声检查、CTA、MRI 等方法来诊断。

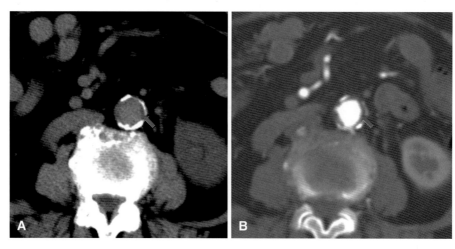

图 3-1-5　动脉粥样硬化基础上的附壁血栓。女,81 岁,腹痛 2 小时。主动脉轴位 CT 平扫(A)及轴位 CTA(B)显示钙化内膜表面附壁血栓,呈相对低密度(箭)。

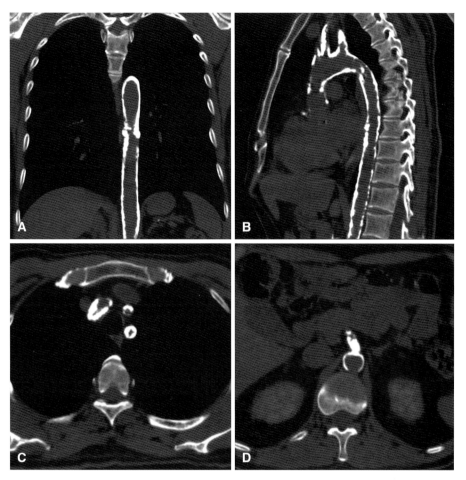

图 3-1-6　主动脉及分支弥漫性钙化斑块。冠状位 CT 平扫(A)和矢状位 CT 重建(B)显示主动脉壁广泛钙化,形成"瓷化"主动脉;横轴位示头臂血管分支(C)及腹腔干(D)瓷状钙化。

　　鉴别斑块和血栓需要通过影像学检查,在超声检查中,主动脉粥样硬化斑块呈现为血管壁增厚和回声增强的区域,而血栓通常呈现为血管内部的回声增强区域。此外,血栓通常形成于血管内的狭窄处或血管壁受损处,附壁血栓可覆盖内膜钙化,而斑块则通常分布于血管壁的整个区域,有钙化成分则可以作为内膜的标志。

五、特殊临床病例实战分析

　　1. **基本病史及治疗经过**　男,62 岁,体检胸片提示主动脉壁钙化,无不适。既往高血压病史 20 年,无高血脂、糖尿病史。抽烟史 44 年,每天 1～2 包。

　　2. **影像资料及解读**　见图 3-1-6。

　　3. **影像诊断**　主动脉及分支弥漫性钙化(瓷化主动脉)。

　　4. **诊断及治疗关键点**

　　(1) 瓷化主动脉是指主动脉壁内膜或中膜广泛、蛋壳状、环周的钙化,可累及主动脉任何部位以及主要分支血管,通常与晚期动脉粥样硬化有关,主动脉炎晚期也可并发。

　　(2) 由于瓷化部分为钙化的主动脉壁,CT 平扫便可清晰显示,CT 增强有助于判断管腔内是否合并有血栓、小的溃疡等。

　　(3) 瓷化主动脉起病隐匿,无明显临床症状,本身无明确手术指征,治疗主要是针对基础疾病的对症药物治疗。

　　(4) 瓷化主动脉在主动脉手术中并发症风险明显增高,体外循环主动脉插管、近端冠状动脉旁路移植术与主动脉吻合以及主动脉瓣置换术、主动脉切开术、主动脉置换术时移植物-主动脉吻合难度明显增大,而且在主动脉钳闭时可能会破坏钙化的血管壁,增加栓塞或失血风险。

(叶华容　徐勋华)

参考文献

［1］ Correia LC, Atalar E, Kelemen MD, et al. Intravascular magnetic resonance imaging of aortic atherosclerotic plaque composition [J]. Arterioscler Thromb Vasc Biol,

1997,17(12):3626-3632.

［2］ Momiyama Y, Fayad ZA. Aortic plaque imaging and monitoring atherosclerotic plaque interventions [J]. Top Magn Reson Imaging, 2007,18(5):349-355.

第二节　主动脉血栓

典型病例

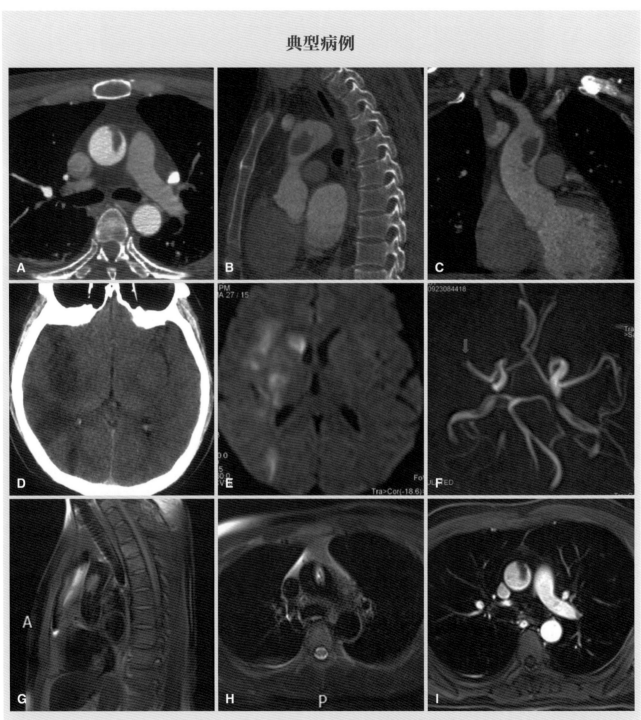

图 3-2-1　升主动脉漂浮血栓伴右侧大脑中动脉栓塞。

视频3-2-1a　　视频3-2-1b　　视频3-2-1c

视频3-2-1　升主动脉漂浮血栓MRI轴位(视频a)、斜冠状位(视频b)及矢状位(视频c)电影。

病情简介

1. **病史**　男,39岁,2个月前突发口角歪斜、左侧肢体无力。既往有高血压病史5年。

2. **查体**　血压140/95mmHg,心率87次/分;听诊:心脏血管无明显杂音。

影像诊断及征象分析

1. **影像诊断**　主动脉漂浮血栓(Ⅰa型)伴右侧大脑中动脉栓塞。

2. **征象分析**

(1) 主动脉轴位(图3-2-1A)、冠状位(图3-2-1B)及矢状位(图3-2-1C)CTA显示升主动脉腔内低密度充盈缺损,与主动脉壁窄基底相连,主动脉壁周脂肪间隙清晰,腔内病变增强后未见明显强化,提示漂浮血栓。

(2) 头颅CT平扫(图3-2-1D)、MR-DWI(图3-2-1E)显示右侧大脑半球脑梗死,MRA(图3-2-1F)显示右侧大脑中动脉闭塞(箭)。

(3) 主动脉矢状位T1WI(图3-2-1G)、轴位T2WI(图3-2-1H)显示升主动脉漂浮血栓呈稍高信号,增强轴位MRI(图3-2-1I)显示漂浮血栓呈相对低信号,无强化。

治疗与结局

升主动脉血栓切除＋升主动脉替换,术后恢复良好。

临床特点

主动脉漂浮血栓最好发于升主动脉及主动脉弓部,其次是降主动脉,易导致头血管栓塞事件发生。视频3-2-1a～c显示血栓活动性。

一、病因与发病机制

主动脉血栓主要继发于较严重的主动脉粥样硬化、动脉瘤、主动脉夹层及动脉炎等,可分为附壁血栓和漂浮血栓,主动脉附壁血栓以腹主动脉下段多见,紧贴内壁;主动脉CTA检查中偶尔见到胸腹主动脉甚至升主动脉内部分附壁、部分游离的漂浮血栓,其形成机制尚不明确。

根据经典的"Virchow三角"理论,血栓形成三要素包括血流瘀滞、血液高凝状态和血管壁损伤(或内皮损伤)。动脉粥样硬化、夹层、创伤、恶性肿瘤和血液高凝性疾病等多种因素都与主动脉附壁血栓有关。有研究在附壁血栓部位发现早期的动脉粥样硬化斑块,因此,动脉粥样硬化是主动脉血栓的潜在原因;有文献报道,主动脉血栓术后组织病理学分析显示内膜中有胆固醇沉积,并可见内弹力板撕裂,使中膜暴露于主动脉血流中,可能导致血栓形成,提示斑块破裂可能是血栓形成的原因之一。一些高凝状态如糖尿病、真性红细胞增多症、抗磷脂抗体综合征、蛋白C缺乏症等疾病与主动脉壁血栓有关。在有些主动脉血栓手术病理中,血栓底部有大量溃烂凹陷,组织病理学检查显示刮除组织内有局灶性血管形成和大量中性粒细胞,提示动脉壁炎症也是主动脉血栓的原因之一。有迹象表明,新型冠状病毒肺炎患者容易形成血栓,新型冠状病毒肺炎引发的全身炎症与动脉粥样硬化斑块内的炎症有一定的关联,主动脉血栓的形成可能与局限性内皮损伤有关,已经报道的新型冠状病毒肺炎研究中,内皮损伤可导致稳定的动脉粥样硬化斑块表面出现微小损害,其病理尚不完全清楚,但其本质上涉及炎症反应的失调,心血管危险因素或血管内皮细胞病变的存在易发生动脉血栓栓塞事件。

二、病理解剖结构异常与血流动力学改变

漂浮血栓形成后部分堵塞血管腔,严重者可造成血流阻力增加,病变近段血管压力增高;如果血栓部分脱落,栓子可随血液流动栓塞到血管分支内,导致相应的器官栓塞、梗死症状。

三、临床问题与影像

(一)临床表现

主动脉血栓可分为附壁血栓(无蒂)和漂浮血栓(有

蒂），单纯的主动脉血栓无特异性临床表现，但带蒂和无蒂的主动脉血栓都可成为栓子的来源，漂浮血栓潜在的梗死风险更大，患者临床上可能出现相应的梗死症状，血栓的形态特征（无蒂与带蒂）和所涉及主动脉段的长度可以预测其造成栓塞的可能性。Karalis 等报道，在有蒂和高流动性主动脉血栓患者中，血栓栓塞的发生率为 73%，而当血栓分层和相对固定时，发生率仅为 12%。一项基于经食管超声心动图的凸出主动脉斑块

研究表明，漂浮血栓的存在可使远端血栓栓塞的风险增加 30 倍。血栓脱落至冠状动脉会导致急性心肌梗死，脱落至颅内动脉会导致急性脑梗死，脱落至肢体动脉会导致肢体出现急性缺血症状，脱落至腹部动脉会出现腹痛等症状（图 3-2-2）。主动脉血栓可脱落至单一脏器，也可出现多处或全身性血栓，对具有血栓高危因素特别是有高凝状态和有主动脉支架植入史的患者，出现外周血栓或不明原因的胸、腹痛患者应该高度警惕主动脉血栓。

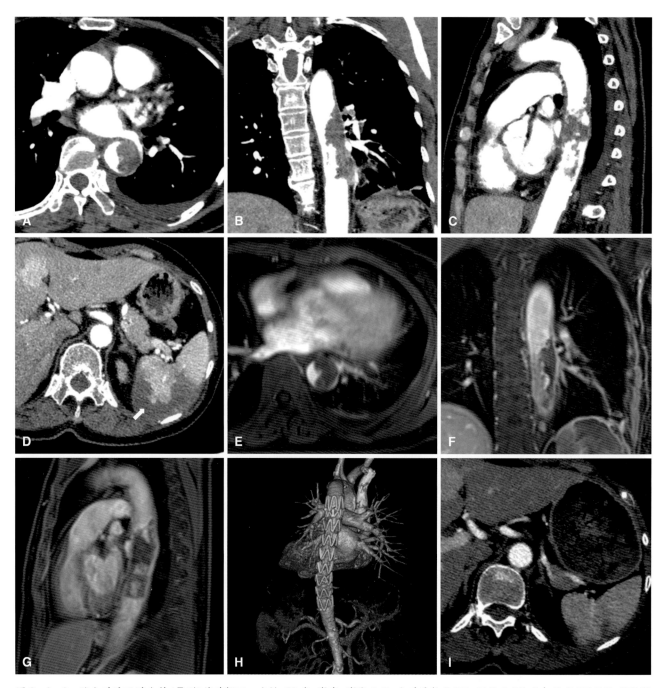

图 3-2-2　胸主动脉附壁血栓（Ⅱ型）伴脾梗死。女性，60 岁，腹痛、腹胀 1 天，主动脉轴位（A）、冠状位（B）及矢状位（C）CTA 显示胸主动脉左侧壁无强化条状稍高密度灶，表面粗糙不平，合并脾梗死（D，箭）。胸主动脉轴位（E）、冠状位（F）及矢状位（G）CE-MRA 显示胸主动脉左侧壁无强化条状混杂低信号灶。胸主动脉覆膜支架植入后前位 VR(H)。充分抗凝治疗 6 周后复查，脾梗死较前改善(I)。

（二）血栓脱落的风险评价

CTA 可显示主动脉血栓，但无法确定其是否具有流动性，甚至无法将其认为是潜在的栓塞源。Yang 等为了描述主动脉血栓的血流动力学特征，定义了一个新的参数，称为血栓脱落风险系数比（break-off risk ratio，boRR），作为漂浮部分和附壁部分的长度比率（图 3-2-3）。图 3-2-3 中 L 表示病变漂浮部分在最长轴上的长度；d 表示病变附着部分在最长轴上的长度，boRR$=L/d$。从理论上讲，boRR 值越大，血栓脱落的可能性就越大，其研究报道 boRR 值在 2.0～8.0，其中两个 boRR 值分别为 4.8 和 8.0 的病灶在随访过程中脱落，一个 boRR2.9 的病灶经手术切除，但其统计学意义还需要更多的病例来证实。

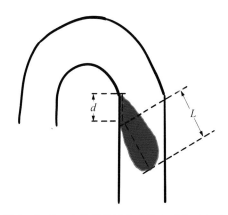

图 3-2-3　血栓脱落风险系数比测量示意图。

（三）主动脉血栓分型诊断与基本治疗方法选择

Verma 等根据血栓的解剖位置和形态学特征，对主动脉血栓进行了分型（图 3-2-4）。

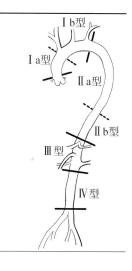

根据血栓解剖位置，血栓分为 Ⅰ～Ⅳ 型。

　　Ⅰ 型：升主动脉及主动脉弓附壁血栓（远端至左锁骨下动脉近端）

　　Ⅰa：血栓主要局限于升主动脉

　　Ⅰb：血栓累及主动脉弓

Ⅱ 型：降主动脉附壁血栓（自左锁骨下动脉远端至腹腔动脉）

　　Ⅱa：T8 以上的降胸主动脉附壁血栓

　　Ⅱb：血栓位于 T8～L1 以下的降胸主动脉至腹腔动脉以上的腹主动脉

Ⅲ 型：血栓位于腹腔动脉以下至最低肾动脉以上的腹主动脉

Ⅳ 型：肾动脉以下至主动脉分叉处的附壁血栓

根据血栓形态，血栓被分为"S""P"或"O"3 型。

S 型（固着型）：血栓整体附着于主动脉壁，无漂浮段

P 型（漂浮型）：血栓有蒂附着于主动脉壁，远端有漂浮段随血液流动而移动

O 型（阻塞型）：主动脉完全血栓性闭塞

图 3-2-4　血栓分型示意图。

Ⅰ 型是少见的主动脉血栓部位，以漂浮血栓为主，可导致脑卒中或上肢、内脏或下肢缺血性症状（图 3-2-5）。大多数病例为 Ⅰb 型（不同程度的主动脉弓受累），治疗方法包括抗凝、全身溶栓和在体外循环下经正中胸骨切开手术取栓。对于有血栓复发高风险的漂浮血栓，可采取体外循环手术取栓。小的附壁血栓栓塞率较低，可以进行抗凝治疗和密切的影像随访（图 3-2-6，图 3-2-7）。

Ⅱ 型主动脉血栓是过去描述的较常见的主动脉血栓类型，主动脉弓远端和降主动脉的交界处被证明易发生主动脉壁血栓（图 3-2-8），但其确切原因尚不清楚。主要的治疗方法是抗凝治疗，微创方法如导管抽吸和全身或导管定向溶栓，尽管成功率各不相同，但在手术过程中存在远端血栓栓塞的高风险，不能保证完全清除或排除血栓。手术取栓的优点是可以得到主动脉壁组织病理学诊断，可能对相对未知的实体有诊断价值。然而，手术的并发症较多，病死率为 2.6%，围手术期并发症 28.9%～71%，这促使一些研究人员考虑将非手术

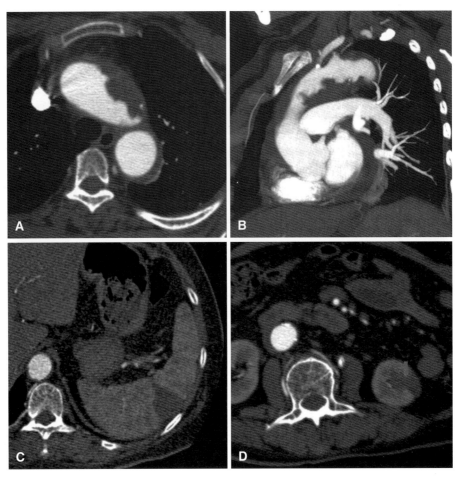

图 3-2-5 主动脉 Ⅰ 型漂浮血栓伴脾肾梗死。女性,58 岁,主动脉 CTA 显示升主动脉及弓部见漂浮血栓(A、B),同时可见脾脏(C)及肾脏(D)楔形低密度梗死区(箭)。

处理的主动脉血栓作为一线治疗方法。与开放手术取栓术相比,血管内支架植入术是一种有效选择,其围手术期并发症较少。

　　Ⅲ型主动脉血栓是治疗的一个挑战,因为经股动脉取栓增加了内脏血管血栓的风险。暂时阻断内脏血管后取栓术已作为去除此类血栓的一种方法。然而,残留易碎血栓的可能性很高。症状性Ⅲ型主动脉血栓可能累及多条内脏动脉(腹主动脉、肠系膜上动脉或肾动脉),导致严重的内脏缺血,因此仅切除主动脉血栓是不够的。急性肠系膜缺血、急性肾功能衰竭或急性主动脉闭塞导致的下肢缺血需要紧急探查和主动脉血栓取出。

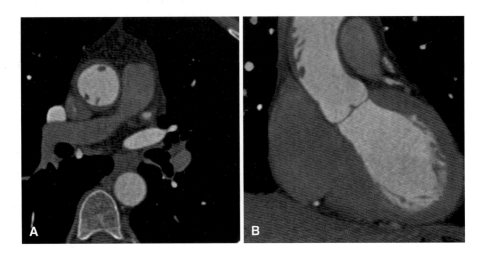

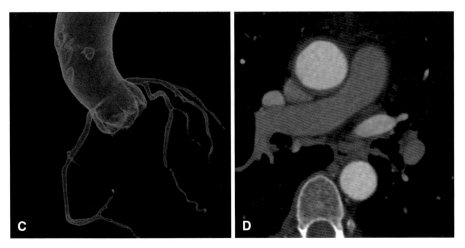

图 3-2-6　主动脉Ⅰa型漂浮血栓。男性，55岁，冠状动脉轴位(A)、冠状位(B)及三维重建(C)CTA显示升主动脉多发小漂浮血栓，经抗凝治疗1个月后复查漂浮血栓吸收(D)。

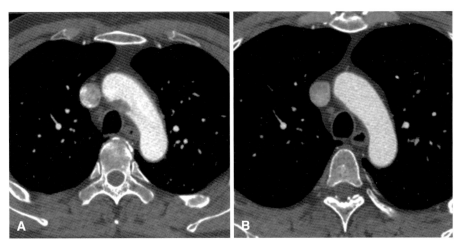

图 3-2-7　主动脉Ⅰb型漂浮血栓。男性，48岁，主动脉CTA显示弓部漂浮血栓(A)，抗凝治疗1周后复查病灶吸收(B)。

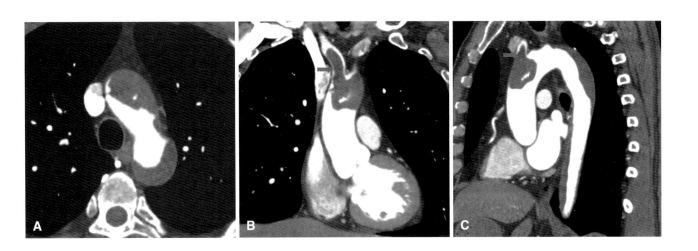

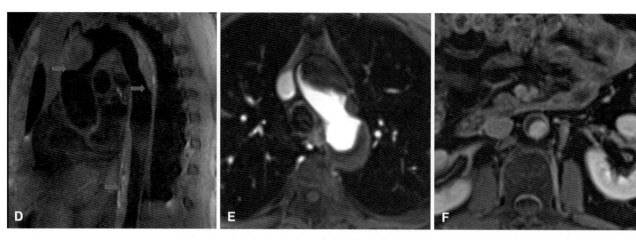

图 3-2-8　主动脉 I 型漂浮血栓＋Ⅱ型附壁血栓。男性，52 岁，主动脉轴位（A）、冠状位（B）及矢状位（C）CTA 显示升主动脉漂浮血栓累及头臂干（箭），胸主动脉见大量附壁血栓。MR 矢状位 T1WI（D）显示漂浮血栓及附壁血栓均呈等、高信号（箭），增强扫描血栓呈相对低信号（E、F）。

Ⅳ型主动脉血栓除存在无蒂和带蒂的偏心血栓外，还可能出现主动脉分叉处的完全血栓闭塞，进展为 Leriche 综合征。血液的高凝状态也被确定为该区域血栓的原因。肾下主动脉血栓易导致急性肢体缺血。有研究者认为经导管取栓术是去除Ⅳ型主动脉血栓创伤最小且相对容易的方法。然而，当血栓处于肾动脉水平时，盲目取栓术可能会增加肾动脉栓塞的风险。在这种情况下，需考虑开放的经主动脉入路血栓取出术。此外，单纯的取栓术可能不足以完全清除粘连的主动脉血栓。由于残余血栓可能是复发血栓的潜在来源，应进行 CTA 扫描以了解有无残余血栓，然后再决定是否进行血管内支架植入。

目前尚无标准化的治疗方案和临床指南，治疗的选择实际上是基于患者的情况和医生的经验。治疗方法主要包括保守治疗（抗凝和溶栓药物）、介入治疗（血栓抽吸术、腔内隔绝术、球囊导管取栓术及经股动脉取栓术）和开放手术（取栓术、血栓内膜剥脱术和主动脉置换术）。一些研究证明保守治疗即药物治疗是有效的，特别是对于周围血管栓塞和复发风险较高的无症状患者，被推荐为首选。介入性血管内血栓摘除术的风险比开放手术小，但术中容易使血栓破裂并导致周围血栓栓塞，在病变远端的植入滤网可能具有预防作用。手术干预一般用于漂浮血栓、复发性栓塞、抗凝禁忌以及紧急情况，但手术的血栓复发率较高，且有些病例需进行二次主动脉手术。最近的数据表明，在可行的情况下，主动脉血栓的血管内覆盖支架植入可能是一种安全的手术替代方法，其复发率和再栓塞率相对较低。

四、影像鉴别诊断及误诊原因分析

主动脉血栓应与动脉粥样硬化斑块、主动脉恶性肿瘤等其他主动脉疾病相鉴别。虽然主动脉血栓在发病机制上与动脉粥样硬化斑块密切相关，但部分凸出的斑块很少显示出与主动脉血栓类似的长条状病变和游离部分。主动脉恶性肿瘤更为罕见，在 CTA 上表现为不均匀增强的肿块样病变，是一种危及生命的疾病，预后很差，而且病变很容易坏死脱落，导致全身血栓和转移（参考主动脉肿瘤相关章节）。

五、特殊临床病例实战分析

1. **基本病史及治疗经过**　男性，45 岁，间歇性头晕 3 个月，双上肢血压不对称，右上肢血压 160/110 mmHg，左上肢血压测不出。口服降压药控制不良。入院后行主动脉 CTA、主动脉 MR 平扫及增强检查诊断为主动脉腔内血栓，行升主动脉-腹主动脉转流，术后恢复良好（图 3-2-9）。

2. **点评**　主动脉血栓是一种罕见但重要的外周血管栓塞源，应引起临床医生和放射科医生的注意。凝血功能异常、主动脉疾病（包括主动脉形态异常）和主动脉支架植入史（尤其是支架形状异常）是潜在的预测因素，这种疾病的症状是非特异性的。不明原因的胸痛和腹痛应提醒临床医生进行彻底检查，包括血液学检查，并应在第一时间进行影像检查。CTA 扫描具有方便、灵敏度高等优点，建议作为首选检查。治疗包括保守治疗（药物治疗）、腔内治疗和开放手术（包括主动脉转流

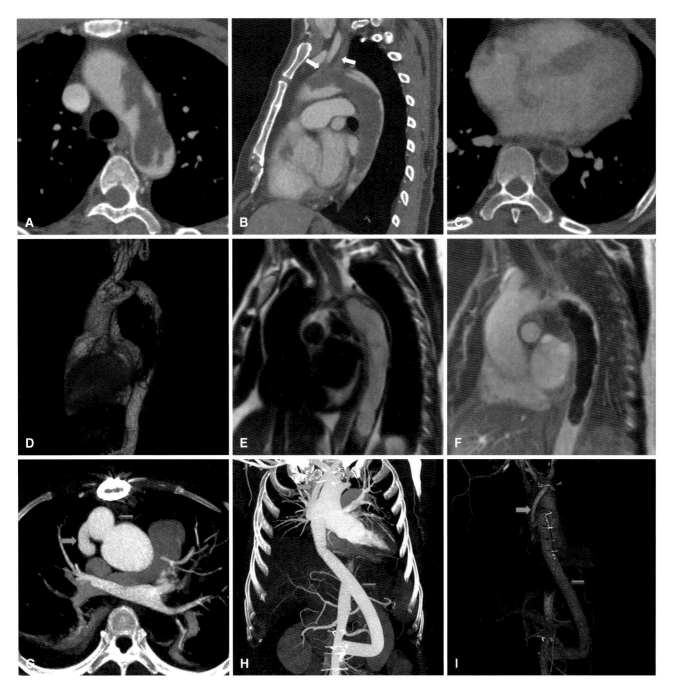

图 3-2-9　主动脉 I 型＋II 型漂浮血栓行升主动脉-腹主动脉转流＋升主动脉-左颈总动脉搭桥术。主动脉轴位 CTA(A)显示弓部漂浮血栓,一直延续至胸主动脉下段(B~D),几乎堵塞主动脉,并累及左颈总动脉、左锁骨下动脉(箭);MR 矢状位 T1WI 平扫(E)显示胸主动脉巨大血栓呈高信号,增强呈相对低信号(F);主动脉轴位 CTA MIP(G)、冠状位 MIP(H)及 VR(I)为升主动脉-腹主动脉转流(箭)＋升主动脉-左颈总动脉搭桥(箭)术后复查图像。

术),而选择则基于病因和患者的身体状况,尽管保守治疗(药物治疗)存在外周血栓和复发的高风险,但一般仍被推荐为首选,长期的个体化治疗和随访是改善患者预后的关键。

（叶华容　徐勋华）

参考文献

[1] Goedemé J, Berzenji L, Nicolay S, et al. Conservative treatment of a floating mural thrombus in the descending aorta [J]. Aorta (Stamford), 2021, 9(1): 38 - 40.

[2] Hirata R, Tago M, Nakashima T, et al. A floating mural thrombus in the ascending aorta can cause multiorgan infarction [J]. BMJ Case Rep, 2022, 15(11): e250147.

［3］ Yang S, Yu J, Zeng W, et al. Aortic floating thrombus detected by computed tomography angiography incidentally: Five cases and a literature review ［J］. J Thorac Cardiovasc Surg, 2017,153(4):791-803.

［4］ Meyermann K, Trani J, Caputo FJ, et al. Descending thoracic aortic mural thrombus presentation and treatment strategies ［J］. J Vasc Surg, 2017,66(3):931-936.

［5］ Verma H, Meda N, Vora S, et al. Contemporary management of symptomatic primary aortic mural thrombus ［J］. J Vasc Surg, 2014,60(6):1524-1534.

［6］ Karalis DG, Chandrasekaran K, Victor MF, et al. Recognition and embolic potential of intraaortic atherosclerotic debris ［J］. J Am Coll Cardiol, 1991, 17(1):73-78.

第三节　Leriche 综合征

典型病例

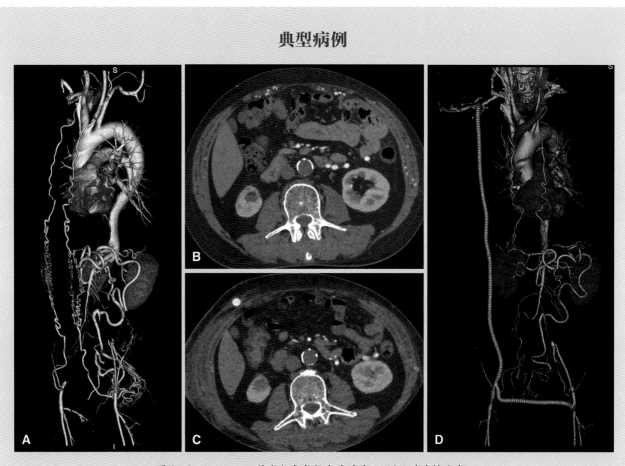

图 3-3-1　Leriche 综合征患者行右腋动脉-双侧股动脉转流术。

视频 3-3-1

视频 3-3-1　Leriche 综合征 CTA 连续轴位图像。

病情简介

1. 病史　男,56 岁,间歇性跛行 10 余年,行走后自觉双下肢发麻、发凉、乏力,休息后可缓解。高血压病史 10 余年,不规律口服药物控制,无糖尿病史;吸烟 30 余年,每天 1~1.5 包;饮酒史 20 年,每天半斤。

2. 查体　神清,双侧足背动脉搏动弱,双下肢皮肤颜色无明显异常,皮温可。双上肢血压 132/80 mmHg,心率 78 次/分。

影像诊断及征象分析

1. 影像诊断 Leriche综合征（TASCⅡ D型）。
2. 征象分析

（1）图3-3-1A、B为术前主动脉CTA。VR图像（A）显示腹主动脉自肾动脉开口以远到双侧髂总动脉闭塞、右髂外动脉闭塞，双侧乳内动脉-腹壁下动脉、腹腔内多发侧支血管形成；轴位图像（B）见腹主动脉壁钙化明显，管腔闭塞未显影，腹壁内见多发迂曲增多动脉影（箭）。

（2）图3-3-1C、D为术后5天主动脉CTA。图C显示转流血管通畅，腹壁侧支血管较术前明显减少；VR图像（D）显示右腋动脉-双侧股动脉转流血管通畅，侧支血管较术前减少。

（3）视频3-3-1完整显示全主动脉CTA横轴位图像，升主动脉及弓部管腔规则，管腔内未见明显异常密度影；胸降主动脉、腹主动脉腔内均可见低密度充盈缺损，腹主动脉深动脉开口以远管腔闭塞。

治疗与结局

手术行右腋动脉-双侧股动脉转流，术后双下肢血压明显升高。

临床特点

Leriche综合征是发生在动脉粥样硬化基础上主动脉远段及髂动脉腔内血栓闭塞，易导致跛行、阳痿（会阴部坏死）和外周脉搏减弱等一系列症状。

一、病因与发病机制

Leriche综合征通常也称为主-髂动脉闭塞症（AIOD）。1814年，格拉斯哥皇家医院的罗伯特·格雷厄姆（Robert Graham）首次提出了主动脉-髂动脉闭塞症；后来，法国外科医生Leriche将此病归为主动脉末端的血栓性疾病，与跛行、阳痿/会阴部坏死和外周脉搏减弱等一系列独特的症状相关。Leriche通过对解剖学的研究，将血栓形成的来源与3种症状联系起来，于是，Leriche综合征就经常被用来指代主动脉-髂动脉闭塞症。

Leriche综合征由动脉粥样硬化引起，可改变的危险因素包括高血压、糖尿病、吸烟、高脂血症、高血糖和同型半胱氨酸，不可改的变危险因素包括年龄、性别、种族和家族史等。

腹主动脉始于T12椎体水平，终止于L4椎体水平，并在此分为左、右髂总动脉，由于切应力和血流动力学的局部改变，主动脉分叉特别容易形成动脉粥样硬化斑块。Moore等的研究结果表明，肾下腹主动脉易发生动脉粥样硬化性动脉瘤；Shakeri等的研究表明，分叉角本身就是主动脉-髂动脉粥样硬化的一个重要的独立危险因素。

二、病理解剖结构异常与血流动力学改变

Leriche综合征闭塞的解剖位置决定侧支血管的类型（图3-3-2）。肠系膜上动脉上方的近端主动脉闭塞

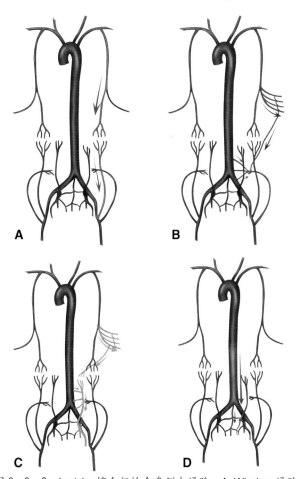

图3-3-2 Leriche综合征的全身侧支通路。A.Winslow通路：血液从锁骨下动脉通过胸廓内动脉、腹壁上动脉和腹壁下动脉流向髂外动脉远端；B.旋髂深动脉起自髂外动脉远端外侧，与来自腹主动脉的腰动脉和肋间下动脉吻合；C.髂腰动脉起自髂内动脉，与腰动脉和肋间下动脉形成侧支通路；D.骶正中动脉起于腹主动脉分叉处附近，与来自髂内动脉后支的骶外侧动脉相连。

需要全身侧支循环代偿，如"温斯洛（Winslow）通路"，是通过胸廓内动脉、腹壁上动脉和腹壁下动脉到达髂外动脉的全身性侧支网络。主动脉远端闭塞可分为 3 个亚型——肠系膜下动脉以上、肠系膜下动脉水平、肠系膜下动脉以下。肠系膜下动脉上方的闭塞可以通过内脏侧支通路——Riolan 弓和 Drummond 边缘动脉，将血液从肠系膜上动脉流入肠系膜下动脉（图 3-3-3，图 3-3-4），然后通过肠系膜下动脉逆行填充主动脉远端；肠系膜下动脉水平的闭塞可阻止通过肠系膜下动脉重建远端主动脉，但远端血液可通过直肠上动脉进入髂内动脉，以及通过直肠丛-骶中动脉进入对侧血管系统和远端主动脉；主动脉远端闭塞通过肠系膜下动脉流经直肠上动脉到达直肠丛，并通过全身-内脏侧支逆行充盈髂内动脉和远端主动脉。此外，还可通过腰动脉与髂腰动脉和旋髂深动脉吻合。准确识别这些侧支循环通路对制订手术方案至关重要，如果忽略可能会导致严重的术后并发症。

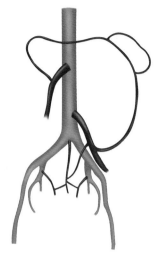

图 3-3-3　Leriche 综合征的内脏侧支通路。肠系膜上动脉与肠系膜下动脉通过 Riolan 弓（内侧）和 Drummond 边缘动脉（外侧）形成侧支通路。

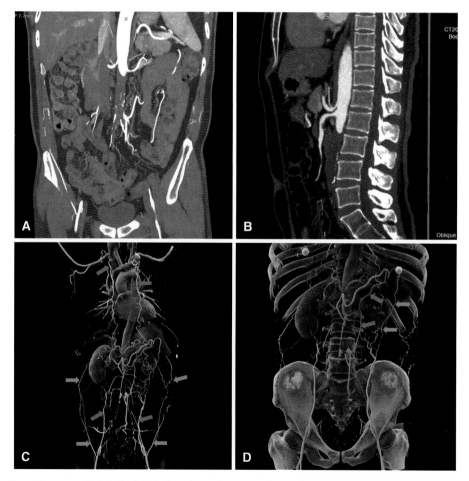

图 3-3-4　TASC Ⅱ D 型 Leriche 综合征的侧支血管。男，50 岁，双下肢跛行 3 年余。冠状位 MIP（A）和矢状位 MPR（B）显示肾下腹主动脉-髂动脉闭塞，腹主动脉管壁钙化。全主动脉 VR 图像（C）显示 Winslow 通路（蓝箭）和旋髂深动脉与腰动脉及肋间下动脉吻合（橙箭）。腹部血管 VR 图像（D）显示 Riolan 弓（蓝箭）和 Drummond 边缘动脉（橙箭）。

单侧或双侧髂总动脉闭塞导致形成类似于肠系膜下动脉下方主动脉闭塞的侧支模式,主要利用直肠上动脉到髂内动脉的通路。通过胸廓内动脉的 Winslow 通路在髂总动脉闭塞中也特别重要。此外,在单侧髂总动脉闭塞的患者中,通过骶丛跨盆腔侧支循环具有重要意义。

髂内动脉闭塞通常伴有髂总动脉和髂外动脉狭窄。在这种情况下,可通过直肠上动脉、直肠丛、髂腰动脉和旋髂深动脉进行侧支循环。在孤立的髂内动脉闭塞病例中,可通过股深动脉的侧支重建髂内动脉。此外,在这些患者中,骶丛可能为血流提供了必要的通道。

髂外动脉闭塞通常作为多灶性 Leriche 综合征的一部分发生,因此形成的侧支通路部分依赖于其他梗阻区域。在这些患者中,臀上旋股外侧动脉和闭孔旋股内侧动脉成为重要的侧支,使血液在髂内、外动脉之间流通。如果髂外动脉近端闭塞,血液可从腰动脉通过旋股深动脉流向更远端开放的髂外动脉段。

三、临床问题与影像

(一)临床表现

Leriche 综合征临床上通常表现为跛行、阳痿/会阴部坏死和股动脉搏动消失三联征。当主动脉-髂动脉段狭窄超过 50% 时,会出现运动缺氧导致跛行,即通过运动重现的痉挛性腿部疼痛;如果主动脉-髂动脉段出现广泛性病变,大多数男性患者会出现继发于阴茎动脉血流减少的阳痿和性功能障碍。实验室检查应检测血清脂质谱(总胆固醇、低密度脂蛋白胆固醇、高密度脂蛋白胆固醇、甘油三酯)以及糖化血红蛋白(如果患有糖尿病)、脂蛋白 A 和同型半胱氨酸水平。采用踝部收缩压与肱动脉收缩压(多普勒探头检测)的比值——踝臂指数(ABI)以评估下肢的灌注情况,由于 ABI 无创、便宜且可靠,通常作为首选的筛查方法,正常值≥0.9,小于0.9 则提示下肢缺血。在计划干预前,应进行超声检查和 CTA 以确定狭窄的位置和程度。据报道,10%~71% 患有外周血管疾病的患者同时患有冠状动脉疾病,因此术前需进行相关检查予以排除。

(二)分型

Leriche 综合征进展往往缓慢而且隐匿,临床分型对治疗有着非常重要的指导意义,临床常用 2007 年第二版泛大西洋外周动脉疾病诊疗学会专家共识(TASC Ⅱ)对下肢动脉病变的不同部位、长度进行分型来指导病变血管的重建。

1. A 型 ①单侧或双侧髂总动脉狭窄;②单侧或双侧髂外动脉的单个短段狭窄(≤3 cm)。

2. B 型 ①肾下腹主动脉的短段狭窄(≤3 cm);②单侧髂总动脉闭塞;③未累及股总动脉的单处或多处髂外动脉狭窄(总长度 3~10 cm);④未累及髂内动脉起始处或股总动脉的单侧髂外动脉闭塞。

3. C 型 ①双侧髂总动脉闭塞;②未累及股总动脉的双侧髂外动脉狭窄(总长度 3~10 cm);③累及股总动脉的单侧髂外动脉狭窄;④累及髂内动脉起始处和(或)股总动脉的单侧髂外动脉闭塞;⑤单侧髂外动脉闭塞伴重度钙化,累及或未累及髂内动脉起始处和(或)股总动脉。

4. D 型(图 3-3-5) ①肾下腹主动脉-髂动脉闭塞;②需要治疗的腹主动脉及双侧髂动脉的广泛病变;③累及单侧髂总动脉、髂外动脉及股动脉的多处广泛狭窄;④累及单侧髂总动脉及髂外动脉的闭塞;⑤双侧髂外动脉闭塞;⑥髂动脉狭窄合并需要治疗但不适合行腔内治疗的腹主动脉瘤,或合并其他需要腹主动脉或髂动脉开放手术治疗的病变。

(三)影像学检查手段的选择

在 Leriche 将跛行、阳痿和股动脉搏动消失等症状与闭塞的解剖位置联系起来之前,很难对这些患者进行准确的病因诊断。由于诊断工具的进步,如 CTA、MRA 和 DSA 的使用,使 Leriche 综合征得到了更准确的诊断,近些年来,DSA 基本不作为 Leriche 综合征的诊断手段,仅在进行腔内治疗时进行评估。

CTA 因其高空间分辨率、快速成像和应用广泛而在 Leriche 综合征患者中发挥着重要作用。通过 CTA 检查可以明确以下关键诊断及治疗信息:①确定主动脉-髂动脉闭塞的位置;②识别伴发的影响内脏动脉的动脉粥样硬化性闭塞疾病;③确定侧支形成的通路;④选择腔内治疗前确定具体治疗方案提供依据。CTA 的多种后处理技术如 3D 容积再现(VR)图像、最大密度投影(MIP)和多平面重建(MPR)可观察 Leriche 综合征的血管闭塞范围及侧支通路。

MRA 提供的空间分辨率较 CTA 低,但可以提供较高的软组织对比度及动态血管成像。磁共振对比剂具有较小的肾毒性,而且在有 MR 对比剂禁忌证的患者中,如低肾小球滤过率,可以使用非对比剂增强技术来评估血管系统。在可以接受碘对比剂的患者中,CTA 是评估 Leriche 综合征的首选方法。

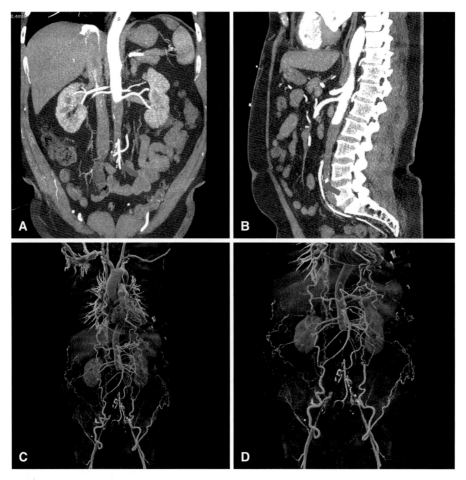

图 3-3-5 TASCⅡ D 型 Leriche 综合征。男,52 岁,双下肢跛行 4 年,渐进性加重。冠状位 MIP(A)和矢状位 MPR(B)显示肾下腹主动脉-髂动脉闭塞,可见逆向充盈的肠系膜下动脉(箭)。全主动脉 VR 图像(C)显示全身侧支的 Winslow 通路和旋髂深动脉与腰动脉、肋间下动脉吻合通路;腹部血管 VR 图像(D)显示 Riolan 弓(内侧)和 Drummond 边缘动脉(外侧)。

(四)临床常用治疗方法

1. **传统开放手术** 在过去几十年里,各种传统的外科旁路手术已取得很好的治疗效果。常见的术式包括符合人体解剖途径的主动脉-髂动脉内膜剥脱术、主动脉-双髂(股)动脉旁路转流术,以及解剖外途径的腋-双股旁路(图 3-3-6)、股-股动脉旁路转流术等。外科

治疗后并发症总发生率约为 17%～32%。早期并发症包括吻合口出血或远端吻合口血栓形成而导致的急性下肢缺血;术中肾上腹主动脉阻断时间较长或过多缝扎肋间动脉,会导致急性肾功能衰竭、脊髓缺血;术后晚期并发症包括移植物相关并发症,如吻合口假性动脉瘤、移植物感染等。

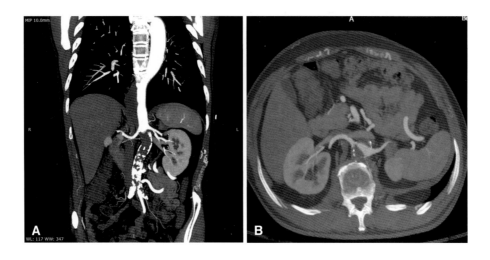

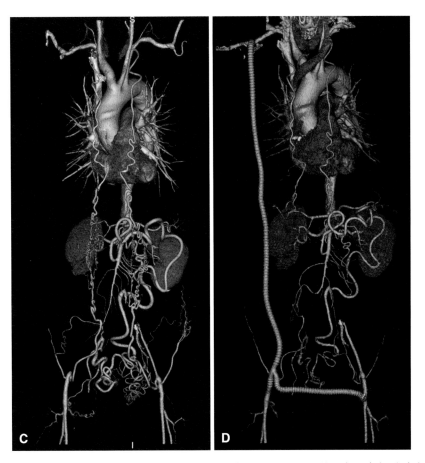

图3-3-6　TASCⅡ D型Leriche综合征。男,56岁,冠状位MIP(A)和轴位MIP(B)显示肾下腹主动脉-髂动脉闭塞,血管壁弥漫性钙化;VR图像(C)显示全身侧支通路和内脏侧支通路;D.手术行右腋动脉-双股动脉旁路转流术,转流血管通畅,侧支血管较术前明显减少。

2. **经皮腔内治疗**　近几十年来血管腔内技术及器材设备取得了极大的发展和进步,创伤小、并发症少、恢复快的临床优势使得腔内技术已成为大多数外周血管疾病的首选治疗方案(图3-3-7)。

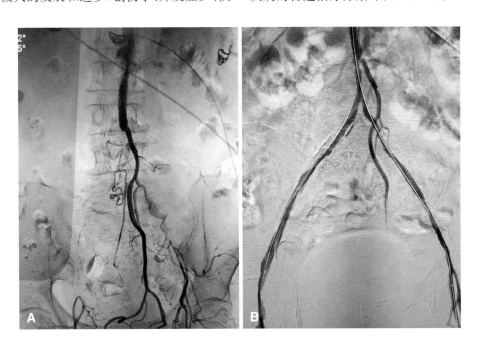

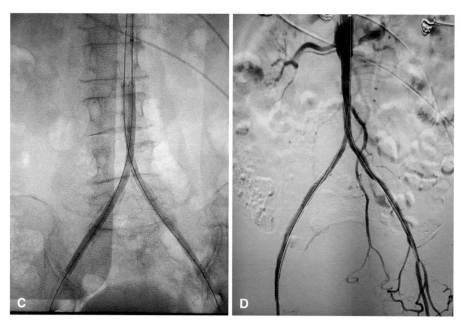

图 3-3-7　TASC Ⅱ D 型 Leriche 综合征。A.DSA 显示腹主动脉及双侧髂动脉闭塞,盆腔内大量侧支血管形成;B、C.导丝穿过闭塞段血管后球囊扩张成形并植入支架;D.支架植入后造影显示闭塞段已成功开通。

（五）不同类型 Leriche 综合征治疗策略

Leriche 综合征是下肢动脉硬化闭塞症中影响流入道血流动力学的一种疾病,其发病率、临床表现与病变部位和病变严重程度密切相关。如果不进行治疗,大多数 Leriche 综合征的患者预后很差。可以造成肢体缺血、坏疽,膀胱和肠道功能障碍甚至死亡等潜在并发症,男性患者可出现临时或永久勃起功能障碍。在一些进展缓慢的病例中,侧支循环可能会发展成为一种自我补偿机制。

临床上根据其是否引起间歇性跛行或慢性下肢重度缺血,采取不同的治疗方式,轻症患者推荐改变不良生活习惯、有规律地行走锻炼以及控制原发病、抗血小板和扩血管药物治疗为主;症状性患者可根据临床分级和病变分期进行血管重建治疗。随着腔内技术和器械的进步,大部分患者可尝试首选血管腔内治疗。对于复杂病变或腔内治疗失败患者,建议进行外科开放手术治疗。

中华医学会外科学分会血管外科学组在 2015 版诊治指南中推荐 TASC A～C 级主动脉-髂动脉闭塞首选腔内治疗;欧洲心脏病学会 2011 年指南中认为,当 TASC D 级病变合并严重的内科系统疾病或存在其他手术禁忌时,在有经验的医疗中心也可以考虑腔内治疗。有证据表明,腔内治疗 TASC C 型、甚至 D 型 Leriche 综合征取得良好的预期效果,虽然长段闭塞腔内治疗的一期通畅率低于传统开放手术,然而其二期通畅率与开放手术相比差异并无统计学意义。一项欧洲多中心前瞻性研究显示,接受经皮介入治疗的 TASC A、B、C 或 D 型 Leriche 综合征患者 325 例,主要观察终点为 12 个月时的一期通畅率,即靶病变在超声检查中没有显著的血流动力学狭窄（狭窄＞50%,收缩期流速比≥2.0）,总体一期通畅率为 93.1%,TASC A、B、C 和 D 型病变的 1 年一期通畅率分别为 94%、96.5%、91.3% 和 90.2%,TASC 组间差异无统计学意义。

虽然血管内血运重建术是有些 Leriche 综合征的最佳一线治疗选择,但处理广泛和复杂病变的“黄金标准”是开放手术,特别是血栓内膜切除术和主动脉-股动脉搭桥术。许多研究者坚持认为,对于能够承受开放外科手术的患者来说,直接切开修复仍然是更持久的选择,因为与血管内手术相比,直接切开修复的初级通畅率更高,这在 TASC C 型和 D 型病变的患者中最为明显。与血管内入路相比,开放外科手术的直接通畅率更高,但风险是显而易见的,且发病率和病死率更高,住院时间更长,合并其他基础疾病患者的并发症风险也更高。

值得一提的是,另一种外科技术是一种结合了血管内入路和动脉内膜切除术的混合技术。2011 年,Piazza 等比较了开放式外科血管重建术与结合血管内支架成形术和股动脉内膜切除术加补片血管成形术复合手术的结果。研究结果表明，虽然开放手术重建最初导致踝臂指数的增加，但 3 年的初次通畅率以及两种手术的发病率和病死率是相似的，复合手术的住院时间也显著缩短。这项研究的结果使作者得出结论，无论 TASC Ⅱ 分类如何，混合重建术都可以用于患者，在手术风险较高的患者中效果最佳。

（六）支架植入术后随访/临床处置

术后建议患者双联抗血小板（阿司匹林 100 mg/d，氯吡格雷 75 mg/d）至少 6 个月，术后 1、3、6 个月及以后每年行超声或 CTA 检查。腔内治疗患者随访评估内膜增生至关重要，根据复查结果指导药物的使用以及是否进行二次腔内干预。

必要的锻炼是行之有效的手段，事实证明，实施每天 30 分钟的步行锻炼计划可将步行能力提高 50%～200%。戒烟、糖尿病管理、抗血小板和他汀类药物治疗以及抗高血压治疗是医疗管理的主要目标。西洛他唑是一种磷酸二酯酶Ⅲ抑制剂，可用于治疗患者的跛行症状，也可能有利于支架通畅和预防狭窄。

四、影像鉴别诊断及误诊原因分析

许多血管疾病可以出现类似 Leriche 综合征的症状，必须在鉴别诊断中加以考虑，如动脉夹层，尤其是髂动脉夹层，可能会导致跛行和股动脉搏动消失，出现类似于 Leriche 综合征的症状。血栓形成、更近端血管区域的栓塞或夹层可能导致闭塞，造成肢体缺血，严重肢体缺血的症状包括受影响的肢体突然出现疼痛、感觉异常、皮肤苍白或发凉以及脉搏严重减弱或消失。由于 Leriche 综合征较慢的时间进程，有充分的时间形成侧支循环，所以较少出现严重的肢体缺血。影像学上各有

特点，可以明确诊断。

（周凌燕　徐勋华）

参考文献

［1］Brown KN, Muco E, Gonzalez L. Leriche Syndrome. 2023 Feb 13. In: StatPearls［Internet］［EB/OL］. Treasure Island（FL）: StatPearls Publishing, 2023.

［2］Wooten C, Hayat M, du Plessis M, et al. Anatomical significance in aortoiliac occlusive disease［J］. Clin Anat, 2014, 27(8): 1264 - 1274.

［3］Ahmed S, Raman SP, Fishman EK. CT angiography and 3D imaging in aortoiliac occlusive disease: collateral pathways in Leriche syndrome［J］. Abdom Radiol（NY）, 2017, 42(9): 2346 - 2357.

［4］Reijnen MM. Update on covered endovascular reconstruction of the aortic bifurcation［J］. Vascular, 2020, 28(3): 225 - 232.

［5］国家心血管病专家委员会血管外科专业委员会下肢动脉疾病学组, 中国医药教育协会血管外科专业委员会专家共识写作组. 主髂动脉闭塞症的诊断和治疗: 中国专家共识［J］. 中国循环杂志, 2020, 35(10): 948 - 954.

［6］刘蒙, 张福先. 主髂动脉闭塞症腔内治疗进展［J］. 中国老年学杂志, 2018, 38(12): 3068 - 3071.

［7］沈晨阳, 张永保, 房杰, 等. 主髂动脉闭塞症腔内治疗新进展［J］. 中华外科杂志, 2022, 60(2): 117 - 121.

［8］中华医学会外科学分会血管外科学组. 下肢动脉硬化闭塞症诊治指南［J］. 中华医学杂志, 2015, 95(24): 1883 - 1896.

［9］Norgren L, Hiatt WR, Dormandy JA, et al. TASC Ⅱ Working Group. Inter-society consensus for the management of peripheral arterial disease（TASC Ⅱ）［J］. J Vasc Surg, 2007, 45 Suppl S: S5 - 67.

第四节　主动脉穿透性溃疡

典型病例

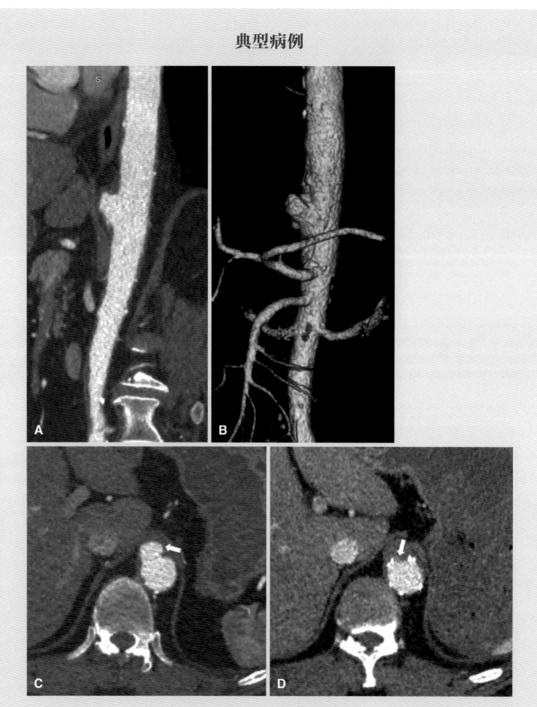

图 3-4-1　主动脉穿透性溃疡 CTA 表现。

病情简介

1. **病史**　男,58 岁,偶感背部隐痛 3 个月。高血压病史 10 余年,吸烟史 40 年。

2. **查体**　神清,血压 150/95 mmHg,心率 77 次/分,听诊:心脏、血管无明显杂音。

3. **实验室检查**　凝血功能正常,血糖、血脂等生化指标均在正常范围。

影像诊断及征象分析

1. 影像诊断　胸降主动脉远段穿透性溃疡。

2. 征象分析

（1）图 3-4-1A、B 为主动脉 CTA 斜矢状位 MPR 及 VR 图像，显示胸降主动脉管壁弥漫性不规则增厚见多发散在点状钙化，远段主动脉管腔局限性向外凸出。

（2）图 3-4-1C 为横轴位 CTA，显示膈上水平胸降主动脉远段壁见钙化，右前壁见一龛影，少量附壁血栓形成（箭）；病变周围脂肪间隙清晰，可排除炎性病变所致；病变段主动脉壁无明显软组织密度影可排除肿瘤所致；无外伤病史且位置、形态不符合外伤特点；因此考虑穿透性溃疡。

（3）图 3-4-1D 为覆膜支架植入后 CTA 复查，显示原病灶已被完全隔绝，病变外轮廓回缩，支架周围脂肪间隙清晰。

治疗与结局

行经皮覆膜支架腔内隔绝术，术中经过顺利，术后随诊效果良好，有效避免病变进一步增大或破裂。

临床特点

稳定的主动脉穿透性溃疡一般无临床症状，突然进展或破裂时可出现胸腹部疼痛症状或失血性休克。

一、病因与发病机制

主动脉穿透性溃疡（penetrating atherosclerotic aortic ulcer，PAU）传统上与主动脉夹层（aortic dissection，AD）和主动脉壁间血肿（intramural hematoma，IMH）一起统称为急性主动脉综合征（acute aortic syndrome，AAS），但 PAU 往往进展缓慢，临床表现和进展病因、病理生理机制不完全相同。患有严重动脉粥样硬化性疾病和其他合并症如高血压、糖尿病等基础疾病的老年男性（＞70 岁）是 PAU 的高风险人群，其他常见的合并症有吸烟、慢性阻塞性肺疾病、肾功能不全等；年轻人的 PAU 更多见于结缔组织病的基础上，且多发生于男性。PAU 最好发生于胸降主动脉中远段，其次是弓部、腹主动脉，很少发生于升主动脉。

二、病理解剖结构异常与血流动力学改变

PAU 是指在主动脉粥样硬化斑块破裂基础上逐渐形成，粥样硬化斑块溃疡穿透内膜、进展到中层，可形成中层局限性血肿。未破裂的 PAU 局部血流状态紊乱，可形成涡流，局部压力增大导致局部管腔逐渐增大，形成假性动脉瘤；部分学者认为，PAU 内膜及部分中层的离断在血流冲击下可进展为主动脉夹层、主动脉壁间血肿甚至破裂；PAU 一旦透壁破裂，则可快速引起失血性休克，因此 PAU 也被认为是急性主动脉综合征的一种类型。

三、临床问题与影像

（一）临床表现

PAU 好发于 70 岁以上老年人，男性多见，稳定期一般无明显临床症状，进展为主动脉夹层、壁间血肿时胸背部剧烈疼痛，破裂时除了病变部位疼痛还伴有失血性休克。另外，可合并有主动脉和（或）其他动脉的粥样硬化病变，如腹主动脉瘤等。

（二）检查方法

影像学在 PAU 的诊断中起着至关重要的作用。CTA 具有视野大、能检出动脉粥样硬化斑块、后处理功能强大等优点，是目前诊断和随访 PAU 最常用的技术，通过后处理手段如 MPR、MIP 以及 VR 可清晰显示各部位的血管形态，多方位、多角度、全面立体直观地显示 PAU 的整体形态（图 3-4-2）。CTA 可很好地监测 PAU 数量及程度的变化，急诊状态下行 CTA 检查，可及早获得清晰的图像，准确定位病变，对指导临床积极抢救治疗起到重要的作用。

经食管超声心动图（TEE）和 MRI 检查也有助于 PAU 的诊断，在有症状的病例中，CTA 和 TEE 通常是评估 PAU 的首选技术，TEE 对于病情不稳定的患者或在手术室监测血管内治疗非常有用。MRI 组织分辨率高，能清晰显示溃疡及血栓部位，可进行大视野多体位

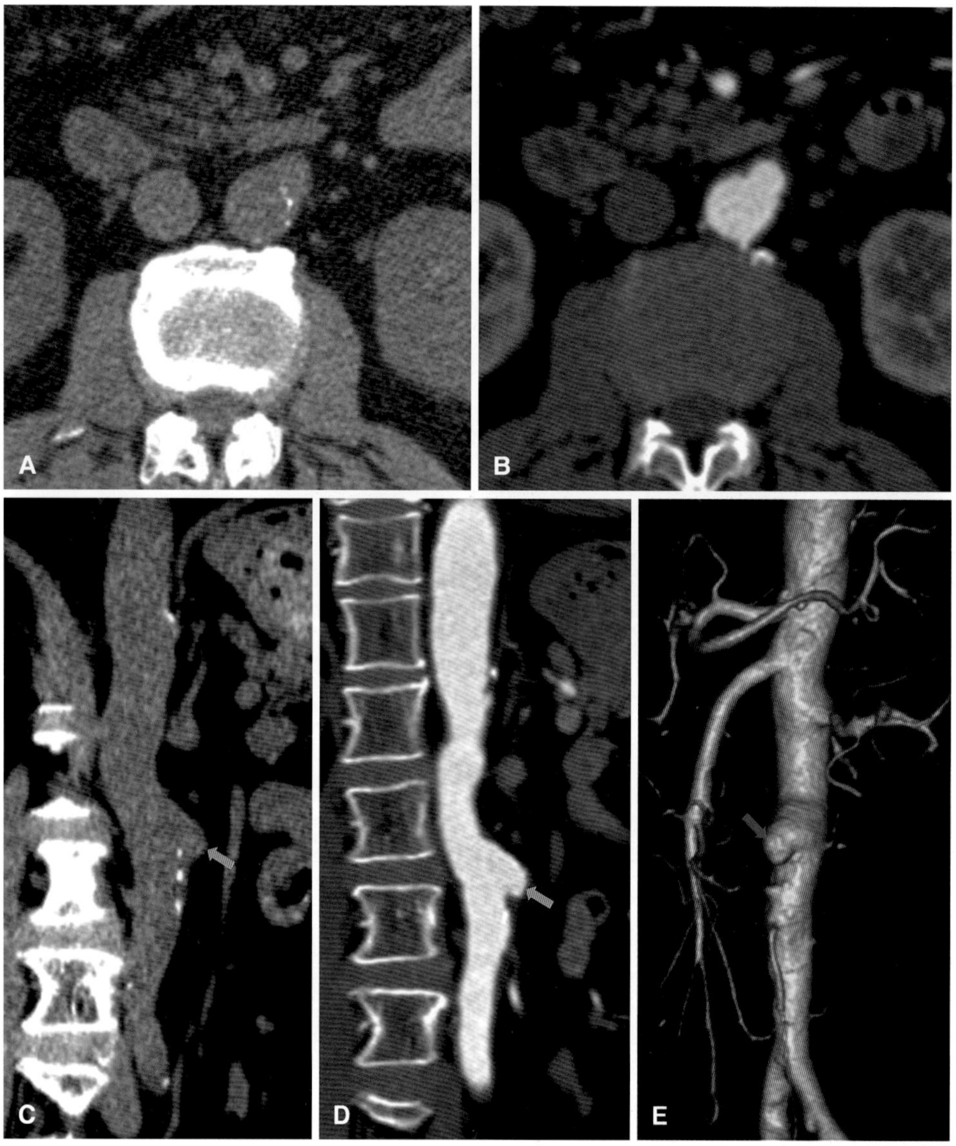

图 3-4-2　PAU CT 表现。男，72 岁，高血压 20 年，药物控制不佳。轴位 CT 平扫(A)和轴位 CTA(B)显示腹主动脉左前壁袋状凸起；斜矢状位 MPR(C)、MIP(D)以及 VR 重建图像(E)清晰显示腹主动脉龛影(箭)，周围脂肪间隙清晰。

直接成像。PAU 在黑血序列表现为主动脉壁不规则，局部血流呈流空信号，CE-MRA 或 MRI 电影可以看到外凸的"龛影"。

DSA 检查在以前被视为主动脉病变诊断的金标准，目前，已被无创性影像检查技术所取代，不作为首选诊断方法，仅用于监测及指导主动脉介入治疗。最近采用 PET/CT 研究主动脉疾病的报道中，在其中一些病变中发现管壁炎症，因此 PET/CT 有可能成为检测主动脉疾病病因的一种工具。

(三)影像诊断

PAU 影像表现为主动脉管腔的龛影，凸出于主动

脉轮廓之外，增强后与主动脉管腔强化幅度相同，病灶周边常合并血栓。PAU 通常发生在降主动脉，特别是降主动脉的中远段(图 3-4-3)，约占 90%；发生在升主动脉的 PAU 比较罕见(图 3-4-4)，可能与动脉粥样硬化相对不易累及升主动脉有关。

由于 CTA 的使用率越来越高，越来越多无症状的孤立性 PAU 被偶然发现。几个系列报道的中长期随诊结果表明，孤立的 PAU 在高达 30% 的患者中有影像学进展。关于手术修复标准的界定缺乏高质量研究数据，但回顾性数据显示，直径 ≥20 mm 或深度 ≥10 mm 的 PAU 与疾病进展密切相关(图 3-4-5)。无症状的孤立性 PAU 直径或深度较大、在随访影像上显著增长

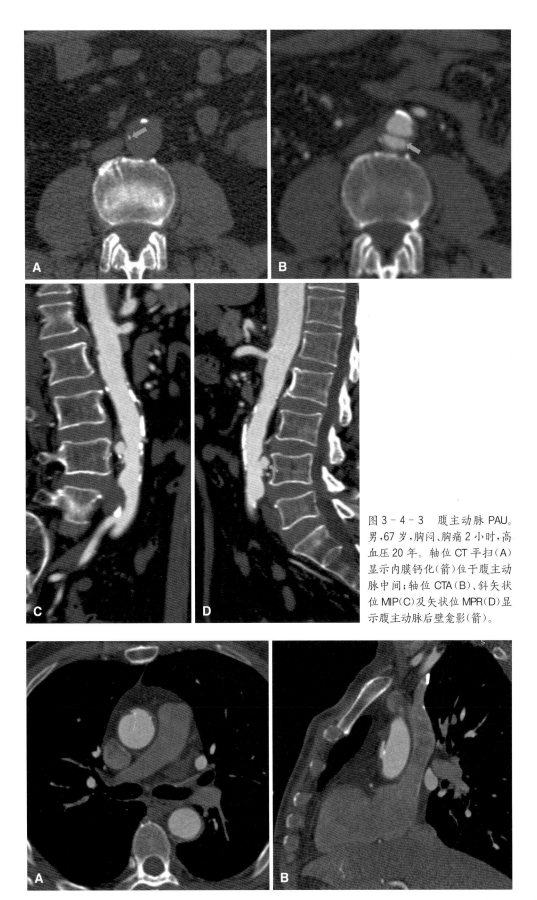

图 3-4-3　腹主动脉 PAU。男，67 岁，胸闷、胸痛 2 小时，高血压 20 年。轴位 CT 平扫（A）显示内膜钙化（箭）位于腹主动脉中间；轴位 CTA（B）、斜矢状位 MIP（C）及矢状位 MPR（D）显示腹主动脉后壁龛影（箭）。

图 3-4-4　升主动脉 PAU。男，72 岁，高血压病史 23 年。主动脉轴位 CTA（A）及斜矢状位 MPR（B）显示升主动脉 PAU，龛影与主动脉之间可见内膜钙化斑块（箭）。

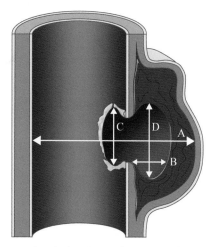

图3-4-5 主动脉穿透性溃疡示意图及测量指标。A.溃疡部位的最大主动脉直径(从溃疡对侧至对侧主动脉壁);B.穿透性溃疡的深度;C.溃疡部位内膜缺损的长度;D.穿透性溃疡的宽度。

或具有与疾病进展有关的其他高危特征,需要考虑进行干预;相比之下,无症状和无高危影像特征的 PAU 突发进展的风险较低。

PAU 的高危影像特征包括:①PAU 最大直径≥20mm;②PAU 最大深度≥10mm;③PAU 直径或深度显著增加;④与囊状动脉瘤相关的 PAU;⑤PAU 伴胸腔积液增多。

(四)基本治疗方法选择

1. 药物保守治疗 无症状偶然发现的 PAU 可使用影像检查进行随访;有症状但病情较稳定未累及升主动脉的患者,如果药物治疗后疼痛消失且短期随访无影像学恶化的征象,可采用严格血压控制的保守治疗,但必须进行临床及影像学的密切随访;由于 PAU 可发展为 IMH、AD、主动脉瘤样扩张、假性动脉瘤,有症状的高危患者应早期行腔内修复术或外科治疗。

2. 外科手术和介入治疗 对于有症状且有持续性疼痛的孤立性 PAU 患者,建议进行修复;对于无症状但具有高危影像特征的孤立性 PAU 患者,可考虑择期修复。有症状的 PAU 与早期疾病进展的高风险相关。在 25 名有症状的经药物保守治疗的 PAU 患者中,30%的患者在平均 18 个月的随访中有影像学上的进展,其中 20%的患者 PAU 增大,10%的患者转为主动脉夹层。该系列中的所有患者都需要手术修复。大多数有症状但没有破裂的 PAU 患者接受开放或血管内修复的治疗(图 3-4-6,图 3-4-7),预后良好。

PAU 合并 IMH 或破裂或两者兼有时,建议紧急手术修复,包括开放治疗和血管内治疗。尽管现在有较多的研究报道了降主动脉和肾下主动脉腔内修复良好的短期和中期结果,但从历史上看,大多数 PAU 都是通过开放的主动脉置换治疗的。关于 PAU 的最佳治疗方法的比较数据有限,但一般来说,主动脉腔内修复取决于 PAU 的位置、患者的主动脉和分支血管解剖、相关的病理和患者的合并症(因为这些患者往往年龄较大,有明显的动脉粥样硬化)。使用血管内治疗患者的手术相关死亡率和住院死亡率较低,血管内修复 PAU 的

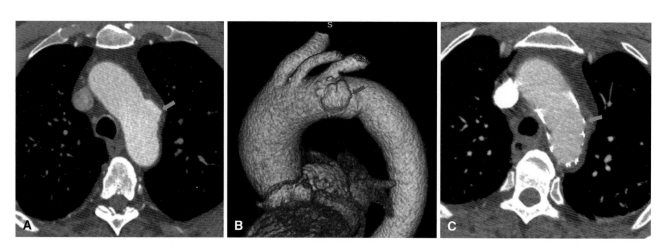

图3-4-6 主动脉弓部 PAU 覆膜支架腔内修复。63 岁,高血压病史 10 余年。主动脉轴位 CTA(A)及 VR(B)显示凸出于主动脉弓轮廓的龛影(箭),外周可见少量附壁血栓;经腔内覆膜支架植入后(C)PAU 被完全隔绝,无对比剂充填(箭)。

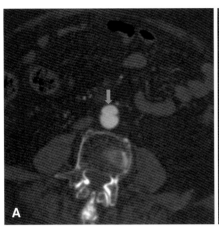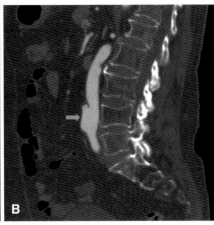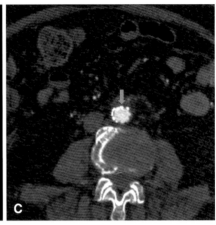

图 3-4-7 腹主动脉 PAU 覆膜支架腔内修复。女,66 岁,发现高血压 18 年。主动脉轴位 CTA(A)及矢状位 MPR(B)显示凸出于腹主动脉轮廓的龛影(箭);经腔内覆膜支架修复术后(C)PAU 被完全隔绝(箭)。

中期结果显示,4%~8%发生内漏风险,5%形成新 PAU 的风险。血管内修补术和开放修补术患者的一年死亡率相近。

PAU 患者术后生存率高于主动脉夹层和壁间血肿患者。血管内覆膜支架植入术由于创伤小,并发症少,安全有效,尤其是位于主动脉弓降部及降主动脉溃疡,其应用越来越受重视。严格把握适应证及恰当的支架选择是腔内修复成功与否的关键。

(五) 未经治疗的 PAU 自然病程

目前对 PAU 的自然病程了解甚少,大部分学者认为 PAU 随着时间的推移进展缓慢,很少发生主动脉破裂和致命的并发症。一些研究对部分 PAU 患者进行随访,发现随着时间的延长,溃疡口径、深度、长度有加大、加深、延长的趋势;新形成的血肿降低了主动脉壁的强度,伴随不同的溃疡穿透深度,可形成不同的并发症,溃疡扩展到中膜,可形成壁间血肿,也可导致动脉瘤形成、假性动脉瘤或破裂。

PAU 发生自发性破裂的确切机制尚不明确。Castleman 等推测,由于动脉粥样硬化斑块的存在,动脉中膜发生压迫性萎缩,主动脉壁会像气球一样膨胀进而破裂。大部分自发性破裂都与粥样硬化斑块的穿透有关。在主动脉溃疡样病变的老年及无症状患者中,大多数主动脉溃疡可长时间保持稳定,仅 1/3 可进展为轻度主动脉扩张。对出现急性症状的患者需要进行严密随访或修复;溃疡直径超过 20 mm 或溃疡深度超过 10 mm 者疾病进展的危险性很高。PAU 一旦破裂,保守治疗存活概率极低。

(六) 术后随访/临床处置

覆膜支架腔内修复术及外科手术治疗 PAU 均具有较好的近中期疗效,但其治疗不是终身治愈,主动脉壁的病理进展过程不会完全终止,仍有可能发生远期并发症。对如何防止主动脉壁病变继续发展目前尚无很好的治疗方法,故覆膜支架腔内修复术后随访显得极为重要,以及时了解和治疗新的并发症。影像学随诊必须要了解患者的手术方式才能对手术效果进行评价,MRA 及 CTA 均可进行随诊评价,但 CTA 应用范围更广,多数医院均可做检查。术后 1 周、3~6 个月、1 年以及每间隔 1 年进行定期 CTA 复查,观察内容包括支架的形态位置、有无内漏、主动脉管腔的变化、主动脉重塑情况、重要血管分支供血情况等,以严密监测术后患者病情变化。

四、影像鉴别诊断

PAU 主要需与附壁血栓表面不规则形成的"龛影"和溃疡样变(ULP)鉴别(图 3-4-8)。PAU 的主动脉粥样硬化较严重,CT 上可以见多发钙化,溃疡多凸出于血管轮廓之外,主动脉附壁血栓因血流面凹凸不平在容积重现图像上表现为明显的管腔向外凸出,但在 MPR 图像上外突部分仍在血管壁轮廓之内;ULP 是在主动脉壁间血肿基础上的内膜局限性断裂,管腔内血液进入血肿内形成的龛影,也是局限在血管外轮廓之内,随着血肿吸收、局部血流冲击溃疡样变增大,可类似 PAU(图 3-4-9),但一般 ULP 主动脉粥样硬化尤其是钙化不明显,结合既往病史及影像可明确诊断。

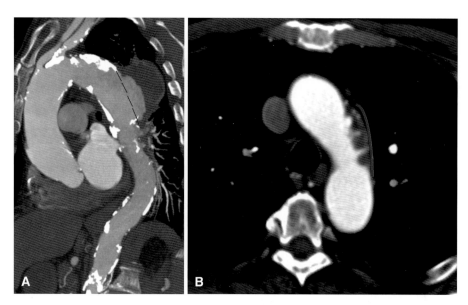

图3-4-8　PAU鉴别诊断。A.PAU,主动脉弥漫性钙化,胸降主动脉近段管腔局限性外凸,超出血管轮廓之外(弧线为血管壁轮廓);B.附壁血栓,主动脉弓部腔内见低密度影,表面不光滑,凹陷部分对比剂充盈类似龛影,血管外轮廓光滑连续(弧线为血管壁轮廓)。

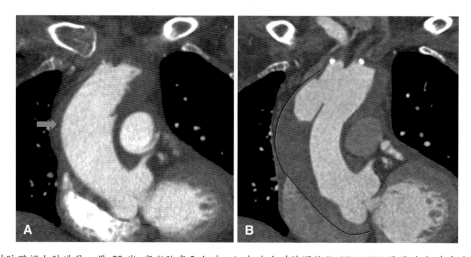

图3-4-9　主动脉壁间血肿进展。男,59岁,突发胸痛2小时。A.初次主动脉冠状位CTA MPR显示升主动脉壁间血肿(箭);B.保守治疗4周后复查CTA,可见壁间血肿内溃疡样凸起(ULP)(箭),局限于血管轮廓之内(弧线为血管壁轮廓)。

（周凌燕　徐勋华）

参考文献

[1] Writing Committee Members; Isselbacher EM, Preventza O, Hamilton Black Iii J, et al. 2022 ACC/AHA Guideline for the Diagnosis and Management of Aortic Disease: A Report of the American Heart Association/American College of Cardiology Joint Committee on Clinical Practice Guidelines [J]. J Am Coll Cardiol, 2022,80(24):e223 - e393.

[2] Evangelista A, Moral S. Penetrating atherosclerotic ulcer [J]. Curr Opin Cardiol, 2020,35(6):620 - 626.

[3] 范占明,刘家祎,李宇. 主动脉疾病影像诊断与随访[M]. 北京:人民卫生出版社,2022.

第四章

动 脉 瘤

第一节　动脉粥样硬化相关动脉瘤

典型病例

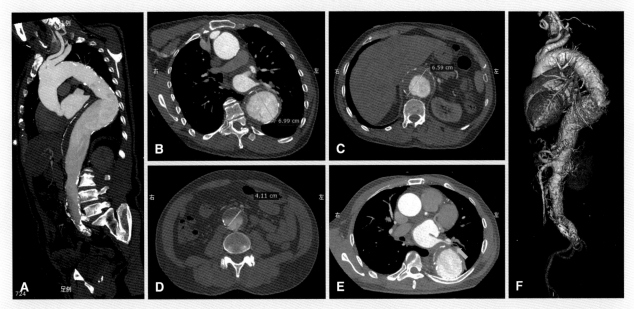

图 4-1-1　主动脉 CTA 表现。男,60 岁,胸闷、气促 1 个月余。A.主动脉斜矢状位 CTA MPR 重建显示主动脉管壁广泛钙化,胸降主动脉及腹主动脉管腔扩张并附壁血栓形成;B~D.横轴位 CTA 显示胸降主动脉近段及远段、腹主动脉瘤管径分别 6.99 cm、6.59 cm、4.11 cm;E.左肺下叶段支气管受压变窄;F.主动脉 CTA VR 重建显示主动脉瘤全貌。

病情简介

(1) 患者男性,60 岁,胸闷、气促 1 个月。

(2) 既往高血压病史 20 余年,不规律服药,血压控制不佳。

影像诊断及征象分析

1. 影像诊断

(1) 主动脉粥样硬化。

(2) 胸降主动脉瘤,腹主动脉瘤。

2. 征象分析

(1) 图 4-1-1A~F 显示主动脉管壁广泛钙化,胸降主动脉管腔扩张,管径约为 6.99 cm,管腔内见低密度附壁血栓;腹主动脉近段及远段管腔扩张,管径分别约为 6.59 cm、4.11 cm。

(2) 胸降主动脉压迫左肺下叶段支气管其致管腔狭窄。

(3) 主动脉外轮廓规则、壁完整,未见明显对比剂外溢。

治疗与结局

胸腹主动脉人工血管置换术,恢复良好。

临床特点

动脉粥样硬化所致动脉瘤常见于老年男性,高血压、抽烟病史,症状隐匿,常因动脉瘤压迫其他脏器或破裂而发现。

胸主动脉瘤

胸主动脉瘤在 60～70 岁老年人中的发病率约为 (5～10)/100 000。主要表现为主动脉管腔扩张,大于正常管径的 50%。

一、病因与发病机制

主动脉管壁分为内膜、中膜和外膜。主动脉管壁结构和功能的基本单位是片层单元,中膜片层单元主要是由血管平滑肌细胞组成,位于两层弹性蛋白纤维之间,被含有微纤维和蛋白聚糖的细胞外基质蛋白包围。片层单元中有胶原束插入。片层单元具有抗拉强度和弹性回弹特性,使主动脉能够承受高压,并在舒张期恢复到其初始直径。随着年龄的增长,胸主动脉中膜变性,表现为血管平滑肌细胞的丢失和中膜弹性纤维的破坏;高血压、高胆固醇血症以及吸烟均加重动脉粥样硬化进程,促进动脉瘤的发生。升主动脉的弹性片层数量最多,约为 55～60 个,而腹主动脉只有 28～32 个,因此退行性变所致的动脉瘤更容易发生在腹主动脉;在升主动脉瘤中,更常见的病因为主动脉二瓣畸形、马方综合征及其他遗传相关结缔组织病。

二、病理解剖结构异常与血流动力学改变

胸主动脉的动脉瘤通常呈梭形,与中膜的退行性变有关。胸主动脉瘤最常见的组织病理学特征是中膜的囊性退行性变。中膜退行性变与不同程度的管壁变薄、弹性片层破坏和连续的糖胺聚糖沉积有关。主动脉发生动脉粥样硬化以后,管腔的压力缓冲功能受损,导致动脉搏动负荷和中心血压增加,这将进一步导致动脉瘤管腔的扩张。此外,动脉粥样硬化导致管壁剪切应力降低,可诱导血管平滑肌细胞消失和基质金属蛋白酶的活化,最终导致管壁弹性特性降低。动脉瘤形成以后,主动脉腔内的层流被破坏,形成涡流或不规则血流状态,更加重管壁压力促使瘤体进一步扩张,最终破裂。另外,主动脉瘤形成腔内局部血流产生涡流,导致近瘤壁处血流滞缓甚至出现反流,从而导致附壁血栓的形成,如血栓脱落可导致远端动脉栓塞,影响分支动脉血供。

三、临床问题与影像

(一)临床表现

动脉粥样硬化性胸主动脉瘤多发生在 50 岁以上人群,在未发生夹层或破裂时,早期表现为无症状,偶然在体检中或就诊其他疾病时发现。随着动脉瘤瘤体的增大,后期可能会出现疼痛或压迫周围组织的症状。

在有症状的患者中,根据动脉瘤的大小和位置,可能会出现胸部、背部、侧面或腹部疼痛。症状通常归因于邻近血管的侵犯或单纯压迫(如上腔静脉压迫综合征、主动脉瓣反流或血栓栓塞后遗症),或侵犯邻近结构,如侵犯血管周围神经,可能导致膈神经功能障碍或声音嘶哑。

升主动脉瘤患者往往最开始表现为主动脉瓣反流,或者由于主动脉瓣膜反流,主动脉窦部扩张及瓣环扭曲而引起的心衰。此外,升主动脉瘤和主动脉弓动脉瘤可侵蚀纵隔,因迷走神经、喉返神经的压迫而产生声音嘶哑(图 4-1-2),膈神经受压迫引起膈肌麻痹。如果气管支气管树被压迫,可能会出现喘息、咳嗽、咳血、呼吸困难或肺炎,食管压迫可能会导致吞咽困难。偶尔,其他胸内结构或相邻骨结构受侵蚀,导致持续的胸痛或背痛。另外,也有动脉瘤内附壁血栓脱落导致脑、肾或肠系膜缺血或跛行。

(二)影像学评价

1. **超声心动图**　超声心动图对于升主动脉的评价具有优势,除了动脉瘤形态、大小之外,同时能观察到主动脉瓣和二尖瓣形态、瓣叶的活动情况,另外也可评价左心功能,但不能对全主动脉进行评价,常用于体检筛查。

2. **CTA**　CTA 由于扫描速度快、空间分辨率高、多种重建方式等优势广泛用于主动脉瘤的评价,对动脉瘤的位置、形态、大小、范围及分支血管受累情况均可准确评价,对下一步的治疗方法选择及方案的制订提供了依据。除此之外,心电门控扫描可降低心脏运动所致的升主动脉伪影,同时可观察冠状动脉、主动脉根部及主动脉瓣膜的情况。

3. **MRI**　MRI 无辐射风险、多种扫描序列可评价主动脉的形态、血流与功能,除了观察动脉瘤形态、大小和累及范围外,还能观察主动脉管壁结构,对于动脉瘤合并主动脉壁增厚的组织特性可准确评价。对孕妇或

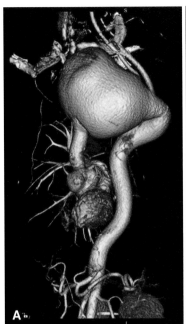
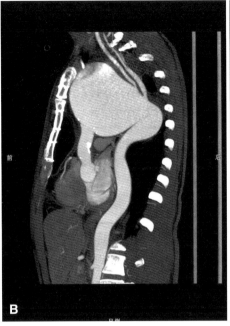
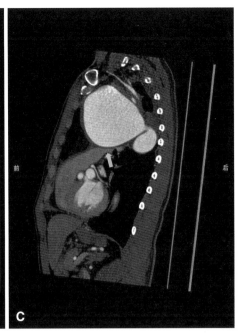

图4-1-2　主动脉弓部瘤。男，32岁，声音嘶哑伴饮水呛咳3个月。A.主动脉弓巨大动脉瘤，弓部头臂血管分支发自瘤体，弓降部血管走行迂曲；B、C.主动脉弓巨大动脉瘤压迫左肺动脉（箭）。

者对比剂过敏的患者可采用平扫评价主动脉瘤相关的信息；但扫描耗时较长，对幽闭恐惧症及其他有MR检查禁忌证患者不能使用。

（三）诊断

胸主动脉瘤的诊断标准为主动脉管径局限性或弥漫性超过正常管径的1.5倍即可诊断。

（四）自然病程

一般来讲，孤立特发的或者动脉粥样硬化的动脉瘤在不同部位瘤径增长速度不同，升主动脉瘤、主动脉弓动脉瘤及降主动脉瘤的平均生长速度分别为0.01 cm/年、0.25 cm/年、0.19 cm/年；当升主动脉瘤径达到6 cm或降主动脉瘤径达到7 cm时，破裂或者夹层的发生明显增加。动脉瘤增长速度随瘤体直径增加而增快，如果动脉瘤在初始诊断时大于5 cm，其增长速度为每年0.1～0.15 cm。另外，瘤径的增长速度与血压、吸烟相关。

（五）治疗

1. **非手术治疗**　非手术治疗主要包括戒烟、改善生活方式以及药物治疗。药物治疗主要是降低动脉瘤的增长率、主动脉相关风险的病死率，其次是为了降低心血管事件的风险，因动脉硬化和动脉瘤有较多的共同危险因素。治疗药物主要包括抗高血压药物及他汀类药物。

2. **手术治疗**　当升主动脉瘤及主动脉弓部瘤超过

55 mm、降主动脉瘤超过60 mm或者直径<55 mm的动脉瘤的生长速度≥5 mm/年，应根据动脉瘤的位置以及整个手术的风险来综合判断，选择腔内修复术或开放手术。对于解剖条件合适的弓部、降部主动脉瘤常选择腔内修复术或复合手术，单纯的降主动脉瘤可以选择腔内修复术。升主动脉瘤常选择主动脉置换手术。

腹主动脉瘤

一、病因与发病机制

动脉粥样硬化是腹主动脉瘤（abdominal aortic aneurysm，AAA）最常见的病因。动脉粥样斑块沉积在血管内膜，导致弹性蛋白丢失、平滑肌细胞凋亡和代偿性胶原沉积，最终出现动脉壁各层扩张，从而形成动脉瘤。主动脉管壁内斑块形成，导致异常血流动力学力，如剪切应力，其作用于内皮和血管平滑肌细胞。这些异常的血流动力学可刺激内皮产物如一氧化氮的释放，导致血管平滑肌的表型改变。最后，血管平滑肌细胞释放基质重塑酶。理想情况下，这种反应促进血管大小轻微增加，同时保持正常的管腔面积。在某些个体中，这种重塑过程可能是过度的，促进明显的内膜变薄和AAA形成。

此外，大多数AAA会出现附壁血栓，其内往往含有一些炎症因子及其产物。附壁血栓的体积和厚度与动脉瘤的进展独立相关。由于血栓管腔面不断受循环血液的冲刷，AAA附壁血栓是一种时空动态不断更新的组织，它不断募集纤维蛋白原、白细胞、血小板、红细胞以及血液中的一些大分子物质。由纤溶酶和血栓聚集分子释放的酶，有助于细胞外基质的降解、血管平滑肌细胞的凋亡及外膜的免疫反应。

AAA管壁的钙化也较常见，主要与平滑肌细胞的死亡以及游离DNA的释放有关。但是钙化的严重程度与腹主动脉的进展是否相关，目前尚无定论。

动脉粥样硬化相关性AAA与传统的动脉粥样硬化性疾病的危险因素相似，如年龄、男性、吸烟、高血压、高血脂、肥胖及家族史等。而AAA在糖尿病患者中的发生率和进展速度均较低，可能与二甲双胍的应用有关。

二、病理解剖结构异常与血流动力学改变

AAA主要表现为动脉管径的增宽，呈囊状或梭形

（图4-1-3）。AAA是腹主动脉壁无法承受持续暴露于搏动血流所产生的壁应力应变而形成的形态学改变。肾下主动脉具有独特力学特性——高振荡剪切指数，可能解释该区域是主动脉瘤最常见部位的原因。血流动力学应力的分布决定了炎性细胞浸润和动脉粥样硬化的发展。在正常的血流动力学剪切水平下，动脉壁上的内皮细胞可感知壁剪切应力的变化，从而改变表面的抗炎和抗血栓反应、血管活性和成纤维细胞活性以及细胞外重塑。然而，在低的壁剪切应力负荷下，会促进动脉粥样硬化和退行性改变。动脉瘤腔的血液由一般的层流变为涡流（视频4-1-1，视频4-1-2），血流速度减慢，从而管壁剪切应力减小。后者减小可以促进附壁血栓的增加，一旦血栓形成，就会引起缺氧、管壁变薄、细胞炎症反应、平滑肌细胞的凋亡以及细胞外基质降解（图4-1-4）。这一过程会促使AAA管腔进一步扩张，进而增加主动脉瘤破裂的风险。

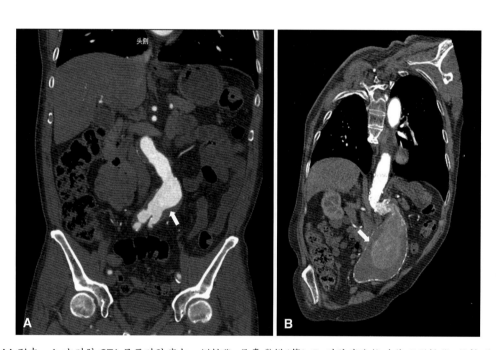

图4-1-3　AAA形态。A.主动脉CTA显示动脉瘤向一侧扩张，呈囊袋样（箭）；B.动脉瘤为较对称环形扩张，呈梭形，动脉瘤内对比剂显影浅淡不均，提示瘤体内血流缓慢（箭）。

视频4-1-1

视频4-1-2

视频4-1-1，视频4-1-2　动脉瘤内前向血流缓慢，血流状态为涡流。

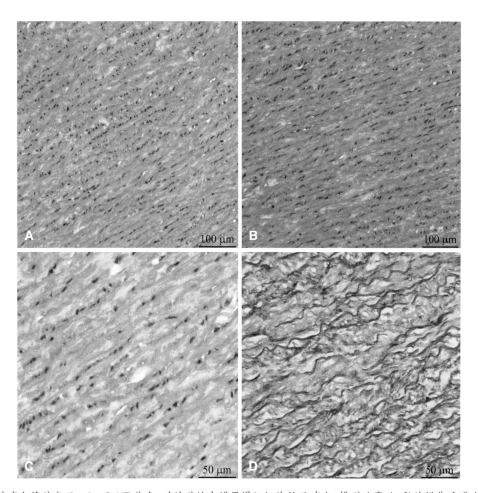

图 4-1-4　动脉瘤血管壁病理。A～C.HE 染色,动脉壁中的中膜平滑肌细胞数目减少,排列略紊乱,黏液样基质增多;D.弹力染色显示弹力纤维断裂、变平。

三、临床问题与影像

(一)临床表现

大多数未破裂动脉瘤患者通常无症状,大多为偶然发现的。部分患者可有慢性隐约的腹部疼痛,或自觉腹部搏动性肿块。AAA 瘤体较大时可压迫肠道引起腹胀、呕吐或排便不适等消化道症状。AAA 压迫输尿管可导致肾积水(图 4-1-5),下腔静脉受压者(图 4-1-6)可引起下肢肿胀等下肢静脉高压症状,这两种情况较常见于炎性动脉瘤患者。急性严重腰部疼痛预示 AAA 即将破裂或破裂。

(二)分型与诊断

1. **AAA 分型**　AAA 依据与肾动脉的关系分为肾上型、肾型及肾下型。①肾上型:AAA 累及肾动脉开口或以上;②肾型:AAA 位于肾动脉以下 15 mm 以内者;③肾下型:AAA 位于肾动脉下方 15 mm 以上者。

其中肾下型 AAA 占 95% 以上。肾下型 AAA 按照三型五分法继续分类,即根据近、远段瘤颈长度分为三型。①Ⅰ型:近段瘤颈(瘤体上缘至肾动脉开口水平)长度≥15 mm,远段瘤颈(瘤体下缘至主动脉分叉)长度≥10 mm;②Ⅱ型:近段瘤颈长度≥15 mm,远段瘤颈长度<10 mm 或瘤体侵及髂总动脉;③Ⅲ型:近段瘤颈长度<15 mm,或无论其长度如何,瘤颈扭曲成角超过60°。在此基础上根据瘤体远段累及范围不同,再将Ⅱ型分为 3 个亚型。①ⅡA 型:瘤体尚未累及髂总动脉;②ⅡB 型:瘤体累及部分髂总动脉;③ⅡC 型:瘤体累及髂总动脉全长。详细的分型有助于不同手术方式及腔内修复器材的选择。

2. **AAA 诊断**　当腹主动脉管径超过 30 mm 或者正常管径的 1.5 倍时即可诊断为 AAA,诊断手段主要包括超声、CTA 以及 MRA。CTA 是诊断 AAA 的首选检查方法,空间分辨率高,成像速度快,单次扫描所获得的信息量较大,能够对动脉瘤的测量进行细化(见附表

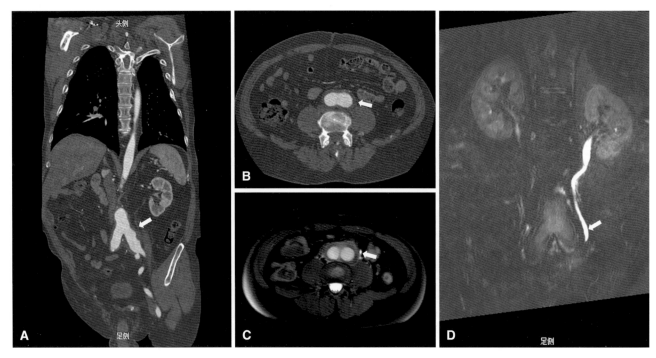

图4-1-5　炎性髂动脉瘤压迫左侧输尿管。左侧输尿管近段扩张积水。A、B.主动脉CTA显示腹主动脉远段及左髂动脉管腔扩张，管壁增厚，与邻近的左输尿管分界不清（箭）；C、D.MRU显示左输尿管受压（C,箭），近段输尿管扩张积水（D,箭）。

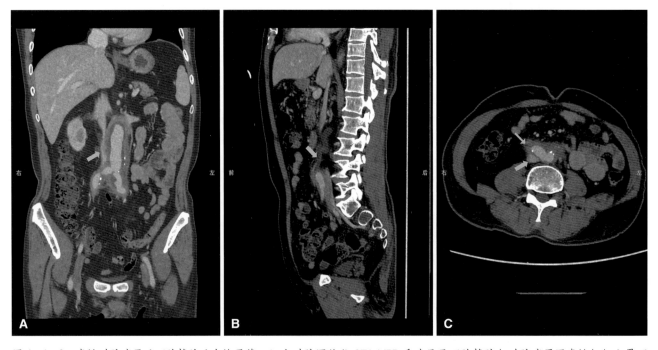

图4-1-6　炎性动脉瘤累及下腔静脉及右输尿管。A.主动脉冠状位CTA MPR重建显示下腔静脉与动脉瘤周围炎性组织分界不清，管腔受压狭窄（箭）；B.输尿管中段与动脉瘤周围炎性组织分界不清且被包裹，近段输尿管扩张积水（箭）；C.输尿管、下腔静脉与动脉瘤之间脂肪间隙消失，被炎性组织粘连在一起。

腹主动脉瘤CTA测量方法及结构化报告）。动脉瘤血流速度慢，瘤体容积大，CTA扫描时应当增加对比剂输注时间，触发时间延迟，以保证对比剂充分充盈；另外对于瘤壁增厚的病例建议进行延迟扫描，以明确病变位置（壁内或壁外）及性质。AAA往往合并冠心病或升主动脉瘤，因此可选择心电门控扫描，减少心脏运动伪影。

（三）随诊策略

AAA 诊断与治疗中国专家共识推荐：对初次检查腹主动脉直径在 2.5～3.0cm 者，推荐 10 年复查 1 次；直径在 3.0～3.9cm 者，推荐 3 年复查 1 次；直径在 4.0～4.9cm（女性）或者 4.0～4.4cm（男性）者，推荐 12 个月复查 1 次；直径大于 5.0cm（男性）或者大于 4.5cm（女性）者，至少 6 个月内进行复查，并推荐尽快接受手术评估。对于有高血压、高龄、慢性哮喘和咳嗽等高危因素的患者应该缩短复查间隔，适当增加复查频率。

CTA 为 AAA 复查的首选检查方法，可以测量 AAA 的最大直径、面积、体积、瘤壁厚度、瘤颈的长度以及 AAA 对主要分支动脉的影响等，还可以观察血栓内是否出血、钙化的管壁是否完整等 AAA 先兆破裂征象。MRI 也可以替代 CTA 用于 AAA 的随访，其优势在于无辐射，除了观察 AAA 径线的变化外，还可以分析管壁的顺应性，鉴别附壁血栓以及管壁增厚的其他情况（图 4-1-7）。

（四）动脉瘤先兆破裂影像征象

未破裂的动脉瘤出现以下征象提示动脉瘤不稳定，近期破裂风险较高。①动脉瘤管径快速增加：每年增加≥1cm；②血栓/管径比值：伴随 AAA 内径的增大而下降；③管壁环状钙化不完整（图 4-1-8A）；④动脉瘤周围新月征（图 4-1-8B）。更多详细内容参考第五章第三节主动脉瘤破裂。

（五）AAA 周围炎

AAA 周围炎与 AAA 的关系并不清楚，临床观察中发现部分病例在 AAA 基础上发生（图 4-1-9），认为是因动脉瘤壁的炎性反应刺激而出现的主动脉外膜的炎症反应及纤维化；部分病例发现时即存在 AAA 和血管周围炎。对 AAA 合并血管周围炎的明确诊断对于综合治疗至关重要。

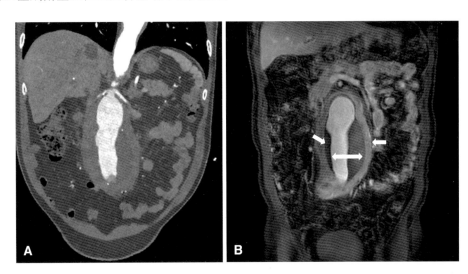

图 4-1-7　AAA 附壁血栓伴主动脉周围炎。A.主动脉 CTA 显示 AAA 瘤壁增厚，密度不均匀；B.主动脉 MRI 增强显示内层无强化的为血栓（双箭），外层强化部分为动脉瘤周围炎性病变（单箭）。

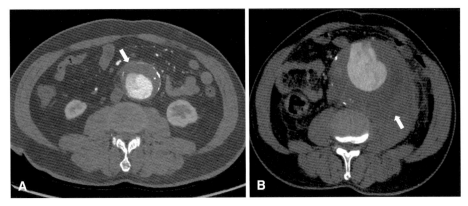

图 4-1-8　AAA 破裂先兆。A.腹主动脉钙化环不完整（箭），管壁周围可见渗出；B.血栓内出现新月形高密度影（箭），提示血栓内血肿形成可能；瘤体与左侧腰大肌脂肪间隙消失。

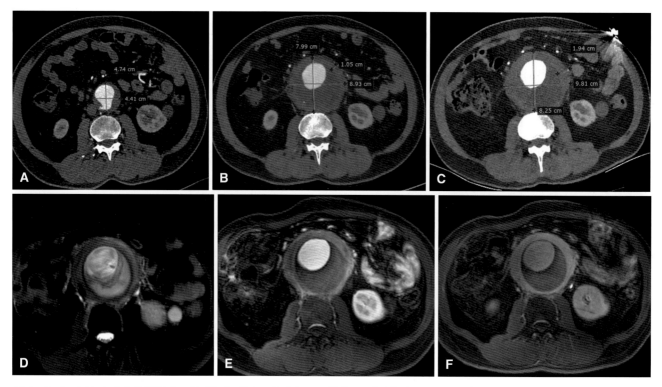

图 4-1-9 AAA 合并血管周围炎。男,62 岁,腹痛 5 个月余。A.首次 CT 增强检查显示 AAA,瘤体直径约 4.5 cm;B.3 年后复查 AAA 外径约 8.3 cm,腔内见低密度血栓,血管周围出现炎性纤维组织;C.4 年后复查 AAA 外径约 9 cm,管壁周围炎性纤维组织增厚;D～F.4 年后 MRI 增强清晰显示增厚瘤壁不同成分(腔内新月形无强化部分为血栓,周围强化部分为炎性纤维组织)。

(六) 自然病程

大多数 AAA 直径随时间进一步增大。AAA 的瘤体增大平均为 0.26 cm/年,较大的瘤体增长速度较快,为 0.5 cm/年。瘤体越大,直径增长速度越快,发生破裂的可能性越大。虽然目前报道的破裂风险结果不一致,但初始瘤体>5.5 cm,其破裂风险明显增加。对于直径>5.0 cm 的 AAA,其 5 年内破裂风险为 25%～40%;直径 4.0～5.0 cm 的 AAA,5 年内破裂风险为 1%～7%。

(七) 治疗策略及其并发症

1. 非手术治疗 戒烟能有效降低 AAA 直径的增长速度。β 受体阻滞剂也能降低 AAA 的进展。此外,也有研究报道他汀类药物、多西环素、罗红霉素、血管紧张素转换酶抑制剂(ACEI)或血管紧张素受体阻滞剂(ARB)可以有效减缓 AAA 增长速度,降低破裂风险。

2. 手术治疗 国外指南建议 AAA 最大径>5.0 cm(女性)或者 5.5 cm(男性),需要行手术治疗。国内推荐手术适应证为男性 AAA 直径>5.0 cm,女性直径>4.5 cm。除此之外,AAA 最大径的增长速度>1 cm/年、出现突发的疼痛、出现因瘤腔血栓脱落引起栓塞症状也都是手术指征。手术治疗主要包括开放手术和覆膜支架腔内修复(endovascular abdominal aortic repair, EVAR)。对于不能承受开放手术高风险的患者如不稳定性心绞痛、心力衰竭等,可以考虑行 EVAR。但同时需要满足行 EVAR 指征,如瘤颈内径 19～32 mm,瘤颈长度最小为 10 mm,瘤颈内没有大量的血栓,支架远段的锚定区长度为 15 mm,直径为 8～25 mm,AAA 瘤角小于 60°。EVAR 常应用于肾下型 AAA。

3. 并发症 AAA 开放手术长期随访的并发症包括吻合口假性动脉瘤形成、移植物闭塞、移植物感染以及主动脉-肠瘘。EVAR 术后主要并发症包括内漏、移植物毁损/移位、移植物闭塞和感染(图 4-1-10)等。内漏会导致瘤腔内压力升高,致动脉瘤进一步扩张甚至破裂。AAA EVAR 术后内漏可分为 5 种类型:①Ⅰ型内漏指血流自支架近段或远段锚定区或者髂血管支架与血管壁之间进入瘤腔(图 4-1-11),Ⅰ型内漏引起的瘤腔内压力较高,容易导致瘤体破裂;②Ⅱ型内漏指血液经内脏和(或)腰动脉分支逆行进入动脉瘤腔,发生率约 20%～40%(图 4-1-12);③Ⅲ型内漏:支架血管破损或移植物接口断裂(图 4-1-13);④Ⅳ型内漏指由于

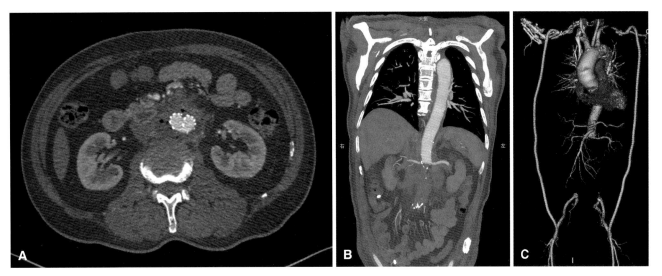

图 4-1-10 EVAR 术后感染。男,69 岁,腹主动脉 EVAR 术后 2 年,腹痛、发热 2 周,行主动脉 CTA 检查。A. 支架周围多发软组织密度影,内见多发气泡影;B、C. 腹主动脉支架取出＋双侧腋-股动脉转流术后,肾动脉以远腹主动脉、双侧髂主动脉及支架全部切除,解剖外血管移植转流。

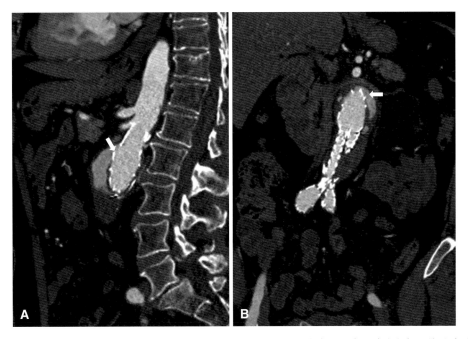

图 4-1-11 EVAR 术后 I 型内漏。腹主动脉矢状位(A)及冠状位 CTA MPR(B)重建显示腹主动脉支架隔绝的瘤腔内见高密度对比剂,瘤腔经支架近段与主动脉腔相通(箭)。

移植物通透性增加引起的血液渗漏;⑤ V 型内漏是指影像学未发现渗漏的动脉瘤持续扩张。对于 I 型和 III 型内漏,由于内漏直接与主动脉相交通,建议行球囊扩张或植入额外的腔内移植物;对于介入手段无法解决的严重的 I 型和 III 型内漏,建议开放手术。多数 II 型内漏可以随时间延长瘤腔内自行血栓化而封闭;IV 型、V 型内

漏如果持续存在并加重,可采取开放手术。

EVAR 术后移植物感染是非常严重的并发症,发生率约为 0.5%～1%。对于多数腹主动脉移植物感染者,应在充分抗感染的基础上,行外科手术取出感染支架移植物、局部彻底清创,同时行解剖外旁路移植手术。

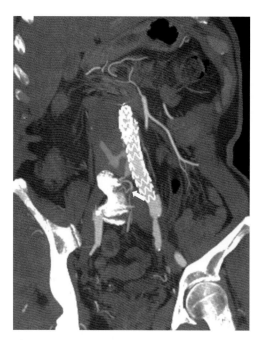

图 4-1-12　EVAR 术后 Ⅱ 型内漏。主动脉 CTA MIP 重建显示支架外隔绝的瘤腔内高密度对比剂与盆腔内血管分支相通(箭)。

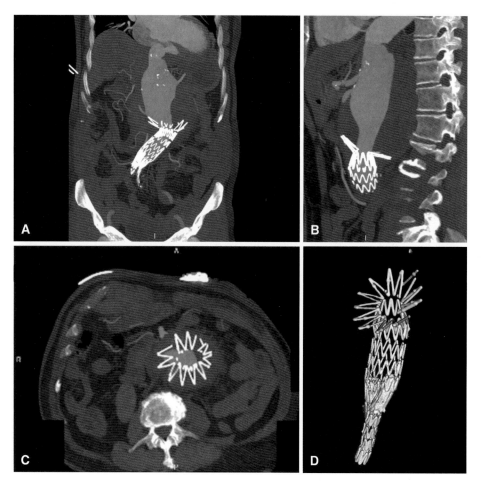

图 4-1-13　EVAR 术后 Ⅲ 型内漏。A～C.主动脉冠状位(A)、矢状位(B)、横轴位(C) CTA MPR 显示支架近节开裂成伞状,锚定区动脉瘤形成;D. VR 重建显示支架近节开裂。

（八）术后随访

对于所有 AAA 术后患者均应进行长期监测，以便及时发现术后并发症。CTA 是术后首选随访检查手段。推荐在 EVAR 后 30 天行 CTA 检查，如果无内漏或瘤体稳定，转为每年 1 次超声检查，每 5 年 1 次 CTA 检查；如果首次随访存在内漏或瘤体增大，应在术后第 6 个月进行 CTA 检查，对无内漏或瘤体增大者可接受之后每年 1 次超声检查和每 5 年 1 次 CTA 检查，对持续性内漏或瘤体增大者应择期二次手术。

四、影像鉴别诊断及误诊原因分析

1. 动脉瘤壁增厚的相关疾病鉴别 动脉瘤常合并附壁血栓，部分病例可有血管周围炎的存在，都表现为血管壁的增厚，对于增厚组织的鉴别诊断请参考第五章第二节。

2. 动脉瘤影像误诊原因分析 CTA 诊断动脉瘤相对敏感，但是在临床工作中，仍可能出现细节征象的误诊。动脉瘤管腔内为涡流，血流速度缓慢，造成管腔充盈不佳，容易将血流伪影误诊为血栓或内膜片（图 4-1-14）。炎性动脉瘤的管壁增厚在 CTA 上强化幅度相对较低，易误诊为附壁血栓，MRI 的高组织分辨率可以鉴别血栓与其他软组织（图 4-1-7）。

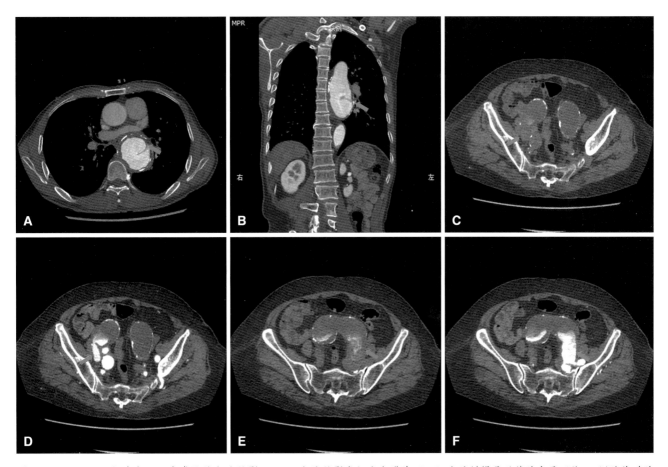

图 4-1-14 AAA 主动脉 CTA 中常见的血流伪影。A、B.血流伪影类似为内膜片；C、D.血流缓慢导致管腔充盈不佳，双侧髂总动脉类似血栓闭塞，延迟期(D)右髂内、外动脉显影(箭)，左髂动脉闭塞；E、F.AAA 累及双侧髂血管，动脉期双侧髂总动脉内低密度附壁血栓形成，延迟期(F)左髂动脉管腔完全显影，提示动脉期低密度为血流伪影(箭)。

附：腹主动脉瘤CTA测量方法及结构化报告

腹主动脉:有/无;**分型:**(肾动脉上型/肾动脉旁型/近肾动脉型/肾动脉下型动脉瘤)

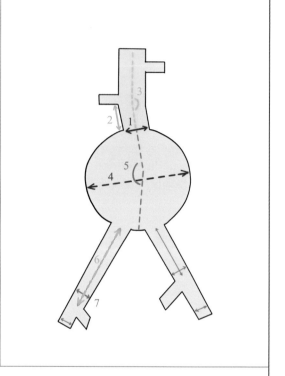

（一）主动脉颈 Aortic neck 评估

● 形态(颈型):(直型、锥形、成角、倒锥形、膨隆、短径)

● 钙化与血栓(颈性):有无;程度(厚度>2 mm;或>50%的周壁受累为重度)

1. 直径(颈径):(　)mm(颈径<28 mm/32 mm 适合腔内修复)

2. 长度(颈长):(　)mm(≥15 mm 适合腔内修复)

3. 角度(颈角):(　)°(>150°适合腔内修复术;<120°不适于 EVAR)

（二）动脉瘤体 Aortic aneurysm 评估

4. 最大外径:(　)mm(男性真性 AAA≥5.5 cm;女性≥5 cm 建议手术修复)

5. 瘤角:(　)°(角度越小腔内修复越困难)

● 分支血管:(副肾动脉、肾动脉、肠系膜下动脉)

● 附壁血栓与钙化

（三）髂动脉评估

● 髂动脉是否受累(>22 mm 为受累)

● 狭窄与闭塞;过度迂曲

6. 长度(　)mm(长度>3 cm 是理想长度)

7. 直径(　)mm(直径>7 mm 是理想直径)

相关严重并发症

主动脉瘤破裂征象(无/有)(主动脉旁脂肪间隙浑浊;腹膜后血肿;主动脉瘤周围腹膜后血肿;对比剂外溢)

主动脉瘤先兆破裂征象(无/有)(高密度新月征;内膜钙化局部不连续;切线钙化征;主动脉披挂征)

非相关严重并发症:略

其他异常发现(包括但不限于以下内容,仅描述阳性表现):略

（李　瑛　关文华）

参考文献

［1］Anagnostakos J Lal BK, Abdominal aortic aneurysms ［J］. Prog Cardiovasc Dis, 2021, 65:34 - 43.

［2］Carpenter JP, Baum RA, Barker CF, et al. Impact of exclusion criteria on patient selection for endovascular abdominal aortic aneurysm repair ［J］. J Vasc Surg, 2001, 34:1050 - 1054.

［3］Davis FM, Daugherty A, Lu HS. Updates of recent aortic aneurysm research ［J］. Arterioscler Thromb Vasc Biol, 2019, 39:e83 - e90.

［4］Golledge J. Abdominal aortic aneurysm: update on pathogenesis and medical treatments ［J］. Nat Rev Cardiol, 2019, 16:225 - 242.

［5］Guo DC, Papke CL, He R, et al. Pathogenesis of thoracic and abdominal aortic aneurysms ［J］. Ann N Y Acad Sci, 2006, 1085:339 - 352.

［6］Hirsch AT, Haskal ZJ, Hertzer NR, et al. ACC/AHA 2005 Practice Guidelines for the management of patients with peripheral arterial disease (lower extremity, renal, mesenteric, and abdominal aortic): a collaborative report from the American Association for Vascular Surgery/Society for Vascular Surgery, Society for Cardiovascular Angiography and Interventions, Society for Vascular Medicine and Biology, Society of Interventional Radiology, and the ACC/AHA Task Force on Practice Guidelines (Writing Committee to Develop Guidelines for the Management of Patients With Peripheral Arterial Disease): endorsed by the American Association of Cardiovascular and Pulmonary Rehabilitation; National

Heart, Lung, and Blood Institute; Society for Vascular Nursing; TransAtlantic Inter-Society Consensus; and Vascular Disease Foundation [J]. Circulation, 2006,113: e463 – 654.

[7] Hirsch AT, Haskal ZJ, Hertzer NR, et al. ACC/AHA Guidelines for the Management of Patients with Peripheral Arterial Disease (lower extremity, renal, mesenteric, and abdominal aortic): a collaborative report from the American Associations for Vascular Surgery/ Society for Vascular Surgery, Society for Cardiovascular Angiography and Interventions, Society for Vascular Medicine and Biology, Society of Interventional Radiology, and the ACC/AHA Task Force on Practice Guidelines (writing committee to develop guidelines for the management of patients with peripheral arterial disease) — summary of recommendations [J]. J Vasc Interv Radiol, 2006,17:1383 – 1397; quiz 1398.

[8] Ilyas S, Shaida N, Thakor AS, et al. Endovascular aneurysm repair (EVAR) follow-up imaging: the assessment and treatment of common postoperative complications [J]. Clin Radiol, 2015,70:183 – 196.

[9] Isselbacher EM, Preventza O, Hamilton Black J, et al. 2022 ACC/AHA Guideline for the Diagnosis and Management of Aortic Disease: A Report of the American Heart Association/American College of Cardiology Joint Committee on Clinical Practice Guidelines [J]. Circulation, 2022,146:e334 – e482.

[10] Klink A, Hyafil F, Rudd J, et al. Diagnostic and therapeutic strategies for small abdominal aortic aneurysms [J]. Nat Rev Cardiol, 2011,8:338 – 347.

[11] Lancaster EM, Gologorsky R, Hull MM, et al. The natural history of large abdominal aortic aneurysms in patients without timely repair [J]. J Vasc Surg, 2022, 75:109 – 117.

[12] Moxon JV, Parr A, Emeto TI, et al. Diagnosis and monitoring of abdominal aortic aneurysm: current status and future prospects [J]. Curr Probl Cardiol, 2010, 35: 512 – 548.

[13] Nordon IM, Hinchliffe RJ, Loftus IM, et al. Pathophysiology and epidemiology of abdominal aortic aneurysms [J]. Nat Rev Cardiol, 2011,8:92 – 102.

[14] Qiu Y, Wang J, Zhao J, et al. Association Between Blood Flow Pattern and Rupture Risk of Abdominal Aortic Aneurysm Based on Computational Fluid Dynamics [J]. Eur J Vasc Endovasc Surg, 2022,64:155 – 164.

[15] Rooke TW, Hirsch AT, Misra S, et al. 2011 ACCF/ AHA focused update of the guideline for the management of patients with peripheral artery disease (updating the 2005 guideline): a report of the American College of Cardiology Foundation/American Heart Association Task Force on Practice Guidelines: developed in collaboration with the Society for Cardiovascular Angiography and Interventions, Society of Interventional Radiology, Society for Vascular Medicine, and Society for Vascular Surgery [J]. Catheter Cardiovasc Interv, 2012,79:501 – 531.

[16] Sakalihasan N, Limet R Defawe OD. Abdominal aortic aneurysm [J]. Lancet, 2005,365:1577 – 1589.

[17] Sakalihasan N, Michel JB, Katsargyris A, et al. Abdominal aortic aneurysms. Nat Rev Dis Primers, 2018,4:34.

[18] Sun ZH. Abdominal aortic aneurysm: Treatment options, image visualizations and follow-up procedures [J]. J Geriatr Cardiol, 2012,9:49 – 60.

[19] Wanhainen A, Verzini F, Van Herzeele I, et al. Editor's Choice-European Society for Vascular Surgery (ESVS) 2019 Clinical Practice Guidelines on the Management of Abdominal Aorto-iliac Artery Aneurysms [J]. Eur J Vasc Endovasc Surg, 2019,57:8 – 93.

[20] Zambrano BA, Gharahi H, Lim C, et al. Association of Intraluminal Thrombus, Hemodynamic Forces, and Abdominal Aortic Aneurysm Expansion Using Longitudinal CT Images [J]. Ann Biomed Eng, 2016,44:1502 – 1514.

第二节　结缔组织病相关动脉瘤

典型病例

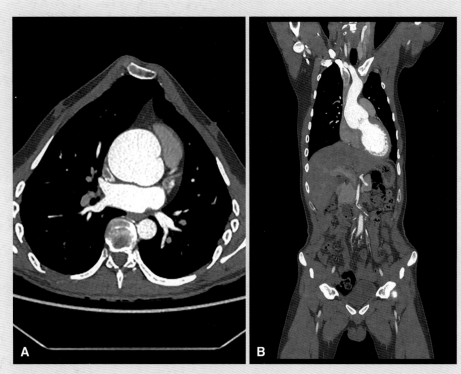

图 4-2-1　马方综合征主动脉受累。男,23 岁,活动后胸闷半年。A.胸廓畸形,胸廓前后径明显增加,主动脉根部扩张;B.患者皮下脂肪稀少,肢体细长,主动脉瓣环、主动脉窦及升主动脉扩张,窦管交界消失,呈"蒜头"样改变。

病情简介

患者,男,23 岁,活动后胸闷半年就诊,体检发现"晶状体脱位",心肺听诊无异常。

影像诊断及征象分析

1. 影像诊断　主动脉根部瘤、结缔组织病相关动脉瘤、马方综合征(Marfan syndrome, MFS)。

2. 征象分析

(1) 图 4-2-1A 示胸廓畸形,鸡胸。

(2) 图 4-2-1B 示患者皮下脂肪稀少,肢体细长。

(3) 图 4-2-1A 示主动脉根部扩张;图 4-2-1B 示主动脉瓣环、主动脉窦及升主动脉扩张,窦管

交界消失,呈"蒜头"样改变。

治疗与结局

全麻行主动脉根部置换(Bentall 手术),术后给予强心、利尿、补钾、调整心率、抗凝、抗炎等治疗,患者恢复良好。

临床特点

结缔组织病相关动脉瘤常多系统受累,以心血管及骨骼肌肉系统常见,患者症状取决于年龄及并发的心血管异常。多数患者预后较差,在中青年死于心血管并发症。手术治疗可以提高结缔组织病相关动脉瘤患者的预期寿命。

一、病因与发病机制

结缔组织病相关动脉瘤是一系列遗传综合征的血管表型,主要包括 MFS、埃勒斯-当洛斯综合征(Ehlers-Danlos syndrome,EDS)、洛伊-迪茨综合征(Loeys-Dietz syndrome,LDS),它们多为常染色体显性遗传,EDS 也可有常染色体隐性遗传,3 种综合征的特征非常相似。

MFS 是由纤维蛋白原 1(FBN1)或者 *TGFBR2* 基因缺陷引起的,因为 *FBN1* 缺陷而导致的 MFS 被命名为 MFS1 型,因为 *TGFBR2* 基因缺陷的患者被命名为 MFS2 型。*FBN1* 基因编码糖蛋白类 FBN1 多聚化成微纤维,弹性蛋白原形成弹性组织。FBN1 也通过黏附转化生长因子 β(TGF-β)的受体,使之灭活,从而抑制细胞生长、分化和细胞外基质的形成。MFS 的特征是所有的 FBN1 产物显著减少。有缺陷的和减少的 FBN1 导致 *TGFBR2* 的有效活化,导致抑制细胞生长、分化,以及细胞外基质形成。

EDS 多为常染色体显性遗传,也有常染色体隐性遗传。国际上将 EDS 分为 9 种类型,各型遗传方式不完全相同,预后也不一样。其中Ⅳ型即血管型,又名Ⅳ肢体早衰型、瘀斑型,罕见,遗传学及分子诊断具有遗传多样性,通过成纤维细胞培养可以确诊。该型患者 2 号染色体长臂基因缺陷、*COL3A1* 基因缺陷,导致Ⅲ型胶原蛋白合成异常。

LDS 根据突变基因不同可分为 5 型,包括 LDS-1-transforming growth factor beta-receptor 1(*TGFβR1*)、LDS-2-transforming growth factor beta-receptor 2(*TGFβR2*)、LDS-3-mothers against decapentaplegic homolog(*SMAD-3*)、LDS-4-transforming growth factor beta-2 ligand(*TGFβ2*)和 LDS-5-transforming growth factor beta-3 ligand(*TGFβ3*)。这 5 个基因都参与了相同的细胞信号通路-转化生长因子 β(TGF-β)通路。这个通路控制着生长发育过程中的细胞功能,它有助于细胞外基质的发育,细胞外基质是连接细胞的蛋白质和其他分子的网络。突变基因发生蛋白质断裂,使这个通路无法正常工作,临床表型为 LDS。

二、病理解剖结构异常与血流动力学改变

MFS 血管的病理变化主要为微纤维蛋白减少。微纤维蛋白通过弹力层与附近的内皮细胞和平滑肌细胞相连,有助于结构完整,以及协调血管壁的收缩和弹性张力。微纤维蛋白异常导致弹性纤维断裂和弹性组织内环境的损害。微纤维蛋白功能障碍引起结构的分裂和脉管结缔组织弹性组织离解,主动脉壁出现弹力纤维减少、变性和断裂,导致管壁平滑肌破坏和胶原纤维增生,由于长期的血流冲击,升主动脉较易形成梭形或囊状扩张,可内膜撕裂形成夹层(图 4-2-2),主动脉窦部可呈典型蒜头样扩张(图 4-2-1)。

EDS 血管的病理表现为血管壁弹力纤维减少,肌层分离,在血流冲击下容易形成动脉瘤,动脉瘤发生的部位主要在腹部血管,占 50% 以上,其他基本分布在颈部和四肢。由于血管壁弹力纤维减少,质地变脆,动脉瘤容易破裂。

LDS 血管的病理表现主要为细胞外基质分解增加导致主动脉中层异常,胶原沉积增加,主动脉易扩张,形成动脉瘤以及主动脉夹层(图 4-2-3)。

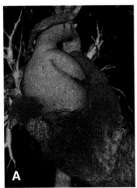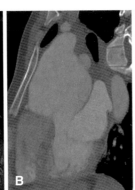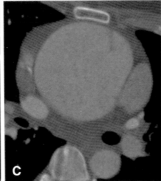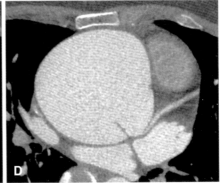

图 4-2-2 马方综合征。男,27 岁。因活动后喘憋 2 周,加重 1 天来院,超声提示主动脉根部瘤,主动脉瓣重度反流,左心功能不全。主动脉 CTA 示主动脉根部瘤,呈囊状扩张(A、B),升主动脉夹层形成,可见内膜片及大破口(C),根部动脉瘤明显扩张,压迫左主干开口,左主干开口受压狭窄(D)。

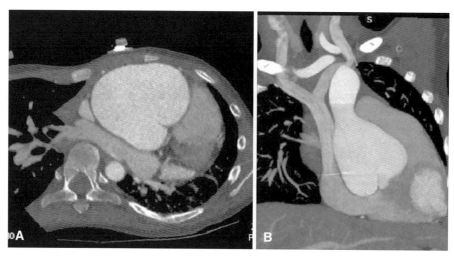

图 4-2-3　Loeys-Dietz 综合征。8 岁女童,5 年前因反复呼吸道感染体检时发现心脏杂音,超声提示房间隔缺损、动脉导管未闭,行房间隔缺损、动脉导管未闭封堵术,手术效果满意。术后每年复查提示主动脉瓣反流逐渐加重,术后 5 年复查超声提示主动脉窦瘤样扩张,主动脉瓣重度反流。胸主动脉 CTA 显示主动脉根部瘤(A、B),同时可见胸廓前后径缩短,呈漏斗胸改变。

三、临床问题与影像

(一) 临床表现

MFS 影响多个系统,临床表现有很大差异,最明显的特点为骨骼异常,主要表现为肢体细长,双手双足指、趾细长,形似蜘蛛足样指(趾),关节韧带松弛,脊柱畸形等(图 4-2-1)。累及心血管系统可出现主动脉环扩张、伴有或不伴有主动脉瓣关闭不全、主动脉瘤、主动脉夹层、主动脉壁间血肿、二尖瓣脱垂和肺动脉扩张(图 4-2-2)。

主动脉根部中度或重度扩张时可出现活动后呼吸困难、胸痛等症状,继发心力衰竭时表现为心慌、气短、乏力,如果发生主动脉夹层会突发剧烈胸背疼痛(图 4-2-4),合并主动脉瓣二瓣畸形的患者查体可闻及主动脉瓣区收缩期与舒张期杂音、脉压增大等。累及眼部可出现晶状体半脱位、视网膜脱离、角膜扁平、继发青光眼、白内障等,患者均有不同程度视力障碍,主要表现为高度近视、斜视、虹膜水平震颤。其他改变包括肺部和皮肤改变:肺部改变主要包括先天性肺部发育异常,患者易患脓胸、肺脓肿、气胸等(图 4-2-5);皮肤改变主要包括胸腹及臀部膨胀性萎缩纹、皮下脂肪稀少、肌营养不良等(图 4-2-1)。

EDS 男性发病率多于女性,临床表现以皮肤牵张和弹力过度(特殊面容)、皮肤与血管脆性增加(反复血肿)、关节活动过度(四肢病变)为特征,受伤后不易愈合,伴有肠道、血管病变。血管病变主要发生在腹部血管,占 50% 以上,腹部各个部位血管都可以发生,但主要发生在中等直径的血管,其他基本分布在颈部和四肢。

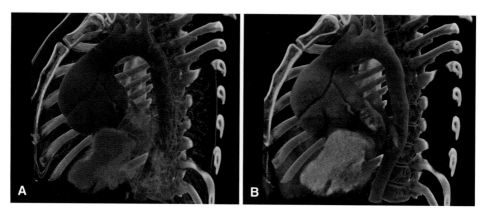

图 4-2-4　MFS。男,22 岁,胸闷、憋气并咳嗽、咳痰。主动脉 CTA 示主动脉根部瘤,合并 Stanford A 型主动脉夹层(A、B)。

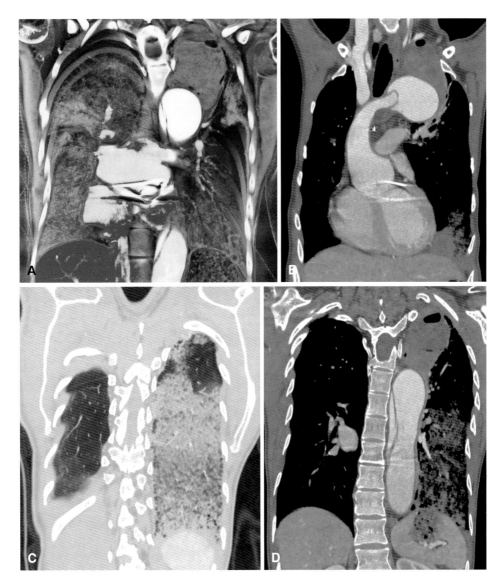

图 4-2-5　MFS。男，29 岁，突然剧烈胸背痛半天，自幼胸廓畸形，有气胸史。主动脉 CTA 示主动脉根部瘤，合并 Stanford B 型主动脉夹层（A、B），左肺可见感染及脓胸形成（C、D）。

LDS 临床表现多样（图 4-2-6），累及骨骼肌肉系统表现类似于马方综合征，特征性表现为鸡胸/漏斗胸、脊柱侧弯、关节松弛、先天性马蹄足内翻畸形、颈椎畸形/不稳定，蜘蛛指（趾）仅见于少数患者。头皮面部受累最典型特征为眼距增宽及悬雍垂/腭裂，其他特征包括头颅畸形、长头畸形（矢状缝早闭引起，最常见）、短头畸形（由冠状缝早闭引起）、三角头畸形（额状缝早闭则引起）；眼部特有体征为蓝色或灰暗色巩膜，斜视、弱视相对多见；其他表现包括颧骨扁平/回缩、颌下腺/下颌下腺囊肿、牙釉质发育不良、咬合不正等。皮肤改变包括皮肤松弛、变薄，皮下静脉清晰可见，皮肤易破损，损伤后愈合不良伴广泛萎缩性瘢痕以及皮纹或面部粟粒疹。心血管系统受累最主要的表现为快速进展的主动脉瘤或夹层，不局限于主动脉根部，可累及整个主动脉，以主动脉的主要分支处及颅内动脉常见。特有体征为动脉迂曲，常发生于颈动脉系统及颅内动脉。LDS 患者先天性心脏病发生率高，常见的为二叶式主动脉瓣、房间隔缺损和动脉导管未闭，常合并二尖瓣反流、心房颤动，无主动脉瓣狭窄及高血压的情况下出现左心室向心性肥厚和左心室收缩功能不全等。典型的 LDS 三联征包括主动瘤或动脉迂曲、眼距过宽、腭裂/悬雍垂裂（图 4-2-7），综合考虑临床表现、家族史及基因检测的结果可做出诊断。

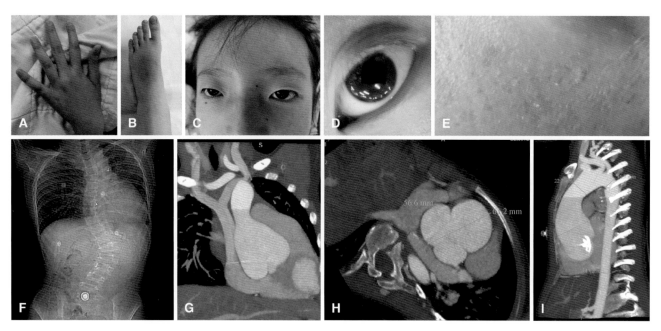

图 4-2-6 Loeys-Dietz 综合征。与图 4-2-3 为同一患者。查体发现漏斗胸、脊柱侧弯、蜘蛛指/趾（A、B）、下肢关节韧带松弛、散光约 170°、眼距宽、灰暗色巩膜（C、D）、面部粟粒疹（E）。胸腹主动脉 CTA 显示脊柱侧弯（F），主动脉根部瘤（G~I）。

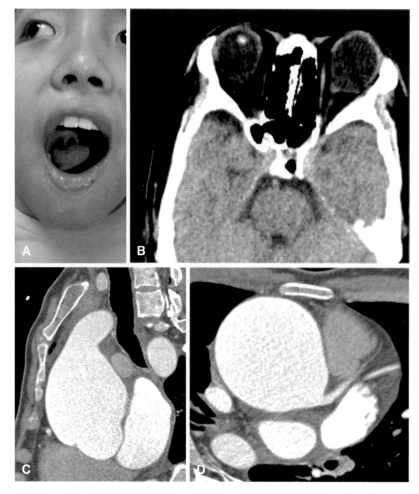

图 4-2-7 Loeys-Dietz 综合征。查体可见典型悬雍垂裂（A），头颅 CT 显示右侧晶状体脱位，左侧晶状体已摘除（B），主动脉 CTA 显示主动脉根部瘤（C、D）。

（二）诊断标准

1. MFS 诊断标准

（1）在没有家族史的情况下，主动脉根部瘤合并晶状体脱位，或 *FBN1* 突变，或系统性评分≥7 分，或同时存在晶状体脱位及已知的 *FBN1* 突变导致主动脉扩张，可诊断 MFS。

（2）在有家族史的情况下，存在晶状体脱位，或全身评分≥7 分，或主动脉根部瘤（Z 评分≥平均值 2 个标准差，年龄大于 20 岁；或 Z 评分≥平均值 3 个标准差，年龄小于 20 岁），可诊断 MFS。

（3）MFS 的系统特征评分

1）手腕和拇指特征 3 分（手腕或拇指特征 1 分）。

2）隆胸畸形 2 分（漏斗胸或胸部不对称 1 分）。

3）后足畸形 2 分（扁平足 1 分）。

4）髋臼前凸 2 分。

5）上半身节段/下半身节段比例降低合并手臂长度/身高增加，无严重脊柱侧凸 1 分。

6）脊柱侧凸或胸腰椎后凸 1 分。

7）肘关节伸展受限 1 分。

8）面部特征（3/5）1 分（长头、眼球内陷、睑裂下斜、颧骨发育不全、颌后缩）。

9）气胸。

10）皮肤纹 1 分。

11）近视＞3 个屈光度 1 分。

12）二尖瓣脱垂（所有类型）1 分。

13）硬脑膜扩张 2 分。

用 1～13 号系统特征进行系统评分，最高总分得分为 20 分。1～8 号系统特征为"骨骼评分"，将 9～12 号系统特征为"非骨骼评分"。

2. EDS 诊断标准

（1）经典型

1）常染色体显性遗传。

2）主要标准

a. 皮肤牵张和萎缩性瘢痕。

b. 关节活动过度。

3）次要标准

a. 容易瘀伤。

b. 皮肤柔软、有弹性。

c. 皮肤脆性增加。

d. 软体动物样假肿瘤。

e. 皮下球状体。

f. 疝（或病史）。

g. 内眦褶。

h. 关节过度活动并发症（例如扭伤、脱位/半脱位、疼痛）。

i. 符合临床标准的一级亲属家族史。

（2）类经典型

1）常染色体隐性遗传。

2）主要标准

a. 皮肤牵张、天鹅绒般的皮肤纹理，缺乏萎缩性瘢痕。

b. 关节活动过度，伴或不伴复发性脱位。

c. 皮肤易瘀伤/自发性瘀斑。

3）次要标准

a. 足部畸形：宽足、趾短伴皮肤过多、扁平足、拇外翻。

b. 腿部水肿（无心力衰竭）。

c. 轻度近端和远端肌肉无力。

d. 轴索性多发性神经病。

e. 手、足肌肉萎缩。

f. 杂技手、杵状指、短指。

g. 阴道、子宫、直肠脱垂。

（3）血管型

1）常染色体显性遗传。

2）主要标准

a. 血管 EDS 家族史。

b. 年轻时动脉破裂。

c. 在没有已知的憩室病或其他肠道疾病的情况下自发性乙状结肠穿孔。

d. 妊娠晚期子宫破裂［无剖腹产和（或）严重围产期会阴撕裂］。

e. 在没有创伤的情况下形成颈动脉海绵窦瘘（CCSF）。

3）次要标准

a. 与创伤无关和（或）不常见部位（如脸颊和背部）的瘀伤。

b. 薄而半透明的皮肤（静脉可见度增加）。

c. 特征性的面部表现。

d. 自发性气胸。

e. 肢端早老症。

f. 马蹄内翻足。

g. 先天性髋关节脱位。

h. 小关节活动过度。

i. 肌腱和肌肉断裂。

j. 圆锥角膜。

k. 牙龈萎缩和牙龈脆弱。

l. 早发性静脉曲张(<30岁,或未生育女性)。

3. LDS诊断标准　对于没有LDS家族史的人,当满足以下两个标准时,即可进行诊断。

(1) 基因检测发现 *SMAD2*、*SMAD3*、*TGFB2*、*TGFB3*、*TGFBR1* 或 *TGFBR2* 基因存在变异,是LDS的致病性(已知会导致疾病)或可能致病性(可能导致疾病)的变异。

(2) 个人出现以下情况之一

1) 主动脉根部瘤或A型夹层。

2) LDS的特征性特征,包括血管、皮肤、骨骼和(或)颅面表现的组合。

(三) 影像学表现

1. 主动脉根部瘤　MFS和LDS都可表现为主动脉根部瘤(图4-2-6~图4-2-8),在年轻患者中常见而且发展迅速。胸腹主动脉CTA检查可以发现主动脉窦和近段升主动脉瘤样扩张,而累及升主动脉全段者少见,瘤体与正常或轻度扩张段主动脉之间分界清楚,很少显示内膜钙化或动脉粥样硬化血栓。从影像上MFS和LDS的主动脉根部瘤无法区分,但是区分MFS和LDS很重要,因为它们在治疗上存在一些差异。通常,MFS主动脉根部直径约为5cm时,考虑手术;然而,LDS主动脉根部直径为4cm时,就可能发生主动脉夹层,建议进行手术。

2. 其他部位动脉瘤　MFS、LDS和EDS都可发生全身多部位动脉瘤,MFS和LDS其他部位动脉瘤通常伴有主动脉根部瘤(图4-2-9,图4-2-10),三者中LDS主动脉迂曲程度高,伴颈动脉及颅内动脉迂曲,EDS可单独发生腹部血管动脉瘤,且易破裂,形成腹腔内血肿。

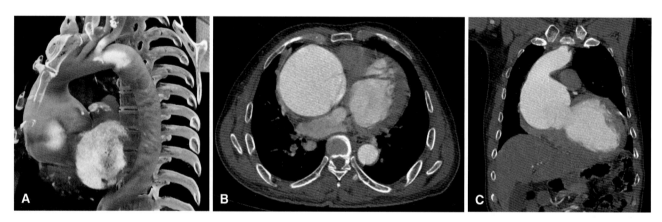

图4-2-8　MFS。男,53岁,主动脉CTA显示主动脉根部扩张,窦管交界消失,主动脉根部瘤形成(A~C)。

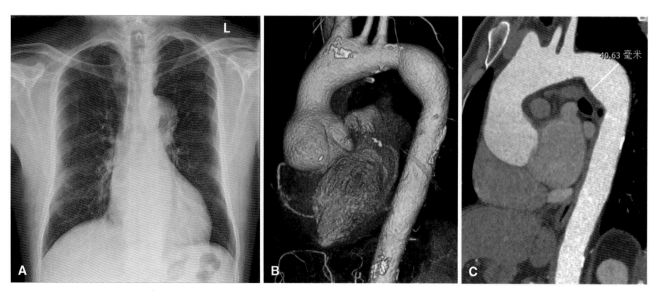

图4-2-9　MFS。男,45岁,间歇性胸闷、憋喘3个月余,加重1个月来院。后前位X线胸片显示主动脉迂曲增宽(A);VR图及MPR图显示主动脉根部瘤,升主动脉、主动脉弓降部瘤样扩张(B、C)。

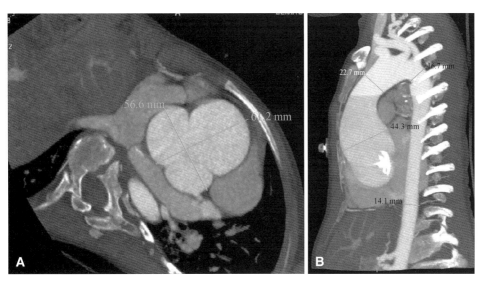

图4-2-10　Loeys-Dietz综合征。8岁女童，先天性心脏病，CTA显示主动脉根部瘤，升主动脉、主动脉弓降部扩张(A、B)。

3. **主动脉夹层**　MFS、LDS和EDS都可伴发主动脉夹层(图4-2-4，图4-2-5)。EDS由于血管质脆，最容易发生破裂，破裂后血流动力学不稳定者首先应选择腔内介入治疗。LDS较MFS夹层出现的早，成年LDS患者，如TEE测定主动脉直径(内径)超过4.2cm或CTA/MRA测定直径(外径)超过4.4cm，考虑积极的手术干预。

4. **血管外影像表现**

(1)晶状体脱位：晶状体脱位是MFS的主要表型，LDS及EDS通常没有发生晶状体脱位的风险。LDS发生晶状体脱位十分罕见，临床上很难与MFS鉴别，需要进一步进行基因检测，如晶状体脱位并FBN1突变可诊断MFS，如晶状体脱位并且SMAD2、SMAD3、TGFB2、TGFB3、TGFBR1或TGFBR2基因变异，可诊断LDS(图4-2-11)。

(2)骨骼畸形：MFS和LDS骨骼畸形表现相似，均可表现为鸡胸/漏斗胸(图4-2-1，图4-2-12)、脊柱侧弯(图4-2-12，图4-2-13)、关节松弛、先天性马蹄足内翻畸形、颈椎畸形/不稳定，LDS蜘蛛指(趾)仅见于少数患者。EDS关节活动度大，可发生脱位/半脱位，骨骼畸形主要表现为足部畸形：宽足、趾短伴皮肤过多、扁平足、跗外翻。

(3)左心室增大：更多见于MFS患者，常见于主动脉根部瘤合并主动脉关闭不全或二尖瓣脱垂的患者，临床上可出现左心衰竭的表现(图4-2-13，图4-2-14)。

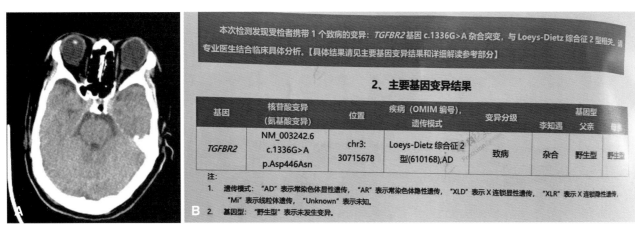

图4-2-11　Loeys-Dietz综合征。头颅CT显示右侧晶状体脱位，左侧晶状体已摘除(A)，基因检测TGFGR2基因变异(B)。

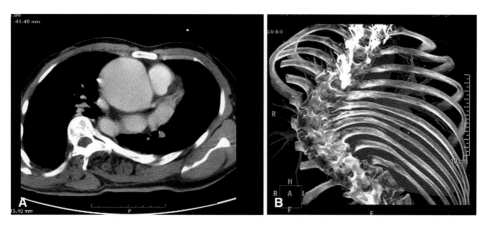

图 4-2-12 Loeys-Dietz 综合征。CT 周围像可见胸廓前后径缩短,呈漏斗胸改变伴脊柱侧弯(A);CT VR 图像可见脊柱明显侧弯畸形(B)。

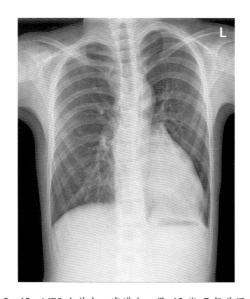

图 4-2-13 MFS 合并左心室增大。男,12 岁,7 年前因左心室进行性扩大 3 年余伴二尖瓣脱垂,诊断 MFS。后前位 X 线胸片显示心影增大,心尖向左下移位。脊柱侧弯。

(4)先天性心脏病:LDS 患者先天性心脏病发生率高,主要包括二叶式主动脉瓣、房间隔缺损、动脉导管未闭(图 4-2-6)。对于先天性心脏病儿童,如果伴有主动脉瘤、主动脉瓣关闭不全时,需除外 LDS 可能。

(四)治疗及随诊

对于 MFS 相关主动脉瘤,外科手术治疗是目前唯一的根治方法。主动脉根部的重建是预防由于功能性主动脉瓣环扩张导致主动脉夹层或主动脉根部瘤等不良心血管事件的重要措施,主要包括复合带瓣管道主动脉根部置换和保留主动脉瓣的主动脉根部重建。对于有症状且主动脉根部直径>5 cm 的患者,应行预防性手术;根部直径虽然未达到 5 cm,但每年扩张>0.5 cm 或合并主动脉瓣关闭不全时,应择期手术。对于年轻、有生育要求或妊娠妇女,根部>4 cm 的应选择保留主动脉瓣主动脉根部重建的预防性手术。若开胸后发现

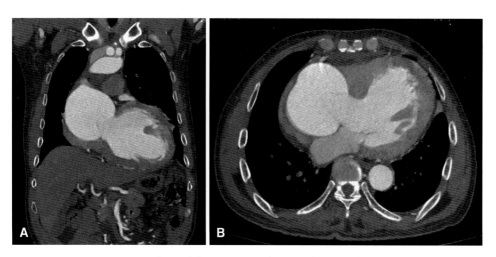

图 4-2-14 MFS。男,53 岁,主动脉 CTA 显示主动脉根部瘤形成伴左心室明显增大(A、B)。

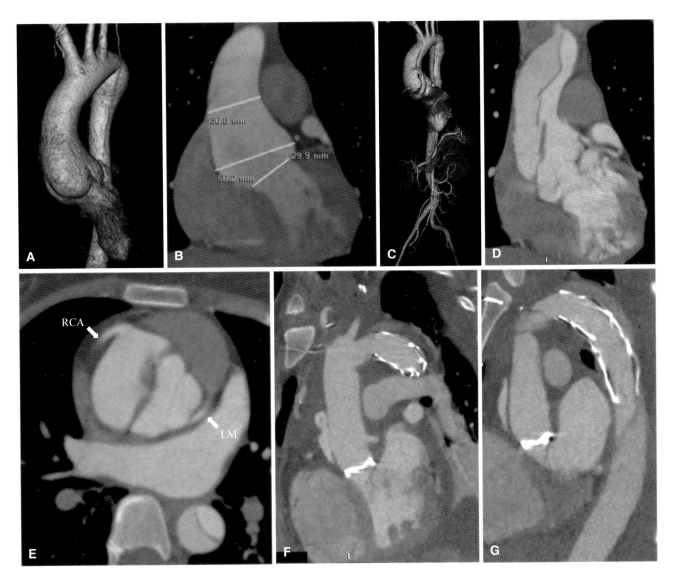

图 4-2-15　MFS。女,19 岁,初诊以活动后心慌、气短来院,主动脉 CTA 示主动脉根部瘤,瘤体与正常主动脉之间分界清楚,直径 56.2mm(A、B);4 个月后突发胸痛 12 小时急诊入院,主动脉 CTA 示 A 型主动脉夹层,累及胸降主动脉及腹主动脉(C~E);行 Bentall＋SUN'S＋冠状动脉搭桥术,术后行主动脉 CTA 随访,提示人工血管及主动脉支架通畅(F、G)。

慢性主动脉夹层累及弓部则同期行弓部置换＋支架象鼻术(图 4-2-15)。

部分 MFS 患者血管扩张,病变累及主动脉全程或者形成胸主动脉及腹主动脉单个或多发动脉瘤。手术指征为主动脉直径＞5 cm 或主动脉直径逐渐扩大,半年内直径增长＞0.5 cm。对出现动脉瘤的相应主动脉段进行置换。由于 MFS 独特的病理特点决定了患者主动脉壁的质量存在问题,在孙氏手术(SUN'S)之后或近端主动脉根部手术之后,残余的远端主动脉很容易出现继发扩张或新发动脉瘤及夹层,需要再次手术,部分患者表现为胸腹主动脉多发的动脉瘤,考虑胸腹主动脉的全程置换(图 4-2-16)。

MFS 并发主动脉夹层是患者不良预后的主要原因之一。按照 Debakey 分型,对于发生 I 型主动脉夹层的 MFS 患者,无论破口位置,只要夹层累及升主动脉或主动脉弓,一般倾向于对患者进行全主动脉弓置换;对于 II 型主动脉夹层,若夹层局限于主动脉根部或升主动脉近端则行根部置换术(图 4-2-16),若夹层累及升主动脉远端靠近头臂干或累及部分主动脉弓及弓上分支则行根部置换＋全弓置换＋支架象鼻术(图 4-2-15);对于 III 型主动脉夹层,可行直接开放手术、血管腔内治疗及二者结合的杂交手术,目前开放的全胸腹主动脉置换被认为是治疗 MFS 合并 III 型主动脉夹层的金标准(图 4-2-16)。

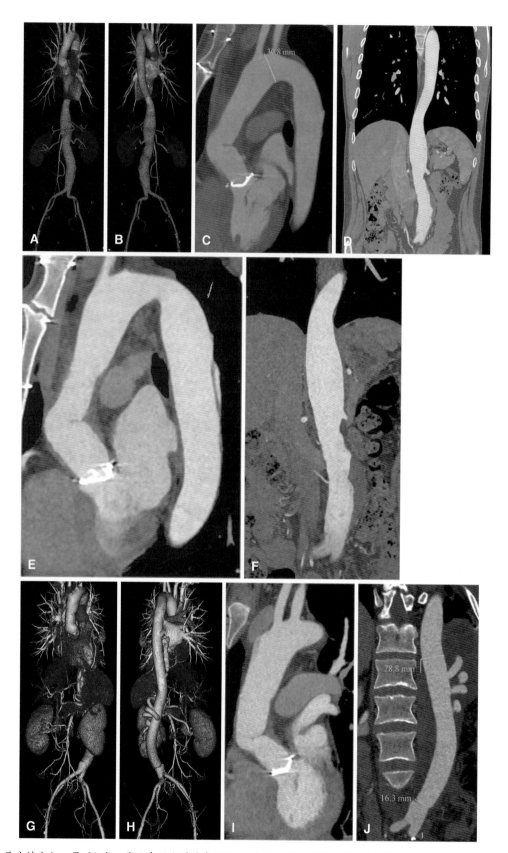

图 4-2-16 马方综合征。男,21 岁。其父亲因主动脉夹层死亡,患者曾患自发性气胸,现突发胸背痛 2 个月余就诊,主动脉 CTA 示主动脉根部瘤、腹主动脉瘤,于全麻下行 Bentall 手术(A~D)。术后每年复查发现胸腹主动脉缓慢扩张,进展为多发胸腹主动脉瘤。术后 5 年因突发胸背痛检查发现降主动脉局限性夹层(E、F),进一步行全胸腹主动脉置换术(G~J),术后恢复良好,痊愈出院。

MFS 合并二尖瓣中重度关闭不全者可经右心房、房间隔入路做二尖瓣成形；反复自发性气胸同期做肺大疱结扎。

EDS 由于血管质脆，动脉瘤易破裂，手术修补困难，首先应选择介入治疗。EDS 由于血管脆性增加，检查应首选无创性影像方法，因为穿刺点或血管壁撕裂均可造成严重并发症，可视为血管造影的相对禁忌证。在进行 CT 或 MRI 血管造影注射对比剂时，流速应适当减低。EDS 当前尚无根治办法，主要为对症治疗、控制症状、防止并发症。腔内修复技术相对于常规手术具有创伤小、并发症相对较少、术后恢复快等优点，这些优点使许多不能耐受常规手术患者的治疗成为可能。

LDS 的治疗手段包括药物治疗和手术治疗。药物治疗主要为 β 受体阻滞剂和血管紧张素受体抑制剂：β 受体阻滞剂可以减轻血流对主动脉根部的冲击，减缓主动脉根部扩张速率；血管紧张素受体抑制剂可以降低血压，从而降低血管壁的压力。手术治疗必须严格把握手术指征，建议对所有成年 LDS 患者［如 TEE 测定主动脉直径（内径）超过 4.2 cm 或 CTA/MRA 测定直径（外径）超过 4.4 cm］考虑积极的手术干预。由于病变范围常不局限于主动脉，LDS 患者常需要同期行多部位手术。进行手术前必须仔细鉴别 LDS 与血管型 EDS，后者的手术死亡率高达 45％，必须严格把握手术指征。

结缔组织病相关动脉瘤患者需 6 个月至 1 年进行超声心动图和每年进行从头到盆腔的 CTA 成像，以评估主动脉根和心脏瓣膜功能，以及其他部位动脉瘤的存在或进展。如果动脉瘤保持稳定，可以延长检查间隔时间。

（五）预后

MFS 患者多数在中青年死亡，绝大多数患者死于心血管并发症，主要死因为主动脉瓣关闭不全引起的心力衰竭、升主动脉瘤破裂、主动脉夹层破裂。主动脉夹层和破裂的风险随着主动脉直径的增加而增加，因此主动脉根部的扩张是影响 MFS 预后的一个非常重要的因素。如该病的主动脉损害进展较快，出现症状后，如果不进行治疗，多数在 2 年内死亡。目前，诊断和治疗技术的改进，使 MFS 患者的预期寿命有了相当大的提高，正推向一个近乎正常的水平。

EDS 的预后因具体类型而异。最常见的 EDS 类型（经典型、类经典型）对预期寿命没有太大影响。然而，随着患者年龄的增长和多次脱臼的关节疼痛，症状可能会变得更加严重，严重的 EDS（血管型）会影响寿命。在这些类型的 EDS 中，血管会变得脆弱且容易受损。即使站起来的动作也会导致血管内部破裂，在严重的情况下，这种疾病可能危及生命，大多数血管性 EDS 患者在不到 40 岁时都发生过严重事件。

LDS 没有治愈的方法，发生夹层的概率要高于及早于 MFS，常在年轻时死于主动脉夹层，监测血管系统以尽早发现问题，可以帮助改善寿命。

四、影像鉴别诊断

结缔组织病相关动脉瘤可发生多个部位动脉瘤改变，常见主动脉根部瘤，可伴有主动脉夹层，需与动脉硬化、主动脉二瓣畸形、炎性动脉瘤等进行鉴别诊断（图 4-2-17～图 4-2-19）。

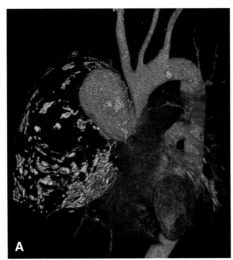
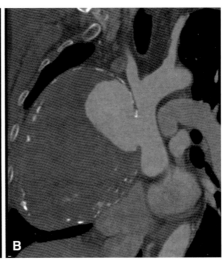

图 4-2-17　男，56 岁，胸痛、胸闷，升主动脉梅毒性假性动脉瘤。主动脉 CTA 示升主动脉可见偏心性动脉瘤，可见大量血栓及钙化，主动脉窦正常（A、B）。与结缔组织病相关动脉瘤鉴别要点：偏心性、大量血栓及钙化、窦管交界正常，后者通常为同心性扩张，窦管交界受累，无血栓及钙化。

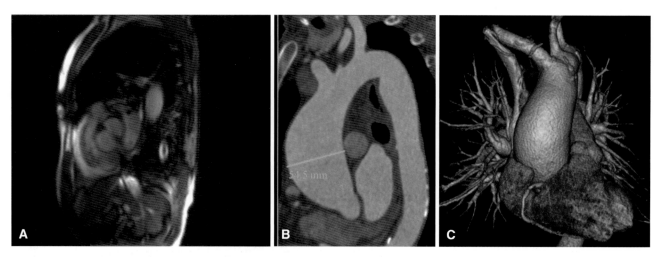

图 4 - 2 - 18　男,59 岁,胸闷,主动脉二瓣畸形,升主动脉瘤。心脏 MR 电影示主动脉呈二窦二瓣畸形(A),主动脉 CTA 示升主动脉梭形动脉瘤(B、C)。与结缔组织病相关动脉瘤鉴别要点:动脉瘤呈梭形、窦管交界正常。

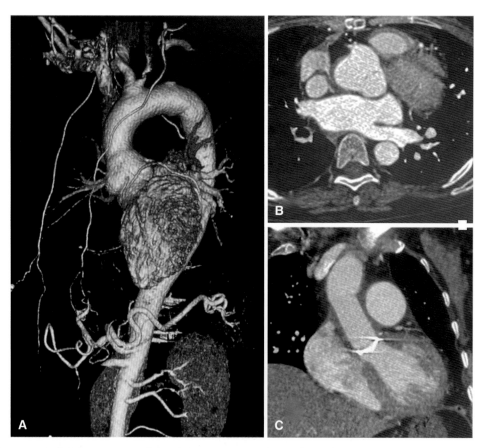

图 4 - 2 - 19　女,33 岁,大动脉炎。CTA 示主动脉根部扩张(A、B),主动脉壁增厚(B),患者进行了 Bentall 手术(C)。与结缔组织病相关动脉瘤鉴别要点:主动脉壁增厚,主动脉主要分支狭窄、闭塞,环形管壁增厚。

五、特殊临床病例实战分析

(一) 病例一

见图 4 - 2 - 20。

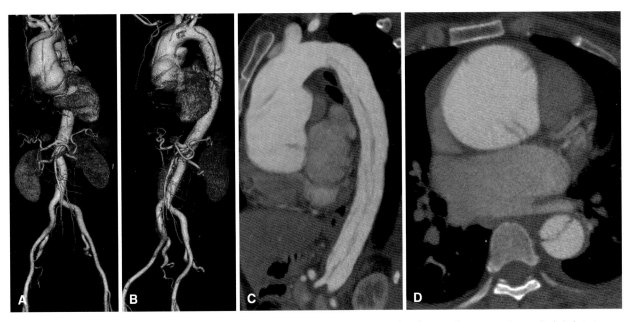

图 4-2-20 MFS。女,51 岁,急诊来院。主动脉 CTA 示主动脉根部瘤,主动脉夹层 A 型(A~C),累及冠状动脉窦(D)。

经验总结 对于非年轻 MFS 患者鉴别诊断相对困难,与单纯的 AAD 不同,根部瘤与发生夹层的升主动脉境界清晰,而 AAD 主动脉壁延续无分界;与升主动脉的囊状及梭形动脉瘤不同,根部瘤累及窦管交界,升主动脉瘤位于窦管交界上方;与炎性动脉瘤不同,MFS 根部瘤累及窦管交界、壁不厚,炎性动脉瘤很少累及窦管交界,壁增厚,有时伴有钙化;与发生在升主动脉的假性动脉瘤不同,MFS 根部瘤同心性扩张多见,假性动脉瘤偏心性扩张常伴大量血栓。主动脉如果同时存在动脉瘤及夹层,从形态上判断动脉瘤是梭形还是囊状、有无累及窦管交界,是否为同心性,观察主动脉壁是否增厚,最终要结合临床特征,考虑是否存在 MFS,以选择合适的手术指征及手术方式。

(二)病例二

见图 4-2-21。

经验总结 随着诊断和治疗技术的改进,MFS 患者的预期寿命有了相当大的提高,但是 MFS 患者血管本身病变的存在,可能因病变进展需要多次手术,因此,MFS 患者需终身定期随访,以及早干预,减少不良事件发生。

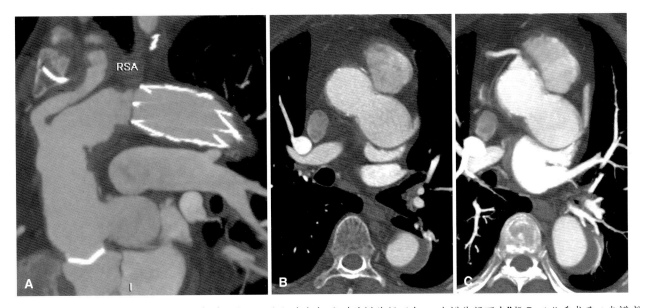

图 4-2-21 MFS。男,48 岁。患者 18 年前因"MFS、升主动脉瘤、主动脉瓣关闭不全、二尖瓣关闭不全"行 Bentall 手术及二尖瓣成形术,8 年前因"主动脉夹层"行孙氏手术,突发胸痛 2 天入院。主动脉 CTA 示升主动脉人工血管旁假性动脉瘤,累及左主干开口(A、B),右冠状动脉开口亦可见扩张(C),降主动脉可见夹层假腔血栓化(B、C)。

（三）案例三

见图 4 - 2 - 22。

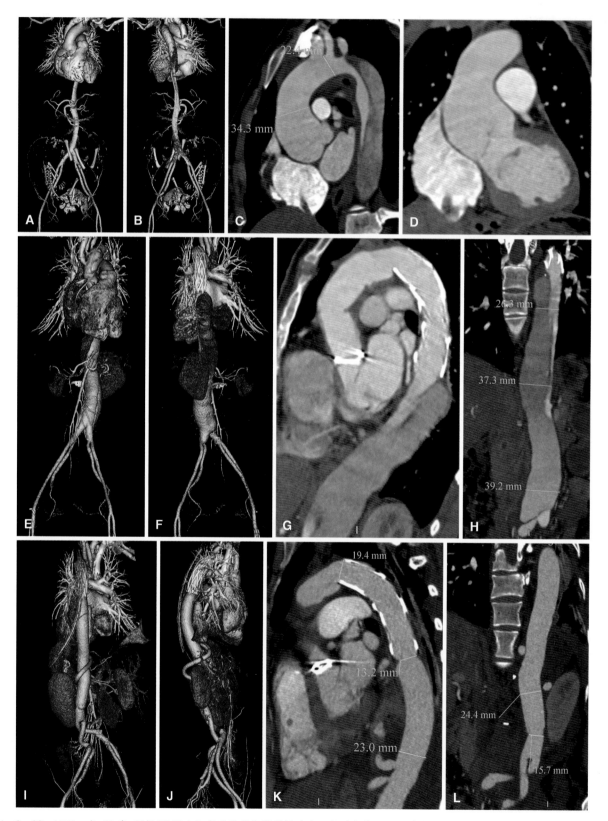

图 4 - 2 - 22　MFS。女，31 岁，妊娠 32 周 + 4，突发胸背部撕裂样疼痛 3 小时余来院。主动脉 CTA 示主动脉根部瘤，主动脉夹层 B 型（A～D）。急诊行剖宫产术 + Bentall + 孙氏手术，术后 2 年余常规复查发现胸腹主动脉扩张（E～H），再次行全胸腹主动脉置换术（I～L）。

经验总结 MFS是妊娠期主动脉夹层的一个主要原因,对于妊娠MFS患者可能会危及生命,需积极手术,挽救生命。MFS患者主动脉病变是广泛存在的,术后残留血管可能会继续进展成动脉瘤,甚至发生夹层,应定期随访,一旦发现病变进展,及早进行手术治疗,降低死亡率,目前全胸腹主动脉置换被认为是治疗MFS合并B型AD的首选治疗术式。

(陈 炎 刘家祎)

参考文献

[1] Singh J, Wanjari A. Cardiac complications in Marfan syndrome: a review [J]. Cureus, 2022,14(9):e29800.

[2] 马明星,常谦,于存涛,等.MFS合并胸腹主动脉瘤的手术治疗及早中期结果[J].中国医学科学院学报,2019,41(04):464-471.

[3] Shalhub S, Byers PH, Hicks KL, et al. A multi-institutional experience in the aortic and arterial pathology in individuals with genetically confirmed vascular Ehlers-Danlos syndrome [J]. J Vasc Surg, 2019,70(5):1543-1554.

[4] Mühlstädt K, De Backer J, von Kodolitsch Y, et al. Case-matched comparison of cardiovascular outcome in Loeys-Dietz syndrome versus Marfan syndrome [J]. J Clin Med, 2019,8(12):2079.

[5] Meester JAN, Verstraeten A, Schepers D, et al. Differences in manifestations of Marfan syndrome, Ehlers-Danlos syndrome, and Loeys-Dietz syndrome [J]. Ann Cardiothorac Surg, 2017,6(6):582-594.

第五章

急性主动脉疾病

第一节　主动脉夹层

典型病例

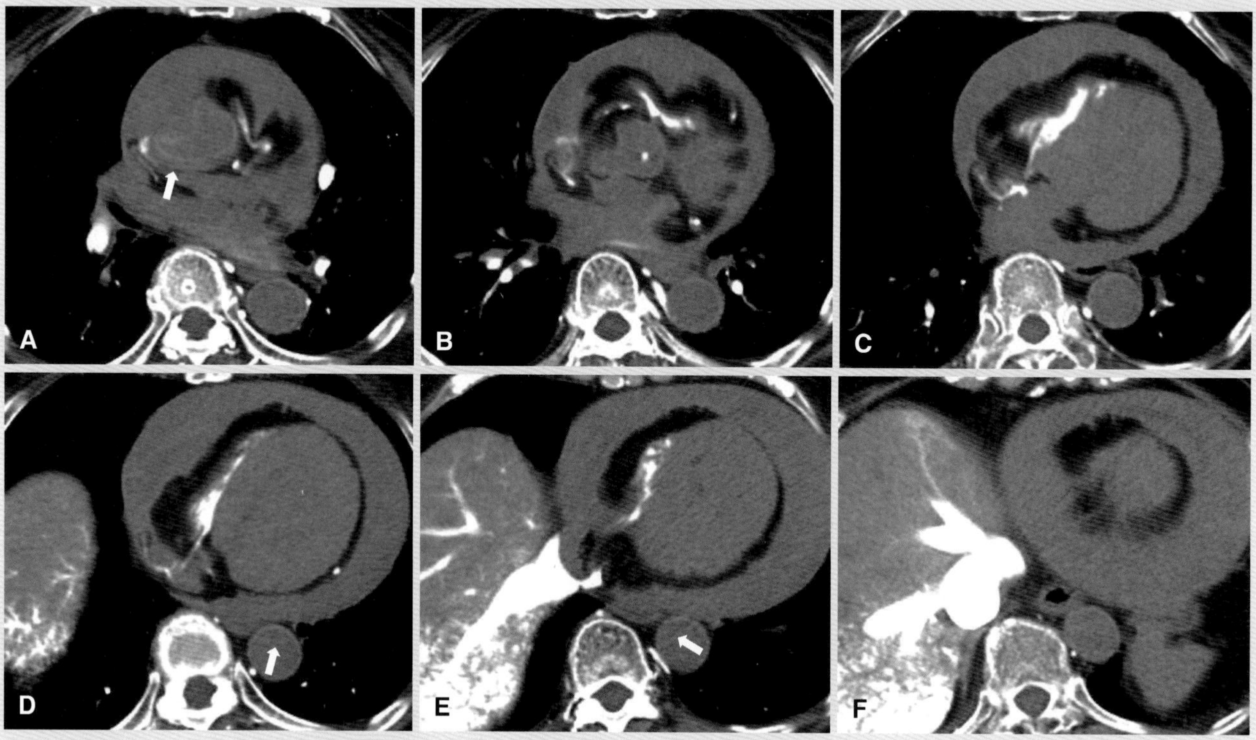

图5-1-1　主动脉夹层破裂,心脏压塞。(浙江省东阳市人民医院　杨明烽教授提供)

病情简介

1. 病史　女性,59岁,突发胸部撕裂样疼痛4小时;高血压病史10余年。

2. 查体　痛苦面容,肢体湿冷。血压70/45mmHg。听诊:心音遥远,无明显杂音。脉弱。

影像诊断及征象分析

1. 影像诊断　主动脉夹层破裂,心脏压塞。

2. 征象分析

(1) 图5-1-1A 中升主动脉见双层略高密度主动脉壁(箭)。

(2) 心包腔内积液,密度与血管腔及心腔密度类似,提示积血可能性大。

(3) 右心室流出道(图5-1-1B)、右心室(图5-1-1C～E)、右心房(图5-1-1C)明显缩小、空虚,主肺动脉截面失去正常圆形轮廓呈裂隙状(图5-1-1A),提示由于心包腔内压力增大,右心舒张受限。上腔静脉及下腔静脉心包内段均受压成线状。

(4) 左心房室腔内未见对比剂充盈,提示右心充盈不良、心输出量明显下降,导致对比剂无法随血液循环至左心。

（5）对比剂自上肢注入,随上肢静脉进入上腔,大量对比剂无法回心而逆流至下腔静脉甚至肝静脉(图5-1-1F),提示心脏压塞导致体循环血回心压力太大。

治疗与结局

CT扫描结束患者死亡。

临床特点

Stanford A型主动脉夹层进展快、病死率高。

一、病因与发病机制

主动脉夹层(aortic dissection,AD)是由多种原因所致主动脉内膜出现破口,主动脉腔内血液经内膜破口进入主动脉壁内并在中层内向远处延伸,形成真、假双腔。主动脉夹层形成的两大基本要素:内膜破口和主动脉壁结构异常。内膜破口可以由于动脉粥样硬化斑块破裂、高压/高速血流冲击、外伤或介入损伤所致;动脉粥样硬化、高血压、结缔组织病、妊娠及先天发育等均可导致中层结构变性,表现为平滑肌细胞变性坏死、排列紊乱,弹力纤维变平、断裂,基质黏液变性等(图5-1-2)。AD的好发人群为患有高血压、马方综合征(图5-1-3)、妊娠(图5-1-4)、主动脉(瓣)先天结构异常(如主动脉二瓣畸形、主动脉缩窄等)(图5-1-5)、外伤(图5-1-6)或医源性损伤者(图5-1-7)。

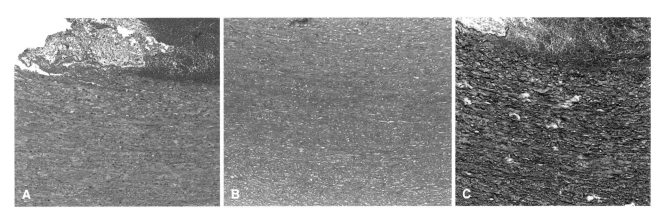

图5-1-2　主动脉中层变性病理改变。A.HE染色,平滑肌细胞变性坏死,细胞稀疏;B.PAS染色,中层基质黏液变性;C.弹力染色,弹力纤维平直、部分断裂。(首都医科大学附属北京安贞医院　陈东教授提供)

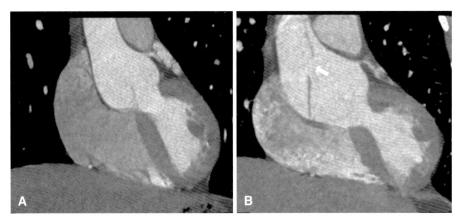

图5-1-3　马方综合征合并AD。男,21岁,马方综合征家族病史;血压140/90mmHg,间断口服药物,控制不良;突发胸背部疼痛1天,疼痛不能缓解。A.1年前主动脉根部明显扩张;B.CTA显示升主动脉内膜破口,夹层形成(箭),根部扩张较1年前明显。

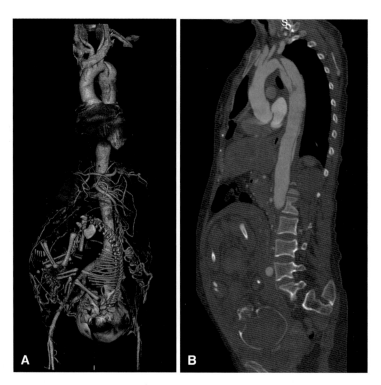

图5-1-4 妊娠合并AD。女,28岁,妊娠28W+,孕期高血压,突发胸痛伴晕厥5小时;血压150/95 mmHg。A.主动脉CTA显示胸主动脉、腹主动脉及左髂总动脉为真假双腔,盆内见胎儿骨骼;B.矢状位CTA MPR见破口位于降主动脉近段,假腔扩张,真腔受压;子宫内见胎儿。

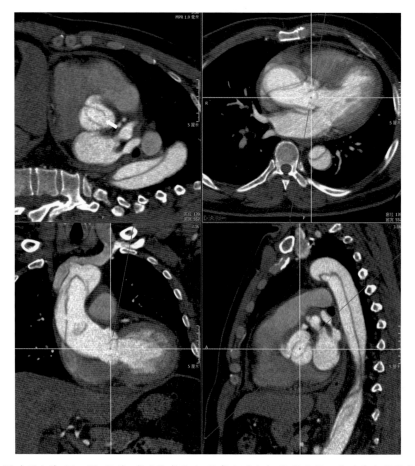

图5-1-5 主动脉二瓣畸形合并AD。男,42岁,突发胸痛2天,无高血压病史,既往体健。主动脉全程见内膜片及真假双腔,升主动脉梭形扩张,主动脉瓣重建显示二瓣畸形(箭)。

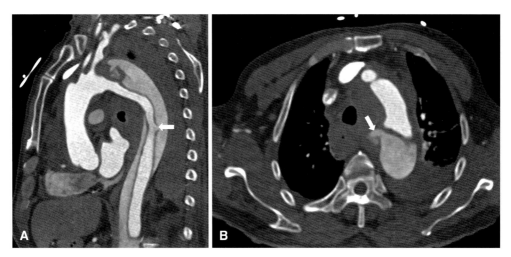

图 5-1-6 外伤性 AD。男,63 岁,高处跌落后胸痛,血压 75/50 mmHg,心率 110 次/分;既往血压正常,糖尿病病史 4 年。入院后 2 小时失血性休克死亡。A.主动脉 CTA MPR 显示降主动脉中段见内膜破口(箭),主动脉弓降部见内膜片及真腔、假腔;B.轴位 CTA 见假腔壁不连续(箭),对比剂外溢,纵隔内及左侧胸腔大量积液。

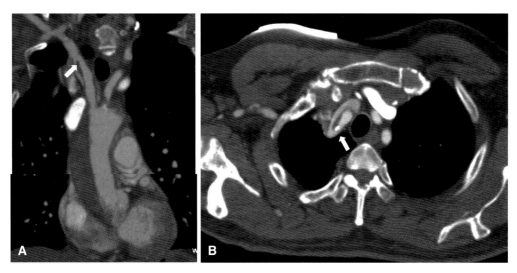

图 5-1-7 医源性 AD。男,73 岁,因冠心病行冠状动脉造影,术中导丝进入途中突发胸痛。既往高血压病史 20 余年,口服药物控制。A.右无名动脉、右颈总动脉见主动脉夹层形成,破口位于右锁骨下动脉近端,逆撕至升主动脉;B.破口处见明显钙化斑块(箭)。

二、病理解剖结构异常与血流动力学改变

AD 发生后主动脉由单腔变为真假双腔,假腔游离壁较薄,破裂风险增大;心包内主动脉破裂可致心脏压塞,心包外主动脉破裂可导致快速失血性休克;如果 AD 累及主动脉窦可引起急性主动脉瓣关闭不全,严重者可导致快速心力衰竭;脏器缺血或灌注不良是 AD 常见的血流动力学异常,根据缺血脏器的供血血管与真假腔的关系,脏器缺血可分为动力性缺血和静态性缺血:①静态性缺血指分支血管完全或部分起自假腔,假腔内血流速度缓慢导致脏器缺血(图 5-1-8);②动力性缺血指分支血管起自真腔,但是舒张期真腔受压明显,血流量减少,或舒张期内膜片贴闭分支血管开口,导致脏器缺血(图 5-1-9)。

主动脉夹层除了以上急性期常见的危及生命的血流状态改变之外,在慢性期假腔内血流持续存在将可引起管壁内膜化、假腔管壁钙化,同时导致主动脉腔持续扩张或假腔内膜再撕裂(图 5-1-10);假腔内血流较慢可使假腔部分血栓形成或完全血栓化,另外,发生菌血症时假腔内慢血流及血栓有利于细菌的驻留,引起主动脉感染(图 5-1-11)。

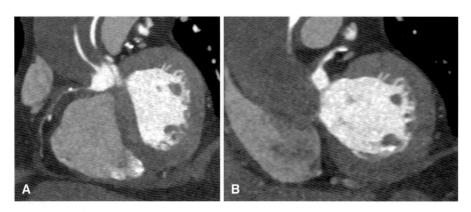

图 5-1-8 冠状动脉静态性缺血。男,62 岁,突发胸部疼痛 4 小时,心肌酶明显持续升高,心电图提示急性下壁心肌梗死,超声心动图提示左心室运动减弱,EF 值 35%。CTA 检查后 2 小时心搏骤停死亡。A.右冠状动脉 MPR 显示内膜片延伸至右冠状动脉内,真腔重度狭窄;B.左主干内见内膜片,管腔受压中度狭窄。

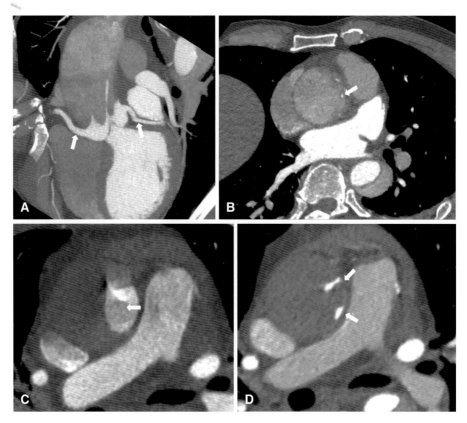

图 5-1-9 动力性缺血。男,60 岁,突发心前区持续性剧烈疼痛,当地医院心电图提示 ST 段抬高,实验室检查提示心肌酶明显升高。A.冠状动脉 CTA 舒张期 MPR 显示主动脉夹层,左、右冠状动脉均起自真腔(箭);B.升主动脉假腔几乎占据全部升主动脉,真腔明显受压成不规则裂隙状(箭);C.主肺动脉层面收缩期,真腔扩张为类圆形(箭);D.与图 C 同一层面舒张期,真腔受压成不规则裂隙状(箭)。完整图像见视频 5-1-1。

视频 5-1-1

视频 5-1-1 视频中显示二尖瓣开放状态,主动脉瓣关闭状态,提示为舒张期图像。

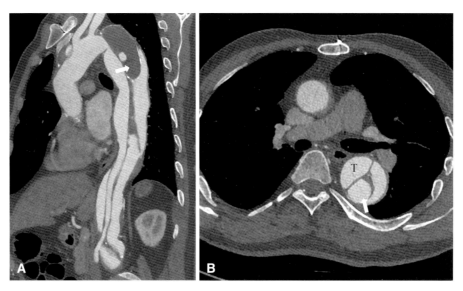

图 5-1-10　慢性主动脉夹层。男，54 岁，Stanford A 型 AD 升主动脉置换术后 5 年。A.降主动脉外径明显扩张，假腔壁钙化，假腔内部分血栓形成（箭）；B.降主动脉腔内见多发内膜片，假腔再撕裂（箭）。T，真腔。

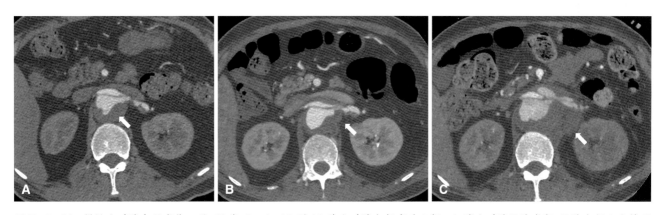

图 5-1-11　慢性主动脉夹层感染。男，44 岁，Stanford B 型 AD 降主动脉支架术后 4 年。A.腹主动脉假腔残留，假腔内部分血栓形成（箭），血管周围脂肪间隙清晰；B.7 个月后持续发热，腹主动脉假腔壁略不规则，周围脂肪间隙略模糊（箭）；C.与图 B 间隔 20 天，血管快速明显扩张，周围脂肪间隙模糊，邻近见明显增大淋巴结，提示主动脉感染。

三、临床问题与影像

（一）临床分型

　　目前 AD 分型大多采用 Stanford 分型（图 5-1-12），根据升主动脉受累与否分为 Stanford A 型主动脉夹层（AAD）和 Stanford B 型主动脉夹层（BAD）（只考虑内膜片的范围而不考虑破口位置）；在此基础上，孙立忠教授提出了主动脉夹层的 Stanford 改良细化分型方法：基于主动脉根部受累程度不同（主动脉窦部直径、有无主动脉瓣交界撕脱及程度、有无主动脉瓣关闭不全及程度）把 AAD 细化分为 A1、A2、A3；对于 BAD 依据降主动脉血管扩张范围分为 B1、B2、B3。对应不同的分型，首选的治疗方法也有不同。

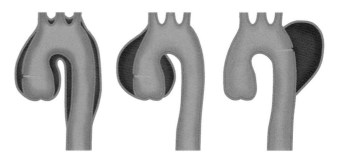

图 5-1-12　主动脉夹层 Stanford 分型示意图。

1. AAD 细化分型

　　（1）A1 型：主动脉窦部正常型，主动脉窦部管径小于 3.5 cm，窦管交界及其近端正常，无或仅有一个主动脉瓣交界撕脱，无主动脉瓣关闭不全；可采用单纯升主动脉人工血管替换，保留主动脉窦及主动脉瓣（图 5-1-13）。

（2）A2 型：主动脉根部轻度受累型，主动脉窦部管径小于 3.5cm，主动脉夹层不累及冠状动脉或累及右冠状动脉导致其开口处内膜部分或全部撕脱，有 1 个或 2 个主动脉瓣交界撕脱，轻度或中度主动脉瓣关闭不全（图 5-1-14）；窦部病变较轻者可选择根部成形术及升主动脉置换，而窦部病变偏重合并主动脉瓣中度反流应行 Bentall 手术。

（3）A3 型：主动脉根部重度受累型，主动脉窦部直径＞5.0cm，或 3.5～5.0cm，但窦管交界结构因内膜撕脱破坏严重，重度主动脉瓣关闭不全（图 5-1-15）；应行 Bentall 手术修复根部结构以恢复正常功能。

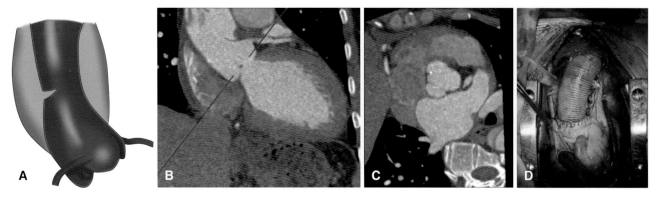

图 5-1-13 Stanford A1 型 AD。A.示意图，主动脉根部未受累，窦部及窦管交界管径正常；B.冠状位 CTA 显示主动脉窦、冠状动脉及窦管交界均正常，夹层始于升主动脉；C.轴位 CTA 显示主动脉窦、主动脉瓣结构完好；D.手术可保留根部及冠状动脉。

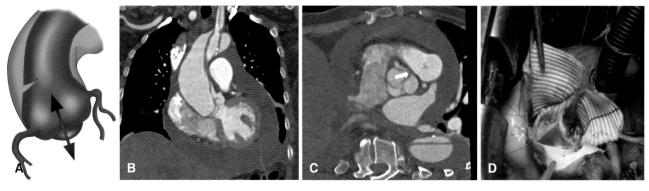

图 5-1-14 Stanford A2 型 AD。A.示意图，主动脉窦部受累；右-无冠瓣交界撕脱，主动脉瓣轻-中度反流；B.冠状位 CTA 显示主动脉根部、升主动脉腔内见内膜片，主动脉窦及窦管交界直径约 4cm；C.轴位 CTA 显示主动脉右冠窦和无冠窦受累，右冠窦-无冠窦交界处撕裂，冠状动脉未受累；箭所示为撕裂的内膜；D.手术采用主动脉根部成形术，对主动脉瓣及瓣膜交界撕脱部分进行悬吊以保留自体主动脉瓣功能。

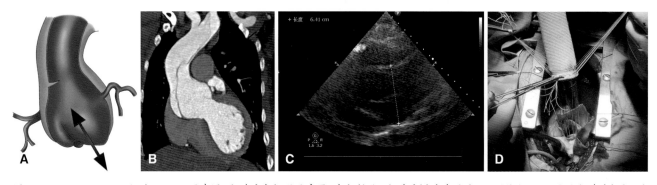

图 5-1-15 Stanford A3 型 AD。A.示意图，主动脉窦部明显受累；窦部扩张，主动脉瓣重度反流；B.冠状位 CTA 显示主动脉根部、升主动脉腔内见内膜片，主动脉根部明显扩张直径约 6.5cm；C.超声心动图见主动脉窦明显扩张，主动脉瓣重度反流（视频 5-1-2）；D.Bentall 手术，带瓣人工管道进行主动脉根部置换。

视频 5-1-2 Stanford A3 型 AD 主动脉瓣重度反流。

视频 5-1-2

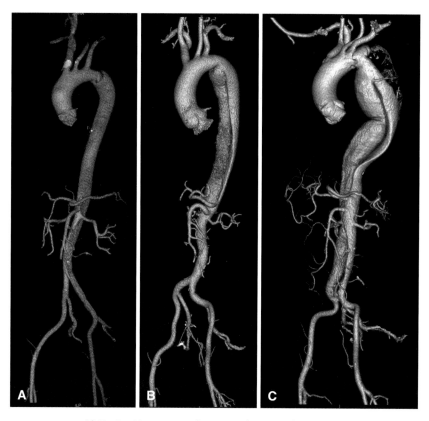

图 5-1-16 BAD 分型。A.B1 型;B.B2 型;C.B3 型。

AAD 在细化分型基础上根据主动脉弓部是否受累又分为复杂型(complex type, C 型)和简单型(simple type, S 型),C 型为符合以下任何一种情况:①原发内膜破口位于弓部或远端,内膜片逆向撕裂至升主动脉;②弓部或其远端血管扩张,管径大于 5.0 cm;③头臂动脉夹层累及(或)有动脉瘤形成;④病因为马方综合征。临床诊断中根据 AD 实际受累情况进行组合分型,如 A1C 型、A2S 型等,通过细化分型可以快速判断根部及弓部受累情况,为临床术式选择提供依据。

2. BAD 细化分型

(1) B1 型:病变主动脉外径无明显扩张(<4 cm)或仅降主动脉近段扩张,中、远段直径接近正常。

(2) B2 型:全胸降主动脉扩张,腹主动脉直径正常。

(3) B3 型:全胸降主动脉及腹主动脉弥漫性扩张(图 5-1-16)。

BAD 在此细化分型基础上,根据主动脉弓部有无内膜撕裂分为 C 型和 S 型。C 型指内膜撕裂累及左锁骨下动脉及远端主动脉弓部;S 型指远端主动脉弓部未受累,AD 位于左锁骨下动脉开口以远。由此根据 BAD 血管是否扩张及弓部是否受累进行排列组合,如 B1C、B2S 等。

(二)临床表现

AD 临床表现具有多样性,与 AD 累及范围和并发症有关。突发撕裂样胸背部疼痛为最常见的首发症状,原因为夹层发生后血管腔扩张刺激主动脉外膜神经所致,常伴有大汗、面色苍白、心率加快或濒死感,早期血压不降或反而升高。

AD 破裂是最严重的、致死性并发症,心包内段主动脉破裂表现为心脏压塞,查体有典型的心脏压塞三联征:血压下降、颈静脉怒张、心音遥远;心包外主动脉破裂主要表现为失血性休克,可伴有纵隔血肿、胸腔积血等。

主动脉根部撕裂严重可导致主动脉瓣重度关闭不全,患者有气促、喘憋等快速进展的左心功能衰竭症状;冠状动脉受累可表现为急性心肌梗死(图 5-1-17),这两种情况均可引起急性心源性猝死,临床症状常与急性冠脉综合征、肺栓塞重叠(图 5-1-18)。主动脉弓上分支血管受累临床上首发表现类似急性脑血管病,如头晕、晕厥甚至昏迷(图 5-1-19)。

腹腔脏器灌注不良临床表现为急性腹痛、腹胀、呕血、便血等急性肠缺血性的症状(图 5-1-20)或肝/肾功能异常、胰酶升高等；累及髂动脉或股动脉导致下肢疼痛、无脉甚至肢体坏死等急性下肢缺血症状（图5-1-21）；另外，主动脉夹层撕裂后脊髓动脉供血不足可表现为大小便失禁、肢体感觉及运动功能障碍。

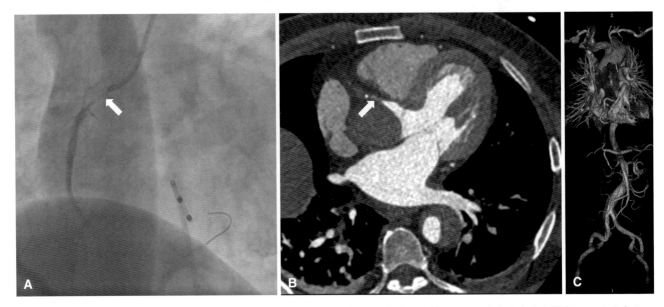

图5-1-17　AAD致急性心肌梗死。男，49岁，突发胸痛4.5小时，伴大汗、头晕视物模糊，口服硝酸甘油略有缓解。入院后查体心率慢，最低38次/分，血压140/90mmHg；实验室检查：超敏肌钙蛋白>102ng/mL（0.00～0.04ng/mL），肌酸激酶同工酶MB>302ng/mL（0.6～6.3ng/mL），肌酸激酶2547U/L（38～174U/L）；心电图提示急性下壁心肌梗死；临床诊断为急性心肌梗死，急诊抗凝同时行经皮冠状动脉造影+球囊扩张术，术后症状不缓解。A.急诊临时起搏器下行PCI术，右冠状动脉近段狭窄部分球囊扩张效果不佳（箭）；B.右冠状动脉近段腔内见内膜片，真腔受压次全闭塞（箭）；C.CTA VR重建显示AD累及主动脉全程及双侧髂总动脉、双侧颈总动脉、右肾动脉受累。1天后患者突发血压下降，意识丧失，抢救无效死亡。

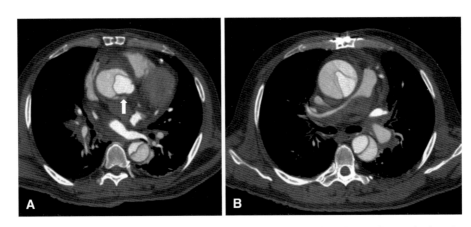

图5-1-18　AAD初诊为肺栓塞。男，61岁，高血压病史10余年，心脏搭桥术后2年。突发胸痛2小时，查体血压90/60mmHg，血氧饱和度85%，D-二聚体12545μg/L。外院肺动脉CTA提示右肺动脉干栓塞，抗凝治疗过程中症状加重。A.主动脉轴位CTA图像见升主动脉、降主动脉内内膜片及真假双腔，升主动脉假腔不规则局限性向外凸出提示破裂（箭），邻近心包横窦内见略高密度积液提示积血可能；B.肺动脉腔内低密度充盈缺损，与肺动脉后壁之间未见对比剂充盈；血流面光滑规则，病变密度与心包内血肿密度类似，提示为AD累及肺动脉，肺动脉壁血肿形成。完整影像表现见视频5-1-3。

注：本例主动脉夹层累及肺动脉形成机制为主动脉假腔内血经主动脉外膜下延伸至肺动脉外膜下，血肿沿右肺动脉干延伸至肺内动脉周围，导致肺动脉狭窄、低氧血症。

视频5-1-3

视频5-1-3　主动脉夹层累及主动脉全程，腹部真腔极窄，肠系膜上动脉及双侧肾动脉、右髂外动脉均有受累，血管腔狭窄。

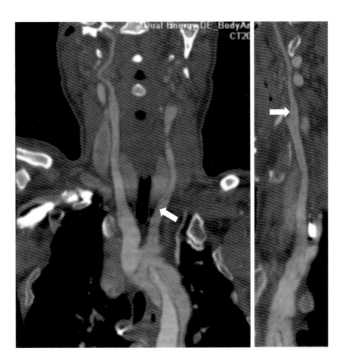

图 5-1-19　AAD 初诊脑梗死。男，48 岁，突发头晕、恶心，双下肢无力。颈动脉 CTA 显示主动脉为双腔，双侧颈总动脉、右颈内动脉腔内均可见内膜片（箭）。

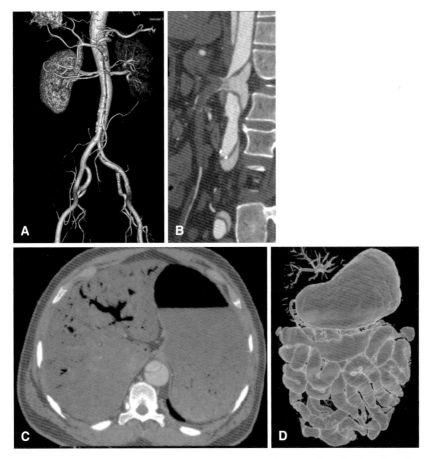

图 5-1-20　AD 致肠系膜上动脉缺血。男，48 岁，突发腹痛、腹胀 3 天，既往高血压病史 5 年，未规律服药。当地医院腹部 CT 平扫诊断肠梗阻，对症处理症状无明显缓解。A. 腹主动脉增强 VR 重建显示腹主动脉夹层，远端延伸至左侧股动脉，肠系膜上动脉未见显影，左肾动脉起自假腔，肾实质灌注较右侧明显减低；B. 矢状位 MPR 显示肠系膜上动脉起自假腔，近中段腔内血栓化；C. 轴位图像显示肝内门脉积气；D. MinIP 重建显示胃肠道扩张积气，肝内门脉积气，提示肠道缺血性肠梗阻。患者两天后因多脏器衰竭死亡。

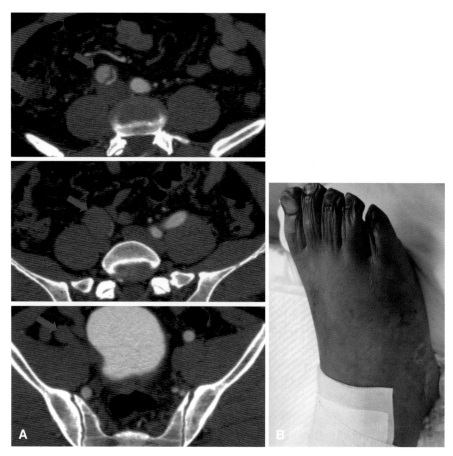

图 5-1-21　主动脉夹层下肢缺血坏死。男性，40 岁，突发胸痛伴右下肢冷、痛 4 天，入院查体右下肢温度较左侧低，无脉，皮肤花斑，肌红蛋白升高。既往高血压病史 5 年未予控制。A.主动脉夹层内膜片延伸至右髂总动脉、髂外动脉，髂外动脉完全起自假腔，管腔血栓化闭塞；B.患者拒绝手术治疗，发病 8 天后右下肢坏疽。

(三) 主动脉夹层破裂影像征象

　　主动脉夹层破裂是最常见的死亡原因之一，由于主动脉腔内压力较高，破裂发生后快速发生心脏压塞或失血性休克死亡。急性期 AD 破裂往往不可预测，随时都有破裂风险(图 5-1-22)。主动脉夹层破裂的位置常位于假腔的游离壁，原因可能为假腔壁比较薄弱，且假腔内的平均压力高于真腔。AD 破裂的直接征象为主动脉夹层假腔游离壁局限性向外凸出(图 5-1-23)，间接征象为主动脉周围脂肪间隙模糊、心脏压塞、纵隔血肿、血胸(图 5-1-24)。心包腔 AD 破裂出血导致心脏压塞与出血速度、出血量均有关系，如果出血速度快则容易形成血凝块(图 5-1-25)，血凝块较液体更容易限制心脏舒张而造成心脏压塞。

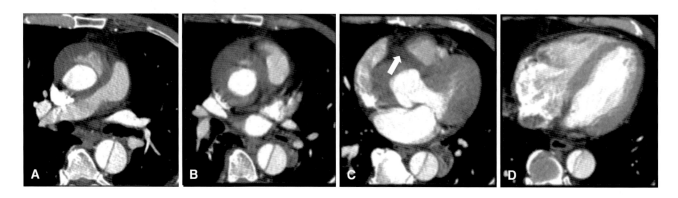

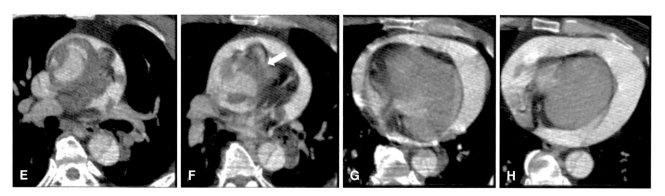

图 5-1-22　CT 扫描过程中 AD 破裂。男，48 岁，突发胸痛 2 小时，既往高血压病史 5 年，最高 180/110 mmHg，控制不良。A～D. 主动脉 CTA 扫描动脉期，主动脉夹层累及升主动脉弓降部，升主动脉外径约 4.2 cm，轮廓完整，心包腔内未见明显积液；右冠状动脉受累未显影(C，箭)；E～H. 间隔不到 1 分钟的静脉期，心包腔内充满高密度对比剂，提示 AD 破裂；心腔容积明显缩小，右心室流出道受压变扁(F，箭)，提示心脏压塞。患者扫描结束血压骤降无法测出，抢救无效死亡。(江西景德镇市妇幼保健院　胡俊华教授提供)

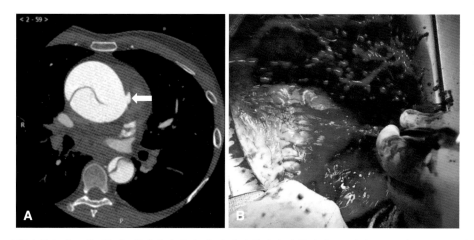

图 5-1-23　AD 破裂直接征象。男，26 岁，突发胸痛 3 小时，有马方综合征家族病史，入院血压 150/95 mmHg。主动脉 CTA 提示主动脉夹层破裂，急诊手术，术中证实，术后恢复良好。A. 升主动脉明显扩张，主动脉腔内见内膜片，升主动脉左前壁轮廓不光整，局限性向外凸出提示破裂(箭)，心包腔内少量；B. 急诊手术中已发生心脏压塞，术中证实主动脉破裂，主动脉腔内血液经破口喷溅而出。

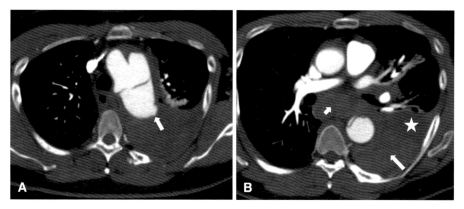

图 5-1-24　AD 破裂间接征象。男，38 岁，突发胸背部撕裂样疼痛 6 小时，既往高血压病史 5 年余，未予控制，入院血压 80/55 mmHg。A. AD 假腔壁局限性向外凸出为破裂直接征象(箭)；B. 纵隔血肿(短箭)、左侧血胸(长箭)，密度高于偏上方的胸腔积液(＊)。主动脉 CTA 检查结束准备急诊手术过程中患者失血性休克死亡。

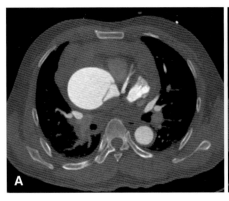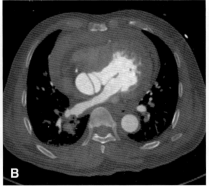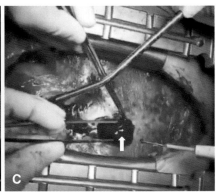

图5-1-25　AD破裂心脏压塞/血凝块。男,52岁,突发胸痛4小时,血压下降85/55mmHg,心率105次/分,听诊心音遥远。主动脉夹层累及升主动脉为AAD。A.升主动脉扩张,腔内见内膜片,心包积血,量中等;B.右心房、右心室及左心房心腔明显缩小,提示心腔受压舒张受限,已存在心脏压塞;C.术中打开心包见心包腔内为半凝固状血块(箭)。

(四)脏器缺血/灌注不良综合征的临床与影像诊断

器官缺血/灌注不良综合征是AD重要的血流动力学及病理生理改变,灌注不良导致终末器官功能障碍(从全身炎症反应、代谢紊乱到器官梗死等表现)为灌注不良综合征,是导致患者死亡和脏器功能衰竭的主要原因,灌注不良综合征的病死率为30%左右,而无不良灌流综合征的病死率仅为6.2%;病死率与分支血管受累数量以及不良灌注器官的数量相关。存在灌注不良综合征的情况下,手术病死率与器官灌注不良的数量相关;特别提出的是,肠系膜动脉灌注不良是急性AD最严重的并发症之一,相关病死率超过60%;在IRAD中,近1/3肠系膜缺血患者在未经干预的情况下,住院病死率为95%。因此,早期诊断灌注不良综合征对临床治疗决策及患者预后至关重要。

高达25%的急性AD患者存在器官灌注不良的影像证据:血管征象如真腔受压、分支血管腔内内膜片、分支血管内血栓形成等(图5-1-26),终末器官缺血表现如心脏增大、脑梗死、腹腔内实质脏器的低强化、胃肠道扩张积气及肠壁增厚水肿等表现。但是,影像上所见的血管受累情况与临床上脏器灌注不良综合征并不完全匹配,如主动脉CTA所见到的分支血管起自真腔而内膜片偏向假腔,是收缩期的瞬间图像,有可能存在动力性缺血(图5-1-27);如果分支血管起自真腔且内膜片偏向真腔,真腔受压,断层影像上可以确定存在动力性缺血(图5-1-28,视频5-1-4)。内膜片分支血管起自假腔也未必一定存在缺血,尤其是在分支血管开口附近存在内膜破口,可以维持功能需求的血流(图5-1-28)。

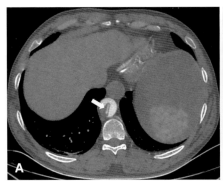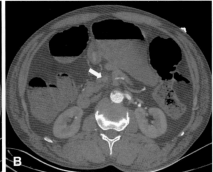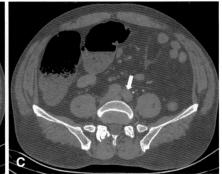

图5-1-26　AD致灌注不良血管征象。男,58岁,突发胸背部、腹部疼痛1天,伴有腹胀,双下肢发凉。A.内膜片环形撕裂,真腔受压呈裂隙状(箭);B.腹主动脉真腔受压明显,左肾动脉腔起自假腔,肠系膜上动脉未显影提示血栓形成(箭);C.双侧髂总动脉未显影(箭)。

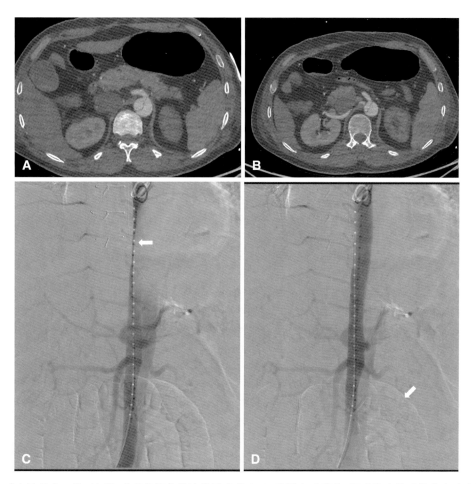

图 5-1-27　AD 动力性缺血。男，41 岁，突发胸部持续性剧烈疼痛 1 天，逐渐出现腹胀，肝功能及肾功能等实验室检查指标持续上升，无尿。A、B.主动脉横轴位 CTA 增强显示腹腔干、肠系膜上动脉均起自真腔；C.主动脉 DSA 显示舒张期真腔明显线样狭窄（箭）；D.收缩期真腔扩张，腹腔肠管明显扩张积气（箭）。

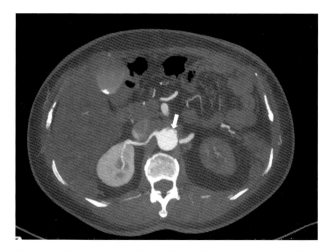

图 5-1-28　AD 动力性缺血。男，44 岁，突发胸背部持续性剧烈疼痛 1 天，肝功能及肾功能等实验室检查指标持续上升。假腔明显扩张（后方），真腔受压明显呈裂隙状（箭）；右肾动脉起自假腔，右肾实质强化明显；左肾动脉起自真腔，左肾实质几乎无强化。

视频 5-1-4

视频 5-1-4　动力性缺血。真腔受压，腹主动脉真腔显影明显延迟。

器官灌注不良综合征为临床诊断,主要诊断标准是终末脏器功能异常,影像学为辅助诊断手段,主要的器官灌注不良综合征临床评价指标见表5-1-1。

表5-1-1 AD器官灌注不良综合征

器官	灌注不良综合征临床表现
心脏	心电图缺血或梗死表现,心肌酶升高,心功能减低
脑	休克,昏迷,神志改变
脊髓	截瘫
腹腔干、肠系膜动脉	腹痛,肠缺血,乳酸酸中毒,肝功能异常
肾	急性肾损伤,少尿
四肢	无脉,肢体感觉或运动异常

(五)治疗策略

AD为最凶险的主动脉疾病,病死率高、死亡速度快,未经治疗的AAD早期病死率为每小时$1\%\sim2\%$,在发病后第一个24小时内病死率约25%,伴有心脏压塞、急性心肌缺血或梗死、急性主动脉瓣关闭不全、卒中或器官灌注不良并发症患者的病死率会增加,因此对于AAD主张急诊开放性手术以挽救生命。对于有心脏压塞、急性心肌缺血或梗死、急性主动脉瓣关闭不全的AAD,开放手术是唯一可以逆转或降低致死风险的治疗手段;对血流动力学稳定的AAD,因其存在破裂等潜在并发症也建议及时手术治疗,尽管近年来腔内修复手术的普及和技术的改进,也有通过介入手段覆膜支架腔内修复的报道,但缺乏中长期预后的效价评价结果。伴有脑灌注不良的AAD,手术和内科保守治疗的病死率分别为$25\%\sim27\%$和76%;IRAD数据显示,手术后脑血管意外和昏迷的患者分别有84%和79%得到缓解;然而,对于急性AAD合并颈内动脉完全闭塞的患者可能无法从手术干预中获益。腹腔内器官灌注不良中,肠系膜灌注不良是急性AAD最严重的并发症之一,如果在主动脉处理后不能缓解,建议及时行血管腔内修复以恢复血供;也有医疗中心主张在进行主动脉修复之前先行肠系膜动脉血供的重建,以减少肠缺血相关的高病死率。

BAD的病死率相对低一些,主要的风险是破裂及腹腔脏器缺血所致内环境紊乱及凝血功能障碍等,无合并症的急性BAD可以用药物保守治疗;有并发症的急性B型主动脉夹层(表5-1-2)或在保守治疗随诊中出现并发症,则需要紧急干预,常采用覆膜支架主动脉腔内修复,如果夹层累及弓部或锚定区不足,常采用复合手术,即弓部分支血管进行手术重建或转流+主动脉腔内覆膜支架修复。

表5-1-2 BAD并发症影像表现

并发症	影像表现
主动脉破裂	主动脉CT或MR增强活动性对比剂外溢,血胸,主动脉周围血肿,纵隔血肿
分支血管闭塞或灌注不良	主要分支完全或部分闭塞,合并或不合并器官缺血的临床证据
夹层延伸	保守治疗中内膜撕裂范围扩大(尤其是逆撕为AAD)
主动脉扩张	B2、B3型,或保守治疗中主动脉直径增加

(六)术后随访

1. **AAD术后随访** AAD的开放手术治疗术式多样,术后早期影像随访要关注以下几个方面:①了解手术方式及临床相关信息;②所有血管吻合口是否存在狭窄或漏;③心包腔内是否有积液;④心脏大小及心肌密度;⑤支架位置是否在真腔;⑥是否存在器官灌注不良综合征的影像证据(图5-1-29)。

AAD中晚期随诊除了关注以上几个方面之外,还要关注:①人工血管通畅性,尤其是转流血管;②残余夹层段血管外径变化情况,如果血管扩张速度大于$5\,mm$/年则需及时干预;对于马方综合征或其他遗传性结缔组织病患者随诊更要严格;③人工血管或支架周围是否新出现气体或软组织密度影,如果出现这些征象要警惕炎性病变(参考第八章第二节);④分支血管形态及对应脏器的变化(图5-1-30)。

2. **BAD术后随访** BAD多采用覆膜支架腔内修复,在此基础上根据弓部病变情况可选择开窗技术或复合手术,随诊影像需要关注以下几个方面:①支架内漏,内漏是BAD腔内修复术后最常见的并发症,根据内漏发生位置及原因可分为Ⅰ~Ⅳ型:Ⅰ型内漏为支架近段或远段内漏;Ⅱ型内漏为分支血管反流所致;Ⅲ型内漏为支架重叠处内漏;Ⅳ型内漏为支架覆膜破裂导致的内漏(图5-1-31);②支架近段是否有逆撕(图5-1-32);

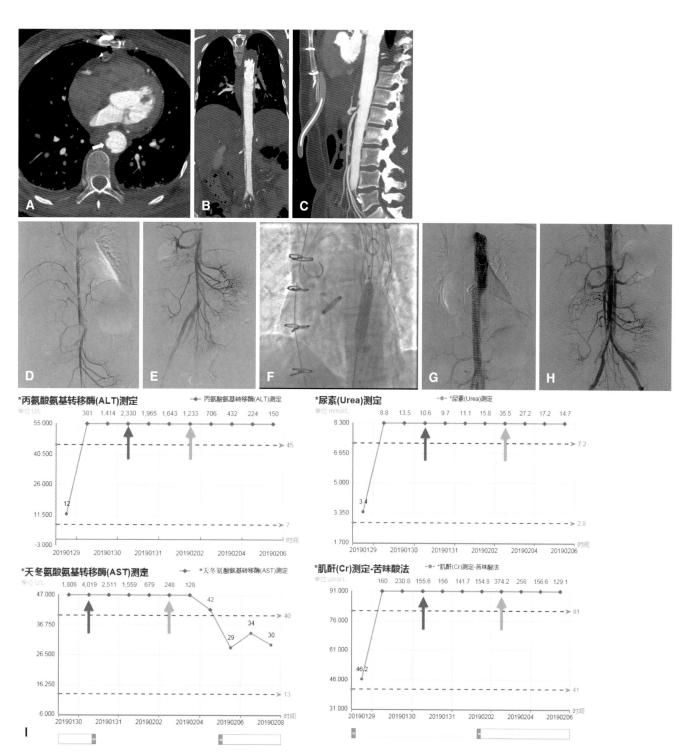

图5-1-29 AAD术后早期随访。女,41岁,突发胸背部疼痛1天,既往高血压病史5年。外院主动脉CTA明确诊断为AAD。急诊行Bentall+孙氏手术,术后即刻出现无尿、右股动脉无波动;术后第一天鼻出血,第二天上消化道出血;肝功能、肾功能指标明显升高。A~C.术后2天,轴位CTA显示真腔受压完全闭塞,主动脉右壁略不规则增厚的部分为真腔壁与内膜片贴合在一起(A,箭);冠状位CTA(B)显示象鼻支架位于假腔内,胸段主动脉真腔几乎完全压闭(偏右侧),腹主动脉真腔裂隙样狭窄,右股动脉开口受内膜片偏移压迫明显;矢状位CTA(C)显示腹腔干、肠系膜上动脉开口重度狭窄;D、E.主动脉CTA检查后即刻行主动脉造影,导丝导管自真腔上行至支架末端难以前进,提示支架位于假腔,真腔于支架段完全封堵闭塞,造影显示支架以远真腔重度受压狭窄,腹腔干间断显影,右肾动脉真腔供血但真腔受压存在动力性缺血,左肾动脉起自假腔,肠系膜上动脉开口以远腹主动脉真腔几乎未显影;F.于支架末端行内膜片穿刺球囊扩张;G、H.自穿刺内膜破口植入支架连通真腔与象鼻支架后,造影显示真腔血流开通管腔扩张,腹腔血管、双侧髂动脉供血明显改善;I.肝功能、肾功能等实验室检查指标动态结果显示,术后(红箭)各项指标开始明显升高,二次介入重建真腔术后(绿箭)各项指标开始回落,临床缺血症状开始好转,最终康复出院。

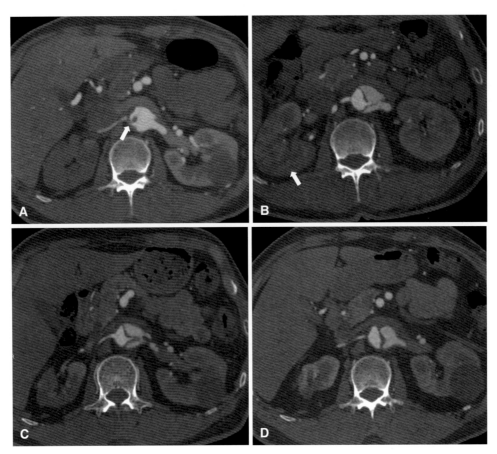

图5-1-30 BAD右肾动力性缺血萎缩。A.初次发病右肾起自真腔,开口内膜片覆盖(箭),右肾强化明显减低提示动力性缺血;B.覆膜支架植入术后5天复查,真腔扩张,右肾增大,皮层强化较低(箭);C.术后5周,右肾萎缩,强化不均匀减低;D.术后1年,右肾明显萎缩。

③支架形态是否变形或断裂(图5-1-33);复合手术同时关注人工血管吻合口及血管通畅性;④支架周围是否存在气体或异常软组织密度影(图5-1-34);⑤支架以远血管重塑情况,血管外径是否有持续性扩张;⑥血管分支及对应脏器的变化。

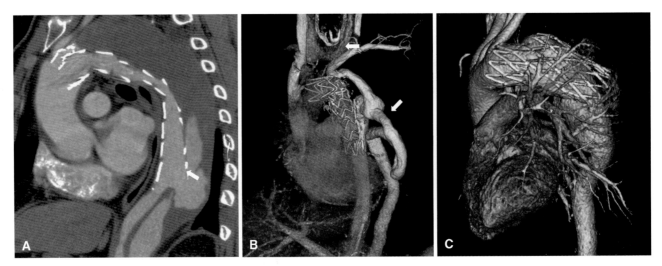

图5-1-31 支架术后内漏。A.Ⅰ型内漏,支架远端内膜破裂,对比剂进入支架外假腔(箭);B.Ⅱ型内漏,BAD支架腔内修复术后10年,左锁骨下动脉与假腔相通形成巨大内漏(箭);C.Ⅳ型内漏,BAD支架腔内修复14年,支架第2、3节编制环断裂,支架周围对比剂充盈。

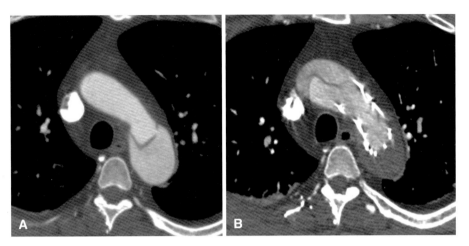

图 5-1-32　BAD 支架术后逆撕为 AAD。男,33 岁,突发胸痛。A.降主动脉见内膜破口及内膜片,升主动脉及弓部正常;B.覆膜支架腔内修复术后 2 天突发胸痛,复查 CTA 显示支架近端出现内膜破口,升主动脉发生夹层。

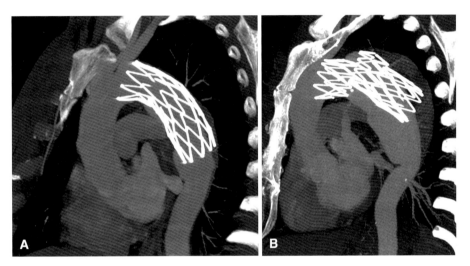

图 5-1-33　BAD 支架术后断裂。男,44 岁,12 年前 BAD 覆膜支架植入治疗。A.降主动脉近段腔内支架形态良好,支架远段管腔不规则扩张;B.2 年后复查见支架断裂移位,支架远端周围内漏形成。

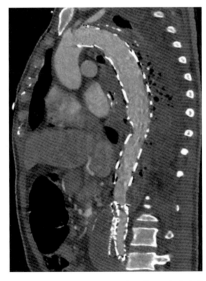

图 5-1-34　主动脉支架术后感染。男,48 岁,BAD 支架植入术后 12 年,腹主动脉支架植入术后 1 年;胸痛、发热、咳血半月。胸腹主动脉内支架周围见多发气泡影及软组织密度影,提示感染。

四、影像鉴别诊断及误诊原因分析

1. **真腔与假腔的鉴别**　AD真假腔判断一般不难，AAD中与左心室流出道相延续的是真腔，BAD中与升主动脉相延续的是真腔，这是最重要的判断依据。真腔、假腔的鉴别还需要注意以下几个方面：①真腔常比假腔小；②以内膜片在主动脉壁上相对固定的两个点为分界，弧长长的为假腔侧壁，弧长短的为真腔侧壁（图5-1-35）；③AAD的真腔是和左心室流出道相通，BAD的真腔是和升主动脉相通；④内膜片在收缩期和舒张期会有摆动，因此不同心动周期真假腔形态会有改变，收缩期真腔为双凸镜形，假腔为月牙形；舒张期真假腔形态则不确定（图5-1-36）；⑤主动脉夹层内多发内膜片（主动脉壁多次撕裂）往往发生在假腔侧（图5-1-37）；⑥如果腔内合并血栓常发生在假腔，真腔少有血栓形成。需要强调的是，CTA图像中强化密度不作为真假腔的判断依据，因为真假腔内血流速度不一致，真假腔内的密度高低取决于CTA扫描触发时间的早晚，触发早真腔密度高、假腔密度低，触发时间晚则可能出现假腔密度高于真腔（图5-1-38）。

2. **慢性假腔闭塞性主动脉夹层与主动脉壁间血肿、附壁血栓的鉴别**　AD假腔血栓化闭塞表现为主动脉壁不对称性增厚，这种情况需要与主动脉壁间血肿、主动脉腔内附壁血栓形成鉴别，典型病例图像见图5-1-39，对应鉴别要点见表5-1-3。

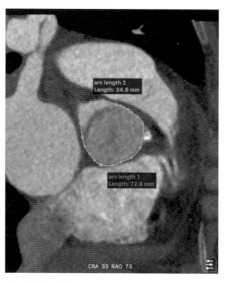

图5-1-35　真假腔的判断。真腔对应的弧长（橘色）短于假腔对应的弧长（绿色）。

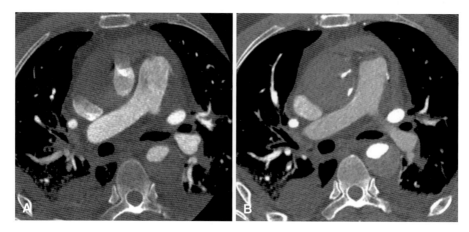

图5-1-36　真假腔在收缩期和舒张期的形态变化。A.收缩期，升主动脉层面真腔扩张为双凸镜形，假腔为月牙形；B.舒张期，升主动脉真腔受压明显形态不规则。

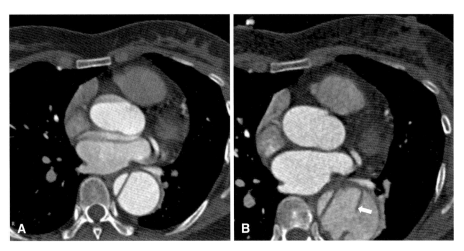

图5-1-37　AD多发内膜片。女,45岁,突发胸痛2天,既往高血压病史10余年。A.主动脉CTA显示为BAD,保守治疗;B.3个月后再发胸痛复查主动脉CTA,显示假腔游离壁再次撕裂,见内膜破口(箭)及双层内膜片。

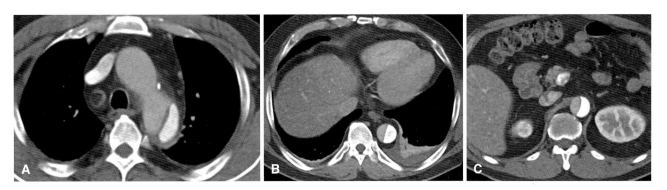

图5-1-38　BAD真假腔密度差。A～C.与升主动脉延续的低密度腔为真腔,高密度的为假腔。

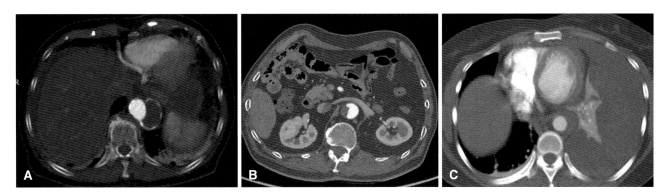

图5-1-39　A.主动脉夹层假腔血栓闭塞(视频5-1-5);B.主动脉附壁血栓;C.主动脉壁间血肿。

视频5-1-5

视频5-1-5　图5-1-39A完整CTA图像。

表 5-1-3　主动脉夹层假腔血栓闭塞鉴别诊断

鉴别点	主动脉夹层假腔血栓化	主动脉附壁血栓	主动脉壁间血肿
起病急缓	急性病史,慢性过程	缓慢	急
临床表现	不明显,可以有分支血管受累慢性缺血表现	一般无症状,脱落造成动脉分支栓塞可有相应脏器梗死症状	胸背部或腹部疼痛,分支血管受累则有相应脏器缺血表现
病变基础	AD病史	动脉粥样硬化或高凝状态、动脉瘤	高血压等高危因素
病变部位	主动脉壁间,内侧为内膜	主动脉腔内,外侧为内膜	主动脉壁间,内侧为内膜
血流面结构	内膜	血栓	内膜
血流面形态	光滑	不光滑,尖角/成角	整体光滑,可以有小破口
壁钙化	常在假腔壁,内膜可以有钙化	钙化内膜在血栓外侧	钙化内膜内移
血管横断面形态	葫芦状或圆形	圆形、光滑规则	圆形、光滑规则
短期内变化(2～3周)	不明显	不明显	明显(大部分吸收)

3. 主动脉夹层影像误诊原因分析　主动脉 CTA 诊断 AD 特异性很高,在临床工作中偶有误诊情况。被误诊为 AD 的主要原因有:①心跳运动所产生的主动脉搏动伪影(图 5-1-40);②主动脉腔内局部血流状态改变,导致对比剂与血液混合不均匀所致的交界效应(图 5-1-41,视频 5-1-6),这种情况常见于动脉内正常层流被打乱,如动脉瘤内涡流、ECMO 术后自体血流与输入血流对冲等;③邻近血管腔内高密度对比剂产生的硬化线束伪影等(图 5-1-42)。在慢性 AD 内膜反复多次撕裂情况下会出现真假腔难以判断或判断失误的情况(图 5-1-43,视频 5-1-7)。

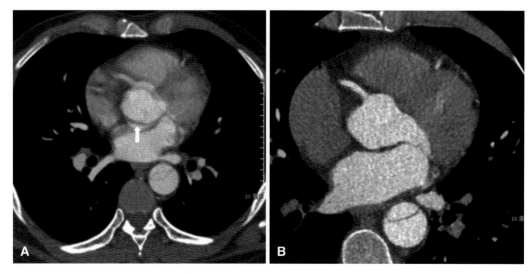

图 5-1-40　心跳搏动伪影误诊为 AAD。A.非心电门控主动脉扫描,升主动脉根部类似内膜片(箭),误诊为 AAD;B.为同一个患者同一次心电门控扫描,升主动脉根部伪影消失,明确为 BAD。注:在非心电门控图像中降主动脉见到两条内膜片结构,实则为心动周期中内膜片摆动所产生的伪影。

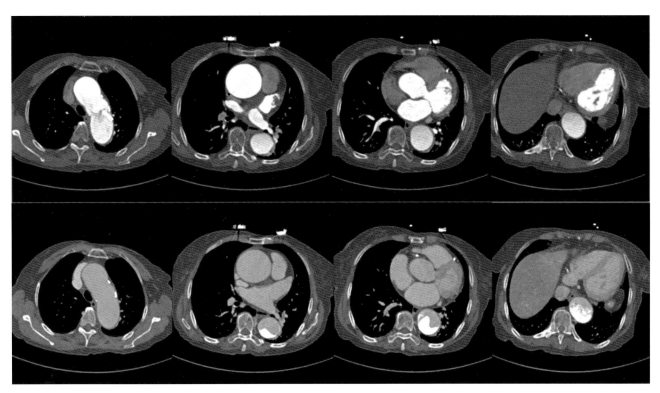

图5-1-41　血流伪影所致 AD 假象。男,76岁,体检提示主动脉增宽,无不适。上排为胸部增强动脉期不同层面,弓部层面见低密度条带影类似内膜片(箭),下排静脉期对应层面"内膜片"消失;降主动脉在动脉期强化相对均匀,下排静脉期对应层面出现明显交界面的密度差类似 AD 真假腔。

视频5-1-6

视频5-1-6　显示密度差明显的血流面自上而下逐渐模糊,最终转变为主动脉腔内混杂的不均匀强化。产生原因是动脉扩张所致腔内血流速度不一致。

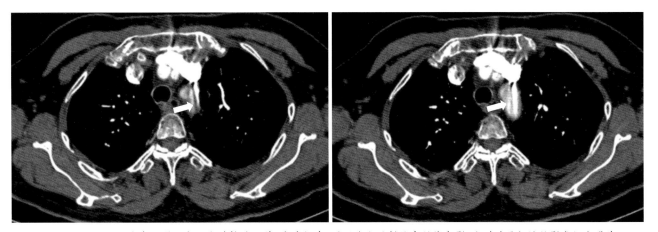

图5-1-42　硬化线束伪影。左侧头臂静脉注药,密度较高,周围多发放射状高低线条影,主动脉弓部的伪影类似内膜片。

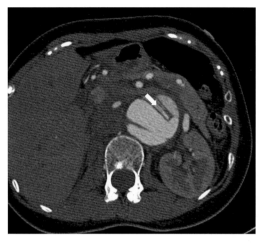

视频 5-1-7

视频 5-1-7　复杂 AD 真腔识别。由于 BAD 中真腔与升主动脉直接延续相通,图 5-1-43 中箭所示裂隙状狭窄腔与胸降主动脉相通,提示为真腔。

图 5-1-43　多发复杂内膜撕裂。降主动脉腔内多发内膜片,真腔、假腔难以鉴别。

五、特殊临床病例实战分析

(一)病例一

1. **基本病史及治疗经过**　男,53 岁,突发胸部撕裂样疼痛 2 小时,持续不能缓解,伴心悸、喘憋,自觉头晕、右侧肢体一过性无力。既往高血压病史 8 年,控制不良。查体:血压 155/100 mmHg,心率 102 次/分,心尖可闻及舒张期杂音。实验室检查:心肌酶升高,肝功能、肾功能均正常,D-二聚体:13 547 μg/L。超声心动图提示 AAD,主动脉瓣大量反流。急诊主动脉 CTA 检查后 2 小时血压突然测不出,意识丧失。

2. **影像资料及解读**　见图 5-1-44 和视频 5-1-8。

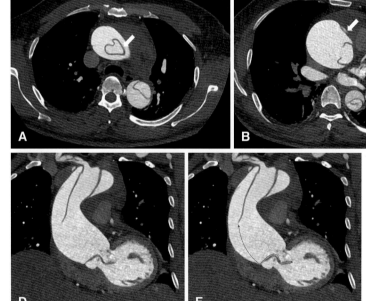

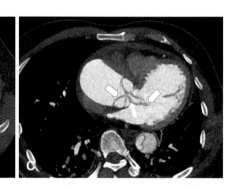

图 5-1-44　主动脉全程腔内见内膜片(图 A~C 及视频 5-1-8),升主动脉腔内内膜片环形撕脱(A,箭),舒张期升主动脉内膜片折返脱入左心室流出道(C,粗箭),致主动脉瓣关闭不全(C,箭为主动脉瓣)、左心室增大;升主动脉左前假腔游离壁不规则,局部见对比剂外溢(B,箭),提示主动脉破裂,破口附近主动脉壁弧度消失,走行平直;主动脉周围及右冠状动脉走行区见血肿(视频 5-1-8);D、E. 冠状位 CTA 重建显示内膜折返途径,图 E 中红色单箭头为内膜原本位置,红色连续箭头为折返后状态;右无名动脉、左颈总动脉及左锁骨下动脉腔内均可见内膜片,右肾动脉受累,心包腔内少量积液。

视频 5-1-8

视频 5-1-8　Stanford A 型 AD,A3C,升主动脉内膜片环形撕裂并脱入左心室流出道。

3. **影像诊断** Stanford A 型 AD(A3C),升主动脉破裂,心包腔内积血,内膜片脱垂。

4. **最终临床诊断** Stanford A 型 AD(A3C),升主动脉破裂,心脏压塞,左心功能不全,多器官灌注不良综合征,凝血功能障碍。

5. **诊断及治疗关键点**

(1) 本例患者急性胸痛,主动脉全程内膜撕裂,主动脉根部受累,合并主动脉瓣重度关闭不全,弓部分支血管受累,影像诊断为 Stanford A 型 AD,孙氏细化分型为 A3C 型。

(2) 本例影像提示主动脉破裂:直接征象为升主动脉对比剂外溢,间接征象为升主动脉壁平直、升主动脉及右冠状动脉沟血肿。尽管扫描当时心包腔内积液、血量并不是很大,但由于存在活动性出血,可快速发展为心脏压塞而死亡。

(3) 升主动脉内膜片环形撕裂为动力性缺血的高危征象;升主动脉内膜片断裂并脱垂至左心室流出道,是导致主动脉瓣重度反流、急性左心室扩张的主要原因;同时,图 5-1-44C 中瓣口类似蝴蝶结的结构为主动脉窦,下面弧线为主动脉瓣,上面弧线为折返的内膜片,二者之间的主动脉窦在舒张期几乎为封闭状态,导致冠状动脉动力性缺血,也是本例心肌酶升高的原因。

(4) 患者头晕,一过性右下肢无力提示存在脑灌注不良,主要为颈内动脉受累所致。

(5) 本例患者死亡主要原因为主动脉破裂,另外主动脉瓣大量反流、冠状动脉动力性缺血是导致左心功能衰竭的原因。

(二)病例二

1. **基本病史及治疗经过** 男,64 岁,6 小时前突发晕厥约 10 分钟后苏醒,左下肢无力,醒后自觉胸部疼痛,持续不能缓解,伴有咳嗽、痰中带血。既往高血压病史 16 年,间断不规律服药。查体:血压 130/65 mmHg,心率 98 次/分,右下肢肌力正常,左下肢肌力 1 级;双下肢脉弱。实验室检查:心肌酶、肝功能正常,肌酐 150 $\mu mol/L$,尿素氮 12 mmol/L;D-二聚体 11 346 $\mu g/L$;氧饱和度 89%,吸氧后氧饱和度 92%。急诊头颅 CT 平扫、主动脉 CTA 检查后 1 小时意识丧失,生命体征消失,抢救无效死亡。

2. **影像资料及解读** 见图 5-1-45 和视频 5-1-9。

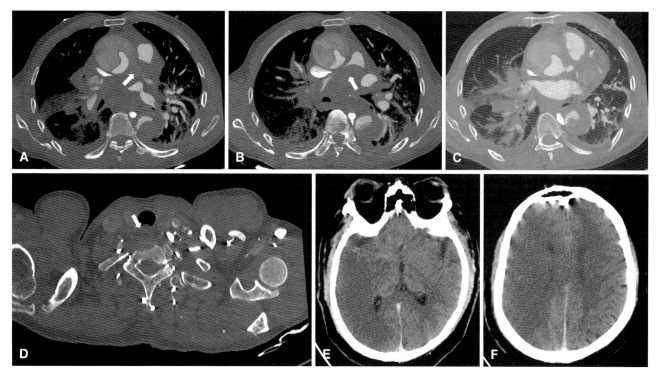

图 5-1-45 主动脉全程腔内见内膜片(A、B 及视频 5-1-9),升主动脉假腔游离壁不连续,见对比剂外溢(A,箭)提示主动脉破裂,局部血肿与主肺动脉、右肺动脉干延续,主肺动脉及右肺动脉干管腔明显受压狭窄(B,箭),血肿沿肺动脉走行向右侧肺内延伸,支气管血管束明显增粗,远段肺动脉分支不显影(C)。右无名动脉、左颈总动脉及左锁骨下动脉血管腔内见内膜片,右颈总动脉起自假腔血管长段未见显影(D,箭及视频 5-1-9);右侧颞叶、额叶、顶叶及右侧基底节区密度减低(E、F),中线结构略向左侧偏移,提示右侧大脑中动脉供血区大面积梗死、脑水肿。

视频 5-1-9

视频 5-1-9 Stanford A 型 AD,A2C,升主动脉夹层破裂入肺动脉导致肺动脉狭窄。

3. 影像诊断　Stanford A 型 AD(A2C)，升主动脉破裂，肺动脉受累，头臂血管受累，脑梗死。

4. 最终临床诊断　Stanford A 型 AD(A2C)，升主动脉破裂，心脏压塞，多器官灌注不良综合征，脑梗死，低氧血症，凝血功能障碍。

5. 诊断及治疗关键点

（1）患者急性胸痛，主动脉全程内膜撕裂，主动脉右冠窦、无冠窦受累，根部无明显扩张；弓部分支血管受累，影像诊断为 Stanford A 型 AD，孙氏细化分型为 A2C 型。

（2）本例影像见主动脉对比剂外溢，提示主动脉破裂所致活动性出血。

（3）本例以脑血管意外为首发症状，存在 AD 相关脑灌注不良综合征影像征象：右颈总动脉起自假腔血管未显影提示闭塞，对应终末器官右侧大脑中动脉供血区右侧额、顶、颞叶大面积脑梗死。

（4）本例 AD 破裂累及肺动脉并延伸至肺内分支，肺动脉血肿压迫导致肺血管腔狭窄、闭塞，病理生理过程及临床表现类似急性肺栓塞，可出现咳血、低氧、右心压力增高等表现；右心输出量的减少导致左心回心血量减少，体循环压力减低、低氧血症进一步加重脏器灌注不良、缺血缺氧。

（5）本例患者死亡主要原因为主动脉破裂，AD 患者影像上出现活动性出血证据如果来不及手术，病死率为 100%；脑灌注不良、肺动脉受累均为不良预后的征象。

（三）病例三

1. 基本病史及治疗经过　男，65 岁，突发胸背部疼痛 2 天，伴一过性头晕、黑矇，吞咽困难。既往高血压病史 16 年，间断不规律服药。查体：血压 150/90 mmHg，心率 87 次/分。实验室检查：心肌酶、肝功能正常，肌酐 164 μmol/L，尿素氮 11.4 mmol/L；D-二聚体 4 335 μg/L。患者血压不稳定减低，不接受手术风险自动离院。

2. 影像资料及解读　见图 5-1-46 和视频 5-1-10。

3. 影像诊断　双主动脉弓；Stanford A 型 AD(A2C)，头臂血管及左侧肾动脉受累，左肾灌注减低。

4. 诊断及治疗关键点

（1）患者急性胸痛，主动脉全程内膜撕裂，主动脉右冠窦、无冠窦受累，根部无明显扩张；弓部分支血管受累，影像诊断为 Stanford A 型 AD，孙氏细化分型为 A2C 型。

（2）患者出现头晕、黑矇为 AD 相关脑灌注不良综合征，存在头臂血管受累征象；吞咽困难为双弓出现夹层后血管扩张，血管环压迫食管所致。

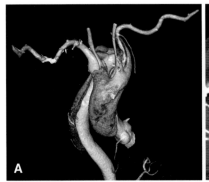 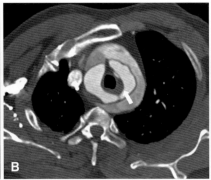 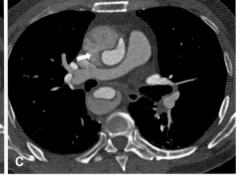

图 5-1-46　双主动脉弓，升主动脉、双弓及降主动脉、腹主动脉全程腔内见内膜片（A～C 及视频 5-1-10），主动脉窦部未见明显扩张，冠状动脉未受累；双侧颈总动脉、左锁骨下动脉、左肾动脉腔内均可见内膜片，左肾实质强化减低（视频 5-1-10）；主动脉双弓血管环环绕气管及食管，食管受压（B，箭）；升主动脉假腔壁不光滑（C，箭）。

视频 5-1-10

视频 5-1-10　双主动脉弓合并主动脉夹层，双弓内均可见内膜片，食管位于血管环内受压。

（3）升主动脉假腔壁不光滑提示主动脉壁结构异常，为破裂先兆，尽管未出现心包积液、对比剂外溢或主动脉周围血肿等破裂征象，也应及时手术。

（4）双主动脉弓合并 AD 较为罕见，开放手术弓部处理难度增加。

（四）病例四

1. 基本病史及治疗经过　男，14 岁，突发剧烈胸痛 1 天，伴大汗、濒死感、头晕，自觉左下肢无力。既往体健。查体：双上肢血压不对称，左侧血压 130/90 mmHg，右侧血压 75/50 mmHg，心率 110 次/分。实验室检查：心肌酶、肝功能、肾功能指标均在正常范围。CTA 检查后急诊手术，术中见心包腔内血性积液约 400 mL，升主动脉壁青紫肿胀，右前壁近乎破裂，行升主动脉替换＋孙氏手术。

2. 影像资料及解读　见图 5 - 1 - 47 和视频 5 - 1 - 11。

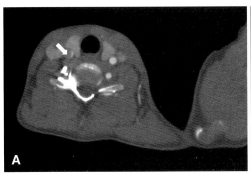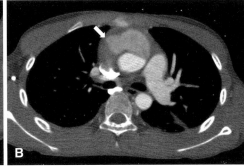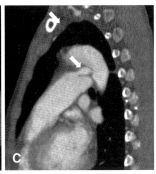

图 5 - 1 - 47　主动脉窦管交界以远及主动脉弓部见内膜片（视频 5 - 1 - 11），升主动脉明显扩张，最大直径约 6 cm，主动脉窦部未见明显扩张。右无名动脉起自假腔，右颈总动脉内见内膜片，真腔受压（A，箭）提示存在脑灌注不良可能；升主动脉右前壁（假腔游离壁）不规则，局限性向外膨出（B，箭）。胸降主动脉近段与左肺动脉干之间见动脉导管显影（C，箭）。

视频 5 - 1 - 11

视频 5 - 1 - 11　Stanford A 型 AD，A1C，升主动脉管壁不规则，提示 AD 不稳定，管壁即将破裂。

3. 影像诊断　Stanford A 型 AD（A1C），右无名动脉受累；动脉导管未闭。

4. 诊断及治疗关键点

（1）患者急性胸痛，升主动脉及弓部内膜撕裂，主动脉窦正常，右无名动脉受累，影像诊断为 Stanford A 型 AD，孙氏细化分型为 A1C 型。

（2）患者出现头晕、肢体无力为 AD 相关脑灌注不良综合征、右颈总动脉真腔受压所致。

（3）升主动脉假腔壁局限性凸出，提示破裂风险较高，需紧急手术；术中证实濒临破裂，已经出现血性心包积液。

（4）本例患者仅 14 岁，升主动脉扩张明显，提示主动脉壁存在结构异常，需警惕遗传性结缔组织病如马方综合征、Loeys-Dietz 综合征等，有必要进一步做基因检测；另外需密切随诊，警惕或及时发现其他节段主动脉病变。

（五）病例五

1. 基本病史及治疗经过　女，31 岁，妊娠 5 周，突发剧烈胸痛 1 天，伴恶心、呕吐。自述既往体健，无高血压、糖尿病史；母亲有马方综合征、主动脉夹层手术病史。查体：血压 115/55 mmHg，心率 85 次/分。实验室检查：心肌酶正常，肝功能、肾功能指标升高；超声心动图提示主动脉根部扩张，主动脉瓣中度反流。CTA 检查后急诊行 Bentall＋孙氏手术；术后 5 天行引产手术。术后 2 年复查胸段主动脉假腔消失，腹主动脉残余夹层，血管外径增粗约 1 cm，建议二次手术行腹主动脉置换，患者拒绝手术。术后 4 年突发腹痛，血压下降，复查主动脉 CTA 后 3 小时生命体征消失，抢救无效。

2. 影像资料及解读　见图 5 - 1 - 48。

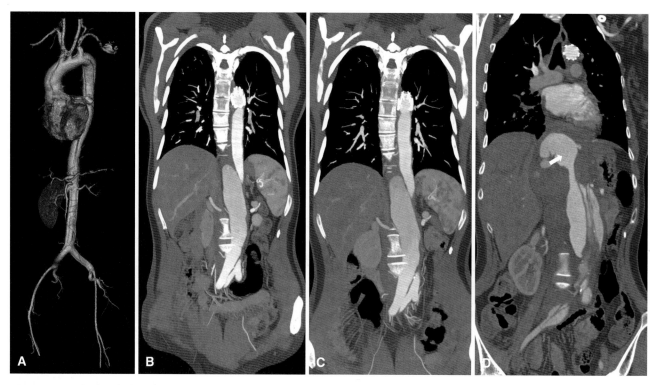

图 5-1-48　初次发病时主动脉 CTA 见全主动脉、双侧髂总动脉夹层累及(A)，主动脉根部扩张，右无名动脉及左锁骨下动脉为双腔，腹主动脉段真腔受压明显变扁(B)，Bentall＋孙氏手术后 3 个月随诊，胸段人工血管通畅，吻合口无异常，胸段假腔闭合，腹主动脉残余夹层，最大血管外径约 36 mm。2 年后(C)复查支架周围无对比剂充盈，胸段主动脉未见假腔，血管腔未见明显扩张，腹主动脉见真假双腔，主动脉外径约 43 mm。4 年后(D)腹主动脉外径明显扩张，最大直径约 73 mm，腔内新见多发内膜片及多个假腔，真腔明显受压成裂隙状，腹主动脉上段假腔壁不连续，见对比剂外溢(D，箭)，局部血肿形成。

3.**影像诊断**　初次 CTA 诊断：Stanford A 型 AD (A3C)，头臂血管受累，腹腔脏器动力性缺血可能；妊娠状态；马方综合征可能。

4.**诊断及治疗关键点**

(1)患者年轻女性，妊娠状态，急性胸痛，全主动脉内膜撕裂，主动脉根部扩张，头臂血管受累，影像诊断为 Stanford A 型 AD，孙氏细化分型为 A3C 型；结合患者有家族主动脉夹层病史，考虑马方综合征可能性大。

(2)患者出现恶心、呕吐、肝功能及肾功能异常，为 AD 相关腹腔器官灌注不良综合征。

(3)根据朱俊明教授的近 40 例妊娠合并主动脉夹层的救治经验，如果胎儿胎龄大于 28 周，可同期进行剖宫产及主动脉修复手术；如果胎龄小于 28 周，胎儿娩出后存活概率较小，优先进行主动脉修复，并监测胎儿情况决定是否继续妊娠。

(4)妊娠合并主动脉夹层约 2/3 为马方综合征患者，由于主动脉壁结构异常，发生夹层后很容易导致血管扩张、破裂，因此术后应密切随诊，主动脉出现持续扩张应及时处理以免破裂发生。

(六)病例六

1.**基本病史及治疗经过**　男，40 岁，突发剧烈胸痛 1 天，伴腹痛、恶心。高血压病史 3 年。查体：血压 145/90 mmHg，心率 84 次/分，左下肢脉弱，皮温较右下肢低。实验室检查：心肌酶正常，肝功能、肾功能指标升高。一天后行胸降主动脉覆膜支架腔内修复，术后 2 天腹痛加重，便血，无尿，双下肢脉弱，左下肢发绀，因多器官功能衰竭、代谢性酸中毒抢救无效死亡。

2.**影像资料及解读**　见图 5-1-49 和视频 5-1-12。

3.**影像诊断**　术前诊断：Stanford B 型 AD(B1S)，腹腔脏器动力性缺血可能，左侧髂动脉静态性缺血。

4.**诊断及治疗关键点**

(1)患者急性胸痛，主动脉弓以远主动脉内膜撕裂，血管外径未见明显扩张，头臂血管未受累，影像诊断为 Stanford B 型 AD，孙氏细化分型为 B1S 型。

(2)腹主动脉真腔明显受压狭窄，分支血管存在动力性缺血可能，患者出现腹痛、恶心、肝功能及肾功能异常，左下肢皮温减低，提示存在 AD 相关腹腔器官及左

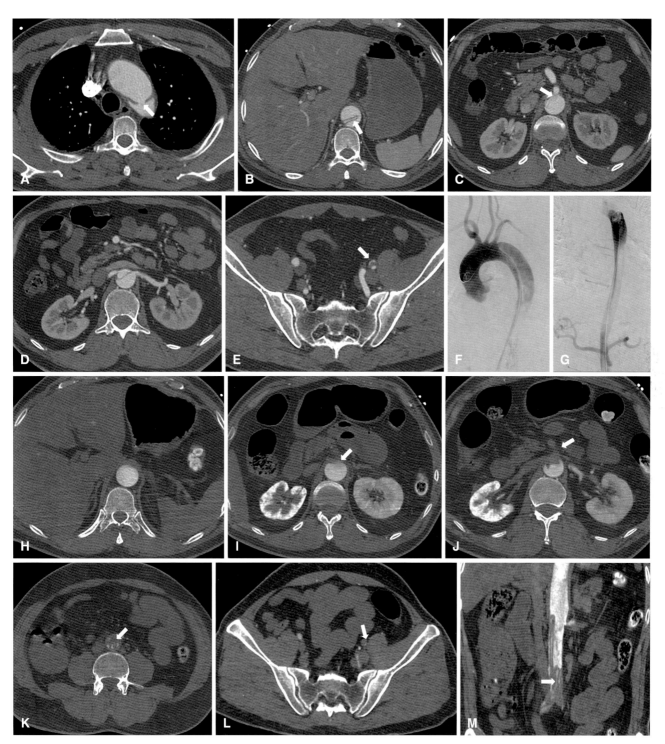

图5-1-49　初次主动脉CTA显示主动脉弓以远胸降主动脉、腹主动脉及双侧髂总动脉、左髂外动脉夹层累及（A~E），破口位于降主动脉近端（A，箭），腹主动脉段内膜片几乎环形撕裂，真腔受压明显（B，箭），腹腔干及肠系膜上动脉起自真腔，内膜片贴于分支血管开口（C，箭），提示血管存在动力性缺血。右肾动脉起自真腔，左肾动脉起自假腔，双肾实质强化对称，肾皮髓质分界清晰；左侧髂外动脉内见内膜片，真腔受压变窄（E，箭）。主动脉造影显示内膜片摆动明显，舒张期真腔明显受压狭窄（F、G），存在动力性缺血。术后2天（距离初次检查3天）随诊主动脉CTA（H~M），支架以远腹主动脉上段腔内内膜片消失（H）提示断裂移位可能，腹腔干、肠系膜上动脉水平内膜紧贴于分支血管开口，导致血管不显影（I、J），提示腔内无血流；左侧肾脏较术前肿胀，皮髓质分界模糊，肾脏周围渗出（视频5-1-12）提示急性肾缺血损伤；肾动脉以下至髂分叉、左髂总动脉腔内见多发折叠的内膜片堆积腔内，导致血管重度狭窄（K~M）。

视频5-1-12

视频5-1-12　连续图像除显示图5-1-49中血管病变特点之外，可发现胃肠道管壁无明显强化，管腔扩张，胰腺强化幅度明显减低；左侧肾脏肿胀，周围渗出；右上肺及左下肺不张。

下肢灌注不良综合征。

（3）BAD急性期如果无破裂、分支血管闭塞或器官灌注不良综合征时可考虑药物保守治疗，本例虽然无破裂征象，但出现多器官灌注不良综合征，因此急性期进行覆膜支架植入腔内修复以改善器官灌注不良。

（4）AD急性期内膜水肿，腔内操作可能导致内膜再损伤，因此主张BAD在无并发症的情况下发病后2～4周进行覆膜支架腔内修复更为安全。本例急性期腔内修复出现了内膜撕裂套叠，堆积于腹主动脉腔内，导致腹腔内所有分支血管及双下肢血管腔重度狭窄或闭塞，出现了快速进展的、难以纠正的多脏器功能衰竭。

（李　宇　郑　军）

参考文献

［1］Isselbacher EM, Preventza O, Black JH 3rd, et al. 2022 ACC/AHA guideline for the diagnosis and management of aortic disease: a report of the American Heart Association/American College of Cardiology Joint Committee on Clinical Practice Guidelines ［J］. Circulation, 2022, 146 (24): e334 - e482.

［2］Li Y, Zhang N, Xu SD, et al. Acute type A aortic intramural hematoma and type A aortic dissection: correlation between the intimal tear features and pathogenesis ［J］. Quant Imaging Med Surg, 2020, 10 (7): 1504 - 1514.

［3］孙立忠. 主动脉外科［M］. 北京: 人民卫生出版社, 2013.

第二节　主动脉壁间血肿

典型病例

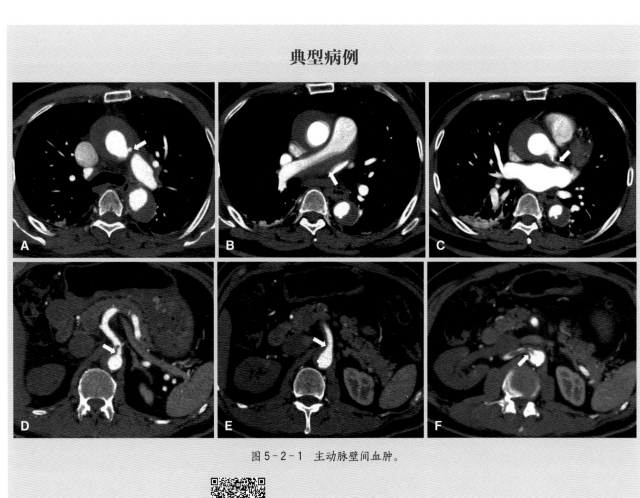

图 5 - 2 - 1　主动脉壁间血肿。

视频 5 - 2 - 1　主动脉壁间血肿。

视频 5 - 2 - 1

病情简介

1. 病史　男性，56岁，突发胸部撕裂样疼痛4小时；高血压病史10余年。

2. 查体　痛苦面容。血压150/115mmHg，心率97次/分，听诊：无明显杂音。

3. 实验室检查　D-二聚体9 034 μg/mL，肌酐(Cr)178μmol/L，尿素氮(BUN)13.5 mmol/L。

影像诊断及征象分析

1. 影像诊断　Stanford A型主动脉壁间血肿，升主动脉溃疡样变，左主干、肺动脉、腹腔干、肠系膜上动脉及右肾动脉受累，右肾缺血性改变。

2. 征象分析

(1) 图5-2-1中自升主动脉窦部至腹主动脉远端全程管壁弥漫性新月形增厚，最大厚度20 mm，钙化内膜内移，提示主动脉壁间血肿。

(2) 图5-2-1A显示升主动脉左侧壁内膜中断约5 mm，局部血肿内见强化，提示溃疡样变（箭），升主动脉的溃疡样变是主动脉壁间血肿进展的高危征象。

(3) 图5-2-1B显示主肺动脉及右肺动脉干管壁增厚（箭），血流面锐利平直，提示主动脉壁间血肿穿透主动脉中层，进入肺动脉外膜与中层之间，导致肺动脉鞘内血肿。

(4) 图5-2-1C显示血肿累及左主干开口（箭）。

(5) 图5-2-1D腹腔干近段管壁增厚，开口腔内见内膜片，提示主动脉壁间血肿累及腹腔干。

(6) 图5-2-1E肠系膜上动脉管壁偏心增厚，提示主动脉壁间血肿累及。

(7) 图5-2-1F右肾动脉全程受累，右肾未见强化，提示右肾梗死或低灌注。

治疗与结局

急诊拟行手术治疗，未及麻醉，患者心跳停止死亡。

临床特点

Stanford A型主动脉壁间血肿破裂风险较高，尤其是合并升主动脉溃疡样变；分支血管受累出现脏器缺血，更加重临床症状的不稳定性和临床处理的复杂性。

一、病因与发病机制

主动脉壁间血肿（intramural hematoma，IMH）是指主动脉中层出现血肿，伴或不伴有内膜破口，"假腔"内为不流动的血液/血凝块。关于IMH的病因与发病机制争议较大，曾经普遍认为是由于主动脉中层滋养血管破裂所致，近年来越来越多的文献证据支持IMH也是由内膜破口引发，有文献捕捉到从IMH到主动脉夹层过渡的瞬间，因此认为IMH是主动脉夹层的前兆。与主动脉夹层的诱发因素类似，常见的有高血压、主动脉粥样硬化、主动脉溃疡、外伤等。

二、病理解剖结构异常与血流动力学改变

IMH发生后血液进入主动脉中层（图5-2-2），导

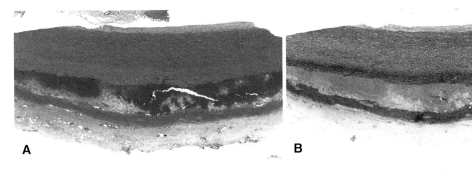

图5-2-2　IMH病理解剖表现。A.HE染色：主动脉中层撕裂，内充满红细胞；B.弹力染色，弹力纤维平直、部分断裂。（首都医科大学附属北京安贞医院　陈东教授提供）

致主动脉壁呈新月形增厚或不对称环形增厚,由于壁内张力增大,内膜内移,主动脉管腔保持正常或有轻度狭窄,大多数不会出现明显血流动力学变化;分支血管受累,尤其是腹部血管分支而引起的脏器灌注不良发生率低于主动脉夹层。如果 IMH 破裂除了引起血流动力学不稳定之外,心包内升主动脉壁间血肿破裂可导致心脏压塞;多组研究数据显示,升主动脉壁间血肿破裂风险高于主动脉夹层,心脏压塞的发生率高于主动脉夹层。如果 IMH 进展为主动脉夹层,则血流动力学改变与之相同。

三、临床问题与影像

(一)临床分型

IMH 分型与主动脉夹层一致,参考第五章第一节。

(二)临床表现

IMH 临床表现与主动脉夹层类似,突发胸背部持续性疼痛为最常见的首发症状,原因为 IMH 导致主动脉壁内张力增高,刺激主动脉外膜神经所致,常为撕裂样疼痛,可伴有大汗、面色苍白、心率加快或濒死感。

IMH 的脏器缺血表现各异,与受累分支血管相关。Stanford A 型 IMH 由于可累及冠状动脉发生急性冠状动脉缺血(图 5-2-3),累及肺动脉可表现为急性肺栓塞、咳血(图 5-2-4);累及主动脉弓上分支血管以急性脑血管病表现为首发,如头晕、晕厥甚至昏迷。

IMH 破裂表现为低血容量性休克,如果发生在心包内段伴有心脏压塞,心包外主动脉破裂可伴有血胸、纵隔血肿(图 5-2-5),发生在腹主动脉段的破裂非常罕见。

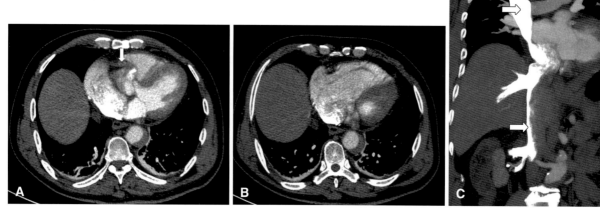
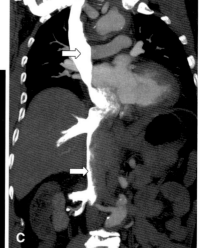

图 5-2-3　IMH 累及冠状动脉。男,65 岁,突发胸痛,心肌酶升高。胸主动脉增强 CT 显示升主动脉、降主动脉管壁新月形增厚,右冠状动脉受累充盈不良(A,箭)。右心明显增大(B),对比剂向下腔静脉、肝静脉及右肾静脉内逆流提示右心功能不全(C)。

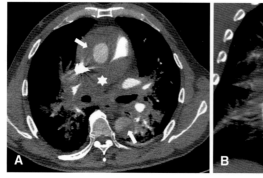
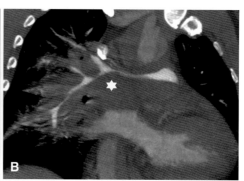

图 5-2-4　IMH 累及肺动脉。男,65 岁,突发胸痛、血压减低、喘憋 3 小时。胸部增强 CT 显示升主动脉及降主动脉管壁新月形增厚(A,箭),主肺动脉及左、右肺动脉干管壁增厚(A、B,☆),提示 IMH 进入肺动脉外膜下导致血肿,肺动脉管腔明显受压狭窄(B)。

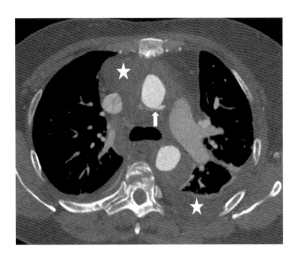

图5-2-5　IMH破裂血胸、纵隔血肿。男,60岁,突发胸痛5小时,持续不能缓解,急诊CT增强检查后2小时死亡。CTA显示主动脉壁新月形增厚,升主动脉后壁不规则对比剂外溢(箭)、前纵隔血肿(☆)、左侧胸腔积血(☆)。

(三) 基本影像表现与临床预后的关系

1. **主动脉壁增厚**　IMH引起的主动脉壁增厚大多数为新月形增厚,少数表现为不对称环形增厚,最大厚度≥5mm。在此基础上,增厚的主动脉壁还有以下几个特点:①病变沿血管长轴方向的长度一般>10cm(Stanford A型IMH可局限于升主动脉);②IMH位于中层,内侧为内膜,血流面比较光滑(视频5-2-1),如果内膜有钙化,可表现为钙化内膜内移(图5-2-6),这个特点在CT平扫上提示有诊断意义;③IMH外侧为外膜,病变段外轮廓与非血肿段正常主动脉过渡自然;④血肿急性期在CT平扫上密度较高(图5-2-7),但并非出现在所有IMH病例中;⑤IMH血肿增强后不强化。

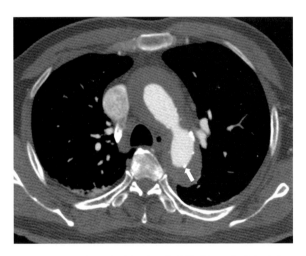

图5-2-6　IMH钙化内膜内移。血肿推移钙化内膜向腔内侧移位(箭)。

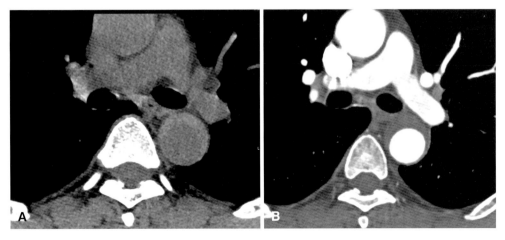

图5-2-7　IMH CT平扫密度增高。A.CT平扫显示主动脉壁新月形密度增高;B.增强CT显示增厚的主动脉壁无强化,血流面及血管外轮廓光滑。

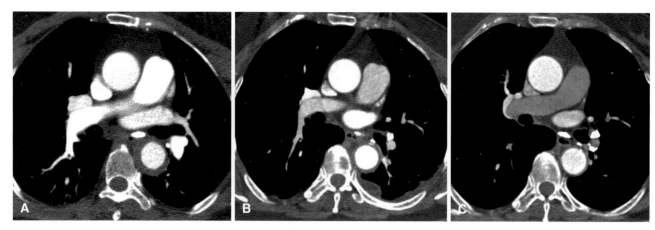

图 5-2-8 IMH 吸收。女,62 岁,突发胸痛 1 天。A.初次 CT 增强显示主动脉壁新月形增厚,厚度约 7mm;B.2 周随访血肿厚度明显变薄,厚度约 3mm;C.1 年复查血肿完全吸收,主动脉壁恢复正常。

血肿厚度被认为与 IMH 预后相关,血肿越厚越容易进展,但其阈值及确切的关系并未达成共识。血肿厚度随着病程延长大多都可吸收(图 5-2-8),笔者对 135 例保守治疗的 IMH 随诊观察中发现,92% 的病例 1 个月内明显吸收,在 3 个月随诊时均在 3mm 以内。

2. 溃疡样变 溃疡样变(ulcer-like projection, ULP)指发生在 IMH 基础上的、增强后血肿内出现的与血管腔相通的(交通口直径≥3mm)局限性对比剂充盈,影像上类似溃疡(图 5-2-9),病变局限于血肿内,不超过血管外膜。产生原因为内膜局限性中断(focal intimal disruption, FID),本质为内膜破口。在 Stanford A 型 IMH 的手术病例中,95% 以上的病例可发现升主动脉有内膜破口,但明显小于主动脉夹层的内膜破口。在心电门控主动脉 CTA 扫描的 IMH 中,近 90% 的病例可发现内膜破口。这也支持内膜破口启动 IMH 的发病机制。传统认为 IMH 没有内膜破口或内膜破口在 CTA 中发现率低的主要原因有:①CT 层厚较厚而掩盖较小的破口;②非心电门控主动脉 CTA 扫描时升主动脉搏动伪影较大(图 5-2-10);③普通轴位图像并非垂直主动脉解剖长轴,对小破口不易识别(图 5-2-11);④IMH 小的内膜破口表面血栓修复(图 5-2-12);⑤IMH 内膜向腔内推移而松弛,掩盖小的内膜破口。基于以上因素,合适的扫描及重建方法可以提高 IMH 内膜破口的识别。

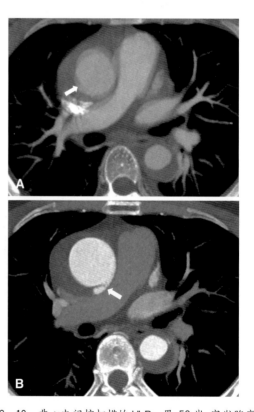

图 5-2-10 非心电门控扫描的 ULP。男,52 岁,突发胸痛 8 小时。A.非心电门控主动脉 CTA 显示 Stanford A 型 IMH,升主动脉搏动伪影较大(箭),未见明显破口;B.心电门控冠状动脉 CTA 扫描与图 A 同层面见内膜破口(箭)。备注:采用主动脉、冠状动脉一站式扫描模式,A、B 为同一次检查中的主动脉和冠状动脉图像。

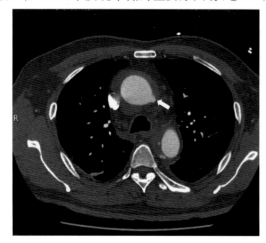

图 5-2-9 IMH 的 ULP。管腔局限性向血肿内凸出(箭),病变底部仍在血管轮廓之内。

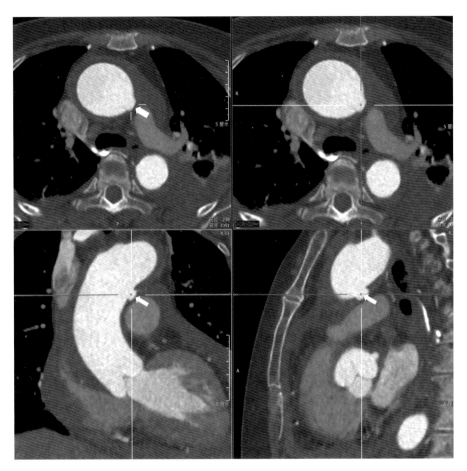

图 5-2-11　重建对 FID 识别的影响。Stanford A 型 IMH，CTA MPR 显示升主动脉破口在冠状位及矢状位可清晰显示（箭），轴位图像容易被忽略（粗箭）。

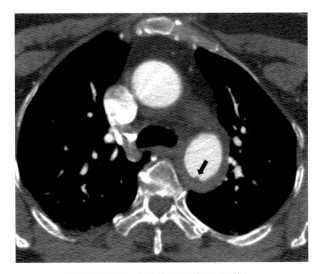

图 5-2-12　FID 表面血栓形成（箭）。

ULP 可以在急性期出现，也可以在随诊过程中出现，是 IMH 不良预后的独立风险因子，很少有 ULP 随诊过程中保持稳定，大多会有增大（图 5-2-13），可进展为假性动脉瘤，可以以此为破口进展为主动脉夹层（图 5-2-14），初始 ULP 越大、越深越容易进展。

3. 血池样强化　用于描述 IMH 增强后血肿内与血管腔无可见交通的或有微小 FID（<3 mm）孤岛状强化；在降主动脉及腹主动脉更为常见，而且常与分支血管相通，这种情况被认为是 IMH 撕断分支血管开口造成分支血管开口的假性动脉瘤（图 5-2-15）；另外一种表现形式是孤立于血肿内与分支血管不相通的强化灶，可能其本质也是内膜破口导致对比剂的外溢，由于内膜破口较小不易在影像上被识别。

血池样强化预后多变，Stanford A 型 IMH 中位于升主动脉的微小 FID（<3 mm）预后不良（图 5-2-16），Stanford B 型 IMH 中的血池强化总体预后较 ULP 稳定，如果强化灶与分支血管相通，很少进展为假性动脉瘤或夹层，大部分可以缩小甚至完全吸收，分支血管恢复正常（图 5-2-17），部分可以维持其大小长期不变。

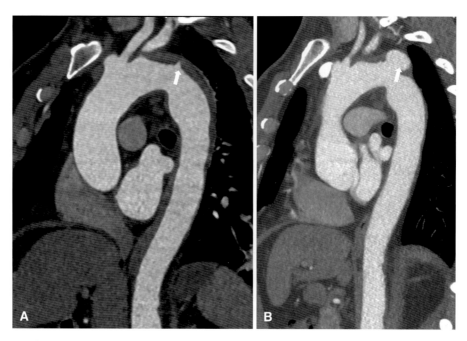

图 5 - 2 - 13 ULP 随诊增大。男,47 岁,突发胸痛 3 天。A.主动脉弓及降主动脉管壁弥漫性不对称增厚,弓降部见 ULP(箭);B.3 个月随诊血肿完全吸收,弓降部 ULP 明显增大(箭)。

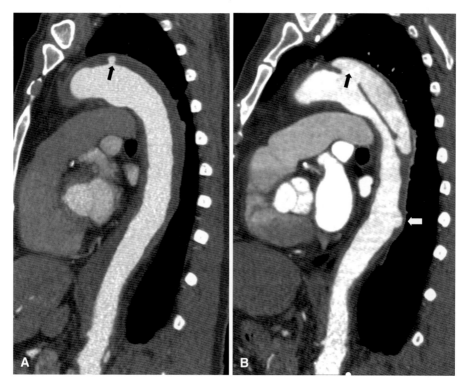

图 5 - 2 - 14 ULP 进展为主动脉夹层。男,60 岁,突发胸痛 6 小时,高血压病史 8 年,糖尿病病史 10 年。A.主动脉矢状位 CTA 显示主动脉弓降部管壁弥漫性增厚,弓部见溃疡样变(箭);B.保守治疗半年突发胸痛,主动脉矢状位 CTA 显示胸降主动脉夹层,原 ULP 为夹层的原发破口(黑箭);夹层以远新发 ULP(白箭)。

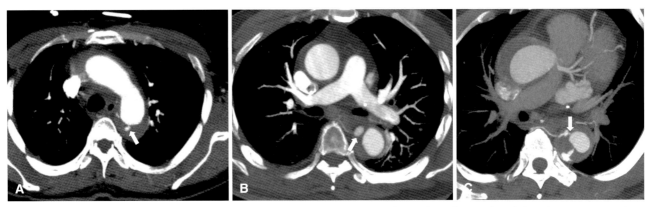

图 5-2-15 CTA 显示血池样强化类型。A.血肿内强化灶通过 1mm FID 与主动脉腔沟通(箭);B.降主动脉血肿内局限性强化与肋间动脉相连(箭),与血管腔未见明显沟通;C.降主动脉内多发强化灶,均与肋间动脉相连(箭),并通过 FID 与主动脉腔相通。

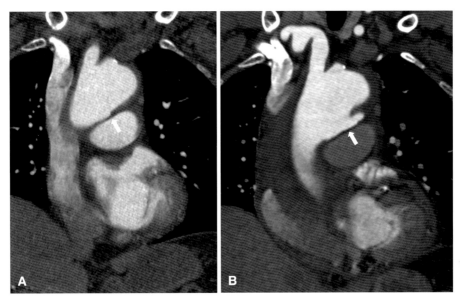

图 5-2-16 Stanford A 型 IMH 中 FID 进展。男,70 岁,突发胸痛 3 天。A.升主动脉左侧壁见 FID,直径约 2mm(箭);B.4 天后胸痛加重,复查主动脉 CTA 显示病变明显增大(箭),升主动脉血肿增厚,出现心包积液。

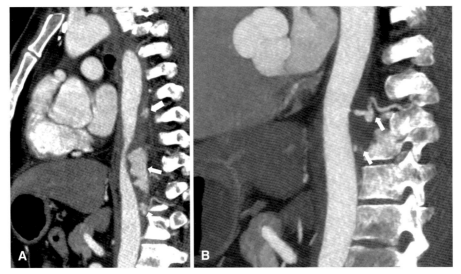

图 5-2-17 血池样强化吸收/缩小。男,42 岁,突发胸背部疼痛 2 天,持续不缓解。A.主动脉 CTA 显示主动脉弓降部管壁增厚,降主动脉血肿内多发片状强化,病变与肋间动脉相通(箭),并通过 FID 与主动脉腔相通;B.5 个月后随诊血肿基本完全吸收,血肿内强化灶部分完全消失(A,粗箭),大部分明显缩小(A,细箭;B,箭)。

（四）IMH 的高危影像特征及进展的高风险影像特征

1. IMH 高危影像特征　血管壁不连续、对比剂外溢提示主动脉破裂活动性出血（图 5 - 2 - 18）；心脏压塞、主动脉周围血肿或纵隔血肿、大量左侧胸腔积液（图 5 - 2 - 19），出现以上征象提示已经破裂或破裂风险较高；另外，脏器灌注不良尤其是冠状动脉受累引起心肌梗死患者预后不良。

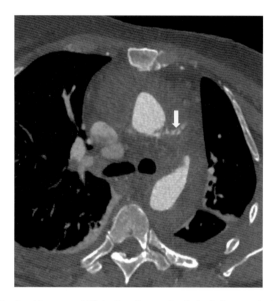

图 5 - 2 - 18　IMH 破裂征象。女，68 岁，突发胸痛 4 小时，持续不缓解。急诊主动脉 CTA 显示主动脉全程管壁新月形增厚，升主动脉后壁连续性中段，不规则对比剂外溢（箭），心包积液，纵隔血肿，左侧胸腔积液。CT 检查后 1 小时患者死亡。

2. IMH 进展的高风险影像特征　Stanford A 型 IMH 进展的高风险征象有：①升主动脉最大直径 >45～50 mm；②血肿厚度≥10 mm；③ULP/FID 位于升主动脉或弓部；④心包积液。Stanford B 型 IMH 进展的高风险征象有：①病变段降主动脉最大直径 >47～50 mm；②血肿厚度≥13 mm；③降主动脉 ULP；④随诊胸腔积液增加或反复出现。

（五）治疗策略

1. Stanford A 型 IMH　约 18% 的 A 型 IMH 发病之初即发生破裂，破裂后保守治疗病死率 100%；根据 IRAD 的研究结果，Stanford A 型 IMH 的非手术治疗总体病死率高达 40%，因此对于 A 型 IMH 主张紧急手术；对于无并发症的、手术风险增加且没有高危影像特征的急性 A 型 IMH 患者，可考虑初始药物保守治疗，并密切随诊，部分患者血肿吸收趋于稳定（图 5 - 2 - 20）；如果症状持续不缓解或加重、影像有进展，则需及时进行手术治疗（图 5 - 2 - 21）。

2. Stanford B 型 IMH　B 型 IMH 的预后比 A 型 IMH 要好，急性期病死率和 1 年后随访病死率明显降低。对于无并发症的急性 B 型 IMH 患者，建议以药物治疗为首选治疗方法；B 型 IMH 合并有高危影像特征的患者，建议积极干预，尤其是有破裂征象的需紧急处理。IRAD 对 B 型 IMH 的治疗经验显示，开放手术修复占 5%，经皮覆膜支架血管腔内修复（TEVAR）占 7%，杂交手术占 1%，结果无明显差异。对于 B 型 IMH 伴 ULP 或 PAU 的患者，如果需要修复远端主动脉弓或降主动脉（2～5 区）并且有良好的解剖结构包括

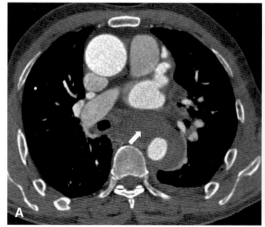
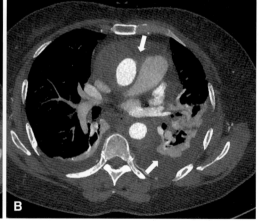

图 5 - 2 - 19　IMH 破裂高风险征象。A. Stanford B 型 IMH，主动旁血肿（箭），第二天突发血压下降抢救无效死亡；B. Stanford A 型 IMH，心包积血、左侧胸腔积血，急诊手术，未及麻醉成功患者心跳停止。

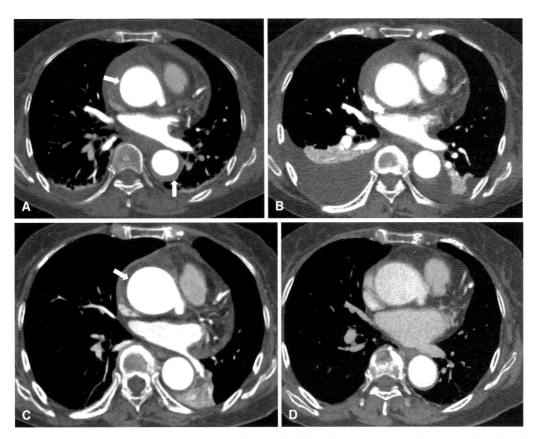

图 5-2-20　Stanford A 型 IMH 保守治疗吸收稳定。女,66 岁,突发持续性胸痛 4 小时;高血压病史 15 年,未规律治疗。A. 主动脉 CTA 显示升主动脉、降主动脉管壁新月形增厚(箭),提示 Stanford A 型 IMH,心包少量积液,双侧胸腔少量积液;B. 保守治疗 2 天后胸痛持续,呼吸急促,主动脉 CTA 显示血肿厚度无明显变化,无新发 ULP 或夹层,双侧胸腔积液增加,肺部分膨胀不全;C. 保守治疗 20 天后复查主动脉 CTA,显示血肿吸收变薄,密度减低(箭);D. 半年后复查 CTA,显示血肿完全吸收,无不良并发症。

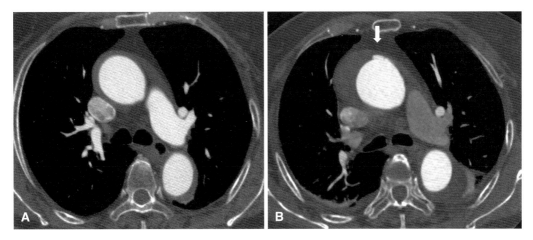

图 5-2-21　Stanford A 型 IMH 保守治疗进展。女,70 岁,突发胸痛 6 小时,高血压病史 20 余年,规律服药,血压控制良好。A. 初次主动脉 CTA 显示升主动脉、降主动脉管壁新月形增厚,血肿厚度约 6 mm,无 ULP;B. 保守治疗 18 天患者再发胸痛,随诊主动脉 CTA 显示升主动脉新发 ULP(箭),血肿厚度明显增加,双侧胸腔积液,遂行手术治疗。

理想的近端和远端锚定区(正常主动脉)可考虑 TEVAR,支架锚定区尽量避免在病变的主动脉,因为向外的张力可导致内膜撕裂引起主动脉夹层。一般来说,支架直径通常不超过主动脉直径的 10%,避免在锚定区进行球囊扩张。

（六）随诊策略

对于保守治疗的 IMH 早期监测非常重要,急性期

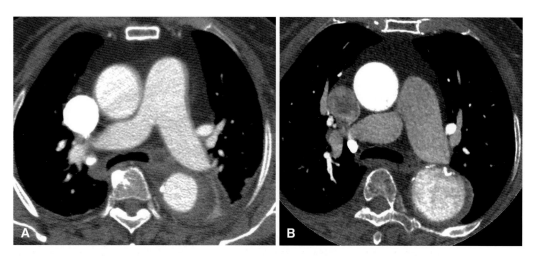

图 5 - 2 - 22　IMH 随诊进展为动脉瘤。女,74 岁,突发胸痛 3 天。A.主动脉 CTA 显示降主动脉管壁新月形增厚,厚度约 9 mm,无明显内膜破口,左侧胸腔积液;B.4 年后主动脉 CTA 随诊,降主动脉血管外径明显扩张,管腔见低密度附壁血栓。

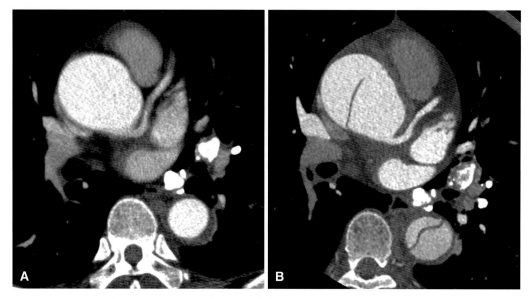

图 5 - 2 - 23　IMH 随诊进展为主动脉夹层。男,51 岁,突发背部疼痛 3 天,无明显缓解。A.初次主动脉 CTA 显示升主动脉管腔略扩张,壁无增厚,降主动脉管壁新月形增厚,为 Stanford B 型 IMH,保守治疗症状缓解,前 3 个月随诊血肿吸收稳定;B.发病 4 个月突然再发胸痛,复查主动脉 CTA 显示为 AAD。

变化较为复杂,如果出现症状加重或不缓解、新发心包积液、胸腔积液等均提示病变不稳定或进展;建议发病后 1 周、2 周、6 周要密切随访,在此过程中如果出现进展症状随时复查主动脉 CTA。急性期过后,IMH 仍可进展为主动脉瘤(图 5 - 2 - 22)、主动脉夹层(图 5 - 2 - 23)或主动脉破裂,因此在发病后 3 个月、6 个月、12 个月进行主动脉 CTA 随诊,以后每年均要进行随诊。

四、影像鉴别诊断及误诊原因分析

1. IMH 与附壁血栓的鉴别　　主动脉附壁血栓在 CTA 可以表现为血管壁增厚,容易与主动脉壁间血肿混淆,鉴别需要结合临床症状及影像表现综合判断,主要鉴别点见表 5 - 2 - 1。

2. IMH 与血管周围炎的鉴别　　血管周围炎是一类以纤维组织增生、炎性细胞浸润为病理特点的疾病,自血管外膜向外生长,包绕血管,影像上表现为血管壁增厚(图 5 - 2 - 24),易与 IMH 混淆,主要鉴别点见表 5 - 2 - 2。

表 5-2-1　IMH 与主动脉附壁血栓的鉴别

鉴别点	附壁血栓	IMH
基础病史	动脉粥样硬化、动脉瘤、高凝状态等	高血压
临床症状	慢性病程,临床无症状;血栓较大可导致血管狭窄的相关症状	急性病程,胸痛常见
病变位置	主动脉腔内,附着于内膜;钙化的内膜在病变外侧	主动脉壁中层(内膜与外膜之间),钙化的内膜在病变内侧
病变范围	可以局限或弥漫,连续或不连续	范围较长,病变连续
血流面	不光滑,尖角或平直,失去血管内膜弧度	光滑连续(为内膜),保留血管内膜弧度

（续表）

鉴别点	附壁血栓	IMH
短期随诊	变化不明显（1年） 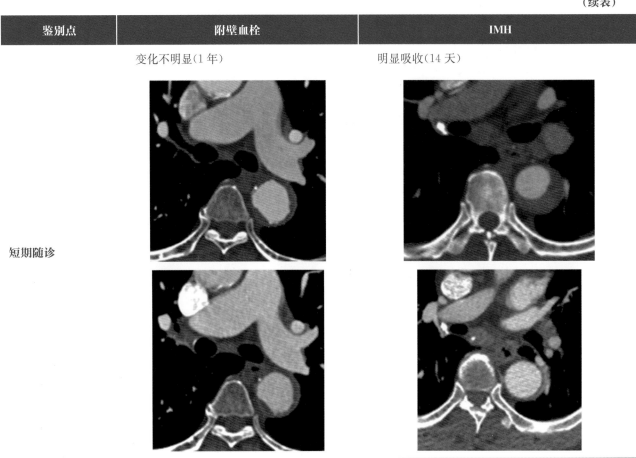	明显吸收（14天）

表 5-2-2　IMH 与血管周围炎的鉴别

鉴别点	血管周围炎	IMH
临床症状	多样，疼痛不常见，主要为主动脉周围脏器受累引起的相关表现	急性病程，胸痛常见
实验室检查	红细胞沉降率、C反应蛋白常升高，IgG4可升高	D-二聚体升高，红细胞沉降率、C反应蛋白升高不明显
病变位置	血管壁外周，中层结构完整	中层
病变范围	节段性，可多部位、多器官受累	主动脉连续长段受累
病变外缘	不规则，包绕主动脉	规则，与正常段主动脉过渡自然
CT/MR 增强扫描	明显强化	无强化
治疗	激素有效	保守、介入、手术

3. IMH 影像误诊原因分析　IMH 临床表现及影像表现相对较为特异，误诊相对少见，多数是引起主动脉壁增厚的其他疾病被误诊为 IMH，主要原因是对病变的范围、与主动脉壁的层次位置关系的误解。主动脉 CTA 对于主动脉壁病变所在的层次位置难以区分，MR 可清晰显示病变与主动脉壁的层次结构关系，对于病变来源、定性判断非常有帮助（图 5-2-24）。

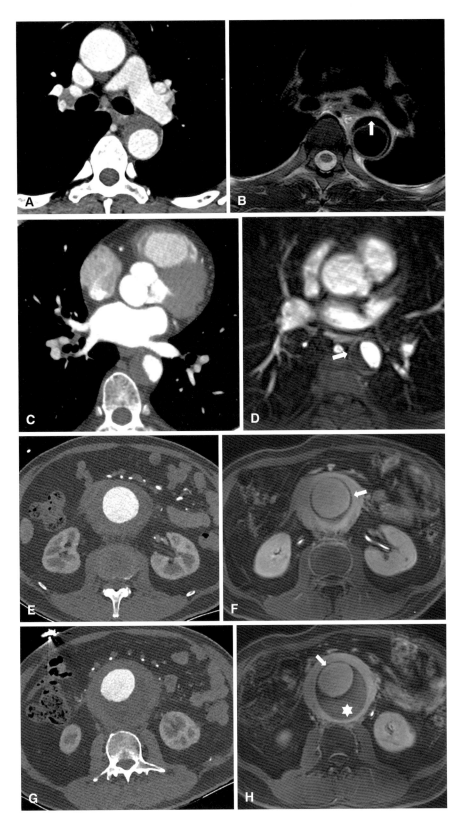

图5-2-24 主动脉壁不同层次病变表现。A、B.IMH患者同一层面的CT、MR图像。CT图像(A)不能分辨病变与壁的关系,MR图像(B)显示内外膜分离,病变位于内膜和外膜之间(箭);C、D.附壁血栓患者同一层面的CT、MR图像,MR图像清晰显示主动脉壁(D,箭),增厚部分为腔内未强化的附壁血栓;E、F.炎性动脉瘤患者同一层面的CT、MR图像,MR图像中低信号环(F,箭)为主动脉壁,外周明显强化的为周围炎性组织;G、H.炎性动脉瘤合并附壁血栓患者同一层面的CT、MR图像,CT图像(G)显示动脉瘤壁增厚,密度不均匀,但不能明确病变在主动脉壁层次结构上的位置,MR图像(H)清晰显示低信号血管壁(箭)、腔内新月形附壁血栓(☆)以及壁外周明显强化的炎性组织。

五、特殊临床病例实战分析

1. **基本病史及治疗经过**　男,48 岁,突发胸背部疼痛 1 天,持续不能缓解,无头晕,四肢感觉、运动无异常。既往高血压病史 5 年,无糖尿病、高脂血症。查体:血压 175/110 mmHg 且四肢血压无明显不对称,心率 93 次/分,呼吸 16 次/min。心电图:窦性心律。急诊 CTA 检查提示 Stanford A 型主动脉壁间血肿、升主动脉附壁血栓,急诊行升主动脉置换＋孙氏手术,术后 1 周复查 CTA,人工血管及支架吻合口通畅无狭窄、无渗漏,降主动脉血肿吸收出院。

2. **影像资料及解读**　见图 5 - 2 - 25 和视频 5 - 2 - 2。

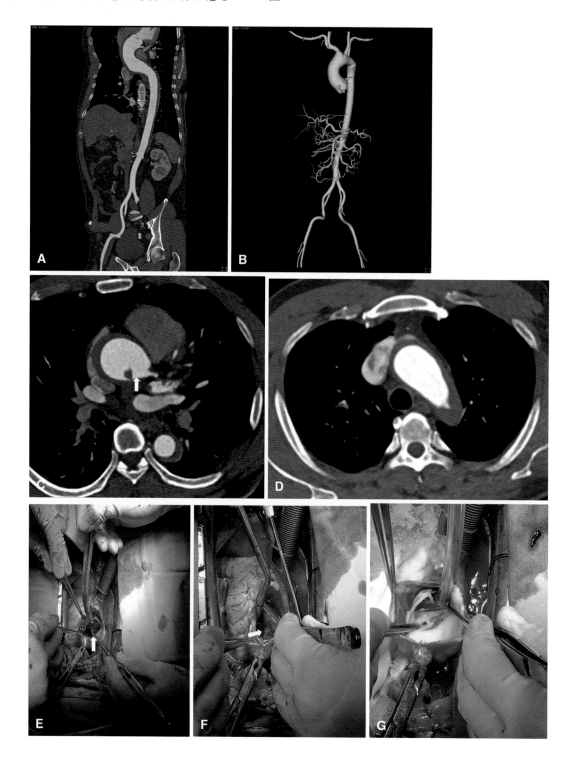

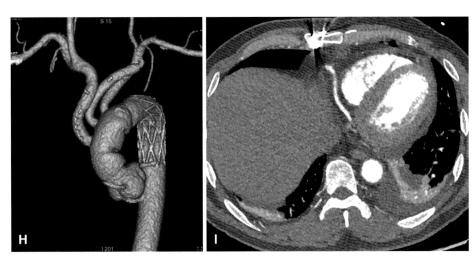

图 5-2-25　主动脉壁间血肿、破口血栓形成。主动脉 CTA 显示升主动脉、主动脉弓、降主动脉至腹主动脉上段（腹腔干开口水平）管壁连续性新月形增厚，血流面整体比较光滑（A，视频 5-2-2）；管腔未见明显狭窄，无双腔表现（B）；升主动脉后壁见不规则低密度影（C，箭），提示血栓形成；降主动脉近端内膜局限性中断见 ULP(D)。术中打开主动脉外膜后见凝固态血肿（E，箭），主动脉全层切开后发现升主动脉后壁见血栓（F，箭），与主动脉壁黏附；血栓取掉后其底部主动脉壁见内膜破口（G，箭）。术后升主动脉、头臂血管及弓降部人工血管支架形态良好，吻合口未见狭窄，支架以远主动脉管腔显影良好（H），血肿 1 周后吸收(I)。

视频 5-2-2

视频 5-2-2　主动脉壁间血肿、破口血栓形成。主动脉完整轴位 CTA 图像显示升主动脉、主动脉弓、降主动脉至腹主动脉上段（腹腔干开口水平）管壁连续性新月形增厚，升主动脉后壁局部血栓形成，弓部局限性龛影，其余节段血流面光滑。

3. 影像诊断　Stanford A 型 IMH，升主动脉附壁血栓形成，弓降部 ULP。

4. 最终临床诊断　Stanford A 型 IMH，升主动脉附壁血栓形成，弓降部 ULP。

5. 诊断及治疗关键点

（1）患者急性胸痛，高血压病史，心电图及心肌酶正常，临床基本可以排除急性冠脉综合征、肺栓塞，主动脉夹层、IMH 需要重点排查。

（2）主动脉 CTA 显示自升主动脉到腹主动脉长段连续、新月形主动脉壁增厚，为典型 IMH 影像表现。

（3）IMH 术中所见"假腔"内为不流动的血肿，这是 CTA 上看到增厚的壁不强化、无流动血液的病理基础。

（4）CTA 并未发现升主动脉破口，升主动脉见附壁血栓，术中证实为血栓继发于升主动脉破口，且血栓形成后对内膜破口的暂时封堵导致 CTA 不能被识别，因此 CTA 上未发现 IMH 破口并非破口不存在。可以推断，IMH 有内膜破口，破口可能是 IMH 发生的初始启动因素。

（5）ULP 是 IMH 进展的高危征象，因此，本例手术选择升主动脉置换＋孙氏术式，同期隔绝弓降部的 ULP。

（6）血肿 1 周后快速吸收，是 IMH 有别于附壁血栓或其他原因所致主动脉壁增厚的特点。

（李　宇　许尚栋）

参考文献

［1］Isselbacher EM, Preventza O, Black JH 3rd, et al. 2022 ACC/AHA guideline for the diagnosis and management of aortic disease: a report of the American Heart Association/ American College of Cardiology Joint Committee on Clinical Practice Guidelines［J］. Circulation, 2022, 146 (24): e334-e482.

［2］Li Y, Zhang N, Xu SD, et al. Acute type A aortic intramural hematoma and type A aortic dissection: correlation between the intimal tear features and pathogenesis ［J］. Quant Imaging Med Surg, 2020, 10(7): 1504-1514.

［3］Park GM, Ahn JM, Kim DH, et al. Distal aortic intramural hematoma: clinical importance of focal contrast enhancement on CT images ［J］. Radiology, 2011, 259(1): 100-108.

第三节　主动脉瘤破裂

典型病例

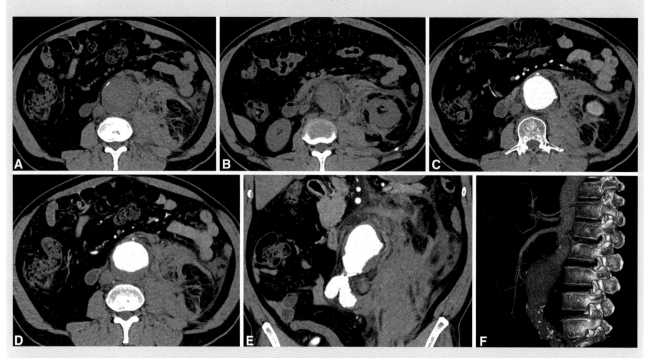

图 5-3-1　腹主动脉瘤破裂。

病情简介

1. **病史**　男,60 岁,左侧腰痛 3 天,加重 10 小时;高血压病史 10 余年,控制不佳。

2. **查体**　神清,左侧腹部压痛,无反跳痛。血压 130/90 mmHg。听诊:心律齐,无明显杂音。脉搏 83 次/分。

3. **实验室检查**　血红蛋白 90 g/L。

影像诊断及征象分析

1. **影像诊断**　腹主动脉瘤破裂。

2. **征象分析**

(1) 图 5-3-1A、B　腹部 CT 平扫示左侧腹膜后见大片状稍高密度,与左侧腰大肌分界不清,累及肾旁前、后间隙及肾周间隙。

(2) 图 5-3-1C~E　主动脉 CTA 显示腹主动脉管腔扩张,左侧管腔局限性凸起,管腔内可见新月形附壁血栓。

(3) 图 5-3-1F　CTA VR 显示腹主动脉肾下段动脉瘤。

治疗与结局

采取 EVAR 治疗,术后生命体征平稳。

临床特点

主动脉瘤破裂进展迅速,病死率高,解剖条件合适情况下 EVAR 是快速有效的治疗手段。

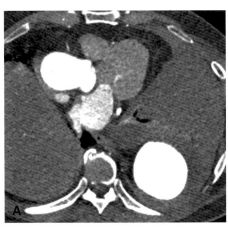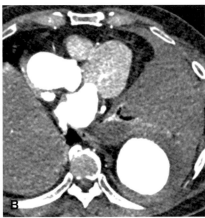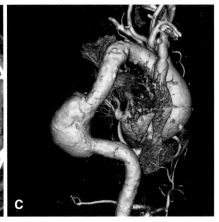

图5-3-2　胸主动脉瘤破裂。A.主动脉CT增强扫描动脉期左侧胸腔大量等密度影；B.连续第二期扫描其密度进一步增高，提示活动性出血；C.CTA VR重建显示胸主动脉瘤瘤壁不光滑。

一、病因及发病机制

主动脉瘤形成后，腔内血流状态发生改变，在系统血压的作用下，主动脉瘤将持续性增大，当主动脉壁应力超过壁强度时即主动脉壁不能承受施加在其上的应力，主动脉瘤可发生破裂。主动脉瘤破裂是主动脉瘤的一种危急并发症，病死率非常高，未经治疗病死率近乎100%。近30%的主动脉瘤破裂最初被误诊。体格检查灵敏度较差，阳性发现不足65%。此外，不到25%的腹主动脉瘤破裂患者出现低血压、腹痛和腹部搏动性包块等特征性临床表现。

主动脉瘤大多是由进行性动脉粥样硬化引起的慢性退行性疾病，高龄、高血压、高胆固醇血症、吸烟、家族病史同样也是腹主动脉瘤破裂的危险因素。另外，女性腹主动脉瘤破裂的概率是男性的4倍。动脉瘤最大直径是动脉瘤生长和破裂最显著的诱发因素。主动脉壁张力随着血管直径的增大而增大，而破裂风险也随之增大。另外，主动脉瘤的增长率与破裂风险相关。当瘤体直径≥5 cm，瘤体呈非对称性，或瘤体膨胀速率≥0.5 cm/年时，容易发生动脉瘤破裂。主动脉瘤破裂的生物力学因素包括主动脉顺应性及峰值壁应力、主动脉瘤壁钙化及厚度、主动脉瘤壁血栓及血流动力学。新生血管、坏死性炎症、微钙化和细胞外基质蛋白水解降解等在主动脉瘤破裂的机制中起重要作用。除了动脉粥样硬化外，先天性及遗传性疾病、感染、外伤、其他炎性病变（大动脉炎、白塞综合征）等均可导致动脉瘤破裂，感染性动脉瘤较其他动脉瘤更易破裂。此外，部分主动脉瘤患者在EVAR后仍可发生破裂，Ⅰ型和Ⅲ型内漏导致瘤腔直接暴露在系统血压下，破裂的风险较高。

腹主动脉瘤的发病率是胸主动脉瘤的5倍以上，腹主动脉破裂的发病率是胸主动脉瘤破裂的3倍，两者都可导致失血性休克。胸主动脉瘤破裂出血进入胸腔，会引起血胸，导致呼吸衰竭（图5-3-2）；若出血进入心包，会引起心脏压塞，导致心脏停搏。

二、病理解剖结构异常与血流动力学改变

（一）解剖及血流特点

腹主动脉肾下段弹力蛋白和血管滋养管较少，动脉壁抗压能力减弱；随着主动脉管径逐渐变窄，动脉压逐渐增高；同时主动脉传向髂总动脉的动脉内压脉冲波在腹主动脉末端被反射并放大，其共同作用导致腹主动脉内压力增高，管壁的张力升高；这些因素导致主动脉瘤好发于腹主动脉肾下段（图5-3-3）。在腹主动脉瘤形成的过程中，随着瘤体增长，其所受压力越来越大，反过来加速了瘤体增长。髂动脉内压力明显大于除腹主动脉瘤以外的其他主动脉部位，从而导致腹主动脉瘤易向其远端发展，累及髂动脉（图5-3-4）。

（二）腹主动脉的偏心性

腹主动脉在解剖学上与腰椎相邻，其中线的弯曲会导致血液管腔分布的不对称，其后壁由于脊柱的作用膨大受到限制，从而导致后壁的血管壁应力升高，发生破裂的风险增高。女性的腰椎曲度大于男性，其破裂的风险大于男性。

（三）腹主动脉瘤破裂

腹主动脉瘤破裂是血管壁应力与血管壁强度相互

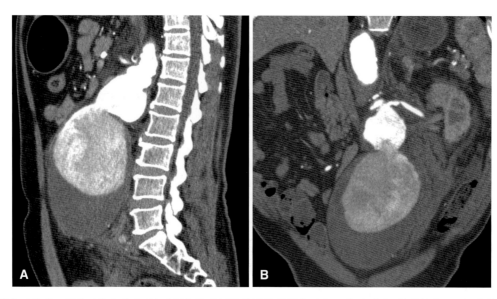

图 5-3-3 腹主动脉瘤。腹主动脉矢状位（A）及冠状位（B）CT 增强显示腹主动脉两个动脉瘤，呈葫芦状，下方动脉瘤瘤体较大，瘤体内可见较多附壁血栓。

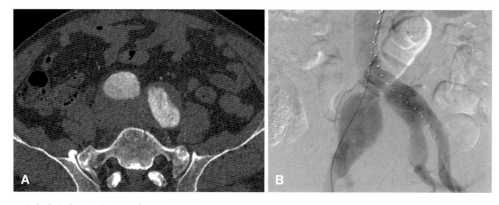

图 5-3-4 双侧髂总动脉瘤。A.横断位增强 CT 显示双侧髂总动脉瘤，腔内可见附壁血栓；B.DSA 显示双侧髂总动脉瘤，右侧明显，腹主动脉未见动脉瘤。

作用的结果，局部区域血管壁应力超过血管壁强度将导致主动脉瘤破裂。腹主动脉瘤的解剖学形态、瘤腔内血栓分布、瘤体的偏心性生长、血管壁钙化的情况、血流情况、血管壁的厚度和生物力学性能等因素影响血管壁应力与血管壁强度相关，可用于破裂风险的评估。腹主动脉破裂出血会引起有效循环血量下降，导致失血性休克，但在后腹膜的包裹、疼痛及应激的状态下，血压可能会短暂维持于正常甚至偏高水平（图 5-3-5）。

出血性休克的内科治疗对患者的预后至关重要，其目标是通过积极的补液使收缩压恢复到 100 mmHg 以上以保证器官的灌注，但可能会因腔内压力增高加剧出血，导致体温过低、酸血症和凝血障碍的"致命三联征"。血压正常复苏策略的替代方案是允许性低血压复苏策略，目标收缩压达到 50~100 mmHg。

三、临床问题与影像

（一）临床表现

先兆破裂或破裂性腹主动脉瘤通常有疼痛症状，如突发性剧烈腹痛或腰痛，多为钝痛，可持续数小时甚至数日，一般不随体位或运动而改变。主动脉瘤破裂患者可表现为失血性休克，腹部可扪及搏动性包块。若直接破入腹腔，可迅速出现失血性休克；若破入腹膜后腔间隙，可形成局限性血肿。失血性休克、腹痛及腹部搏动性包块是腹主动脉瘤破裂的临床三联征。不到 25% 的患者出现特征性的低血压、腹痛和腹部搏动性包块三联征，因此近 30% 的主动脉瘤破裂最初被误诊。慢性破裂可能在几周或几个月内未被发现，被称为封闭性动脉瘤破裂、自愈性动脉瘤破裂或腹主动脉瘤渗漏。

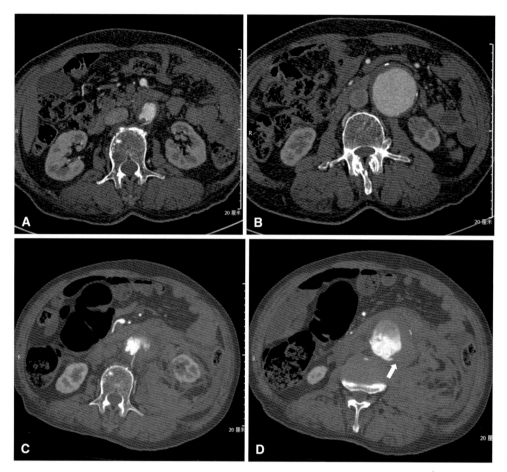

图 5-3-5　发现腹主动脉瘤 9 天后发生破裂。男,76 岁,高血压病史 20 余年,体检发现腹主动脉瘤行 CTA 检查,检查后 9 天突发腰部疼痛 2 小时就诊,当时血压 145/90 mmHg,心率 96 次／分。A、B.破裂前,瘤壁见钙化,轮廓光滑,腔内附壁血栓较薄;C、D.腰痛急诊复查 CTA,主动脉瘤周、左侧肾脏周围见大片状不均匀略高密度影,与左侧腰大肌分界不清,腹主动脉瘤后壁不规则局限性向外凸出(D,箭),提示主动脉瘤破裂。

常见的破入部位是腹膜后(80%)和腹腔(20%),主动脉腔静脉瘘、原发性主动脉肠瘘、主动脉-左肾静脉瘘较罕见。

(二) 破裂影像征象

1. **腹膜后血肿**　腹膜后血肿是腹主动脉瘤破裂最常见的间接征象,在大量出血的情况下,出血可蔓延至多个腹膜后间隙,如肾周、肾旁前后间隙,以及沿腰肌向下流注。较大血肿可使肾脏移位,肠管向前移位。腹主动脉瘤破裂出血也可能会扩展到腹腔间隙,可见于肝周间隙、肠系膜皱襞内、结肠旁沟或道格拉斯腔。这种腹腔血肿通常与前部或前外侧主动脉瘤壁破裂有关。

2. **对比剂外渗**　对比剂外渗是腹主动脉瘤完全破裂的直接证据。较大动脉瘤破裂时,对比剂外渗在动脉早期阶段可能不明显,需要延迟一些时间使对比剂在瘤体及分支内完全充填,在动脉晚期或静脉期可以看到对比剂从动脉瘤壁的边界溢出(图 5-3-6)。

(三) 先兆破裂征象

尽管主动脉瘤破裂的 CT 增强影像征象非常确切,但对主动脉瘤即将发生破裂的判断在诊断上具有挑战性,主动脉瘤破裂预先做出判断对患者预后及生存率至关重要。

1. **内膜钙化局部不连续,内膜钙化超出瘤体轮廓**　在稳定和不稳定的动脉瘤中都可发现不连续的内膜钙化。然而,CT 平扫时,原本为圆周状连续的内膜钙化斑块出现局部不连续,或内膜钙化向外移位提示可能存在包裹性破裂(图 5-3-7),如果是新发,则更有明确的提示作用,在组织学上对应于炎症变化和弹性纤维的局部变薄。MPR 有助于评估确认破裂管壁的囊状外观。

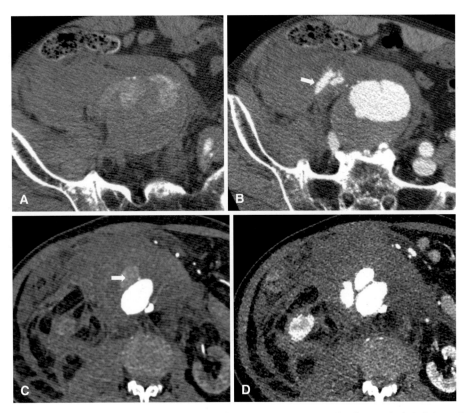

图 5-3-6　延迟期显示对比剂外渗。A.腹主动脉增强动脉期瘤体可见少许对比剂填充,瘤周见大片状软组织密度影,肠管受压前移;B.静脉期瘤体内对比剂进一步填充,右前方软组织内可见对比剂外溢(箭);C.动脉期瘤体完全显影,瘤周见浅淡高密度影(箭);D.动脉晚期-静脉期可见对比剂进一步外渗。

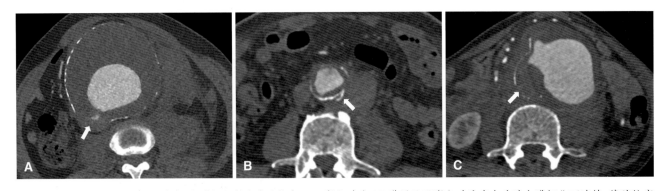

图 5-3-7　内膜钙化局部不连续,内膜钙化超出瘤体轮廓。A.腹主动脉 CT 增强显示腹主动脉瘤右后壁内膜钙化不连续,管腔轮廓局部向外膨出,可见少许对比剂渗出(箭);B.腹主动脉瘤左侧壁钙化内膜反折到后方(箭),左后方见血肿形成,与左侧腰大肌分界不清;C.腹主动脉右侧壁局部膨隆外突,超出圆周,前壁内膜钙化不连续,周围见血肿。

　　2. 血栓与管径比值小　　较厚的环状血栓可以防止主动脉瘤发生破裂;在主动脉瘤破裂前期,瘤体直径无变化,管腔内血栓溶解,瘤内管腔面积增大,血栓与管径比值减少,这一征象对主动脉瘤破裂有重要的提示作用(图 5-3-8)。

　　3. 血栓内高密度新月征　　新月征是主动脉瘤的血栓内出现密度增高而边界清楚的新月形改变(图 5-3-9),提示附壁血栓或动脉瘤壁内急性出血,此征象提示主动脉瘤不稳定。在 CT 平扫中,其密度大于主动脉腔内密度(图 5-3-9C)。在 CT 增强扫描中,其密度高于

腰大肌。在增强 CT 检查中部分血栓可观察到裂开,表现为从主动脉腔到壁内血栓的线性对比剂填充(图 5-3-9A、B)。当管腔内血液穿过血栓并与薄弱的主动脉壁接触时,破裂风险增加。虽然腔内血栓可被视为防止破裂的保护因素,但血栓内的代谢活动会导致血管壁组织缺氧,管壁变薄弱。

　　4. 主动脉披挂征　　相对较小的动脉瘤包裹性破裂表现为主动脉瘤后壁显示不清并与椎体紧贴(图 5-3-10)。在慢性包裹性破裂中,部分病例可观察到椎体骨质被侵蚀。

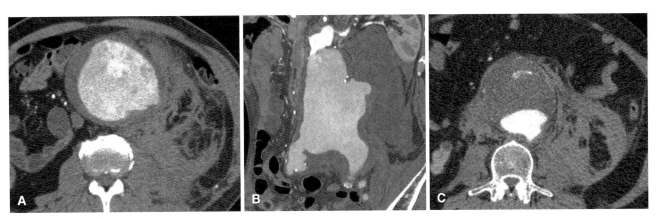

图 5-3-8 血栓与管径比值减少。A.腹主动脉CT增强显示腹主动脉瘤壁向左后方局部凸起,血栓局部变薄,左侧腹膜后血肿形成;B.腹主动脉瘤左侧壁假性动脉瘤形成,血栓局部变薄,左侧瘤外血肿形成;C.腹主动脉瘤后壁血栓较薄,左后壁管腔向外凸出,周围血肿形成。

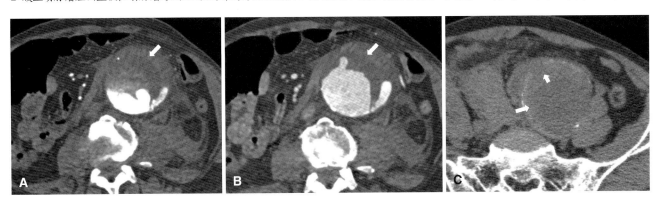

图 5-3-9 高密度新月征。主动脉CT增强(A)显示瘤壁与血栓之间高密度新月征(箭),延迟增强(B)可见对比剂向血栓外缘进一步浸润,密度增高,与瘤壁接触面积增大;C.CT平扫显示瘤体边缘见新月形稍高密度(长箭),右前缘不连续(短箭),瘤周可见血肿。

图 5-3-10 主动脉披挂征。图 A、B 为同一患者,腹主动脉 CT 增强显示腹主动脉瘤体后壁钙化内膜不连续,腹膜后局限性血肿,与椎体及左侧腰大肌分界不清;腹膜后血肿与椎体分界不清,椎体前缘骨质部分吸收。图 C、D 为同一患者腹主动脉 CT 增强,腹主动脉瘤后壁包裹性破裂,后方多发椎体骨质吸收,边缘可见硬化边,提示慢性破裂。

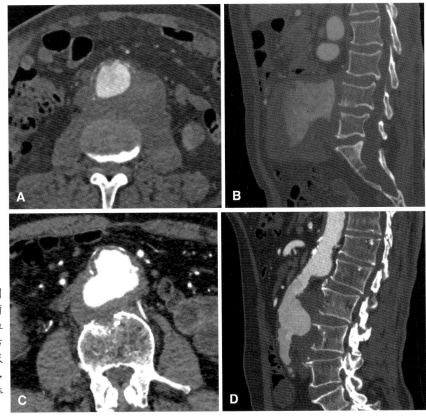

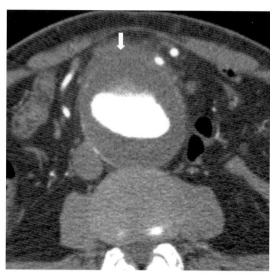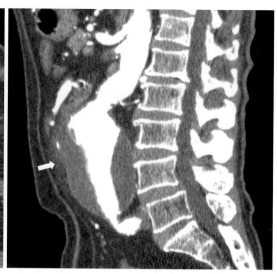

图 5-3-11　主动脉旁渗漏。腹主动脉 CT 或 MR 增强显示腹主动脉瘤体前方局部脂肪模糊，密度增高(A、B,箭)。

5. 主动脉旁渗漏　主动脉旁渗漏(图 5-3-11)常在动脉瘤即将破裂时观察到,可能是腹主动脉瘤完全破裂前的最早迹象。动脉瘤周围的脂肪区域密度增高,它代表主动脉周围脂肪的水肿。

(四)影像检查技术的选择

主动脉 CTA 已成为主动脉瘤可疑破裂的常规影像学检查方法。CT 平扫可观察内膜钙化情况、破裂动脉瘤周围渗出及出血情况。CTA 还能显示动脉瘤的管径,有无活动性外渗,动脉瘤与髂动脉、肠系膜上动脉、肾动脉及肠系膜下动脉之间的关系,延迟期可观察慢性渗血等情况。

腹部超声对于腹主动脉瘤破裂的判断敏感度有限。另外,超声探头对腹部的挤压及疼痛的刺激有诱发动脉瘤二次破裂的风险,因此应尽量避免对怀疑腹主动脉瘤破裂患者进行检查。在腹主动脉瘤腔内修复术之后,超声监测对大多数患者来说经济有效且准确,它没有电离辐射,并且可以在不使用血管对比剂的情况下进行。与CTA 相比,超声对内漏内流动方向性的评估是一种优势,利用超声的长期监测方案,可以减少必要的 CTA检查次数。

(五)治疗策略

1. 治疗方式的选择　对于确诊或高度怀疑主动脉瘤破裂的患者需及时纠正血流动力学的不稳定状态,以维持重要器官的灌注,时间窗一般控制在 90 分钟以内。腹主动脉瘤腔内修复术(endovascular repair of abdominal aortic aneurysm, EVAR)和开放手术(open repair, OR)是治疗主动脉瘤破裂的主要手段。在解剖条件合适的情况下,EVAR 是腹主动脉瘤破裂的首选术式,包括足够的锚定区、股动脉和髂动脉直径足够以及无血管走行曲度过大或动脉粥样硬化严重等情况。

2020 年英国国家卫生与临床优化研究所指南建议对于肾下型腹主动脉瘤破裂,年龄＞70 岁的男性患者或女性患者首选 EVAR,年龄≤70 岁的患者首选 OR;对于肾周腹主动脉瘤破裂,建议行 OR。年龄、合并症、循环状态是评估治疗方式的重要因素。

对于血流动力学不稳定的已破裂腹主动脉瘤患者,进行腔内或开放手术时,应该考虑使用主动脉球囊阻断近心端(主动脉)。对于有腹筋膜室高压表现的患者,推荐进行剖腹减压。主动脉瘤破裂后修复的 5 年生存率明显低于主动脉瘤未破裂修复。

2. 术后并发症

(1)腹腔后间隙综合征　腹腔后间隙综合征(abdominal compartment syndrome, ACS)是腹主动脉瘤破裂患者术后较为严重的并发症之一,易引起术后患者死亡。不论是采取 EVAR 还是 OR 都可能导致 ACS的发生,发生率约为 7%。ACS 通常发生于具有较大腹膜后血肿合并血流动力学不稳定的患者,导致弥漫性器官水肿,腹内压升高,最终引起多器官功能衰竭。术后膀胱压力监测是早期较为常用的方法。

(2)缺血性结肠炎　约 1/4~1/3 的腹主动脉瘤破裂患者术后会发生缺血性结肠炎,缺血性结肠炎是腹主动脉瘤破裂术后最常见的导致患者死亡的原因,其中

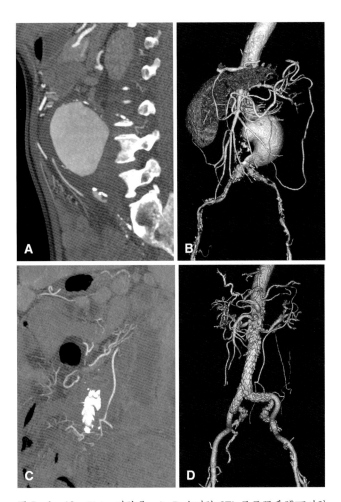

EVAR术后缺血性结肠炎的发生率低于OR组。缺血性结肠炎晚期可发生肠坏死、肠穿孔，病死率高。手术一般不需要常规重建肠系膜下动脉，但对结肠缺血风险高的患者，可以考虑重建肠系膜下动脉。中结肠动脉与左结肠动脉之间有Riolan动脉弓，肠系膜下动脉狭窄或闭塞时，肠系膜上动脉可通过此动脉弓代偿供血（图5-3-12）。另一方面，也容易导致EVAR术后Ⅱ型内漏形成。

（3）多器官功能衰竭　多器官功能衰竭常由腹主动脉瘤破裂患者自身的血流动力学不稳定以及术后缺血再灌注损伤引起，累及器官常包括肾脏、肝脏、肺等。

（4）支架内漏　参考第四章第一节。

（5）术后随访　术后定期随访可对术后可能出现的并发症早期发现并及时再次干预。接受EVAR的患者需要更频繁及终身随访。影像学检查通常在EVAR术后1个月、6个月和12个月进行，此后每年进行一次，最常用的检查方法是CTA（图5-3-13），重点观察主动脉支架或人工血管相关的并发症，如内漏、残留的主动脉瘤腔的增大、感染等。对于开放腹主动脉瘤修复术后患者，最初的术后首次、6个月、12个月随访后，可以考虑每5年进行主动脉和外周动脉的影像学随访（图5-3-14）。

图5-3-12　Riolan动脉弓。A、B.主动脉CTA显示肠系膜下动脉起始段因腹主动脉瘤腔内附壁血栓闭塞，可见侧支循环动脉形成；C、D.肠系膜下动脉起始段因支架封堵闭塞，可见侧支循环动脉形成。

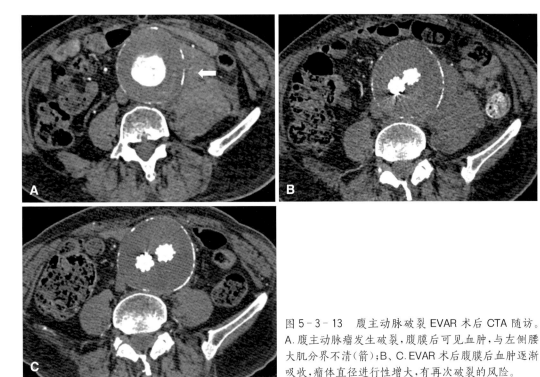

图5-3-13　腹主动脉破裂EVAR术后CTA随访。A.腹主动脉瘤发生破裂，腹膜后可见血肿，与左侧腰大肌分界不清（箭）；B、C.EVAR术后腹膜后血肿逐渐吸收，瘤体直径进行性增大，有再次破裂的风险。

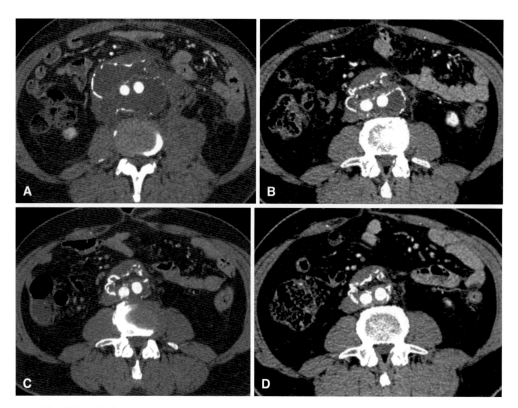

图 5-3-14　腹主动脉破裂 OR 术后主动脉 CTA。A.腹主动脉破裂 OR 术后首次 CT 复查,周围见残余血肿;B~D.术后多次复查,腹膜后血肿明显吸收,原瘤体塌陷、吸收。

四、鉴别诊断

(一)主动脉瘤合并血管周围炎

腹主动脉瘤周纤维化,在组织学上与腹膜后纤维化一致,唯一差异是主动脉的扩张程度。腹膜后纤维化常与自身免疫相关疾病有关,恶性肿瘤、药物毒性、腹膜后损伤和感染也与腹膜后纤维化相关,纤维组织增殖可以累及邻近器官,包绕下腔静脉和输尿管,使其受压狭窄,产生梗阻。纤维组织边界往往较清晰,增强后强化,延迟期明显。

(二)腹膜后脓肿

腹膜后脓肿起病隐匿,进展较快,因此临床上常被漏诊(图 5-3-15)。最常见的原因是泌尿生殖系统感染(大肠杆菌或变形杆菌属)或胃肠道原因(多细菌和厌氧菌)。任何损害免疫系统的情况都是发生腹膜后脓肿的危险因素,如糖尿病、肝硬化、恶性肿瘤、远处感染、糖皮质激素使用、慢性肾功能衰竭等。临床可表现为发热,实验室检查白细胞计数增高。

(三)腹膜后血肿

腹膜后血肿可能是抗凝治疗继发出血的结果。这种血肿通常局限于肾旁后室,典型的是腰肌肌内(图 5-3-16),与腹主动脉分界清晰,两者之间脂肪间隙存在。少数情况下,可继发于腹膜后其他血管损伤的血肿,如较小的腰动脉、肾包膜动脉或胰十二指肠下动脉破裂或假性动脉瘤,可以类似腹主动脉瘤破裂。分析其他此类血管异常的图像,将动脉血管异常与血肿的解剖位置相关联,并将这些与临床和既往手术史相关联,可以帮助区分腹主动脉瘤破裂和其他动脉分支破裂。

五、特殊临床病例实战分析

1. **基本病史**　患者男性,84 岁,10 年前因腹主动脉瘤行腹主动脉覆膜支架腔内修复术,术后未规律随诊复查;6 个月前复查超声提示内漏形成,未予特殊处理。1 个月前出现下腹隐痛未予重视,1 天前下腹痛加重。高血压病史 20 多年,未规律服药;冠心病,冠状动脉支架术后。查体:下腹部明显隆起,伴搏动,压痛,无反跳痛。体温 36.3 ℃,血压 130/80 mmHg,心率 91 次/分。实验室检查:血红蛋白(Hb)100 g/L,白细胞 8.19×10^9/L,中性粒细胞 93.7%。入院后血红蛋白持续下降,急诊行腹主动脉覆膜支架腔内修复,术后病情稳定。

2. **影像资料及解读**　见图 5-3-17。

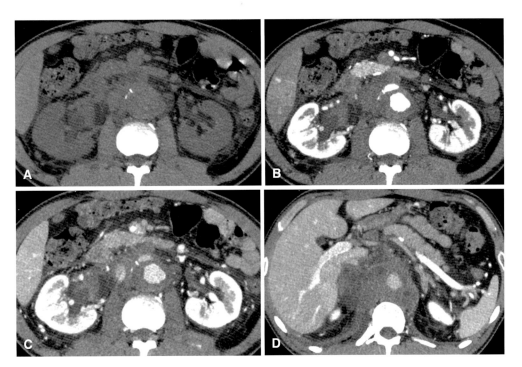

图 5-3-15　腹膜后脓肿。男，41 岁，主动脉夹层支架植入术后 11 年，高血压病史 10 余年，有糖尿病病史，右肾结石术后，腹膜后感染。A. 腹部 CT 增强显示腹主动脉增宽，右侧腹膜后见片状软组织密度影，密度不均，边缘模糊，累及右侧肾盂；B、C. CT 增强扫描可见双腔，假腔较大，未见对比剂外渗，可见环形附壁血栓；D. 腹主动脉肾上段管径未见增宽，壁周围脂肪增厚、模糊，见斑片状低强化区，下腔静脉被包绕，管腔狭窄，双侧膈肌脚、腰大肌肿胀。

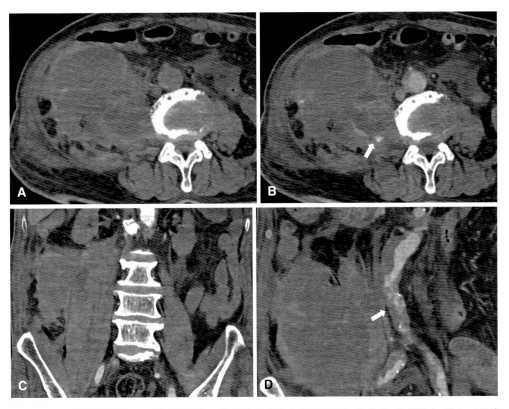

图 5-3-16　右侧腰大肌及腹膜后血肿。75 岁男性，多器官功能障碍综合征（MODS）、脓毒症、重症肺炎、凝血功能障碍，诊断性穿刺抽出不凝血，超声探查考虑腹膜后出血。A～D. 腹部 CT 平扫及增强显示右侧腰大肌及腹膜后团片状混杂稍高密度，边界模糊，其内片状低密度，右侧腰大肌肿胀，结构不清。CT 增强扫描其内见条片状高密度（B，箭），提示活动性出血。腹主动脉瘤样扩张，可见附壁血栓，瘤周脂肪清晰，与右侧腰大肌及腹膜后混杂稍高密度分界清楚。

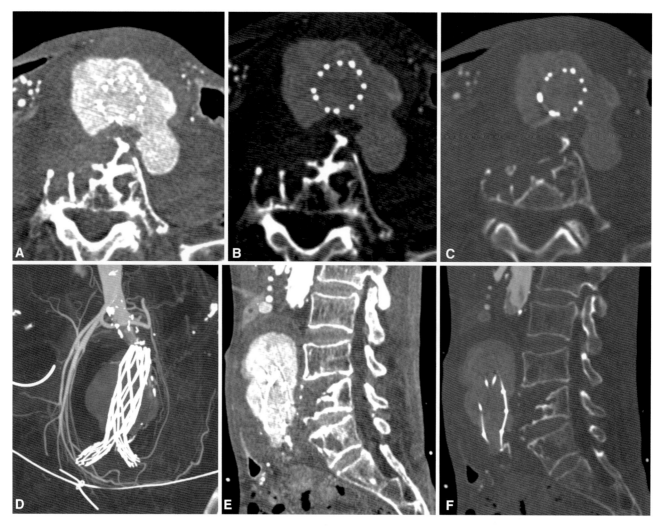

图 5-3-17 主动脉 CTA 图像,不同窗宽窗位(A、D 为软组织窗,B、E 为血管窗,C、F 为骨窗)显示腹主动脉支架术后,支架周围瘤腔内充满对比剂,血管外轮廓不规则扩张呈分叶状,左后方瘤体明显向外凸出,腹主动脉周围脂肪间隙模糊,见大片状混杂稍高密度,双侧腰大肌显示不清,提示主动脉瘤破裂;后方椎体骨质不规则破坏并边缘硬化。

3. **影像诊断** 腹主动脉瘤支架术后,Ⅲ型内漏,动脉瘤破裂,腰椎骨质破坏。

4. **最终临床诊断** 腹主动脉瘤支架术后,Ⅲ型内漏,动脉瘤破裂,腰椎骨质破坏;高血压,冠心病,冠状动脉支架术后。

5. **诊断及治疗关键点**

(1)本例腹主动脉瘤支架术后 10 年,支架周围瘤体内对比剂充盈,提示内漏;支架近端及远端主动脉与瘤体内无明显沟通,可以排除Ⅰ型内漏;腹主动脉分支血管均为受压推移表现,无明显分支血管与瘤体相通,可以排除Ⅱ型内漏;外溢对比剂集中在支架周围,因此Ⅲ型内漏可能性大,二次支架植入术中造影发现对比剂经支架外溢,证实为Ⅲ型内漏。

(2)支架外原血管轮廓明显扩张,局部向外凸出,

周围软组织密度增高,腰大肌增粗、密度增高,腹主动脉周围组织结构关系不清,脂肪间隙消失,患者临床慢性起病急性加重,这些影像征象及临床信息均提示为主动脉瘤破裂。

(3)本例腹主动脉瘤支架术后 10 年未规律随访,发现内漏未进一步 CTA 明确内漏类型及范围,且未予任何处置;患者血压较高,未予规范管理。这些因素均是原主动脉壁承受压力增大的原因,最终导致主动脉瘤支架术后内漏、动脉瘤破裂。

(4)本例内漏存在时间较长,可能存在慢性破裂;邻近腰椎椎体骨质破坏,需要明确骨质破坏为内漏引起动脉瘤慢性破裂侵蚀所致,还是与支架术后感染相关的骨质破坏。如果病情允许,腰椎 MR 可提供更多鉴别诊断信息。

（5）动脉瘤破裂后可快速失血导致休克、死亡，因此，在解剖结构条件允许情况下，经皮覆膜支架腔内修复是快速有效的治疗手段。

（张汉锡　李　宇）

参考文献

［1］ NICE2020：National Institute of Health and Care Excellence（NICE）. Abdominal aortic aneurysm: diagnosis and management ［EB/OL］. NICE guideline. Published March 19, 2020. https://www.nice.org.uk/guidance/ng156. Accessed June 20, 2020.

［2］ Vu KN, Kaitoukov Y, Morin-Roy F, et al. Rupture signs on computed tomography, treatment, and outcome of abdominal aortic aneurysms ［J］. Insights into Imaging, 2014, 5:281-293.

［3］ McClarty DB, Kuhn D, Boyd AJ. Hemodynamic changes in an actively rupturing abdominal aortic aneurysm ［J］. Journal of Vascular Research, 2021, 58(3):172-179.

［4］ Schmitz-Rixen T, Keese M, Hakimi M, et al. Ruptured abdominal aortic aneurysm — epidemiology, predisposing factors, and biology ［J］. Langenbeck's archives of surgery, 2016, 401:275-288.

第四节　主动脉外伤

典型病例

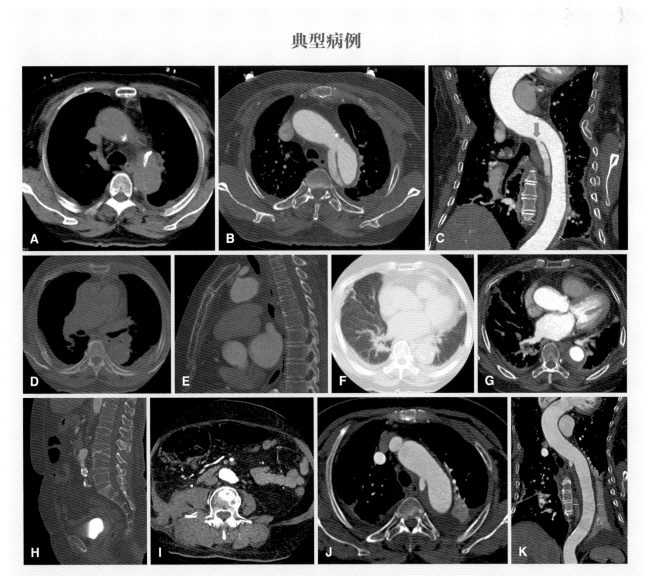

图 5-4-1　外伤性主动脉夹层。

病情简介

1. **病史**　女性,74 岁,不慎摔伤,后背着地,随后出现胸背部疼痛并放射至腰背部,疼痛剧烈并呈持续性,阵发性加重,难忍受,伴大汗淋漓。

2. **查体**　痛苦面容,无法配合查体。

3. **血压**　左上肢 148/122 mmHg,右上肢 133/80 mmHg,左下肢 157/137 mmHg,右下肢 177/89 mmHg。

影像诊断及征象分析

1. **影像诊断**　主动脉外伤(主动脉夹层),双侧多发肋骨骨折、胸骨体骨折可能,右侧少量气胸、双侧少量胸腔积液,肺挫伤,腰椎多发骨折,右侧腰背部血肿。

2. **征象分析**

(1) 图 5-4-1 A 为 CT 平扫图像,降主动脉近段管腔内见钙化内移,高密度的钙化影与管腔内略高密度内膜片影相延续。图 5-4-1 B 为注入对比剂后的轴位 CT 图像,图 5-4-1 C 为曲面重建(CPR)图像,均可见降主动脉近段管腔内膜片影,并可见内膜破口(箭)。

(2) CT 骨窗(图 5-4-1 D、E)示双侧肋骨多处骨折、胸骨体骨皮质局部褶皱,肺窗(图 5-4-1 F)示右侧胸腔少许游离气体影、双肺胸膜下渗出影,纵隔窗(图 5-4-1 G)可见双侧胸腔积液。

(3) 图 5-4-1 I 中腰椎右侧横突骨质结构连续性中断并可见断端错位,周围可见片状密度增高影,密度与肌肉组织密度相当,提示血肿形成。图 5-4-1 H 为多平面重建(MPR),L3 椎体压缩变扁,L2 棘突可见线样骨折线。

治疗与结局

给予止痛、胸带固定胸廓、适当控制血压等对症支持处理,复查主动脉 CTA 提示降主动脉假腔血栓化(图 5-4-1 J、K)。

临床特点

患者有明确外伤史,主动脉外伤患者常伴有其他合并伤(如骨折、胸腔积液、气胸、肺挫伤、腹部脏器损伤等)。主动脉外伤程度轻者可以自愈,重者可快速失血导致休克,因此识别主动脉外伤及程度对于多发伤患者治疗决策至关重要。

一、病因与发病机制

主动脉外伤最常见于胸主动脉,是由多种原因导致主动脉壁的外伤,包括车祸、高空坠落、胸部挤压伤等钝性外伤,刀伤、枪伤等锐器伤,以及介入操作导致的医源性外伤(见第九章)。临床工作中以钝器伤为常见,减速伤是主动脉外伤的最常见原因。主动脉壁外伤可能是由剪切力、拉伸效应、骨的挤压及血管内的水锤效应等多种潜在机制共同作用的结果。主动脉根部、动脉韧带附着处、膈肌水平是主动脉相对固定的部位,突然减速的情况下,主动脉活动度相对大的部位和相对固定的部位之间产生相对运动,如交界处的主动脉壁承受着血流剪切力的作用(图 5-4-2A)、主动脉弓分支与心脏之间方向相反的垂直张力引起的拉伸效应(图 5-4-2B)、脊柱和前胸壁(胸骨、锁骨和肋骨)之间直接压迫引起的骨性挤压(图 5-4-2C)等。在腹部或下胸部受压后,主动脉管腔内的血液可能出现突然严重受阻的情况,此时在后续血流的惯性作用下,血流会对受阻局部的管壁产生压力,从而造成管壁损伤,这种情况称为水锤效应(图 5-4-2D)。主动脉峡部是最常见的胸主动脉外伤部位。

二、病理解剖结构异常与血流动力学改变

胸主动脉外伤所致的严重程度不同,主动脉壁可能表现为主动脉内膜轻微外伤,也可以导致主动脉全层撕裂。2009 年 Ali Azizzadeh 等基于 CTA 影像表现对胸主动脉外伤进行分级:Ⅰ级为内膜局部撕裂,Ⅱ级为壁间血肿形成,Ⅲ级为假性动脉瘤形成,Ⅳ级为主动脉全层破裂(图 5-4-3)。2011 年该分级系统被国际血管外科学会(Society for Vascular Surgery International, SVS)在临床实践指南中采用后被广泛使用:Ⅰ级外伤——内膜局部撕裂,表现为局限性内膜瓣,或附着于主动脉管壁小圆形或三角形的充盈缺损。局限性内膜瓣对血流动力学没有明显的影响,多数患者在原发外伤

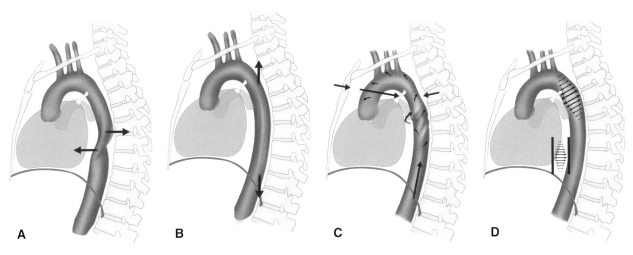

图 5-4-2　主动脉外伤机制示意图。

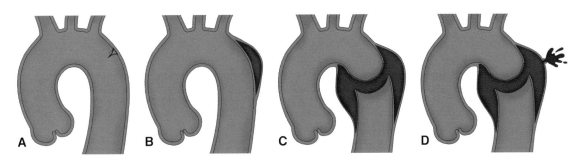

图 5-4-3　主动脉损伤分级示意图。A.Ⅰ级外伤:局限性内膜撕裂;B.Ⅱ级外伤:壁间血肿形成;C.Ⅲ级外伤:部分内膜及中层断裂,假性动脉瘤形成;D.Ⅳ级外伤:主动脉全层断裂。

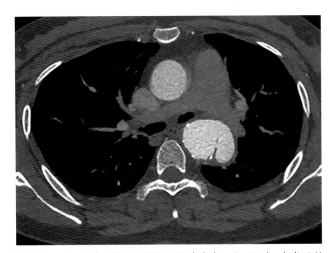

图 5-4-4　主动脉外伤,慢性假性动脉瘤。女,45 岁,患者于就诊前 3 天无明显诱因出现头痛、胸背部不适,伴呕吐,胸部 CT 检查发现降主动脉异常,CTA 示降主动脉近段假性动脉瘤形成,瘤壁可见钙化。追问病史,患者 10 年前发生车祸伤。

后 2～6 周内愈合。Ⅱ级外伤——主动脉壁间血肿形成或主动脉夹层形成,其病理解剖结构异常与血流动力学改变与自发性主动脉壁间血肿或夹层类似(见第五章第

一节、第二节)。Ⅲ级外伤——假性动脉瘤形成,是指主动脉内膜及中层撕裂后血液被主动脉外膜局限包裹形成的偏心瘤样结构;假性动脉瘤腔内血流呈涡流,其薄弱的"管壁"在血流冲击作用下瘤腔可逐渐增大甚至发生破裂,也可稳定而发展为慢性假性动脉瘤(图 5-4-4),瘤壁常见钙化。Ⅳ级外伤指主动脉壁全层破裂,患者可出现快速失血性休克,多数在院前死亡。

三、临床问题与影像

(一)临床表现

主动脉外伤最常见的部位是胸主动脉,症状和体征是非特异性的,最常见的症状是因失血导致的低血压,其他症状可能包括胸背部疼痛、呼吸困难、休克等,临床诊断困难。临床怀疑主动脉外伤通常基于外伤机制和严重程度、患者血流动力学状态,诊断最终依赖于影像学检查。其他的临床表现取决于合并伤,如气胸所致呼吸困难、心脏外伤所致心衰或严重心律失常、腹部空腔脏器外伤所致腹膜炎、骨折等相关临床表现。

（二）胸主动脉外伤分级与基本治疗方法选择

胸主动脉外伤分级大多采用 SVS 分级，2022 ACC/AHA 主动脉疾病诊断与管理指南建议：Ⅰ级外伤保守治疗，控制血压、心率以减少血流对主动脉的冲击（图 5-4-5）；Ⅲ、Ⅳ级外伤死亡风险高，需紧急处理，在无其他严重威胁生命合并伤的情况下优先选择介入腔内修复治疗（解剖结构允许情况下）（图 5-4-6），次选开放手术；对于合并其他危及生命合并伤的Ⅲ级主动脉外伤，可在严密检测生命体征情况下优先处理其他危急情况，择期处理主动脉外伤（图 5-4-7）。Ⅱ级外伤无破裂高风险影像征象时可选择保守治疗，密切随诊，如果有合并破裂高风险影像征象时要选择介入治疗（图 5-4-8）。主动脉外伤因常合并其他外伤，因此要在以上基本治疗原则的框架下，权衡其他合并伤的风险，制订优先治疗方案。

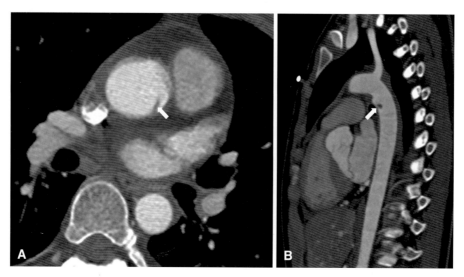

图 5-4-5 Ⅰ级主动脉外伤保守治疗。A.女，43 岁，车祸后 1 周，CTA 显示升主动脉管腔内见局限性内膜片（箭）；B.女，15 岁，被车刮倒后胸痛，CTA 显示降主动脉近段腔内见小圆形低密度充盈缺损，提示血栓。两例均行保守治疗，1 个月随访无不良结果。

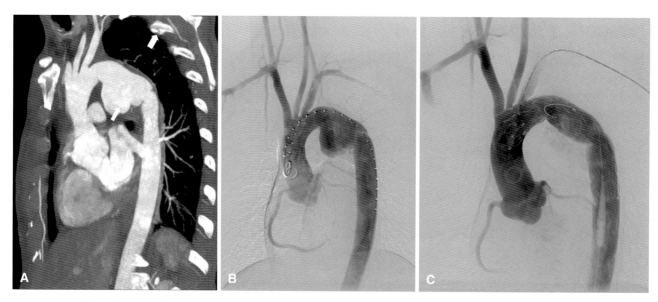

图 5-4-6 Ⅲ级主动脉外伤，急诊主动脉覆膜支架腔内修复。男，33 岁，车祸伤后 3 小时，主动脉 CTA（A）显示降主动脉近段假性动脉瘤形成（细箭），多发肋骨骨折及左侧肩胛骨骨折（粗箭）。介入术中 DSA 显示假性动脉瘤无明显活动性对比剂外溢（B），覆膜支架腔内修复术后瘤体隔绝彻底（C）。

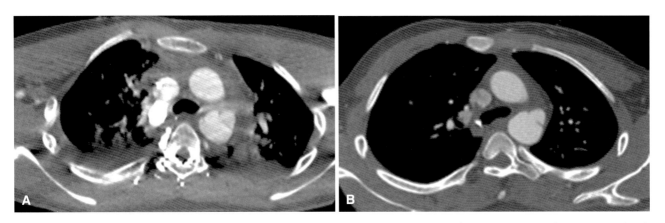

图 5-4-7　Ⅲ级主动脉外伤保守治疗。男,17 岁,高处跌落后胸痛、腰椎爆裂伤、双下肢麻痹。A.CTA 显示主动脉峡部假性动脉瘤形成,纵隔血肿,双侧少量胸腔积液;B.1 个月后复查主动脉 CTA 见主动脉弓降部假性动脉瘤无明显增大,纵隔内血肿、胸腔积液吸收消失。

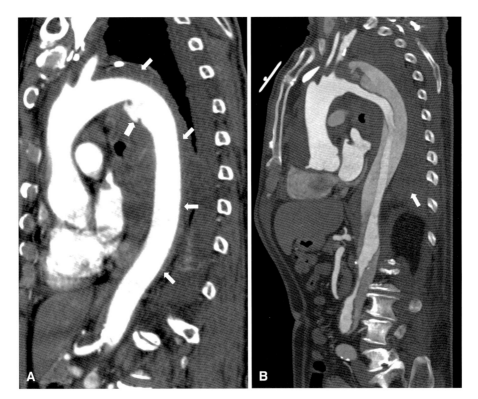

图 5-4-8　Ⅱ级主动脉外伤破裂高风险。A.外伤后 CTA 显示主动脉壁间血肿形成(细箭),弓部假性动脉瘤形成(粗箭),胸腔积液;B.外伤后 CTA 显示主动脉夹层形成,合并大量胸腔积液(箭)。

(三) 主动脉外伤不良预后影像学征象

1. **胸主动脉外伤破裂风险的血管表现**　胸主动脉损伤破裂的直接征象为增强后血管腔内对比剂外溢(图 5-4-9,视频 5-4-1),有破裂风险的高危征象为主动脉外轮廓的异常——假性动脉瘤形成(图 5-4-6);主动脉壁结构异常如主动脉夹层(图 5-4-8),单纯胸降主动脉壁间血肿形成经严格的心率、血压控制破裂风险

较低;如果主动脉弓部血肿厚度大于 15 mm、合并假性动脉瘤则破裂风险增加。

2. **胸主动脉外伤破裂风险的血管外表现**　胸主动脉外伤除上述血管轮廓、结构异常的征象之外,其他血管外的征象也是提示主动脉破裂的高风险征象,如有占位效应的纵隔血肿、大量左侧血胸、后纵隔血肿 >10 mm 等(图 5-4-10)。

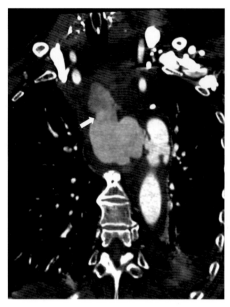

视频5-4-1

图5-4-9　主动脉外伤后破裂。男,79岁,车祸伤后胸痛、血压下降。主动脉CTA显示降主动脉多发假性动脉瘤形成,并可见对比剂外溢(箭);CTA检查结束不到半小时患者因失血性休克死亡。

视频5-4-1　主动脉外伤后破裂。CTA显示降主动脉管壁不完整,假性动脉瘤形成,纵隔血肿沿后纵隔向上、向下蔓延。

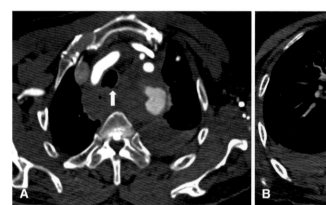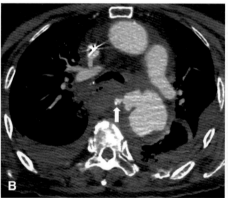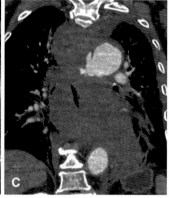

图5-4-10　主动脉外伤破裂的血管外征象。A.男,63岁,车祸后胸痛;CT增强显示主动脉弓部轮廓不规则,纵隔血肿,气管及食管受压向右侧移位(箭),左侧胸腔积液;紧急手术,麻醉过程中患者死亡;B、C为同一患者,女,80岁,车祸后3小时,意识模糊,四肢末梢凉,血压66/45mmHg。轴位CTA(B)显示主动脉假性动脉瘤,局部对比剂溢出血管轮廓之外,后纵隔血肿,气管受压前移,双侧胸腔积液;冠状位CTA(C)显示纵隔内血肿范围较大;CTA检查结束后1小时突发室颤,血压测不出,抢救无效死亡。

（四）主动脉其他部位及分支血管损伤

　　无名动脉是胸部血管损伤的第二常见部位(图5-4-11),仅次于主动脉峡部。腹主动脉损伤发生率远低于胸主动脉损伤,绝大多数损伤发生于肾下腹主动脉(图5-4-12)。腹腔干、肠系膜上动脉损伤在外伤中相对罕见(图5-4-13)。

　　冠状动脉外伤中前降支最常见(图5-4-14),与右冠状动脉和回旋支相比,前降支位置相对固定,活动度小,且距离胸壁最近。

（五）主动脉锐性外伤

　　主动脉锐性伤较为罕见,目前关于主动脉锐性伤的损伤模式、治疗策略的制订多是基于个别案例的经验。常见的主动脉锐性伤损伤机制包括刀伤、食管内鱼刺刺伤(图5-4-15,图5-4-16)、邻近椎体骨折导致的主动脉损伤。

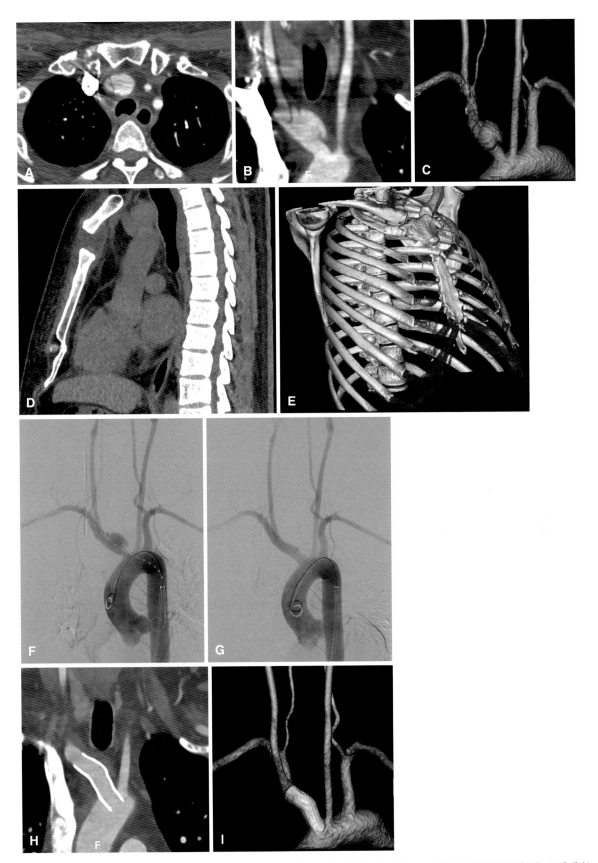

图 5-4-11 无名动脉外伤-假性动脉瘤形成。男,44 岁,10 天前外伤史,就诊当地医院,CT平扫检查提示纵隔气肿、肋骨骨折,予保守对症治疗后疼痛好转。1 周后行 CTA 检查,图 A 可见无名动脉管腔内低密度内膜片影;图 B、C 分别为 CTA 的 MPR、VRT 重建图像,可见无名动脉瘤样凸出;图 D、E 分别为 CT平扫 MPR 及 VRT 重建图像,可见胸骨柄与胸骨体分离,胸骨周围可见血性渗出,提示患者上胸部受重创,无名动脉假性动脉瘤是由于外伤所致;图 F、G 分别为植入支架前、后造影图像;图 H、I 为术后 CTA 复查图像。

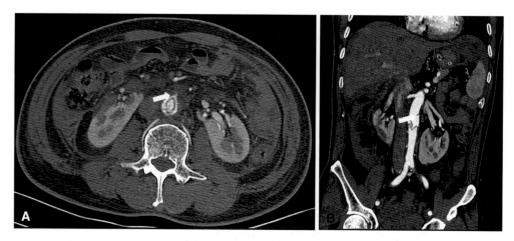

图 5-4-12　腹主动脉外伤-内膜环状撕裂。男,62 岁,工作时不慎被大型机器挤压,无开放性外伤,全腹压痛阳性,轻度反跳痛及肌紧张。腹部 CTA 检查可见腹水,图 A 可见腹主动脉下段局部管腔内环形内膜片影,图 B 可见腹主动脉下段局部管腔轮廓失常。最终诊断为腹主动脉下段内膜环状撕裂,属于Ⅲ级外伤。(吉林市中心医院　隋冰冰老师提供)

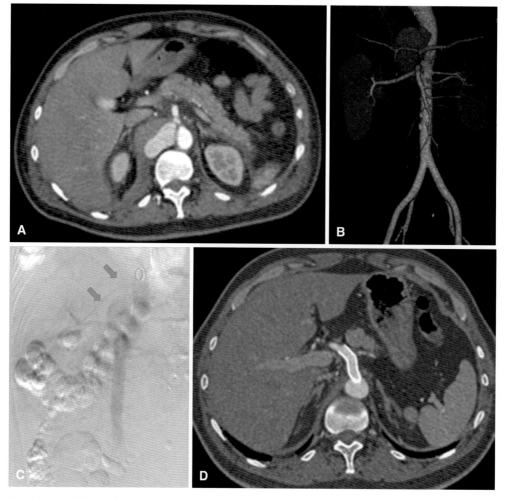

图 5-4-13　腹腔干外伤-假性动脉瘤形成。男,47 岁,2 天前于行驶中遭遇车祸,轴位 CTA(A)及 VR(B)可见腹腔干假性动脉瘤形成,图 A 可见右侧腹膜后血肿形成。患者当天接受急诊手术,术中造影可见腹腔干动脉近段处对比剂外溢(C,箭)。3 个月后 CTA 复查,周围血肿已基本吸收(D)。

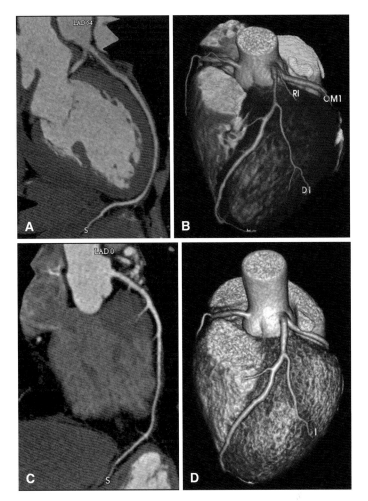

图 5-4-14 前降支外伤-壁间血肿形成。男,32 岁,在工地上被钢棒砸伤后突发胸痛,疼痛无法忍受,伴心慌、出汗,心电图检查提示 V1~V5 导联病理性 Q 波,ST 段抬高 0.05~0.15 mV,心脏彩超提示节段性室壁运动异常,心肌损伤三项指标:肌酸激酶同工酶(CK-MB)>303 ng/mL,肌钙蛋白 I(TNI)>82 ng/mL,肌红蛋白(MYO)928.4 ng/mL。CPR 重建(A)及 VRT(B)可见前降支近段管壁增厚,管腔狭窄,考虑前降支损伤-前降支壁间血肿形成。患者进行保守治疗,6 个月后 CTA 复查可见前降支壁间血肿已基本吸收,管腔恢复正常(C、D)。

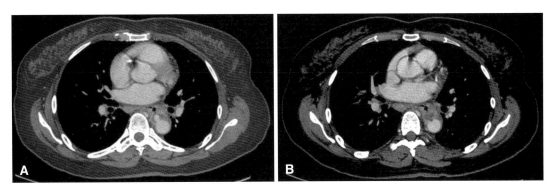

图 5-4-15 食管内鱼刺导致的胸主动脉锐性伤。女,47 岁,患者吃鱼时不小心吞下鱼刺,出现胸骨后疼痛。胸部 CT 增强检查发现,鱼刺已穿破食管壁和胸主动脉管壁。A.轴位 CT 增强可见食管与主动脉间脂肪间隙消失,食管后壁连续性中断,紧邻的胸降主动脉右前壁可见瘤样凸出影,提示主动脉管壁的全层外伤;B.主动脉 CT 增强显示胸降主动脉龛影的下缘可见附着于主动脉管壁的局限性充盈缺损影,对应外伤的主动脉内膜。(惠州市第一人民医院 赖海辉老师提供)

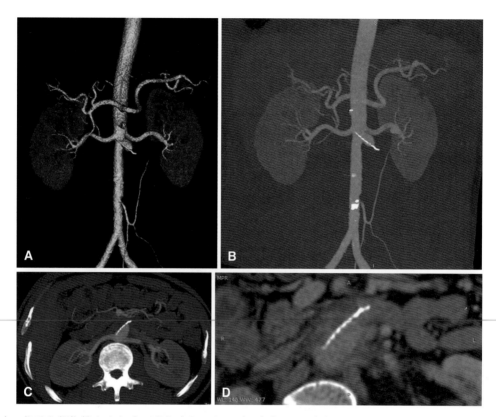

图 5-4-16 十二指肠内蟹螯刺破肠壁、穿入腹主动脉。男,47 岁,患者 20 天前曾吃河蟹误吞蟹螯,腹痛 5 天。CTA 提示腹主动脉假性动脉瘤形成(A、B),见条形致密影伴行瘤体长径(B、C),MPR(D)显示致密影贯通十二指肠水平段管腔及主动脉。(沧州市中心医院 何翔老师提供)

(六) 随诊策略

Ⅰ级主动脉外伤预后良好,损伤进展非常罕见,并且未发现与主动脉外伤相关的死亡病例;对于非手术治疗的Ⅱ、Ⅲ级主动脉外伤患者,主张在受伤后 48～72 小时、1 个月后进行 CTA 复查,对于主动脉外伤持续存在但保持稳定的患者可进行 6 个月、12 个月后随访,建议第一个 5 年每年复查 CTA,5 年后根据个体情况可以适当延长随访间隔时间(大多是每 2～3 年)。部分Ⅲ级外伤可常年保持稳定(图 5-4-17)。

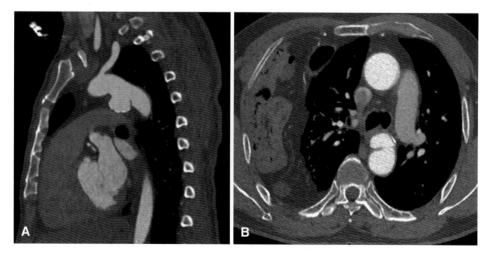

图 5-4-17 Ⅲ级主动脉外伤随诊。男,49 岁,19 年前发生车祸伤。A. 主动脉矢状位 CTA 显示主动脉峡部假性动脉瘤形成,大小约 1.8 cm×2.2 cm,瘤壁可见钙化;B. 轴位 CTA 显示瘤体周围结构清晰,腹腔内肠管及系膜疝入右侧胸腔。

四、影像鉴别诊断及误诊原因分析

1. 主动脉穿透性溃疡与外伤性假性动脉瘤的鉴别
主动脉穿透性溃疡发生在主动脉粥样硬化的基础上，由粥样斑块破裂所致，影像上主动脉管壁不规则增厚伴有不同程度钙化，呈龛影状凸出于主动脉腔，外缘伴有血栓形成，可单发或多发，溃疡多发生于降主动脉；临床无外伤病史，无急性病程。

2. 主动脉外伤影像误诊原因分析　被误诊为主动脉外伤的情况主要分为两种。

（1）成像技术层面　运动伪影——心脏搏动所产生的主动脉双边伪影（图 5-4-18）和硬化伪影——邻近血管腔内高浓度对比剂、金属、导管等产生的硬化线束伪影（图 5-4-19）以及在外伤患者中易被误诊为内膜片；对比剂与血液混合不均匀导致的假象也易被认为内膜损伤（图 5-4-20）。

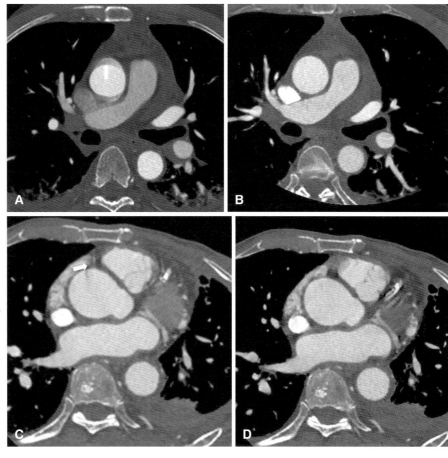

图 5-4-18　心脏搏动伪影。图 A、B 为同一患者同一层面图像。A. 非心电门控主动脉 CTA 扫描，升主动脉根部的搏动伪影可能被误认为内膜撕裂（箭）；B. 心电门控扫描，升主动脉根部伪影消失；C、D. 心电门控 CTA 不同期相，图 C 见升主动脉管腔内线样低密度影，类似内膜片（箭），另一期相（D）伪影消失。

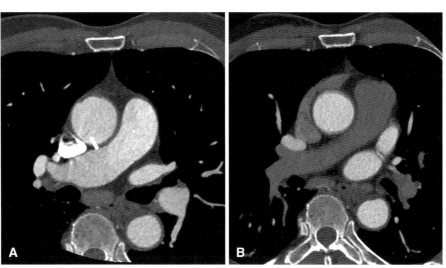

图 5-4-19　硬化线束伪影。图 A、B 分别为同一患者同一层面的冠状动脉 CTA 和主动脉 CTA 图像，采集 CCTA 图像时（A），上腔静脉内对比剂浓度较高，局部密度较高，周围多发放射状高低线条影，升主动脉管腔内条形低密度伪影类似内膜片；采集主动脉 CTA 图像时（B），上腔静脉内的对比剂浓度减低，硬化伪影消失。

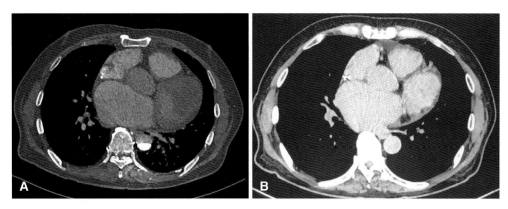

图 5-4-20　血流伪影。A.胸部增强轴位 CT 示降主动脉腔内对比剂与血液混合不均导致的分层,类似主动脉夹层;B.CT 增强延迟期显示腔内密度均匀无内膜片。

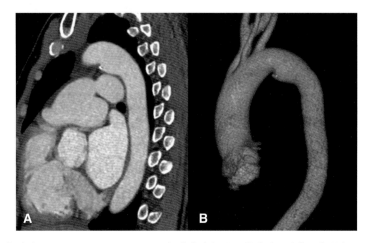

图 5-4-21　主动脉憩室。主动脉 CTA MPR(A)及 VR(B)示主动脉峡部局限性膨出,顶端见点状钙化,MPR 示凸起顶端与动脉韧带相连。

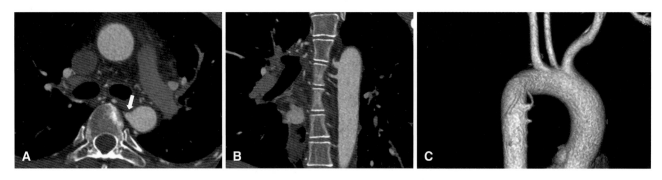

图 5-4-22　分支动脉漏斗部。分支动脉漏斗部呈圆锥形易误诊为假性动脉瘤(A,箭),并可见从其顶端发出的小分支血管(B、C)。

　　(2)解剖形态层面　主动脉憩室是在动脉韧带附着点处沿主动脉下表面光滑的凸起,位置、形态类似外伤性假性动脉瘤,但主动脉憩室血管外缘光滑,周围无渗出,壁常见局灶性钙化(图 5-4-21)。另外,降主动脉分支开口漏斗部如果较大,容易误诊为外伤所致假性动脉瘤(图 5-4-22)。

(杜倩妮　李　宇)

参考文献

[1] Isselbacher EM, Preventza O, Black JH 3rd, et al. 2022 ACC/AHA guideline for the diagnosis and management of aortic disease: a report of the American Heart Association/American College of Cardiology Joint Committee on Clinical Practice Guidelines [J]. Circulation, 2022, 46 (24):e334-e482.

［2］ Azizzadeh A，Keyhani K，Miller CC 3rd，et al. Blunt traumatic aortic injury：initial experience with endovascular repair ［J］. J Vasc Surg，2009，49（6）：1403 - 1408.

［3］ Akhmerov A，DuBose J，Azizzadeh A. Blunt thoracic aortic injury：current therapies，outcomes，and challenges ［J］. Ann Vasc Dis，2019，12（1）：1 - 5.

［4］ 杜倩妮,李宇,张楠,等. 基于主动脉 CT 血管成像的钝性主动脉损伤分级在临床决策中的指导价值［J］. 心肺血管病杂志,2020,39（9）：1106 - 1110.

第六章

非细菌感染性主动脉炎性病变

第一节 大动脉炎

典型病例

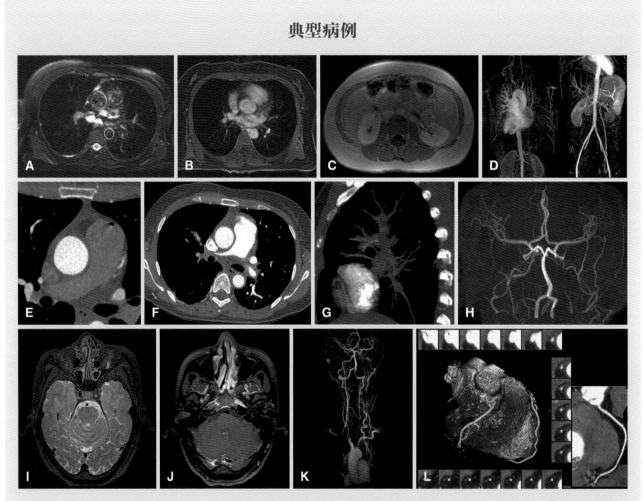

图6-1-1 主动脉T2W黑血序列见升主动脉及降主动脉管壁环形增厚,呈高信号(A);MR延迟增强T1WI显示胸主动脉管壁延迟强化,腹主动脉管壁未见明显强化(B、C);主动脉MRA示大量侧支血管形成(D);主动脉CTA显示升主动脉管壁环形增厚(E);肺动脉CTA示右肺动脉主干及分支管壁弥漫性增厚,管腔重度狭窄或闭塞(F、G);颅脑MRA、T2WI和延迟增强T1WI显示双侧颈内动脉管壁增厚,左颈内动脉管腔重度狭窄-闭塞,右颈内动脉中度狭窄(H、I、K);延迟强化MR示双侧颈内动脉管壁明显强化(J);冠状动脉CTA示右冠状动脉开口及近端管壁弥漫性增厚(L)。

病情简介

1. **病史** 女性,29岁,发作性视物模糊8个月余,加重伴双眼黑矇2个月,发现双侧桡动脉搏动消失8个月。

2. **查体** 双侧桡动脉搏动消失。左侧血压未测出,右侧血压117/76mmHg。

3. **既往史** 双膝关节受凉后疼痛,否认高血压病和冠心病等。

影像诊断及征象分析

1. **影像诊断**　大动脉炎(活动期),累及右无名动脉、左颈总动脉、左锁骨下动脉、右肺动脉主干及分支、右冠状动脉开口、双侧颈内动脉及颅内动脉。

2. **征象分析**

(1) 图 6-1-1A　主动脉 T2W 黑血序列见升主动脉及降主动脉管壁环形增厚,呈高信号,提示主动脉管壁水肿。

(2) 图 6-1-1B、C　MR 延迟增强显示胸主动脉管壁延迟强化,腹主动脉管壁未见明显强化。

(3) 图 6-1-1D　主动脉 MRA 示大量侧支血管形成。

(4) 图 6-1-1E　主动脉 CTA 显示升主动脉管壁环形增厚。

(5) 图 6-1-1F、G　肺动脉 CTA 显示右肺动脉主干及分支管壁弥漫性增厚,管腔重度狭窄或闭塞。

(6) 图 6-1-1H 颅脑 MRA、图 6-1-1I 头颅 T2WI 和图 6-1-1K 颅脑延迟增强 T1WI 示双侧颈内动脉管壁增厚,左颈内动脉管腔重度狭窄-闭塞,右颈内动脉中度狭窄。

(7) 图 6-1-1J　延迟强化 MRI 显示双侧颈内动脉管壁明显强化。

(8) 图 6-1-1L　冠状动脉 CTA 显示右冠状动脉开口及近端管壁弥漫性增厚,管腔狭窄不明显。

治疗与结局

左锁骨下动脉近段球囊扩张,辅助激素治疗,患者病情稳定。

临床特点

大动脉炎(Takayasu arteritis, TA)是一种少见、慢性、进行性、非特异性肉芽肿性炎症性疾病,主要累及主动脉及其一级分支,肺动脉、冠状动脉亦可受累,病变血管主要表现为管腔狭窄或闭塞,可伴动脉瘤形成。炎症反复活动,病变可进展。部分大动脉炎患者在抗炎治疗的基础上,需要血运重建,包括介入治疗和手术治疗等。

一、病因与发病机制

TA 的病因及发病机制至今未明了,可能涉及遗传、细胞和体液免疫、感染及性激素等多种因素。长期以来,人们认为 TA 为亚裔如日本、中国、印度等青年女性常见的疾病,但近年来美国、欧洲、非洲等国家的发病率也日渐增多。绝大多数患者为女性(71%～100%),起病和确诊的平均年龄<35 岁。TA 的病因可能与螺旋体病、结核杆菌或链球菌等感染有关,但尚缺乏确切证据,也可能与免疫和遗传因素有关。T 细胞、B 细胞及单核细胞等通过滋养血管进入血管壁,导致多核巨细胞形成及内弹力层断裂,生长因子的释放导致细胞外基质沉积、成纤维细胞增殖并侵入内膜,导致管壁增厚、管腔狭窄;淋巴细胞和巨噬细胞释放大量氧自由基及金属蛋白酶促使内膜退变,血管中层平滑肌细胞坏死、弹力层断裂,管腔扩张。

二、病理解剖结构异常与血流动力学改变

TA 是一种以大中动脉管壁中膜损害为主的非特异性全层动脉炎。中膜以弹力纤维和平滑肌细胞损害为主,继发内膜和外膜广泛性纤维增厚。早期中膜基质黏液性变,胶原纤维肿胀、变性及纤维素性坏死;进而弹力纤维和平滑肌细胞变性、肿胀和坏死。在此基础上出现炎性细胞浸润和肉芽组织增生,即炎症活动期(图 6-1-2)。晚期主要为动脉全层弥漫性或不规则增厚和纤维化。增厚的内膜向腔内膨凸引起动脉狭窄和阻塞,有时可继发血栓。动脉外膜多为广泛纤维化、粘连,动脉滋养管内膜常呈层板状增厚,内腔狭窄,即瘢痕期(图 6-1-3)。这些病理改变导致血管狭窄或闭塞,引起终末器官缺血性表现,如头臂血管受累引起头晕、脑梗死等,锁骨下动脉受累引起无脉、肢体无力;肾动脉受累引起肾萎缩、难治性高血压;冠状动脉受累可表现为心肌缺血或心肌梗死的症状。明显的内膜纤维化、硬化可类似甚至继发动脉粥样硬化,易导致误诊。由于中膜平滑肌和弹力纤维组织破坏,动脉壁变薄,管腔扩张,向外膨凸,部分病例可形成梭形和(或)囊状动脉瘤。

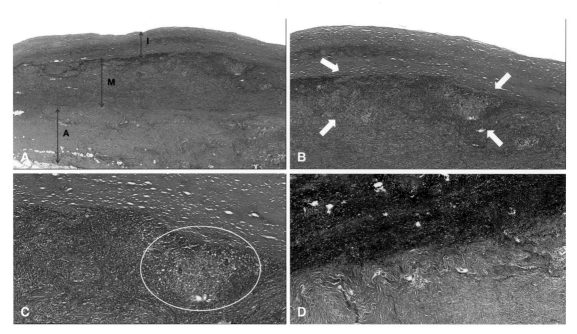

图 6-1-2　TA 活动期。A.HE 染色，低倍放大显示主动脉壁增厚、分层（红色箭头分别示 I-内膜、M-中膜、A-外膜），内膜及外膜纤维性显著增厚，中膜较密集的炎症细胞浸润；B.HE 染色，中倍放大显示主动脉内膜纤维性增厚，中膜成片炎细胞浸润，多灶多核巨细胞肉芽肿形成（箭）；C.HE 染色，高倍放大显示中膜密实的肉芽肿（圈），多核巨细胞、组织细胞及多量中性粒细胞、淋巴细胞、浆细胞等混合性炎细胞浸润；D.Movat Pentachrome 五色染色，高倍放大显示中膜弹力纤维（黑色）断裂、缺失，外膜纤维组织增生（黄色）。（首都医科大学附属北京安贞医院　方微教授提供）

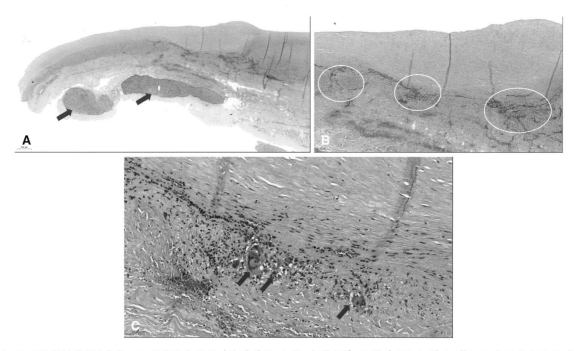

图 6-1-3　TA 慢性期 HE 染色。A.低倍放大显示动脉壁增厚、分层，中膜变薄，外膜神经组织增生（箭）；B.中倍放大显示动脉内膜明显纤维性增厚，中膜萎缩破坏，中膜近外膜可见多灶炎症细胞浸润（圈），与活动期比较，炎细胞浸润灶明显减小，外膜显著纤维组织增生；C.高倍放大显示多核巨细胞肉芽肿：多个多核巨细胞（红色箭头）、伴少量淋巴细胞、浆细胞为主的炎细胞浸润。（首都医科大学附属北京安贞医院　方微教授提供）

三、临床问题与影像

(一)一般临床表现

大动脉炎发病大多较缓慢,可急性发作也可隐匿起病,偶有自行缓解者。受累血管的部位、程度和范围不同,症状轻重不一,主要有全身症状和局部症状两方面。①全身症状:发病早期少数大动脉炎患者有全身不适、发热、出汗、肌痛、严重胸痛或颈部疼痛(血管性疼痛,类似于急性动脉夹层)、关节炎和结节红斑等症状。②局部症状主要表现为脏器缺血:肢体缺血症状、脑动脉缺血症状、心脏缺血症状、血管杂音等。

(二)诊断要点

大动脉炎的诊断需综合考虑年龄、血管受累、临床表现、实验室检查和影像学检查等。常用的诊断标准有1990年美国风湿病学会(American College of Rheumatology, ACR)分类标准、Ishikawa标准(1988年)及1995年Ishikawa修订版标准。其中1990年ACR分类标准是最常用的诊断标准,中华医学会沿用此标准(2009)。

1. 临床诊断　40岁以下女性,具有下列表现1项以上者,应怀疑本病。

(1)单侧或双侧肢体出现缺血症状,表现为动脉搏动减弱或消失、血压降低或测不出者。

(2)脑动脉缺血症状,表现为单侧或双侧颈动脉搏动减弱或消失,以及颈部血管杂音者。

(3)近期出现的高血压或顽固性高血压,伴有上腹部Ⅱ级以上高调血管杂音者。

(4)不明原因低热,听诊可闻及背部脊柱两侧或胸骨旁、脐旁等部位或肾区的血管杂音,脉搏有异常改变者。

(5)无脉及有眼底病变者。

2. 诊断标准　采用1990年美国风湿病学会的分类标准。

(1)发病年龄≤40岁:40岁前出现症状或体征。

(2)肢体间歇性运动障碍:活动时1个或多个肢体出现逐渐加重的乏力和肌肉不适,尤以上肢明显。

(3)肱动脉搏动减弱:一侧或双侧肱动脉搏动减弱。

(4)血压差>10 mmHg:双侧上肢收缩压差>10 mmHg。

(5)锁骨下动脉或主动脉杂音:一侧或双侧锁骨下动脉或腹主动脉闻及杂音。

(6)血管造影异常:主动脉一级分支或上下肢近端的大动脉狭窄或闭塞,病变常为局灶或节段性,且不是由动脉硬化、纤维肌发育不良或类似原因引起。

符合上述6项中的3项者可诊断本病。此诊断标准的敏感性和特异性分别是90.5%和97.8%。

运用此标准需要关注的几个要点:①虽然大动脉炎患者多30岁前发病,但年龄不作为诊断的必备条件。②制订此标准的患者人群来源于美国、加拿大和墨西哥,其中白种人占53%,黑种人占13%,其他人群占34%。因此,此标准在其他人群中适用性可能不同。在印度大动脉炎患者中,此标准的敏感性下降为77.4%;此标准在中国大动脉炎患者中的敏感性和特异性尚不明确。③此标准实际上是血管炎患者的分类标准,没有包括其他可导致动脉管腔改变的疾病,如动脉粥样硬化和先天性主动脉缩窄的患者,故在诊断大动脉炎时应加以鉴别诊断。④此标准血管受累仅包括血管管腔直径的改变,例如血管狭窄和扩张,不包括血管壁增厚、水肿等表现,可能不利于早期诊断。评价血管受累的手段并不局限于动脉造影,MRI/MRA和CT/CTA也可作为评价血管腔改变的重要手段。近年来,影像学、生物标志物以及对大动脉炎病理机制的深入研究,为制订新的诊断标准奠定基础。

(三)受累血管分型

根据受累血管的分布情况,最常用的分型为Hata分型(图6-1-4)。冠状动脉受累记为+C,肺动脉受累记为+P(图6-1-5)。大动脉炎累及病变部位与种族有关,日本患者升主动脉受累比例较高;印度、韩国患者腹主动脉和(或)肾动脉受累比例较高;中国、欧洲患者血管受累广泛,以Hata分型Ⅴ型为主,其次是Ⅰ型;美国患者以Hata分型Ⅴ型最常见,其次是Ⅱa和Ⅱb。

(四)常用临床分型及临床表现

受累血管的部位与临床表现密切相关,因此根据受累血管部位对大动脉炎进行分型有助于对疾病预后的判断。临床上较常用的为Lupi Herrera分型,分为4型。

1. 头臂动脉型(Ⅰ型)　病变主要累及主动脉弓及分支(图6-1-6,视频6-1-1),引起脑、眼、上肢的缺血症状。脑缺血的症状为反复出现的一过性黑矇、头部不适、嗜睡、记忆力减退、倦怠无力、咀嚼肌无力和咀嚼疼痛等,严重时可表现为晕厥、偏瘫甚至昏迷。眼缺血的症状表现为视力减弱、视野变小,更甚者出现失明。上肢缺血的症状主要表现为一侧或两侧上肢发凉、麻木、

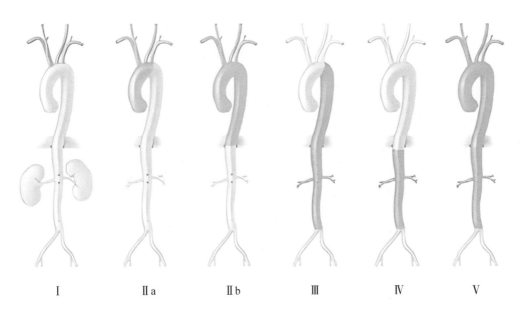

图 6-1-4　Hata 分型。Ⅰ.累及主动脉弓的分支；Ⅱa.累及升主动脉、主动脉弓及其分支；Ⅱb.累及升主动脉、主动脉弓及其分支、胸主动脉；Ⅲ.累及胸主动脉、腹主动脉、肾动脉；Ⅳ.累及腹主动脉、肾动脉；Ⅴ.Ⅲb+Ⅳ。

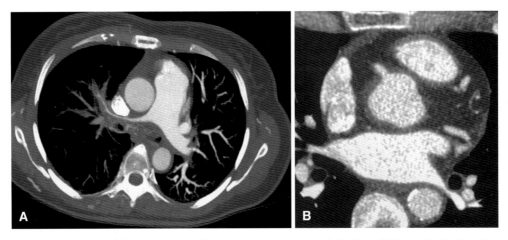

图 6-1-5　TA 肺动脉受累及冠状动脉受累。A.肺动脉 CTA 显示右肺动脉主干狭窄，管壁增厚，分支闭塞，伴多发侧支血管形成；B.冠状动脉 CTA 显示大动脉炎累及右冠状动脉开口，右冠状动脉开口管壁明显增厚。

疼痛、肌萎缩。体检可发现患侧肱动脉、桡动脉搏动减弱或无搏动，血压低或无血压，即无脉症。颈部或锁骨上区可闻及收缩期血管杂音；眼部检查可发现眼球震颤、虹膜萎缩、白内障及视网膜萎缩等症状。

　　2. **胸-腹主动脉型（Ⅱ型）**　病变主要累及胸主动脉和腹主动脉（视频 6-1-2），但不累及主动脉弓（图 6-1-7）。主要症状为上肢高血压和下肢缺血，表现为头痛、头晕、头部不适、心悸、下肢麻木、无力、疼痛和间歇性跛行等。体检发现下肢皮温低，从股动脉开始有一侧或两侧动脉无搏动或搏动减弱，血管受累部位可闻及收缩期血管杂音。

　　3. **广泛型（Ⅲ型）**　具有上述两种类型的特征。此

型受累血管广泛，病变呈多样性，病情较重。

　　4. **肺动脉型（Ⅳ型）**　Ⅳ型是Ⅰ型、Ⅱ型、Ⅲ型中任何一型同时伴肺动脉受累（图 6-1-8，视频 6-1-3），或单独累及肺动脉。大多隐匿进展，常在出现肺动脉高压时发现肺血管受累。患者可出现咳嗽、咳血、气短、心悸或右心衰竭等症状。

（五）大动脉炎的影像特点

　　1. **主动脉壁影像改变**　正常主动脉及其一级分支管壁常显示不清或厚度<1.0mm。主动脉管壁厚度>1.5mm，分支血管管壁厚度>1.0mm 可视为异常增厚。血管壁增厚是诊断大动脉炎的重要影像征象，受累血管管壁通常同心性增厚，厚度较均匀（图 6-1-7）。

图 6-1-6　TA 头臂血管型。女,49 岁,临床诊断大动脉炎入院。A、B.横轴位 CTA 显示左颈总动脉管壁环形增厚伴管腔重度狭窄、闭塞(A,短箭),左椎动脉及锁骨下动脉管壁增厚伴管腔完全闭塞(A,长箭);C.曲面重建显示左颈总动脉管壁明显弥漫增厚,管腔狭窄,部分节段闭塞(箭);D.容积再现图像示左颈总动脉、左椎动脉及左锁骨下动脉多处狭窄/闭塞。

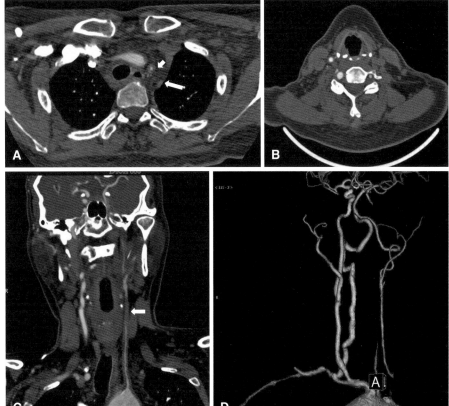

视频 6-1-1

视频 6-1-1　左颈总动脉、左椎动脉及左锁骨下动脉多处狭窄/闭塞,管壁明显增厚。

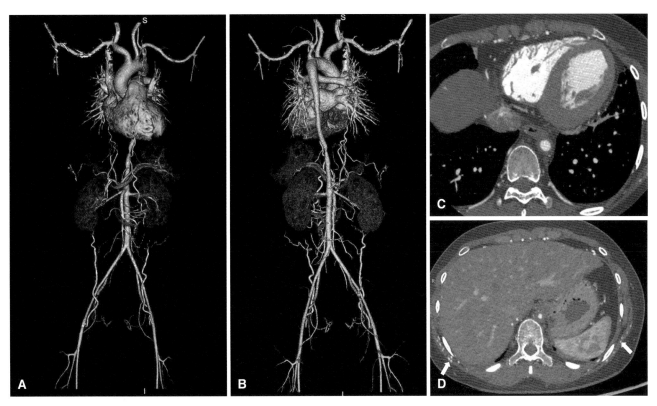

图 6-1-7　TA 胸腹主动脉型。女,21 岁,下肢乏力 1 年余,临床确诊大动脉炎。A、B.胸主动脉 CTA 容积再现图像显示胸主动脉和腹主动脉狭窄;C、D.胸主动脉横轴位 CTA 显示胸主动脉和腹主动脉管壁环形增厚伴管腔狭窄,腹壁见多发侧支血管(D,箭)。

视频 6-1-2　胸主动脉和腹主动脉管壁环形增厚伴管腔狭窄,腹壁见多发侧支血管。

视频 6-1-2

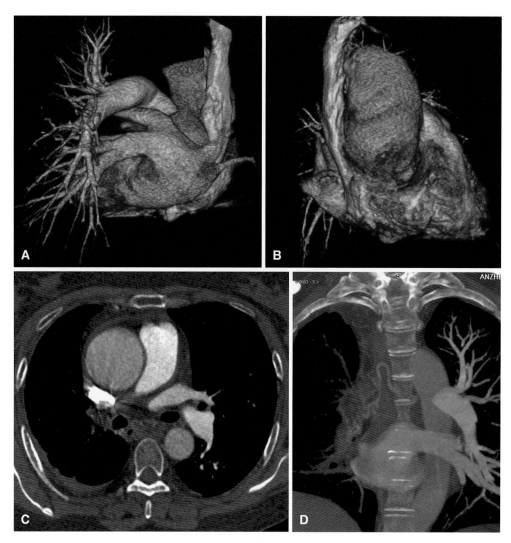

图6-1-8　TA肺动脉型。女,51岁,间断头晕20年,左上肢乏力2年余,加重10个月。A、B.主动脉CTA容积再现图像显示右肺动脉主干及分支闭塞;C.主动脉横轴位CTA显示右肺动脉主干管壁增厚,管腔闭塞;D.主动脉冠状位CTA显示支气管动脉增粗迂曲,于肺动脉走行区形成侧支血管。

视频6-1-3

视频6-1-3　TA完整视频:左颈总动脉和左锁骨下动脉管壁环形增厚,管腔多发狭窄伴闭塞,
合并右肺动脉主干管壁增厚,管腔闭塞,右肺梗死。

　　活动期增厚的管壁多数可出现不均匀强化。MRI较CT能更清楚显示增厚的血管壁,判断病变的活动性(图6-1-9,视频6-1-4)。T2WI上管壁呈高信号,提示管壁水肿,病变处于急性炎症期;延迟增强管壁强化,提示管壁存在活动性炎性改变(图6-1-10,视频6-1-4);DWI管壁弥散受限也是管壁炎症浸润

的表现。

　　2. 管腔狭窄与闭塞　　血管腔狭窄与闭塞是大动脉炎的常见表现,管腔狭窄多为向心性、节段性狭窄,可合并狭窄后扩张表现(图6-1-11)。主动脉狭窄多发生在降主动脉及腹主动脉(图6-1-11)。主动脉分支血管狭窄多发生在分支血管近段;颈动脉病变均发生于分

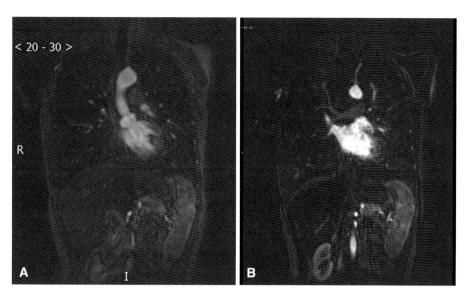

图6-1-9　TA非活动期。39岁,女性,非活动期TA,左颈总动脉和左锁骨下动脉受累,增强MRA显示左颈总动脉管腔闭塞(A)、左锁骨下动脉管腔重度狭窄(B)。

视频6-1-4

视频6-1-4　胸主动脉增强MRA可见左颈总动脉管腔闭塞、左锁骨下动脉管腔重度狭窄。

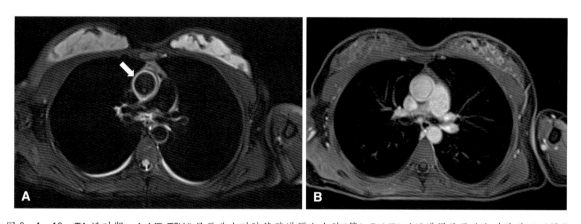

图6-1-10　TA活动期。A.MR T2WI显示升主动脉管壁增厚和水肿(箭);B.MRI延迟增强显示升主动脉壁环形强化。

叉之前的近段血管,累及颈总动脉者较多,颈内动脉受累者少见;锁骨下动脉病变主要累及椎动脉开口之前的近段血管,肾动脉受累多位于近中段(图6-1-12,视频6-1-5)。冠状动脉狭窄常发生在冠状动脉开口处,常伴有主动脉根部管壁增厚,有时发生在血管分叉处,伴血管周围脂肪密度增高(图6-1-13)。肺动脉可累及肺动脉干、叶、段级肺动脉,单侧或双侧,表现为血管壁增厚、管腔狭窄或闭塞,常合并肺动脉高压(图6-1-14)。

3. 动脉管腔扩张和动脉瘤　动脉管腔扩张和动脉瘤为TA的少见征象,多为阻塞性病变后轻度扩张和局部的囊状膨凸,有时呈串珠样表现,少数可见病变血管动脉瘤形成(图6-1-15,视频6-1-6),钙化通常见于慢性纤维化期TA。

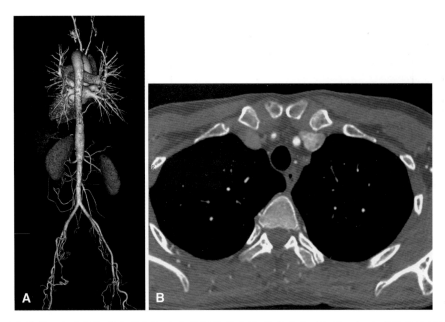

图 6-1-11　TA 主动脉狭窄。女,28 岁,高血压 2 年,红细胞沉降率升高,诊断为大动脉炎。A.主动脉 CTA VR 显示降主动脉上段、腹主动脉下段节段性管腔狭窄,降主动脉狭窄后主动脉管腔扩张,左股动脉闭塞;B.主动脉轴位 CTA 显示右无名动脉及左锁骨下动脉管壁增厚,管腔向心性狭窄。

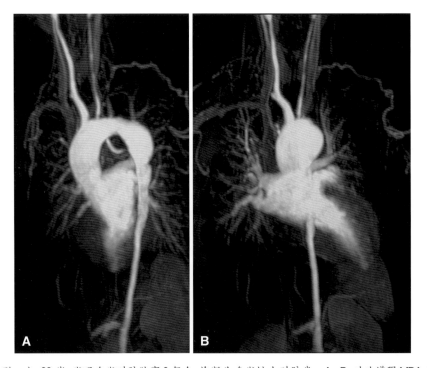

图 6-1-12　TA 广泛型。女,29 岁,发现多发动脉狭窄 6 年余,诊断为多发性大动脉炎。A、B.对比增强 MRA 显示降主动脉、腹主动脉、左颈总动脉、双侧锁骨下动脉及腹腔干和左肾动脉管腔多发狭窄。

视频 6-1-5

视频 6-1-5　降主动脉、腹主动脉、左颈总动脉、双侧锁骨下动脉及腹腔干和左肾动脉管腔多发狭窄。

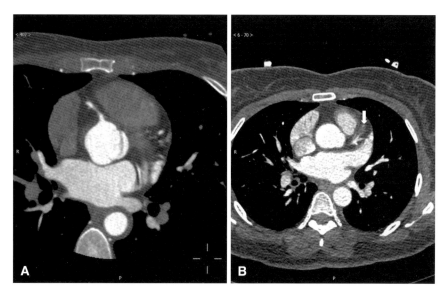

图6-1-13　TA冠状动脉受累。A.女,26岁,活动后双下肢乏力,诊断大动脉炎3年;轴位CTA显示主动脉管壁增厚,右冠状动脉近段狭窄;B.女,40岁,诊断大动脉炎15年,乏力1月余;轴位CTA显示前降支近段管壁增厚,管腔闭塞,血管周围脂肪密度增高(箭)。

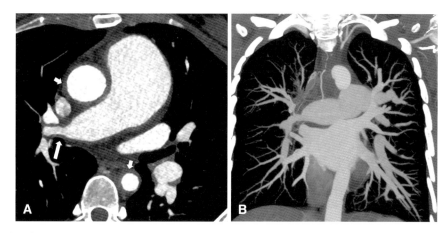

图6-1-14　TA肺动脉受累。女,31岁,体检发现心影增大。A.肺动脉轴位CTA图像见升主动脉、降主动脉管壁环形增厚(短箭),降主动脉管腔狭窄;肺动脉管壁增厚(长箭),右肺动脉干远段管腔狭窄;主肺动脉明显扩张;B.肺动脉冠状位CTA MIP显示左肺动脉干、右中间段肺动脉、右下肺动脉管腔狭窄,右上肺动脉闭塞,见支气管动脉侧支增粗迂曲。

视频6-1-6

视频6-1-6　胸降主动脉管壁不规则增厚并钙化,主动脉弓部及胸降主动脉多发瘤样扩张,腔内见低密度附壁血栓。

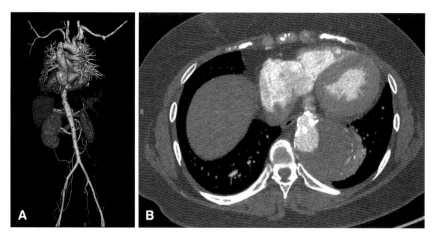

图6-1-15　TA动脉瘤形成。女,32岁,左侧胸痛4个月余;既往高血压病病史10余年,未规律服药。A.胸腹主动脉CTA VR显示主动脉弓部及胸降主动脉多发瘤样扩张;B.胸腹主动脉轴位CTA显示管腔明显不规则扩张,腔内见低密度附壁血栓。

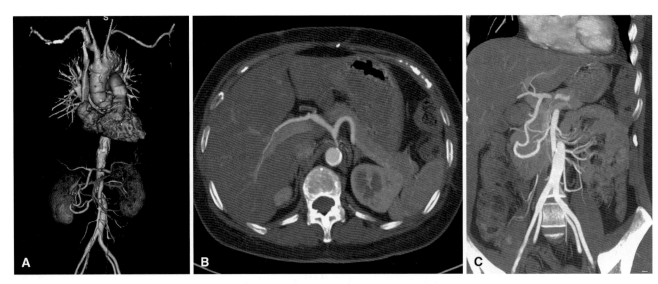

图 6-1-16 TA 侧支血管形成。女，45 岁，发现血压异常升高 6 年余。A.胸腹主动脉 CTA VR 显示腹腔干-肠系膜上动脉间侧支血管形成；B、C 胸腹主动脉轴位及冠状位 CTA MIP 显示腹腔干开口管腔次全闭塞，腹腔干-肠系膜上动脉血管分支相通。

视频 6-1-7

视频 6-1-7 主动脉瓣置换术后，腹腔干开口管腔次全闭塞，腹腔干-肠系膜上动脉血管分支相通。

4. 侧支循环 随着动脉管腔狭窄程度的不断加重，局部管腔可闭塞，侧支血管逐渐形成（图 6-1-11A，图 6-1-16，视频 6-1-7）。

（六）大动脉炎活动性评价

美国国立卫生研究院（National Institutes of Health, NIH）大动脉炎活动性评价标准（表 6-1-1）是目前临床上最常用的活动性评价标准，包括全身症状、局部症状、实验室检查和影像学检查 4 部分，出现 2 条及以上的新发或加重项目为炎症活动期。NIH 标准的优点是简洁、方便，更适合有随访资料的患者，通过前

后对比判断是否有新发或加重的症状、体征或血管损害。对于无前后资料对比的患者，NIH 标准不能完全满足临床需要。

相对于 NIH 标准，其他的活动性判断标准的应用较局限，且相对繁琐。伯明翰血管炎活动评分（Birmingham Vasculitis Activity Score, BVAS）是应用于小血管炎和中血管炎的活动性评价指标，对于心脏的评价也不够，未在大动脉炎中广泛应用。印度多发性大动脉炎疾病活动性评分（Indian Takayasu Clinical Activity Score, ITAS2010）中的血管受累是通过体格检查判断，且不包含急性炎性反应蛋白，故 ITAS-A 在 ITAS2010 的基础上增加红细胞沉降率、C 反应蛋白和影像学表现。ITAS-A 评分多应用于印度，NIH 活动性判定标准在美国、法国、中国等国家应用较多。

影像学在活动性判定方面有独特的优势，既可以显示血管局部的炎症活动性，又可对受累大血管做系统评估。MRI/MRA 的优点是无放射性，敏感性和特异性高，既可评价管腔狭窄与扩张，还可对管壁病变（增厚、水肿、强化）进行评价（图 6-1-17，视频 6-1-8）。氟代脱氧葡萄糖正电子发射计算机断层显像（[18]F-fluorodeoxyglucose positron emission tomography/

表 6-1-1 NIH 大动脉炎活动性评价标准

项目	定义
全身症状	发热、肌痛（除外其他原因）
红细胞沉降率增快	除外感染、贫血等其他原因
受累血管有缺血与炎症症状	活动时患肢间歇性疲劳，脉搏减弱或消失，血管杂音，颈动脉路径痛，双上肢或下肢的收缩压不对称等
血管成像	典型的血管损害

computed tomography, ^{18}F‑FDG‑PET/CT)在炎症活动的判定上更有优势。^{18}F‑FDG‑PET/CT 可直观表现血管壁的代谢情况,静脉注射后,FDG 会聚集在代谢活跃的细胞,如炎症细胞、肿瘤细胞。活动性判断参考标准化摄取值(standardized uptake value, SUV)。

一般与肝脏平均 SUV 比较,若感兴趣区域(region of interest, ROI)的最大 SUV 高于肝脏平均 SUV,提示该处摄取增强(图6‑1‑18)。但仅凭放射性摄取增高不能判断增高部位的疾病性质,不能区别是炎症活动、感染还是动脉粥样硬化。

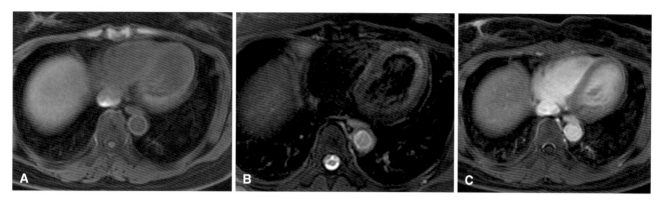

图6‑1‑17　TA 活动期。A. T1WI 显示胸主动脉管壁增厚;B. T2WI 显示主动脉壁增厚,信号增高,提示水肿;C. 增强 MRI 显示胸主动脉管壁环形强化,提示管壁存在活动性炎症。

视频6‑1‑8

视频6‑1‑8　胸主动脉增强 MRI 显示主动脉壁环形强化。

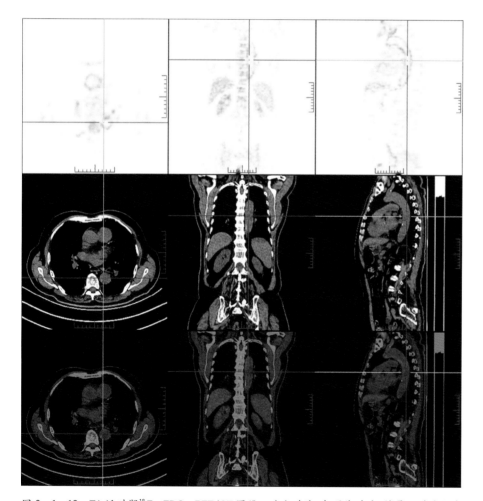

图6‑1‑18　TA 活动期^{18}F‑FDG‑PET/CT 图像。升主动脉、左颈总动脉、锁骨下动脉和降主动脉摄取增高。

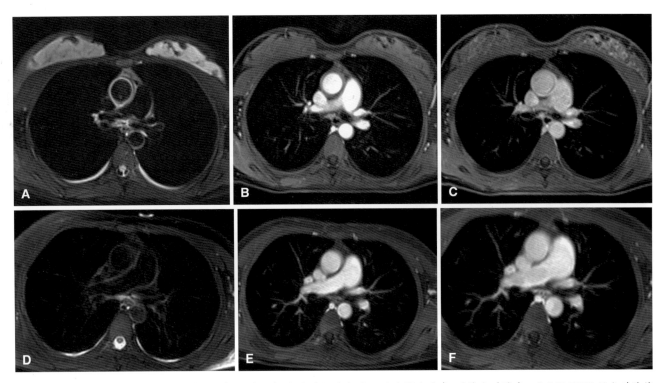

图 6-1-19 TA 药物治疗后随访。女,31 岁,乏力 1 年,红细胞沉降率及 C 反应蛋白升高,确诊大动脉炎。A. MR T2WI 示主动脉管壁增厚,呈环形高信号,提示管壁水肿;B.增强 MRA 显示主动脉管壁增厚、强化;C.MR 延迟增强显示主动脉环形强化;D～F 为患者药物治疗后 1 年复查;D.MR T2WI 显示管壁水肿消失;E.MRA 增强显示管壁未见明显增厚;F.MR 延迟增强显示管壁未见明显延迟强化。

(七) 不同治疗方法与随访监测

　　大动脉炎患者可根据实际情况选择药物治疗或介入支架植入和外科旁路移植手术以缓解全身症状或重要器官缺血损伤。因此,术前行 CT 血管成像全面分析其累及的范围,行 MR 或 PET/CT 检查评价其活动性,对其治疗方案的选择非常重要。炎症活动期患者,首选药物治疗,当红细胞沉降率和 C 反应蛋白水平下降后,可进行介入支架植入和外科旁路移植手术。冠状动脉受累的病例,首选药物治疗后外科旁路移植手术治疗。

　　术后随访中,MR 可以用于药物疗效监测,急性期炎症在药物治疗后水肿消失,增强无强化(图 6-1-19),弥散不受限。CTA 能很好显示支架位置及管腔是否狭窄(图 6-1-20);对于外科血管旁路移植手术的患者,CTA 可观察管腔及管壁的情况(图 6-1-20,视频 6-1-9)。由于金属物质磁敏感伪影的存在,MRI 在支架植入术后及外科旁路移植手术后随访应用受限。

四、影像鉴别诊断

　　1. 巨细胞动脉炎 年龄多大于 50 岁,男性好发,受累部位多累及颈内外动脉及其分支(图 6-1-21)、锁骨下动脉、腋动脉及胸腹主动脉,临床常见症状为新近出现的头痛、视觉症状、间歇性下颌运动障碍三联征和风湿性多肌痛。

　　2. 动脉粥样硬化 有动脉粥样硬化的基础疾病如高血压、糖尿病、高脂血症、抽烟等,常在 50 岁后发病,全身多部位血管受累,斑块形成是动脉粥样硬化的特点(图 6-1-22),一般表现为管壁不规则偏心性增厚,MRI 有较高的组织分辨率,可以准确评价斑块内脂质、出血、纤维帽厚度及完整性等。

　　3. 主动脉周围炎 IgG4 相关性主动脉周围炎,40 岁以上男性多见,主动脉壁环形增厚,动脉早期即可强化,延迟期管壁持续强化,管腔狭窄不明显,常伴有其他脏器受累(图 6-1-23),激素治疗有效。

　　4. 腹膜后纤维化 与腹膜后和腹主动脉的慢性炎性纤维化有关,部分与 IgG4 相关疾病有关,累及范围多为腹主动脉肾下段,与血管周围炎一样,病变包绕主动脉,如果累及输尿管可并发尿路梗阻(图 6-1-24),累及下腔静脉可导致狭窄或闭塞。

　　5. 白塞综合征 可出现主动脉瓣及其他大血管的病变,表现为血管壁增厚,管腔变化以动脉瘤、假性动脉瘤常见(见第六章第三节),多伴有口腔溃疡、外阴溃疡、葡萄膜炎、皮肤结节红斑等,针刺反应阳性。

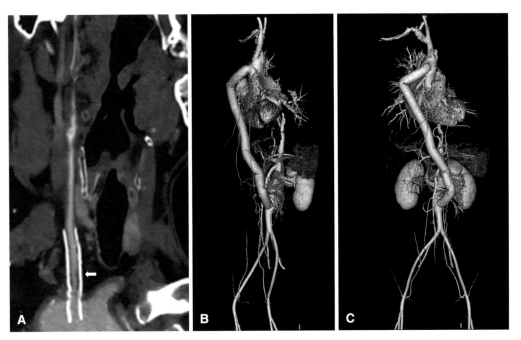

图 6-1-20 TA 介入治疗及手术后随访。A. 女，53 岁，颈总动脉支架植入术后 2 年余，颈动脉 CTA MPR 显示左颈总动脉近段支架植入术后，支架内再狭窄；支架以远管壁弥漫性增厚，颈内动脉管腔重度狭窄；B、C. 女，30 岁，胸腹主动脉 CTA 显示大动脉炎降主动脉重度狭窄，升主动脉-腹主动脉转流术后。胸降主动脉局部管腔闭塞，升主动脉-腹主动脉转流血管管腔通畅。

视频 6-1-9

视频 6-1-9 升主动脉-腹主动脉转流术后，胸降主动脉局部管腔闭塞，升主动脉-腹主动脉转流血管管腔通畅。

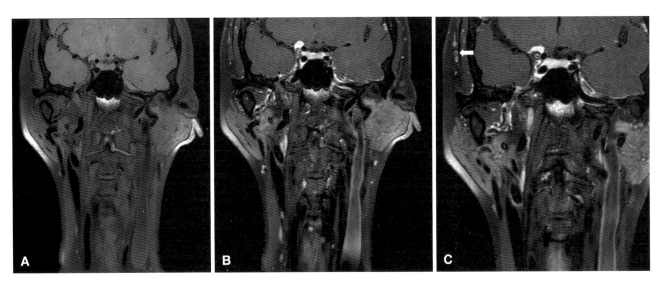

图 6-1-21 巨细胞动脉炎。56 岁，女性，颈动脉黑血成像显示左颈内动脉 C2 段管壁增厚（A），增强 MRI 显示左颈内动脉 C2 段管壁增厚、强化（B），及右颞浅动脉管壁增厚、强化（C，箭）。

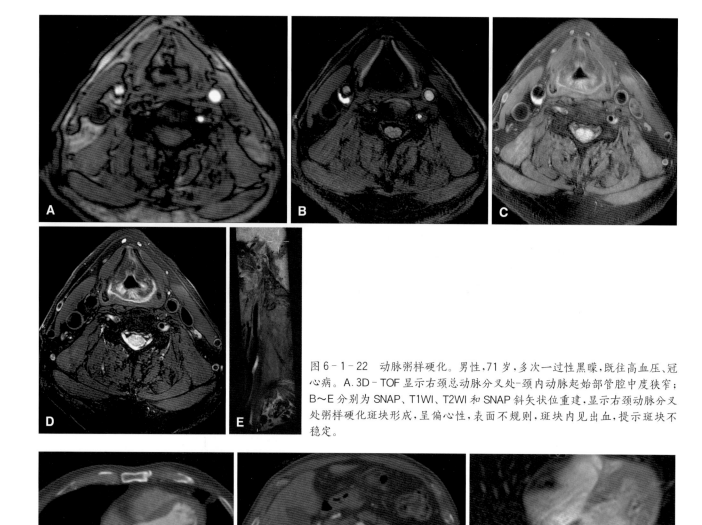

图6-1-22　动脉粥样硬化。男性，71岁，多次一过性黑矇，既往高血压、冠心病。A.3D-TOF显示右颈总动脉分叉处-颈内动脉起始部管腔中度狭窄；B～E分别为SNAP、T1WI、T2WI和SNAP斜矢状位重建，显示右颈动脉分叉处粥样硬化斑块形成，呈偏心性，表面不规则，斑块内见出血，提示斑块不稳定。

图6-1-23　IgG4相关血管周围炎。男，55岁，胸背部疼痛1个月，既往自身免疫性胰腺炎病史。实验室检查：红细胞沉降率（ESR）80mm/h，hs-C反应蛋白＞25mg/L，IgG4 3.54g/L。A.主动脉CTA显示降主动脉管壁环形增厚，管腔未见明显狭窄；B.主动脉CTA显示胰腺萎缩；C.MRI增强显示主动脉壁为完整低信号环（箭），病变包绕主动脉壁，明显强化。

五、特殊临床病例实战分析

1. 基本病史及治疗经过　女，38岁，20余年前发现左侧桡动脉搏动减弱，未诊治。15年前体检左上肢血压未测出，右上肢血压110/70mmHg，无发热，无关节痛，无口腔溃疡，当地医院诊断为"大动脉炎"，自行口服阿司匹林2个月余停药。1个月余前，于爬楼和着凉后出现双上肢乏力，左上肢为著，伴胸闷、胸痛，休息后缓解。体格检查：左桡动脉搏动减弱，口唇无干燥，口腔黏膜光洁，无溃疡及裂痕；左颈总动脉、左锁骨下动脉闻及收缩期杂音。实验室检查：ESR 42mm/h，抗AMA-M2弱阳性，补体C3、C4（-）；ASO（-）；免疫球蛋白（-）；抗磷脂抗体（-）；RF、ANCA、关节炎筛查3项（-）。胸主动脉CTA提示升主动脉及左颈总动脉和左锁骨下动脉近段管壁环形增厚并延迟强化。冠状动脉CTA检查提示左前降支近段软组织影，管腔闭塞。临床诊断为多发性大动脉炎（活动期），同时累及左颈总动脉、左锁骨下动脉和左前降支近段。给予患者泼尼松、吗替麦考酚酯等药物治疗；1年后患者胸闷、胸痛症状缓解，活动耐力提高。

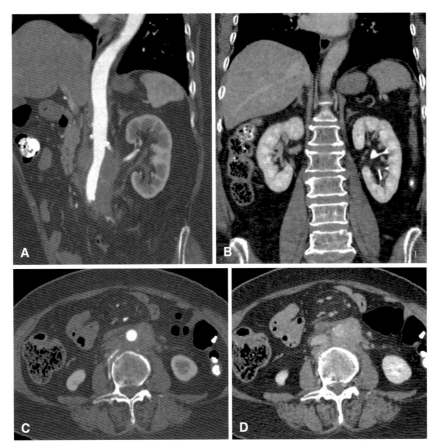

图 6-1-24　腹膜后纤维化。A.主动脉 CTA 显示主动脉被周围软组织密度影包绕,左输尿管受累;B.增强 CT 显示左输尿管内对比剂排泄延迟;C、D.增强 CT 动脉期及延迟期显示主动脉周围软组织渐进性均匀强化。

2. **影像资料及解读**　见图 6-1-25,视频 6-1-10、11。

3. **影像诊断**　初次影像大动脉炎活动期,累及左颈总动脉、左锁骨下动脉和左前降支近段(管腔闭塞),血管壁增厚,增厚的管壁强化,提示存在活动性炎症。经过药物治疗,复查左前降支近段软组织密度范围较前明显减小,管腔中度狭窄。

4. **最终临床诊断**　多发性大动脉炎。

5. **诊断和治疗关键点**

(1)青年女性,起病缓慢,双上肢脉搏、血压不对称多年,提示大动脉炎可能;临床上反复活动后出现胸痛、胸闷,需关注冠状动脉是否受累。

(2)红细胞沉降率升高,需警惕是否存在活动性炎症。累及主动脉及多支分支,以分支血管近段受累明显。

(3)胸主动脉 MRI 增强显示主动脉及左颈总动脉和左锁骨下动脉近段管壁环形增厚,延迟增强后强化,提示存在活动性炎症。

(4)冠状动脉 CTA 显示左前降支近段管壁增厚,软组织密度包绕管腔,管腔重度狭窄,且病变处于活动期,不宜支架植入或旁路搭桥进行血运重建,糖皮质激

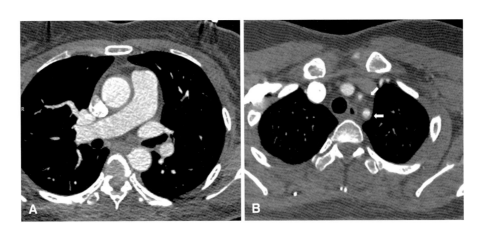

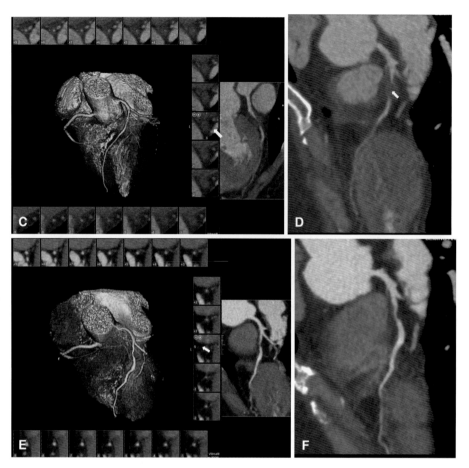

图6-1-25　TA累及冠状动脉。A.主动脉CTA显示升主动脉壁环形增厚；B.主动脉CTA显示左颈总动脉及左锁骨下动脉管壁环形增厚，管腔狭窄；C、D.冠状动脉CTA探针及CPR图像显示左前降支近段管壁增厚，管腔闭塞（箭）；E、F.激素等药物保守治疗1年后复查，冠状动脉CTA探针及CPR图像显示原前降支病变明显吸收缩小，管腔狭窄程度明显缓解。

视频6-1-10　　　　视频6-1-11

视频6-1-10、11　TA累及冠状动脉药物治疗前后冠状动脉CTA显示药物治疗后前降支病变明显吸收缩小，管腔狭窄程度明显缓解。

素和免疫抑制剂干预治疗是基础。

（5）本例患者青年女性，双上肢血压不对称，主动脉管壁增厚伴延迟强化，左颈总动脉和左锁骨下动脉近段管腔狭窄伴管壁延迟强化，累及前降支近段，符合多发性大动脉炎诊断标准。初诊时处于大动脉炎活动期，根据2018年ARD临床推荐，应立即予以足量糖皮质激素诱导缓解，对于复发和难治性大动脉炎可考虑联合免疫抑制剂。本例激素治疗后前降支病变明显缓解；如果保守治疗狭窄不能解除，血运重建需在非炎症活动期进行。

参考文献

［1］姜林娣，马莉莉，薛愉，等.大动脉炎诊疗规范［J］.中华内科杂志，2022,61(5):517-524.

［2］中华医学会风湿病学分会.大动脉炎诊断及治疗指南［J］.中华风湿病学杂志，2011,15(2):119-120.

［3］Schäfer VS, Jin L, Schmidt WA. Imaging for diagnosis, monitoring, and outcome prediction of large vessel vasculitides［J］. Curr Rheumatol Rep, 2020,22(11):76.

［4］Tombetti E, Mason JC. Takayasu arteritis: advanced understanding is leading to new horizons［J］. Rheumatology (Oxford), 2019,58(2):206-219.

（张宏凯　刘家祎）

第二节 梅 毒

典型病例

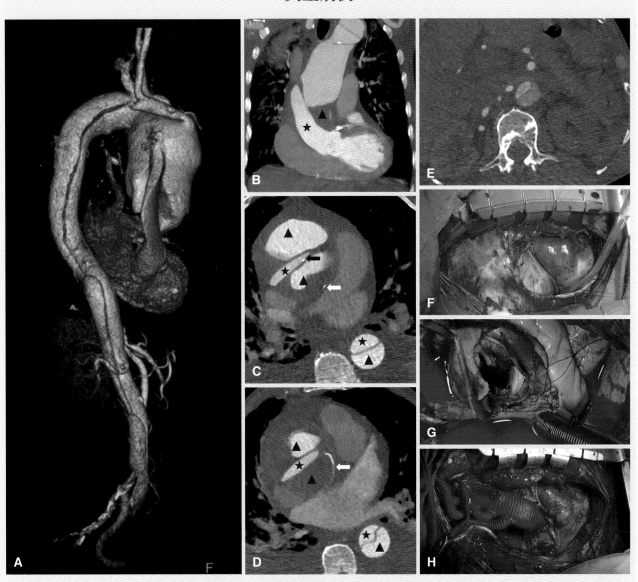

图6-2-1 CTA扫描重建图像及术中所见。

视频6-2-1

视频6-2-1 完整轴位CTA图像。

（成都市第三人民医院 程力剑教授提供）

病情简介

1. **病史**　男性,72 岁,胸闷、乏力、浑身酸胀 4 天;高血压病史 3 年,未规律服药。

2. **查体**　神志清,精神状态较差,血压 154/119mmHg;听诊:心尖舒张期杂音;脉搏 90 次/分。

3. **实验室检查**　梅毒螺旋体抗体检测阳性。高敏肌钙蛋白 80.97 pg/mL,肌酸激酶同工酶 12.37 ng/mL,脑钠肽(BNP)4 877 pg/mL,肌酐 129 μmol/L,尿素 20.9 mmol/L。

影像诊断及征象分析

1. **影像诊断**　Stanford A 型主动脉夹层。

2. **征象分析**

(1) 图 6-2-1A 为主动脉 CTA VR 图像,显示主动脉双腔结构累及主动脉全程,从升主动脉至双侧髂总动脉均可见真假腔结构及内膜片影,升主动脉管腔扩张,同时真腔明显受压变扁。

(2) 图 6-2-1B 显示假腔压迫左主干开口,左心室增大,心尖膨出。

(3) 图 6-2-1C、D 显示升主动脉内膜片环形撕脱,真腔(★)明显受压变窄,周围假腔(▲)包绕。图 C 黑箭显示内膜片钙化。该患者除内膜片点状钙化外,外膜区域可见壳状钙化(白箭)。同时升主动脉及主动脉弓部内膜片明显增厚,尤以主动脉弓部为著。

(4) 图 6-2-1E 显示左肾动脉起自假腔,管腔未显影,左侧肾脏无明显强化,提示低灌注或梗死。

(5) 视频 6-2-1 除上述外还显示了主动脉瓣、二尖瓣钙化,双侧胸腔积液。

(6) 图 6-2-1F~H 为术中所见。正中切口暴露升主动脉,可见升主动脉明显增宽(F),升主动脉腔内内膜片环形撕脱,内膜片及外膜明显增厚(G)。行升主动脉人工血管置换+孙氏手术,重建升主动脉及弓部血管(H)。

治疗与结局

术前超声心动图提示左室节段性运动异常,EF 值 45%;术中发现左主干开口受压明显,灌注困难,术后患者低心输出量,肾功能衰竭血液透析;术后第 3 天左心功能衰竭抢救无效死亡。

临床特点

梅毒性主动脉炎常累及升主动脉及主动脉弓部,血管壁增厚、钙化、中层坏死,管腔扩张;主动脉壁病变基础上合并高血压可引起主动脉夹层;在主动脉明显扩张基础上发生的主动脉夹层临床症状可不典型,疼痛较经典主动脉夹层轻,容易误诊或漏诊。梅毒性主动脉炎另一个特点是冠状动脉开口容易受累,再加上假腔扩张压迫,导致左冠状动脉缺血,是引起心脏缺血、心功能衰竭的主要原因。Stanford A 型主动脉夹层缺血的脏器越多,预后越差。

一、病因与发病机制

梅毒是由梅毒螺旋体(因其透明,不易着色,故又称苍白螺旋体)引起的一种慢性、全身性的性传播疾病。临床上,梅毒分为三期,其中一期、二期为早期梅毒,三期为晚期梅毒,也称内脏梅毒。人是梅毒的唯一传染源,其对心血管系统的损害主要发生在晚期,常在原发感染数年后才出现。

梅毒在全世界范围内流行,抗生素时代之前,全世界的梅毒病例一直在稳步增加。由于性传播疾病治疗和预防的改进,2000 年它的发病率达到了历史最低水平。不幸的是,自 2000 年以来,梅毒发病率再次上升,以至于近年来梅毒再次成为一个重要的公共卫生问题,特别是在男男性行为者和艾滋病毒感染者中。梅毒螺旋体具有高度侵袭性,可以在感染后迅速传播。同时细胞膜缺乏表面脂多糖,因此不能诱导机体产生强烈的内在免疫反应,从而导致潜在的持续感染。

感染梅毒螺旋体后,梅毒螺旋体出现在主动脉壁,始于外膜,然后是淋巴管。由于升主动脉外膜有丰富的淋巴管,因此升主动脉是梅毒螺旋体最易感染的主动脉节段。在梅毒性主动脉炎患者中,升主动脉是最常见的受累节段(50%),其次是弓部(35%)和降主动脉(15%)。梅毒只累及有滋养血管存在或者至少滋养血管在组织学上很容易识别的动脉,而冠状动脉中不存在或难以辨认滋养血管,故通常不易累及。此外,尽管已有一些梅毒性腹主动脉瘤的报道,但肾动脉开口以下节段受累是极其罕见的。

梅毒螺旋体进入主动脉外膜滋养血管,引起慢性炎症,刺激滋养血管内膜增生、狭窄、收缩及闭塞(即闭塞性动脉内膜炎),使滋养血管血流减少,导致主动脉中膜弹力纤维严重局灶性破坏、丢失和平滑肌纤维缺血坏死,取而代之的是瘢痕组织。这种浸润性坏死和瘢痕使主动脉的弹力减弱而扩张或形成主动脉瘤。炎症又可波及或刺激主动脉内膜炎性浸润和坏死,产生修复性内膜增厚、隆起及瘢痕收缩不均,造成主动脉粗细不一,内壁凹凸不平,甚至形成赘生物样凸起。这种炎症过程可以在初次感染后持续很长一段时间,这可以解释梅毒性主动脉炎的心血管表现,通常发生在未经治疗的感染后10～30年。

二、病理解剖结构异常与疾病分型

梅毒性主动脉炎累及主动脉壁的三层结构,表现为主动脉壁增厚,主要为动脉外膜纤维性增厚及内膜纤维性或纤维钙化性增厚。外膜纤维组织内有大量浆细胞和淋巴细胞聚集,通常围绕着滋养血管。中膜局灶性破坏而不增厚甚至变薄,含有多发横向纤维瘢痕,瘢痕区域弹性纤维和平滑肌细胞消失。非瘢痕区域,弹性纤维也经常被破坏。炎症及动脉粥样硬化样病变使内膜显著增厚,伴或不伴钙化沉积。

梅毒相关心血管疾病包括梅毒性主动脉炎、梅毒性主动脉瓣关闭不全、梅毒性主动脉瘤、梅毒性冠状动脉开口狭窄和梅毒性心肌树胶样肿(非常罕见)五种类型。

梅毒性主动脉炎为最基本的表现形式,升主动脉受累最常见,其次为主动脉弓。病变可累及主动脉瓣环,使瓣环扩大,加之主动脉扩张,造成继发性主动脉瓣闭不全,少部分病例可破坏主动脉瓣。主动脉壁虽然增厚,但强度减低,疾病的进一步发展可导致升主动脉囊状动脉瘤的发展。增厚的主动脉壁向近心端延伸,可压迫冠状动脉开口,引发冠状动脉开口狭窄,而并非由冠状动脉本身病变引起,冠状动脉开口以远很少发生病变。

三、临床问题与影像

(一)临床表现

梅毒的特点是临床症状多种多样,因此常被称为"模仿大师"。

1. **一期梅毒** 梅毒螺旋体在感染后几天内扩散,导致包括中枢神经系统在内的远处组织早期侵袭。通常在潜伏期2～3周后,在侵入部位引发炎症反应,形成单发的无痛下疳。下疳出现后1～2周,部分患者出现局部淋巴结非压痛性肿大,大小不等,可单个或多个。由于激活的巨噬细胞摧毁了大部分但不是全部螺旋体,下疳经1个月左右多自然消退,仅留浅表的瘢痕,局部肿大的淋巴结也消退。临床上处于静止状态,但体内螺旋体仍继续繁殖。

2. **二期梅毒** 出现全身症状,梅毒螺旋体随血液循环播散,引发多部位损害和多样化病灶。下疳发生后7～8周,体内螺旋体又大量繁殖,由于免疫复合物沉积,引起全身皮肤、黏膜广泛的梅毒疹和全身性非特异性淋巴结肿大,也可出现骨关节损害,伴疼痛,故此期梅毒传染性大。

3. **三期梅毒** 病变累及内脏,特别是心血管和中枢神经系统。临床表现通常不典型,取决于受累的主动脉节段,患者可以多年保持无症状,仅偶有胸骨后隐痛或不适,亦可闻及收缩期杂音,无特异性,在胸部X线或尸检时偶然发现(图6-2-2)。晚期通常不具有传染性。

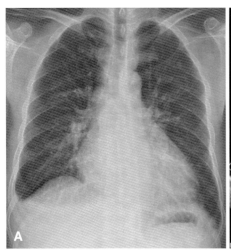
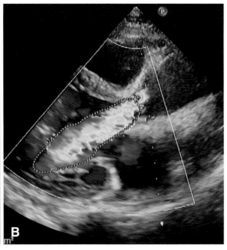

图6-2-2 梅毒性主动脉炎主动脉瓣关闭不全。男,49岁:活动后劳累、气促3个月。伴心前区疼痛不适,每次持续约5分钟,休息后缓解,症状反复发作。梅毒螺旋体抗体检测阳性。A.X线胸片显示肺淤血,右侧少量胸腔积液,左心缘延长,心尖下移,提示左心室增大;右心缘可见双房影,提示左心房增大;B.经胸超声心动图显示舒张期主动脉瓣口向左心室流出道大量反流。

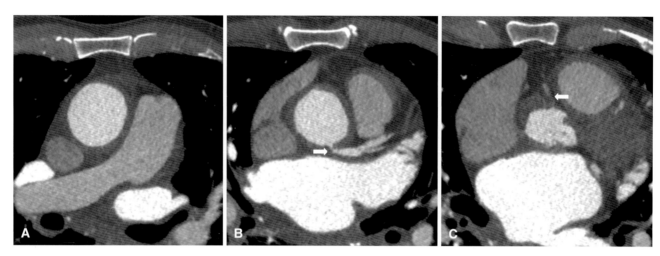

图 6-2-3 梅毒性主动脉炎冠状动脉开口受累（与图 6-2-2 为同一患者）。A～C.轴位 CTA 显示升主动脉弥漫性管壁环形增厚；B.左主干开口受累管腔重度狭窄（箭）；C.右冠状动脉开口受累管腔重度狭窄（箭）。

当病变压迫或侵蚀到邻近结构时，可能会出现胸痛及其他循环系统症状，如咯血、心脏压塞和上腔静脉综合征，也可以出现致命的动脉瘤破裂。然而，最常见的症状是继发于主动脉瘤的迅速扩张而引发的胸痛。

冠状动脉开口狭窄进展缓慢，因侧支循环存在，患者很少发生大面积心肌梗死，但心绞痛仍时有发生。但如果梅毒主动脉炎发展为冠状动脉开口严重狭窄或闭塞，可迅速导致心肌梗死甚至死亡（图 6-2-3）。

（二）典型影像学表现

1. 主动脉管壁增厚 梅毒累及大动脉的主要表现是管壁增厚。与其他主动脉炎症性疾病类似，表现为环形管壁增厚。但同时由于炎症的持续存在和长期修复性内膜增厚、隆起及瘢痕收缩不均，会造成环形增厚基础上的管壁凹凸不平，甚至形成赘生物样凸起。这一特点与其他主动脉炎症性疾病较为均匀、光滑的环形管壁增厚存在一定的差异（图 6-2-4）。

2. 主动脉钙化 梅毒性主动脉炎的钙化是受累及的主动脉内膜或中层、外层瘢痕处钙质沉着所致。梅毒性主动脉炎的钙化主要好发于升主动脉（图 6-2-5）。若中青年患者出现升主动脉钙化则提示有诊断意义，而

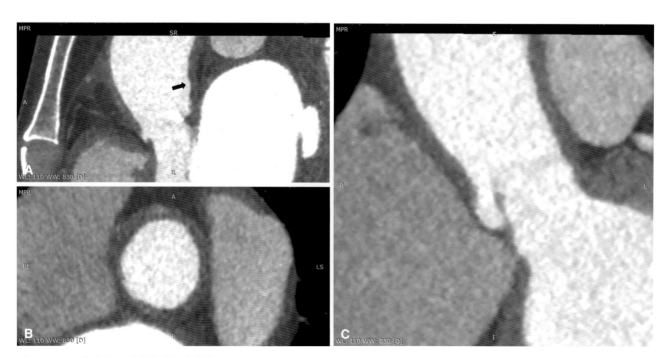

图 6-2-4 梅毒性主动脉炎升主动脉增厚（与图 6-2-2 为同一患者）。A～C.主动脉根部及升主动脉重建图像显示升主动脉及主动脉窦弥漫性环形增厚，内膜面不光滑，可见管壁凹凸不平表现（A，箭）。

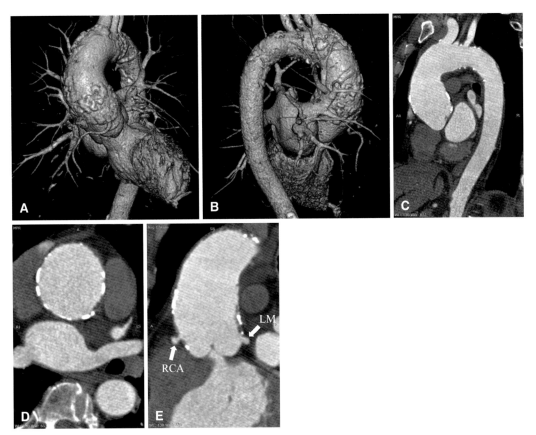

图 6-2-5　梅毒主动脉炎合并升主动脉瘤形成。男,56岁,近10年来出现活动后胸闷、气短,伴头晕。近2个月来出现睡眠时憋醒伴感体力活动耐量下降。超声心动图提示主动脉瓣反流。实验室检查梅毒螺旋体抗体检测阳性。A~E. 主动脉 CTA 检查图像。A~C. 升主动脉弥漫性不规则管壁增厚、钙化并管腔瘤样扩张,最宽处管腔内径 66 mm,病变累及主动脉弓及主动脉弓降部,但降主动脉基本正常;D. 轴位显示升主动脉管壁环形增厚,弥漫性钙化;E. 主动脉窦管交界形态消失,主动脉窦底以及主动脉瓣叶无受累,主动脉增厚管壁累及右冠状动脉(RCA)及左主干(LM)开口,致右冠状动脉开口管腔狭窄。

主动脉粥样硬化的钙化好发于主动脉弓处,呈新月状、斑点状、片状或不规则状,很少局限于升主动脉段,同时往往合并动脉硬化的危险因素。

3. 管腔扩张和(或)主动脉瘤形成　梅毒性主动脉炎管壁壁虽然增厚,但由于中层弹性纤维断裂和平滑肌细胞的破坏,导致受累动脉壁强度减低,受累部分管腔扩张(图 6-2-5)。

4. 冠状动脉开口狭窄　冠状动脉开口狭窄往往是由于进行性的主动脉中层纤维化和瘢痕组织延伸到冠状动脉开口引起(图 6-2-5,图 6-2-6),大多同时存

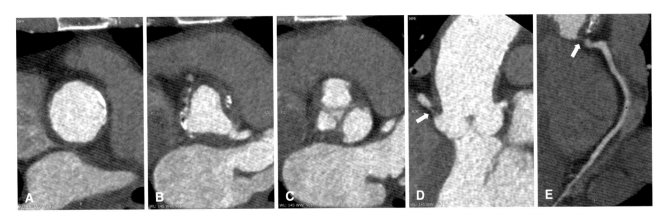

图 6-2-6　梅毒性主动脉炎并右冠状动脉开口狭窄。女,44岁。间断发作胸痛、胸闷症状 5 年,多与劳累有关,休息数分钟好转,未正规诊治。近 5 个月来患者自感症状较前加重。超声心动图提示主动脉瓣反流。既往高血压病 10 年余。实验室检查梅毒螺旋体抗体检测阳性。A~E. 冠状动脉 CTA 检查图像。A~D. 主动脉窦、窦管交界、升主动脉全程管壁环形增厚并钙化,管腔未明显增宽或狭窄;D、E. 升主动脉增厚管壁累及右冠状动脉开口(白箭),开口以远冠状动脉无明显动脉硬化性表现。

在主动脉壁环形增厚。

(三) 诊断与基本治疗方法选择

1. 诊断　梅毒的表现多种多样,临床诊断往往会面临挑战。目前,梅毒性心血管病尚缺乏诊断的金标准。血清学检测是目前筛查和诊断梅毒的最佳方法,是在潜伏期检测梅毒感染唯一可用的方法。梅毒血清学试验方法很多,包括非特异性/非梅毒螺旋体检测(NTT)和特异性/梅毒螺旋体检测(TT)。NTT 针对由于组织坏死而释放的抗原产生的抗体,使用最广泛的是快速血浆反应素试验(RPR)和性病研究实验室(VDRL)试验,可做定量试验,用于判断疗效、判断病情活动程度。TT 直接针对病原体产生的抗体,包括梅毒螺旋体抗体荧光法(FTA - ABS)、梅毒螺旋体抗体微量血凝试验(MHA - TP)、梅毒螺旋体明胶凝集试验(TPPA)等,特异性强,用于梅毒螺旋体感染的确证。梅毒螺旋体几乎不能在体外生存,因此难以进行血培养确定;病原学的检测常通过病变部位组织液或组织直接暗视野镜检或镀银染色观察,对于心血管受累来说,很难获得直接病原学证据。

CTA 具有较高的空间分辨率,是首选的影像学检查方法。升主动脉壁环形增厚、升主动脉瘤形成、冠状动脉开口受累要高度怀疑血管炎性病变,明确诊断需结合实验室检查。

2. 治疗　心血管梅毒的治疗包括治疗潜在的感染以及心血管系统并发症。青霉素是治疗梅毒螺旋体的首选药物,为梅毒的基础治疗。梅毒性主动脉瘤因有破裂风险,应考虑手术治疗,合并主动脉瓣病变可行 Bentall 手术,如果同时存在冠状动脉开口狭窄,可同期行搭桥手术。

(四) 未经治疗的梅毒自然病程

梅毒的自然病程经历三个不同的阶段,以症状期和无症状期的周期性交替为特征(图 6 - 2 - 7)。

感染后的第一年是梅毒的早期阶段,分为一期、二期梅毒。在这一阶段,患者在整个时期都是具有传染性的,即使在没有症状的情况下。在没有抗生素治疗的情况下,二期梅毒的症状可以在几周内自发缓解,之后疾病进入潜伏期。

潜伏期梅毒分为早期(<1 年)和晚期(>1 年),指第二阶段结束到出现三期特征之间。感染者没有症状,通常不具有传染性,尽管血清学检测阳性。约 35% 的潜伏期梅毒患者可能发生晚期或三期梅毒。

晚期梅毒出现的确切时间不确定,可能出现在二期梅毒数年或数十年之后。大约 75% 的未经治疗的患者将在 15 年后发展为三期梅毒。

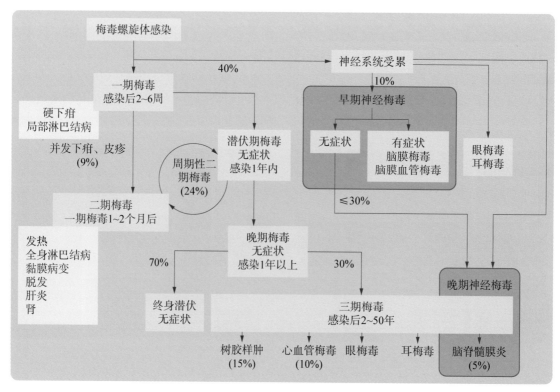

图 6 - 2 - 7　梅毒自然病程。

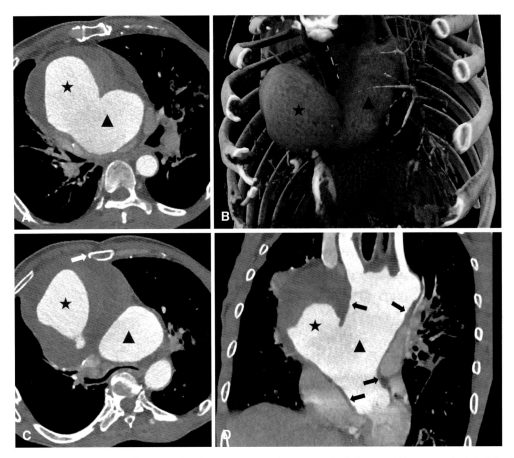

图 6-2-8 梅毒性主动脉炎合并升主动脉假性动脉瘤形成。男,53 岁。A～D.主动脉 CTA 图像。A、B.主动脉升部、弓部明显扩张(▲为升主动脉管腔),右前方主动脉壁不连续,管腔偏心性凸出(★),周围低密度影包绕,符合假性动脉瘤表现;C.假性动脉瘤相邻胸骨骨质破坏,提示骨质侵蚀(白箭);D.升主动脉弥漫性管壁增厚(黑箭),呈环形,且内膜面凹凸不平。

在未经治疗的晚期梅毒患者中,有 70%～80% 发生梅毒主动脉炎,通常高达 10% 出现有症状的心血管并发症,其中 50% 发生在 10 年后。梅毒引起的三大心脏问题是胸主动脉瘤(30%～40%)、主动脉瓣病变(30%)、冠状动脉开口狭窄(10%～20%),而心肌很少直接受累。通常这几种并发症共存,在大多数情况下,至少有两种同时存在。

此外,由于动脉瘤的扩张和瘤壁的炎症活动,发生破裂、侵蚀胸骨、上腔静脉和肺动脉等周围结构与瘘的发生率比动脉粥样硬化性动脉瘤高得多(图 6-2-8)。未经治疗的梅毒性主动脉瘤患者的预后不良,2 年病死率几乎为 80%。

四、影像鉴别诊断及误诊原因分析

1. **冠状动脉粥样硬化性心脏病** 两者都可有胸痛表现,且梅毒性心脏病临床诊断率远较发病率低,临床上易误诊为冠心病。与动脉粥样硬化不同的是,梅毒冠状动脉开口狭窄是由主动脉壁增厚引起的,而开口以远的冠状动脉很少发生病变。患者若无冠心病危险因素,只有冠状动脉开口处狭窄,远段不受累,内膜光滑,则不符合典型冠状动脉粥样硬化性心脏病的病变特点,如果在冠状动脉或主动脉 CTA 同时发现升主动脉壁环形增厚,可进一步询问相关病史,并行梅毒血清学检查。而如果患者同时存在冠状动脉开口以远的狭窄,则更倾向于冠心病(图 6-2-9)。

2. **非感染性主动脉炎性病变** 非感染性主动脉炎性病变和梅毒性主动脉炎都可以引起主动脉环形管壁增厚及钙化,合并主动脉瓣关闭不全及冠状动脉开口受累,但不同非感染性主动脉炎患者其临床及影像学表现各有特点。多发性大动脉炎多见于青年女性,多表现为管腔狭窄,甚至闭塞(图 6-2-10)。白塞综合征多见于青中年男性,以主动脉管腔扩张、假性动脉瘤、血栓形成为常见表现(图 6-2-11)。另外,其他器官受累也有助于鉴别诊断。

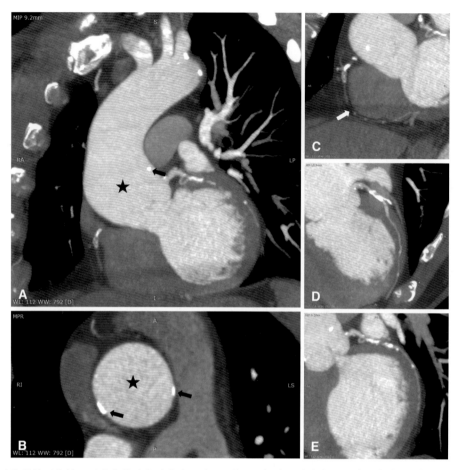

图 6-2-9　冠状动脉粥样硬化性心脏病合并升主动脉瘤。男，57 岁。1 年前活动后突发心前区疼痛，休息后可缓解，伴胸闷、乏力，未予治疗。经胸超声心动图提示主动脉根部瘤，伴主动脉瓣大量反流。既往高血压 10 余年。A～E.CTA 图像。A、B. 主动脉根部瘤样扩张（★），最大直径 51mm，并可见多发局限性钙化斑块（黑箭），主动脉管壁无明显增厚；C（右冠状动脉）、D（前降支）、E（回旋支）显示冠状动脉弥漫性斑块形成，右冠状动脉管腔闭塞。

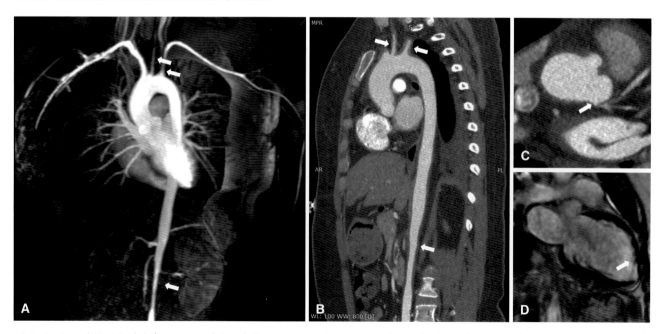

图 6-2-10　多发性大动脉炎累及冠状动脉。青年女性，24 岁。活动后胸闷、憋喘 1 年，加重 11 个月，夜间不能平卧，伴间断胸痛。实验室检查：NT-proBNP 5 600μg/L，红细胞沉降率 48mm/h，C 反应蛋白 44.51mg/L。超声心动图提示主动脉瓣重度关闭不全，左心增大，二尖瓣轻度反流。A、B. 主动脉 MRA 及 CTA 显示左颈总动脉、左锁骨下动脉、腹主动脉、肾动脉管腔狭窄，管壁环形增厚（B，箭）；C. 升主动脉增厚管壁累及左主干开口；D. 左心室增大，左心室心尖部前壁变薄，并可见心内膜下延迟强化（箭），提示陈旧性心肌梗死。

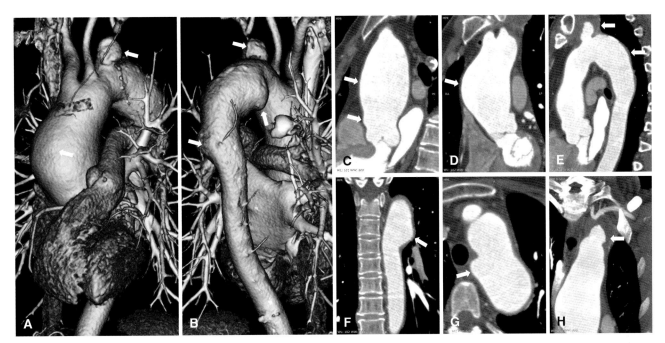

图 6-2-11 白塞综合征。女,51 岁。反复口腔溃疡、皮疹、上腹痛 2 年余,加重 1 个月。A、B.主动脉 CTA VR 显示升主动脉瘤样扩张,主动脉弓、降主动脉多发偏心性管腔凸出,左锁骨下动脉近段动脉瘤;C、D.升主动脉瘤形成,最大直径 56mm,窦管交界前壁另可见偏心性管腔扩张性病变;F、G.主动脉弓、弓降部多发管腔扩张;E、H.左锁骨下动脉近端动脉瘤形成,瘤腔内血栓造成左锁骨下动脉近端管腔闭塞。

3. **其他原因引起的升主动脉扩张** 主动脉瓣狭窄由于高速血流冲击主动脉壁,可引起升主动脉梭形扩张,甚至动脉瘤形成(图 6-2-12)。马方综合征多累及主动脉根部,造成根部结构对称性扩张,形似"大蒜头"改变(图 6-2-13)。这两种情况主动脉壁无明显增厚,而梅毒性升主动脉瘤环形管壁增厚、钙化,以及侵蚀周围结构,如胸骨、肋骨、气管、食管及咽部等。

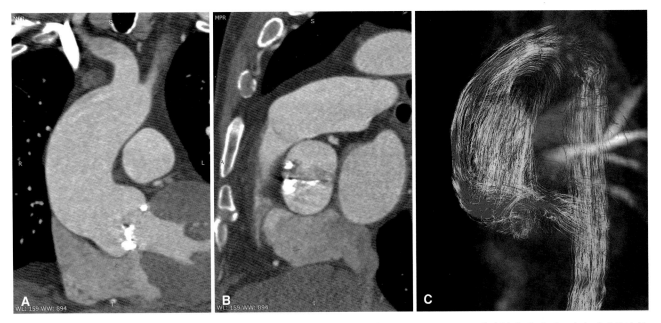

图 6-2-12 主动脉瓣二瓣畸形合并升主动脉扩张。男,56 岁。A、B.主动脉 CTA 图像。A.主动脉瓣增厚、钙化,升主动脉均匀性管腔扩张,最大内径 47mm,不伴有主动脉壁增厚;B.主动脉瓣呈二叶化结构;C.MRI 4D Flow 重建图像显示通过主动脉瓣口高速血流(红色流线)冲击升主动脉右前壁,这也是造成升主动脉扩张的主要原因。

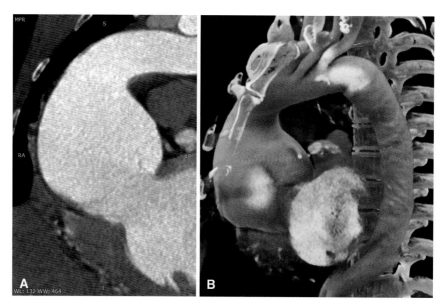

图 6-2-13 马方综合征,主动脉根部瘤。男,53岁。7个月前干重体力活时出现胸闷、气短,休息10~30分钟后症状缓解,未就医,其间做体力活时症状反复出现。半月前患者胸闷、气短加重,轻度体力活动时反复发作。心脏彩超提示主动脉根部瘤、主动脉瓣大量反流、巨大左心室。A.CTA显示主动脉根部瘤样扩张,最大内径约9cm,不伴有管壁增厚;B.CTA三维重建显示主动脉根部瘤整体形态。

五、特殊临床病例实战分析

1. 基本病史 男,58岁。患者6个月前无明显诱因出现活动后胸痛,位于胸骨后疼痛,伴后颈部痛,呈闷痛。超声心动图提示主动脉瓣反流。既往高血压10年,最高160/90mmHg。既往无高脂血症、糖尿病等病史。临床怀疑冠心病建议做CTA检查。

2. 影像资料及解读 见图6-2-14。

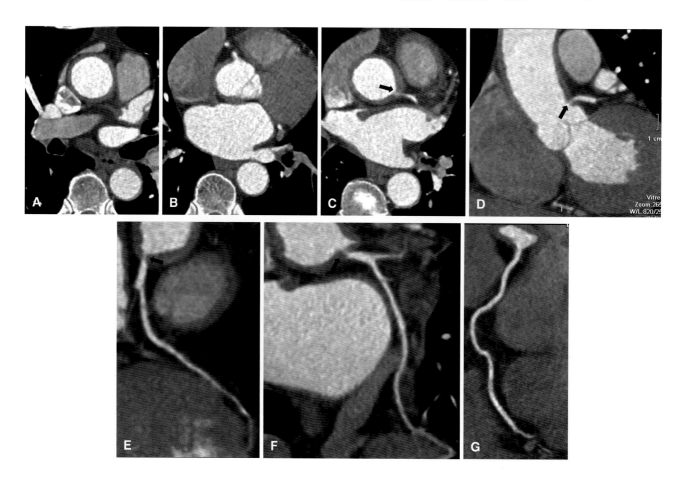

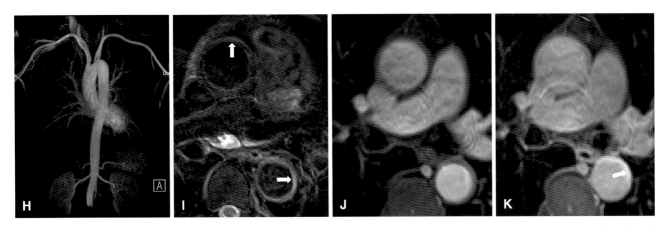

图 6-2-14　A~G.冠状动脉 CTA。A~D.显示窦管交界区、升主动脉管壁环形增厚,管腔无明显狭窄或扩张改变。A.降主动脉管壁增厚;B、C.降主动脉管壁显示正常;D.主动脉窦部管壁及管腔形态正常;C~F.显示左主干开口明显受累,管腔重度狭窄(黑箭);E~G.除左主干开口以外,其余冠状动脉均未见明确动脉硬化性改变;H~K 为主动脉 MRI;H.主动脉 MRA 显示主动脉及其分支血管管腔无明确扩张或狭窄性改变;I.T2W 压脂黑血序列显示升主动脉及降主动脉管壁增厚(白箭),同时降主动脉管壁内显示为高信号,提示存在管壁水肿;J(增强早期 T1W 压脂序列)、K(增强延迟期 T1W 压脂序列)显示升主动脉及降主动脉管壁内均可见延迟强化(白箭),符合主动脉炎性病变 MRI 表现。

3. 影像诊断　梅毒性主动脉炎并左主干开口狭窄。

4. 最终临床诊断　反复追问病史,患者否认不洁史。患者职业为牧民,长期从事牲畜配种工作。经梅毒螺旋体抗体检测,结果呈阳性。建议该患者传染病医院就诊,完善梅毒相关治疗。最终临床诊断为三期梅毒、稳定性心绞痛、主动脉瓣关闭不全、高血压。

5. 诊断及治疗关键点

(1) 中年男性患者,表现为与劳力相关的稳定性心绞痛、主动脉瓣关闭不全。

(2) 除高血压外,无动脉硬化相关的危险因素。

(3) CTA 显示以升主动脉为主的环形管壁增厚是炎性病变特点,MRI 为典型的主动脉炎性表现,包括管壁水肿及延迟强化。该患者主要临床症状是由于左主干开口重度狭窄性病变所导致的心肌缺血性表现,而造成左主干开口病变的原因是升主动脉环形管壁增厚累及冠状动脉开口所致。同时,该患者除升主动脉及降主动脉上段存在管壁增厚表现以外,降主动脉远段、其余冠状动脉节段均无明确动脉硬化性表现。这种病变分布特点并不符合动脉硬化全身性弥漫性分布的特点。管壁环形增厚的影像学征象,是炎性主动脉病变的重要诊断线索。以升主动脉受累为主,同时合并冠状动脉开口受压、主动脉瓣关闭不全,需要警惕梅毒性主动脉炎的可能。

(4) 影像学上怀疑梅毒性主动脉炎的患者要进行血清学检查确诊。针对心血管系统的表现,无论是选择内科保守治疗还是手术治疗,均需要针对梅毒螺旋体感染给予长期的抗生素治疗。

(许　妍　张　楠)

参考文献

[1] Cantisani C, Rega F, Ambrosio L, et al. Syphilis, the great imitator-clinical and dermoscopic features of a rare presentation of secondary syphilis [J]. Int J Environ Res Public Health, 2023,20(2):1339.

[2] Roberts WC, Roberts CS. Combined cardiovascular syphilis and type a acute aortic dissection [J]. Am J Cardiol, 2022,168:159-162.

[3] Bai L, Wang M, Peng Y. Syphilitic aortitis causing severe bilateral coronary ostial stenosis [J]. JACC Cardiovasc Interv, 2021,14(7):e65-e67.

[4] Ghanem KG, Ram S, Rice PA. The modern epidemic of syphilis [J]. N Engl J Med, 2020,382(9):845-854.

[5] Maleszewski JJ. Inflammatory ascending aortic disease: perspectives from pathology [J]. J Thorac Cardiovasc Surg, 2015,149(2 Suppl):S176-183.

[6] Heggtveit HA, Aortitis SY. A clinicopathologic autopsy study of 100 cases, 1950 to 1960[J]. Circulation, 1964, 29:346-355.

[7] Roberts WC, Ko JM, Vowels TJ. Natural history of syphilitic aortitis [J]. Am J Cardiol, 2009,104(11):1578-1587.

第三节 白塞综合征

典型病例

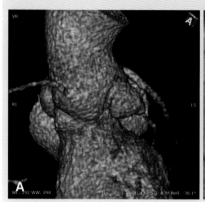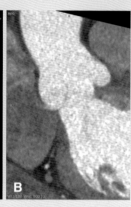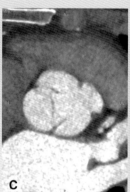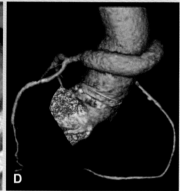

图 6-3-1 治疗前后 CTA 扫描重建图像。

病情简介

1. **病史** 男,33 岁。患者 15 个月前因感冒就诊,心脏彩超提示主动脉瓣关闭不全,无明显不适症状。1 年前患者快走时出现胸闷、气短,休息后可缓解。

2. **血压** 138/72 mmHg。听诊:心浊音界正常,心律齐。主动脉瓣区可闻及舒张期 3 级杂音,心尖部听诊区可闻及收缩期杂音,余各瓣膜区未闻及杂音。

3. **超声心动图** 主动脉瓣周脓肿;主动脉瓣关闭不全(重度);主动脉窦增宽,升主动脉瘤样扩张;二尖瓣反流(轻度);左心增大;左心室舒张功能减低。

4. **实验室检查** 红细胞沉降率 47 mm/h;C 反应蛋白 3.66 mg/L;NT-proBNP 865 ng/L;D-二聚体 344 ng/L。

影像诊断及征象分析

1. **影像诊断** 主动脉根部假性动脉瘤。

2. **征象分析**

(1) 图 6-3-1A、B 显示主动脉根部管腔偏心性瘤样凸出。

(2) 图 6-3-1C(主动脉根部血管轴位像)显示左、右冠窦交界区管壁不连续,局部管腔偏心性凸出,并累及邻近左冠窦。由于病变主体位于冠状窦交界区,因此不考虑主动脉左冠窦瘤。

(3) 图 6-3-1D 显示升主动脉置换术后改变。

治疗与结局

患者入院后于心外科接受升主动脉置换+Carbrol 手术。术中显示主动脉壁增厚,呈炎性改变。术后病理提示主动脉瓣膜组织纤维化,可见玻璃样变性及黏液变性,主动脉壁重度中膜变性,外膜小血管炎及血管周围炎。

临床特点

青年男性患者,以左心衰、主动脉瓣关闭不全为主要临床表现。CTA 显示主动脉根部结构损害,此时需与主动脉窦瘤、主动脉窦瘤破裂、感染性心内膜炎、风湿性瓣膜病等疾病鉴别。该患者红细胞沉降率及 C 反应蛋白明显升高,需要考虑炎性病变可能。追问病史,该患者有白塞综合征典型表现,包括口腔溃疡、生殖器溃疡、葡萄膜炎。白塞综合征易累及心血管系统,在累及主动脉时可表现为主动脉根部受累,典型表现包括主动脉瓣关闭不全、瓣叶脱垂、主动脉窦瘤、假性动脉瘤等。这类患者如果单纯进行瓣膜修复或置换往往远期预后较差,需要术前及术后内科治疗控制炎症状态。另外,无论病变是否单纯累及瓣膜,均应选择外科升主动脉置换。

一、病因与发病机制

白塞综合征(Behçet syndrome)是一种复发性多器官炎症性疾病,可累及皮肤、黏膜、眼睛、关节、胃肠道和中枢神经系统。白塞综合征最初被描述为 3 种表现:口腔溃疡、生殖器官溃疡、非肉芽肿性葡萄膜炎,即白塞综合征三联征。此外,白塞综合征也被归类为一种系统性血管炎,属于特殊类型的变异性血管炎,可以累及静脉、动脉以及心脏,其中以静脉受累最为常见。各器官受累可单独出现也可以在同一时间或在疾病的不同阶段出现各种组合的形式,因此将该病称为白塞综合征。

白塞综合征病因不明,感染、遗传、免疫学因素和微生物群因素可能均在疾病的发生发展中起作用。在地中海地区、中东和东亚地区的患病率较高。据估计,土耳其的发病率为 421/10 万,约旦的发病率为 660/10 万,伊朗的发病率为 100/10 万,韩国的发病率为 35/10 万,日本的发病率为 13.5/10 万,在中国的发病率为 10/10 万。由于白塞综合征存在独特的地理分布特点,因此它也被称为"丝绸之路病"。

白塞综合征患者通常在 30 岁左右发病,疾病复发和缓解交替出现。大约 60% 的患者在 20 年内达到临床缓解。在疾病发展过程中,患者可能呈现出不同的孤立或并发的临床表现。男性与女性的白塞综合征发病率相近,但临床表现具有一定差异性,女性患者常见的是皮肤、黏膜和肌肉骨骼受累,而男性患者常见的是葡萄膜炎及血管和中枢神经系统受累,其中男性患者预后较差、器官受累数更多、病死率更高。

血管受累是白塞综合征的表型之一,对患者的预后有重要影响,是导致患者死亡的主要原因之一。白塞综合征患者血管受累发生率在不同报道中差别明显,部分研究显示 40% 的白塞综合征患者可出现血管受累,甚至作为早期或初发症状出现。全身几乎任何血管均可受累,但静脉受累比动脉更为常见。当白塞综合征患者出现主动脉受累,累及主动脉根部往往表现为主动脉瓣关闭不全、瓣叶脱垂、根部瘤或窦瘤形成,累及根部以远血管结构时通常表现为动脉瘤、假性动脉瘤或原位血栓形成。

二、病理解剖结构异常与血流动力学改变

(一)白塞综合征主动脉受累的病理解剖结构异常

白塞综合征较少出现典型血管炎的特征,如全动脉炎、同心圆性内膜-中膜增厚、肉芽肿形成、坏死性血管炎和免疫沉积物等。白塞综合征动脉疾病的组织病理学特征包括闭塞性动脉内膜炎导致的动脉瘤、滋养血管周围为主的中膜弹性纤维破坏和炎性细胞浸润。与动脉粥样硬化所导致的动脉瘤不同,白塞综合征的动脉瘤通常被较厚的炎症纤维化组织和增生的淋巴结包围。

在白塞综合征所导致的活动性主动脉炎中,浸润的炎性细胞主要由中性粒细胞、淋巴细胞和浆细胞以及嗜酸性粒细胞组成,尤其是在滋养血管周围。在疾病的慢性期,可以观察到外膜和内膜区域的纤维化以及机化血栓的形成。

(二)白塞综合征主动脉受累的血流动力学改变

白塞综合征主动脉受累部位和表现呈多样化的特征,根据主动脉受累的部位不同导致主动脉的血流动力学改变也不同。

1. **主动脉瓣受累** 白塞综合征可累及主动脉瓣,导致主动脉瓣瓣叶增厚、主动脉瓣脱垂,功能上主要表现为主动脉瓣关闭不全(图 6-3-2)。

主动脉瓣关闭不全导致左心室舒张期主动脉内大量血流反流入左心室,导致左心室前负荷增加,即左心室腔内容量负荷增加为主,逐步出现左心室腔扩大、运动功能减低、左心室功能障碍,最终出现左心功能衰竭。

2. **主动脉根部受累**

(1)主动脉根部动脉瘤形成 当白塞综合征累及主动脉根部时,主动脉壁正常结构破坏,导致主动脉壁坚韧程度及弹性降低。在此基础上,由于长期的主动脉腔内高压力影响,以及主动脉腔内高速血流的冲击与剪切力作用,导致主动脉管腔的扩张,表现为主动脉根部动脉瘤形成。当发生在冠状动脉窦时可表现为主动脉窦瘤(图 6-3-3)。

生理情况下,主动脉腔内血流状态为层流,当动脉瘤形成时会导致主动脉腔内血流状态发生变化,主动脉腔内血流瘀滞并出现形成了湍流、涡流甚至逆流,继发附壁血栓的形成。

同时主动脉根部扩张可继发主动脉瓣环的扩张,导致主动脉瓣相对关闭不全,出现主动脉瓣关闭不全的血流动力学改变。

此外,主动脉根部的扩张可压迫邻近的组织结构:①若压迫相邻的心房及心室(图 6-3-3),导致相应心

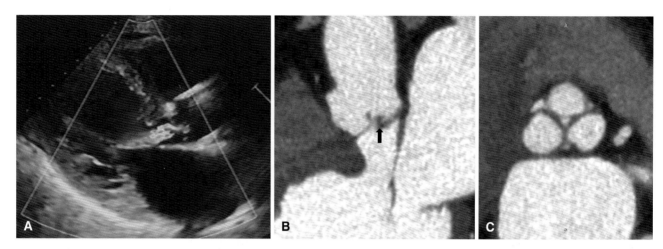

图 6-3-2 白塞综合征累及主动脉瓣致主动脉瓣关闭不全。女,77 岁,反复口腔、外阴溃疡,皮肤红斑、破溃 40 余年,临床诊断为白塞综合征。实验室检查:红细胞沉降率 75mm/h。A.超声心动图显示主动脉瓣瓣缘增厚、回声增强,主动脉瓣关闭不全(中-重度);B、C.主动脉 CTA 显示主动脉瓣增厚,瓣叶脱垂(B,箭)。

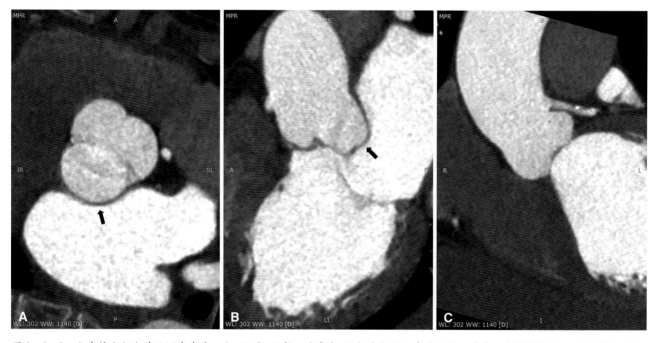

图 6-3-3 白塞综合征合并无冠窦窦瘤。女,64 岁,反复口腔溃疡,既往诊断为白塞综合征。患者 1 年前开始出现呼吸困难,偶尔咳嗽,无夜间端坐呼吸,无心前区压榨性疼痛,未给予重视未行治疗。6 个月前患者呼吸困难,急诊超声检查提示左心节段性室壁运动异常,主动脉瓣反流,左心增大,二尖瓣反流(中-重度),三尖瓣反流(中度),肺动脉高压(轻度),胸腔积液,左心功能减低。A.主动脉根部血管轴位 CTA 显示无冠窦窦腔扩张(箭);B.左室双口位 CTA 显示扩张的无冠窦压迫邻近左心房(箭),主动脉瓣瓣叶增厚;C.右冠窦及左冠窦形态正常。

腔容积缩小、舒张末期充盈受限;②若主动脉根部动脉瘤压迫邻近的二尖瓣或三尖瓣,可导致房室瓣功能不全;③压迫相邻心脏传导束,可引起相应心律失常表现。

（2）主动脉根部假性动脉瘤形成或动脉瘤破裂 主动脉根部动脉瘤形成后由于血流动力学的改变以及在外界因素的诱发下可出现破裂,破入心包或相邻心腔内。破入心包可能造成心脏压塞。破入心腔时,由于不

同的心腔与主动脉腔内压力阶差不同,会出现不同的分流表现,包括以下几种情况。①主动脉窦瘤破入左心室流出道(图 6-3-4):主动脉血流通过破口持续性反流入左心室流出道,同时由于主动脉根部结构变化致使主动脉瓣瓣叶移位或脱垂,继发主动脉瓣关闭不全,进一步使左心室容量负荷增加,促使左心室容积扩大和左心室功能减低。②主动脉窦瘤破入右心室:大量主动脉腔

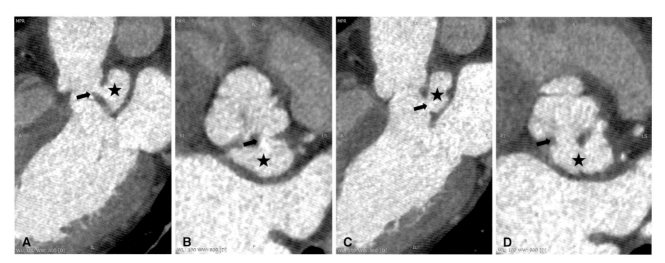

图6-3-4　白塞综合征,左冠窦假性动脉瘤破入左心室流出道。49岁男性,胸闷1个月。近20天口腔溃疡发作频繁,舌尖口唇多发口腔黏膜溃烂,伴会阴黏膜溃烂、疼痛。★显示假性动脉瘤瘤腔。A、B.显示左冠窦破口(箭);C、D.显示左心室流出道破口(箭)。

内血流通过破口进入右心室流出道或右心室腔内,导致右心室腔内血流量增加、右心室舒张末期心腔内压力升高(右心室前负荷增加)、肺动脉血流量增多,随着分流量的增加和进展,出现右心室容积的扩大、右心室功能减低、肺动脉高压形成。③主动脉窦瘤破入右心房:大量主动脉腔内血流通过破口进入右心房内,右心房内血流量增加导致右心房扩张,随着血流从右心房进入右心室腔内导致右心室腔内血流量增加、右心室舒张末期心腔内压力升高(右心室前负荷增加)、肺动脉血流量增多,进而出现右心扩大、右心衰。④由于主动脉血流分流加上主动脉关闭不全的共同影响,导致心脏

舒张期主动脉腔内舒张压力降低,进入冠状动脉内的血流量减少,冠状动脉灌注压力不足,使冠状动脉主干和分支供血不足,进而出现心肌缺血甚至心肌梗死表现。

3. 胸腹主动脉受累　主要表现为管腔扩张、动脉瘤(图6-3-5,图6-3-6)或假性动脉瘤形成,甚至发生主动脉破裂。扩张的管腔可压迫邻近结构,造成压迫症状。当主动脉发生破裂时,急性失血可造成血压降低、心率增加、器官灌注不足等临床血流动力学状态不稳定的表现。当周围血肿或假性动脉瘤形成,亦可造成邻近结构的压迫症状。

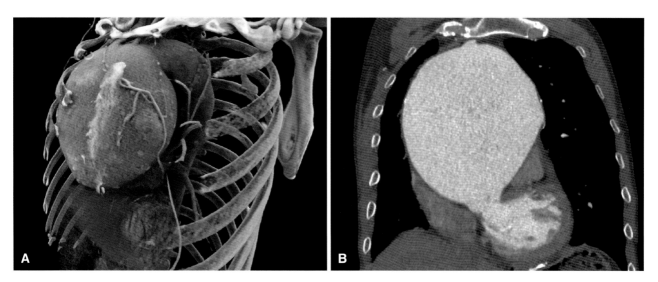

图6-3-5　白塞综合征合并升主动脉瘤。男,45岁,发现升主动脉瘤7年,不能平卧。A、B.升主动脉管腔明显增宽,经测量动脉瘤大小为13 cm×15 cm×16 cm;B.主动脉窦及窦管交界结构正常。

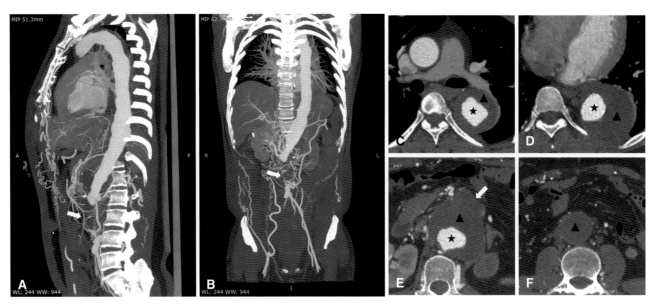

图6-3-6　白塞综合征,胸腹主动脉瘤形成、腹主动冠脉血栓闭塞。男,36岁,体检发现胸腹主动脉瘤1个月。A、B.降主动脉及腹主动脉上段管腔弥漫性瘤样扩张,腹主动脉远段闭塞(白箭),周围腹腔内及腹壁可见迂曲侧支血管形成;C~F.轴位CTA显示降主动脉及腹主动脉上段弥漫性管腔瘤样扩张(★)合并附壁血栓形成(▲),其中E图显示腹主动脉前壁管壁局限性凸出(白箭),需考虑不稳定动脉瘤;F.腹主动脉远段管腔血栓闭塞(▲)。患者入院接受了手术治疗,临床最终诊断为白塞综合征。

三、临床问题与影像

(一)临床表现与影像特点

　　白塞综合征血管受累的患者临床表现具有较为独特的特征:①年龄较轻,初发症状多出现于小于50岁的患者;②男性患者较多见。部分患者会出现炎症反应引起的临床表现,包括发热、体重减轻以及急性期炎症标志物升高。既往病史可能合并有肺栓塞或其他器官栓塞表现、静脉血栓形成等。如有典型的反复发作的口腔溃疡、生殖器溃疡、非肉芽肿性葡萄膜炎时,需警惕白塞综合征的可能。

　　白塞综合征患者主动脉病变影像学表现具有一定的特征性,主要表现为:①主动脉瓣关闭不全,尤其是瓣叶脱垂(图6-3-2,图6-3-7);②主动脉全程及其分支动脉单发或多发动脉瘤,尤其是假性动脉瘤形成(图6-3-8)。在临床工作中出现以上主动脉疾病的患者,需要追问临床病史及临床表现,排除白塞综合征的可能。

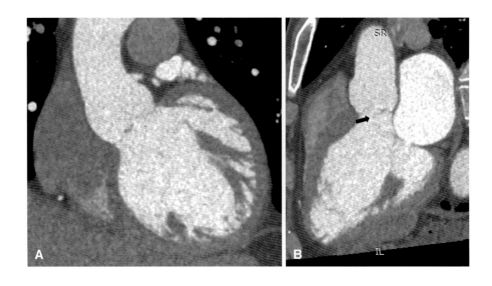

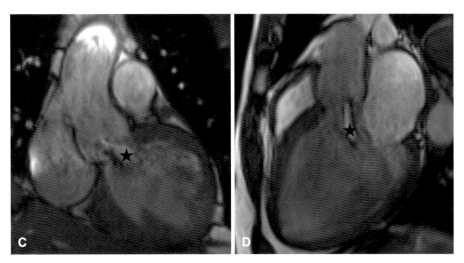

图 6-3-7　白塞综合征累及主动脉瓣导致主动脉瓣重度关闭不全。男，42 岁，外院诊断为白塞综合征，外院超声提示主动脉瓣重度反流。A.主动脉斜冠状位 CTA 显示主动脉瓣环扩张；B.双口位 CTA 显示主动脉瓣脱垂（黑箭）；C、D.心脏磁共振电影图像显示舒张期主动脉瓣区向左心室流出道高信号反流信号影（★），提示主动脉瓣重度关闭不全。

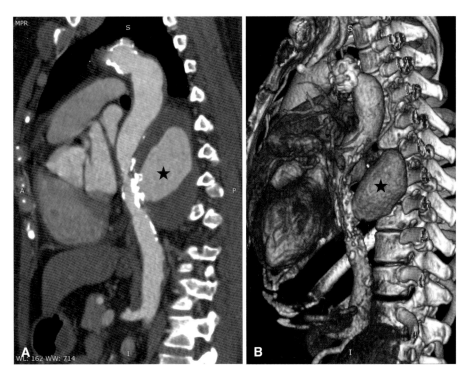

图 6-3-8　白塞综合征，主动脉假性动脉瘤形成。女，34 岁，左侧胸痛 4 个月，外院诊断白塞综合征 3 个月。A.主动脉 CTA 显示胸降主动脉管壁增厚伴多发钙化，后缘巨大囊袋状膨出（★），提示假性动脉瘤形成；B.VR 图像清晰、直观地显示假性动脉瘤和胸降主动脉的关系。

　　观察主动脉影像图像时，需要同时观察其他器官是否存在合并症。例如白塞综合征同时累及肺动脉时，可表现为肺动脉瘤、肺动脉闭塞（图 6-3-9）、肺梗死，尤其是肺动脉瘤在与其他血管疾病的鉴别诊断中具有非常重要的作用。当白塞综合征累及心脏和静脉系统时可以合并心腔内（图 6-3-9）或静脉血栓等表现（图 6-3-10）。主动脉 CTA 影像中如果能够观察到这些器官受累的典型表现可提示白塞综合征的可能。

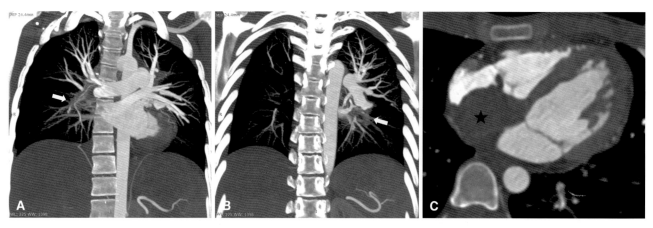

图6-3-9　白塞综合征,肺动脉闭塞,右心房血栓形成。女,24岁,喘憋、咳嗽1个月。既往白塞综合征史2年。超声提示下腔静脉右心房入口、右心房内多发等回声团块。A、B.双下肺动脉管腔闭塞(白箭);C.右心房低密度充盈缺损,CT增强未见明显强化,提示为血栓(★)。

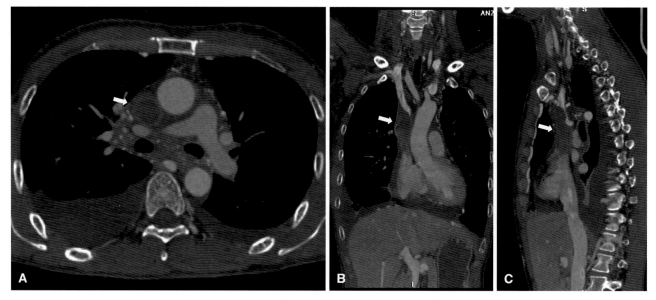

图6-3-10　白塞综合征,上腔静脉血栓。男,45岁,无明显诱因头部发胀两月余,约1个月前颜面部水肿,并发胸部"蜘蛛痣"。当地医院心脏超声提示上腔静脉占位。自诉近1周活动后胸闷。自患病以来,无明显体重减轻。追问病史,患者反复出现口腔溃疡,胸背部皮疹,外阴溃疡。实验室检查:C反应蛋白36.67mg/L。A~C.上腔静脉内见低密度充盈缺损(箭),上腔静脉壁增厚、强化;纵隔内多发细小静脉侧支,合并双侧胸腔积液,心包积液。

(二)影像学检查的选择

　　各种影像学检查方法在主动脉疾病诊断及术前评价当中都有广泛的应用。对于白塞综合征主动脉受累的患者,影像学检查在整个治疗过程中起着至关重要的作用。目前临床中广泛应用的影像学检查包括多普勒超声、CT、MRI、PET等,针对不同的患者如何选择合适的影像学检查以获取临床需要的信息,是临床医生关注的重要问题。

　　1. 超声　多普勒超声检查因其简便易行、经济、可

操作性强的优势,是目前作为检测和诊断主动脉病变,尤其是主动脉根部及升主动脉病变重要的一线影像学检查手段。超声不仅能够观察主动脉根部及瓣叶的形态学信息,还能够动态观察瓣叶及心肌运动,提供主动脉瓣及心腔的功能学信息。当白塞综合征患者合并心腔内血栓时,超声检查能够高敏感性地观察到心内血栓的形成。同时超声检查能够对全身外周动脉及静脉进行排查,发现白塞综合征外周血管受累。但是由于声窗限制,多普勒超声检查对于降主动脉和腹主动脉病变的评价受到一定限制。

2. CT/CTA　胸部和腹部的 CT 和 CTA 是检测和诊断主动脉及其分血管病变的最常用、最重要的影像学检查手段，也是主动脉手术术后随访的重要检查手段，可以在短时间内获得三维、高分辨容积数据，直观、快速、明确地显示主动脉形态学表现，并进行定量评价。

需要注意的是，在对主动脉根部病变进行评价时，需利用心电门控技术进行扫描，以减少心动伪影。同时覆盖整个 RR 间期的全期相扫描，有助于对瓣叶运动、形态以及心脏功能进行评价，但会在一定程度上增加电离辐射剂量。

CT 扫描可以快速、大范围采集主动脉及相邻其他器官的影像图像，在观察主动脉病变的同时，可以显示其他器官可能存在的病变（图 6-3-11）。尤其是在注射对比剂后进行多时相的扫描，可以一次检查同时观察肺动脉、主动脉及静脉系统，为白塞综合征患者的整体评价提供更多的信息。

3. MRI/MRA　胸腹部 MRI 和 MRA 是检测和诊断主动脉及其分支血管病变的一种重要的影像学检查手段，可作为多普勒超声、CT/CTA 检查之外重要的影像学补充。MRI 具有多方位、多参数、多序列成像的优势，不仅能够清晰地显示主动脉管腔整体的形态学改变，更重要的是能够对管壁进行多序列成像，显示管壁的增厚、水肿及强化特点（图 6-3-12），用于术前炎症活动性的评价。同时电影序列和相位对比技术能够实现瓣膜及心脏血流动力学的定性及定量评价。

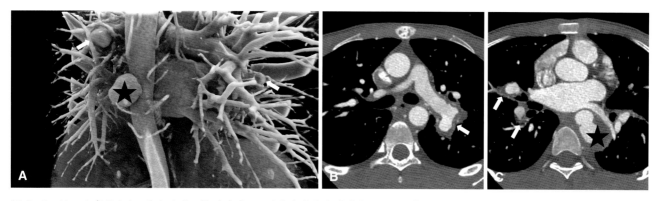

图 6-3-11　白塞综合征，降主动脉假性动脉瘤，双侧肺动脉多发动脉瘤。男，19 岁。A～C. 一次 CTA 扫描同时观察主动脉病变及肺动脉病变：★提示降主动脉假性动脉瘤；白箭显示双侧肺动脉多发动脉瘤。（西安交通大学第一附属医院　张军波教授提供）

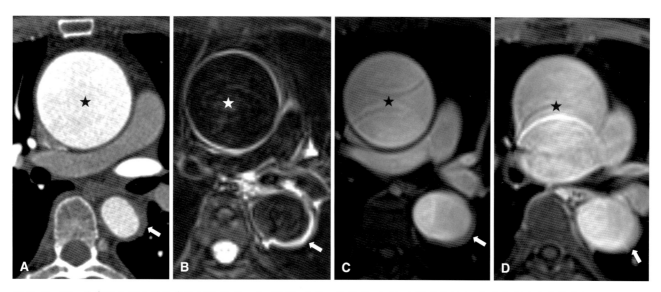

图 6-3-12　白塞综合征主动脉受累 MRI 表现。女，47 岁，反复口腔溃疡、皮疹、上腹痛 2 年余，临床诊断为白塞综合征。A. CTA 显示降主动脉管壁增厚（白箭），升主动脉瘤样扩张（★），最大内径 56 mm；B. MR 黑血 T2WI 显示降主动脉管壁增厚伴信号增高（白箭），提示管壁水肿；早期强化（C）及延迟期强化（D）图像对照显示增厚的管壁明显延迟强化（白箭）。

4. PET　氟-18 氟代脱氧葡萄糖（FDG）PET/CT 可作为对白塞综合征病例中疑似孤立性主动脉受累伴血管壁增厚和附壁血栓进行成像的一种重要的影像学选择。PET 影像学表现为主动脉根部、胸腹主动脉壁中的 FDG 摄取与活动性炎症一致。然而，目前有关 PET/CT 成像显示白塞综合征患者主动脉炎症活动和心内血栓形成的研究数据有限。

（三）术后并发症影像学表现

1. 支架周围内漏　主动脉支架周围内漏是主动脉腔内修复术后最常见的并发症，直接影响到治疗的效果。而白塞综合征患者由于管壁炎性状态，在锚定区附近更易产生内漏及假性动脉瘤（图 6-3-13）。

2. 吻合口狭窄、闭塞　吻合口闭塞是白塞综合征患者主动脉术后的常见并发症之一（图 6-3-14），由于白塞综合征原发性疾病的存在会导致吻合口处主动脉管壁的炎症浸润和主动脉壁结构的破坏，导致主动脉管壁增厚和主动脉腔内的血流动力学改变，继发主动脉腔内血栓形成、管腔狭窄和闭塞。

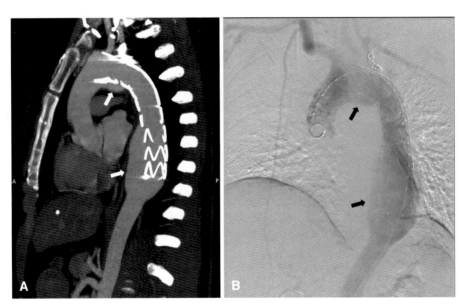

图 6-3-13　白塞综合征，胸降主动脉覆膜支架腔内修复术后内漏。男，23 岁，胸主动脉假性动脉瘤支架术后 9 个月。A. 矢状位 CTA 显示支架近段和远段的主动脉腔扩张伴支架周围内漏（白箭）；B. 主动脉造影图像证实支架近段及远段周围漏（黑箭）。

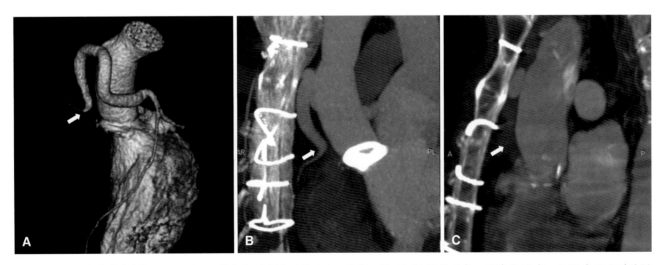

图 6-3-14　白塞综合征"Bentall＋Carbrol"术后，右冠状动脉吻合口闭塞。男，39 岁，既往反复口腔溃疡 10 年。2015 年因主动脉瓣关闭不全，接受主动脉瓣置换手术。2016 年因瓣周漏行"Bentall＋Carbrol"手术（A、B），CTA 图像显示人工血管形态完整，管腔通畅，右冠状动脉吻合口管腔通畅（白箭）；C. 2018 年 CTA 复查显示右冠状动脉人工血管吻合口内血栓形成，管腔闭塞（箭）。

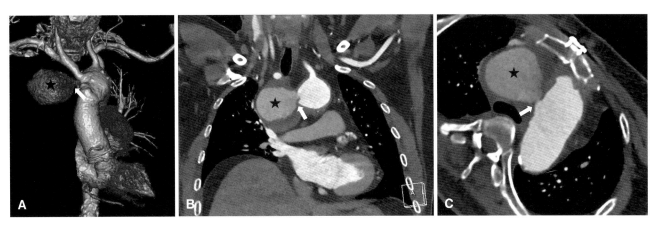

图6-3-15　白塞综合征Bentall术后吻合口假性动脉瘤形成。男，44岁，反复口腔溃疡，于当地医院诊断为"白塞综合征"16年。8年前因主动脉瓣重度反流，行Bentall手术。一年前CTA复查发现"主动脉吻合口漏"并逐渐加重。A~C.升主动脉人工血管及主动脉弓吻合口处可见破口（白箭），对比剂经破口漏出，形成偏心性假性动脉瘤（★），周围伴低密度血栓包绕。（上海德达医院　彭明亮医生提供）

3. 吻合口假性动脉瘤形成　吻合口处假性动脉瘤形成也是白塞综合征患者主动脉术后的常见并发症之一（图6-3-15）。术前及术后炎症控制不佳时，由于吻合口周围主动脉壁炎症引起吻合口愈合不良，容易导致假性动脉瘤形成。

四、影像鉴别诊断及误诊原因分析

白塞综合征主动脉受累主要应与表现为主动脉关闭不全、主动脉炎、主动脉瘤的相关原发性或继发性的疾病相鉴别，主要的鉴别诊断内容和要点包括以下几个方面。

1. 与表现为主动脉瓣关闭不全的疾病相鉴别　白塞综合征主动脉受累导致主动脉瓣关闭不全的影像学表现缺乏特异性，需要通过结合相关临床病史、临床检查资料与影像学表现进行综合分析（表6-3-1）。

表6-3-1　白塞综合征主动脉瓣关闭不全的鉴别

鉴别要点	白塞综合征	非白塞主动脉瓣病变	主动脉瓣环扩张
发病年龄	30岁左右	40岁以上，多为中老年人	任何年龄段均可发生
性别	男性多见	男女均有	男女均有
原发病	白塞综合征	主动脉瓣退行性改变、风湿性心脏病等	导致左心室扩大、升主动脉扩张的疾病
瓣叶受累	瓣叶脱垂多见	3个瓣叶均可受累，可合并狭窄	瓣叶可正常
瓣叶增厚	有或无	有	有或无
瓣叶钙化	无	有或无	有或无
瓣环扩张	有或无	有或无	有

2. 与表现为主动脉炎的疾病相鉴别　主动脉炎症性疾病并不少见，往往表现为主动脉壁环形增厚，管腔可表现为狭窄、闭塞或扩张改变，可以继发主动脉破裂、假性动脉瘤形成及主动脉夹层。这些病变在影像表现上具有一定的重叠，因此需要进行鉴别（表6-3-2）。

3. 与表现为主动脉瘤的疾病相鉴别　白塞综合征主动脉受累导致主动脉真性或假性动脉瘤形成，与其他原因导致的动脉瘤的疾病在影像学表现上存在较多的重叠。因此，白塞综合征主动脉受累导致的动脉瘤和其他导致动脉瘤的疾病需要结合临床资料进行鉴别（表6-3-3）。

表 6-3-2　白塞综合征与其他主动脉炎性病变的鉴别诊断

鉴别要点	白塞综合征	大动脉炎	巨细胞动脉炎	感染性主动脉炎
年龄	30 岁左右	20～40 岁多见	65 岁以上多见	任何年龄段
性别	男性多见	女性多见	老年男性多见	男女均可发生
病史	口腔溃疡、生殖器溃疡、葡萄膜炎等	无脉、双侧脉压不对称、高血压等	颞浅动脉炎、视力障碍	发热
起病	缓慢	缓慢	缓慢	急骤
病变好发位置	主动脉根部、主动脉全程	主动脉全程及一级血管分支近段、中段	胸主动脉及双侧腋动脉常见	主动脉全程、邻近感染灶位置、医源性损伤位置
管腔变化	管腔扩张、动脉瘤及假性动脉瘤形成	多表现为管腔狭窄、闭塞	管腔狭窄或扩张	多表现为假性动脉瘤
其他器官病变	肺动脉瘤、肺动脉闭塞、心腔血栓、静脉闭塞、冠状动脉假性动脉瘤等	肺动脉狭窄/闭塞	颞浅动脉炎	其他器官感染性病变
炎性标志物	急性期 C 反应蛋白、红细胞沉降率升高	急性期 C 反应蛋白、红细胞沉降率升高	急性期 C 反应蛋白、红细胞沉降率升高	白细胞升高为主，血培养阳性

表 6-3-3　白塞综合征与其他导致动脉瘤疾病的鉴别诊断

鉴别要点	白塞综合征	主动脉粥样硬化	感染性主动脉瘤
年龄	30 岁左右	中老年人多见	任何年龄段
性别	男性多见	男女均可发生	男女均可发生
病史	口腔溃疡、生殖器溃疡、葡萄膜炎等	与动脉硬化相关的高危因素及病史，如高脂血症、糖尿病、高血压、冠心病等	免疫功能不全、发热、手术史
起病	缓慢	缓慢	急骤
动脉瘤性质	假性动脉瘤多见	真性动脉瘤多见	假性动脉瘤多见
病变好发位置	主动脉根部、主动脉全程	腹主动脉多见	主动脉全程、邻近感染灶位置、医源性损伤位置
炎性标志物	急性期 C 反应蛋白、红细胞沉降率升高	正常	白细胞升高为主，血培养阳性

4. 白塞综合征主动脉受累误诊原因分析　白塞综合征作为一种少见疾病，由于主动脉受累导致的主动脉瓣关闭不全、主动脉狭窄与扩张、主动脉真性/假性动脉瘤形成与其他原因所致形态学上有重叠，单独依靠 CTA 图像做出准确的诊断存在严峻的挑战，很容易被误诊为其他疾病。常见的误诊原因包括：①常规的 CTA 检查未常规应用心电门控，难以动态观察主动脉瓣的运动状态；②在 CTA 扫描过程中，由于心脏的运动伪影影响对主动脉瓣和主动脉窦部形态结构的观察，容易将病变误认为是心脏和主动脉的搏动伪影；③白塞综合征主动脉受累导致主动脉管壁增厚、动脉瘤、假性动脉瘤与其他病因之间存在较高的相似性和重叠。

五、特殊临床病例实战分析

1. 基本病史及治疗经过　男，49 岁，半年前于外院诊断白塞综合征，规律激素、免疫抑制剂治疗。1 个月前出现活动后气短、乏力，夜间无法平卧，超声心动图提示主动脉瓣关闭不全、二尖瓣关闭不全、主动脉窦瘤。

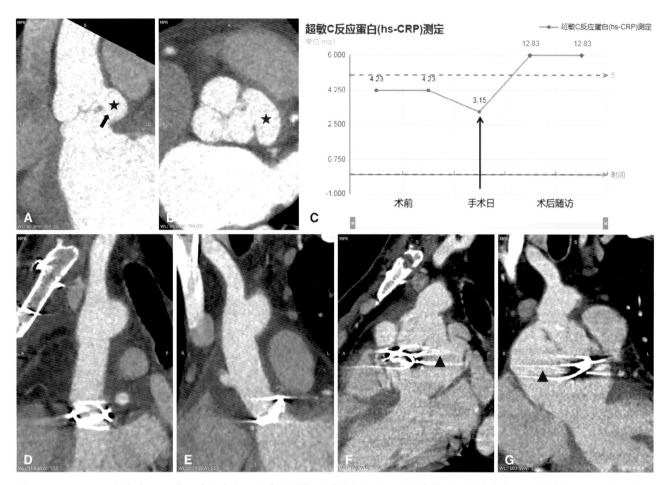

图 6-3-16　A、B 为术前 CTA，左冠窦及左右冠交界区破裂，主动脉根部周围形成囊袋状假性动脉瘤（★），病变向下破入左心室流出道（A，箭），周围合并低密度影环绕，周围脂肪间隙消失；C. 术前经过激素及免疫抑制剂治疗，患者 C 反应蛋白维持在正常水平以内，但术后 C 反应蛋白升高；D、E. 术后 1 个月复查，人工瓣膜位置正常，形态完整，吻合口及管腔通畅，周围无对比剂渗漏；F、G. 术后 3 个月患者再次出现左心衰症状，CTA 显示金属瓣膜移位，周围大量对比剂渗漏及假性动脉瘤形成（▲）。

行 Bentall＋Cabrol 手术治疗。术后白塞综合征控制不佳，hs-C 反应蛋白 12.83 mg/L。术后 1 个月复查 CTA 无明显异常，3 个月后患者再次出现左心衰症状。

2. 影像资料及解读　见图 6-3-16。

3. 影像诊断

术前：主动脉根部假性动脉瘤破入左心室流出道。

术后：Bentall 术后，人工血管近端吻合口撕脱，并周围假性动脉瘤形成。

最终临床诊断：白塞综合征；Bentall＋Cabrol 术后；主动脉根部假性动脉瘤。

诊断及治疗关键点：

（1）患者为中年男性，白塞综合征诊断明确。规律治疗过程中出现心衰症状，需考虑白塞综合征累及心血管系统。

（2）CTA 显示主动脉根部假性动脉瘤破入左心室流出道，符合白塞综合征常见主动脉根部病变表现。同

时，由于患者术前接受规律激素、免疫抑制剂治疗，C 反应蛋白处于正常范围内，认为白塞综合征炎症处于临床稳定期，因此可以进行外科手术治疗，并且术后短期（1 个月）效果较好，无明显手术合并症出现。

（3）患者术后 C 反应蛋白明显增高，考虑白塞综合征控制不佳，长期处于炎症活动期。因此，3 个月后即出现人工血管近端吻合口瘘、人工瓣膜自瓣环撕裂移位及根部假性动脉瘤形成。

（4）对于白塞综合征主动脉受累的患者，CTA 能够清晰显示主动脉病变形态学改变，为手术治疗提供详细的术前规划信息，同时也是术后随访的重要影像学手段。

（5）与其他主动脉炎性疾病相同，白塞综合征患者在接受主动脉手术前后均应接受长期内科治疗，控制炎症活动性，对于改善患者远期预后具有重要意义。

（汤泽辉　张　楠）

参考文献

[1] Yazici Y, Hatemi G, Bodaghi B, et al. Behçet syndrome [J]. Nat Rev Dis Primers, 2021,7(1):67.

[2] Bettiol A, Alibaz-Oner F, Direskeneli H, et al. Vascular Behçet syndrome: from pathogenesis to treatment [J]. Nature Reviews: Rheumatology, 2023,19(2):111－126.

[3] Watts R A, Hatemi G, Burns J C, et al. Global epidemiology of vasculitis [J]. Nature Reviews: Rheumatology, 2022,18(1):22－34.

[4] Bettiol A, Prisco D, Emmi G. Behçet: the syndrome [J]. Rheumatology (Oxford, England), 2020,59(Suppl 3):iii101－iii107.

第四节　血管周围炎

典型病例

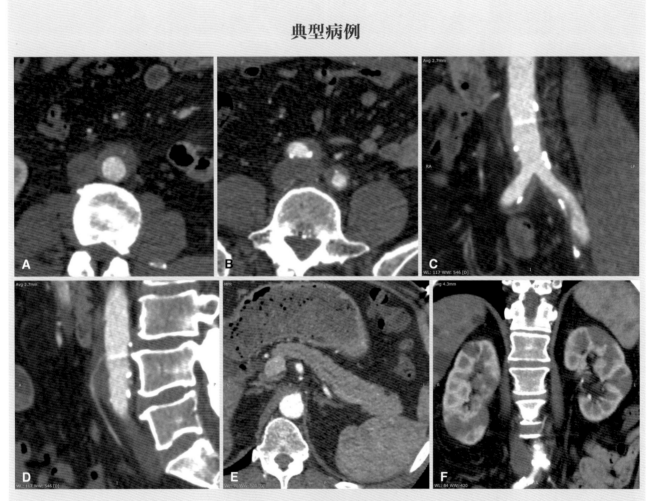

图 6-4-1　CTA 扫描重建图像。

病情简介

1. 现病史　男,58 岁。眼干、口干、龋齿 8 年,发现双侧下颌肿物 2 个月。患者 8 年期自述口干,进食时伴水送下,伴龋齿,近半年全口牙已经拔除并种植新牙。伴有下唇烧灼感、眼睛干涩、眼部及鼻腔干燥及异物感,偶有关节酸痛。患者 2 个月前无明显诱因出现双侧下颌肿物,服用头孢类抗生素治疗,未见明显好转。

2. 既往病史　高血压 3 年,规律服药,血压控制在 130～140/80～90 mmHg。3 年前痛风,治疗后好转。既往慢性鼻窦炎、慢性中耳炎。吸烟 30 年,40 支/天。

3. **实验室检查** hs-C 反应蛋白 10.77 mg/L; IgG4 5.150 g/L。

4. **PET/CT** 双侧颌下腺肿大,直径约 3 cm,不均匀性对称性放射性摄取增高,SUVmax10.0,SUVavg5.7。腹主动脉自肾下极水平开始至左右髂总动脉分叉,包括双侧髂动脉起始段管壁明显钙化,管壁增厚、毛糙,放射性摄取浓聚,SUVmax7.6。

影像诊断及征象分析

1. **影像诊断** 腹主动脉血管周围炎,累及双侧髂总动脉;自身免疫性胰腺炎;双侧肾脏炎性病变。

2. **征象分析**

(1) 图 6-4-1 A~C 显示腹主动脉远段及双侧髂总动脉周围软组织密度影包绕,以腹侧增厚为著,周围脂肪间隙模糊。

(2) 图 6-4-1D 显示肠系膜下动脉自病变内穿行,管腔略变窄。

(3) 图 6-4-1E 显示胰腺尾部增粗,小叶结构不清,呈腊肠样改变。

(4) 图 6-4-1F 显示双肾皮质及皮髓质交界区多发小片状低密度影。

治疗与结局

结合临床病史、影像学及实验室检查,诊断为 IgG4 相关系统性疾病,转至风湿免疫科行进一步内科治疗。

临床特点

中年男性患者,双侧下颌肿物就诊。PET/CT 提示双侧颌下腺肿大,并不均匀性对称性放射性摄取增高;同时腹主动脉及双侧髂动脉起始段管壁增厚、毛糙,放射性摄取浓聚。CTA 除显示主动脉周围病变外,发现胰腺及双肾病变。结合实验室检查 IgG4 明显升高,临床诊断为 IgG4 相关系统性疾病。

一、病因与发病机制

动脉周围炎于 1984 年由 Mitchinson 等人首次报道,是一种少见疾病。2015 年发布的心血管病理学会和欧洲心血管病理学会关于主动脉外科病理学的共识,将不能单独归因于动脉粥样硬化的炎症性主动脉疾病归类为主动脉炎和主动脉周围炎。两者的本质在于炎症是否局限于主动脉壁内、是否累及主动脉壁周围组织,然而这两种情况经常出现重叠。主动脉周围炎初期可以在主动脉壁内发展,逐渐蔓延到主动脉周围。

主动脉周围炎最多发生于下腹部主动脉和髂总动脉周围,约三分之一的腹主动脉周围炎患者可以同时累及胸主动脉及其分支动脉(图 6-4-2)。主动脉周围炎也可单独发生于胸主动脉及其邻近其他分支血管,例如

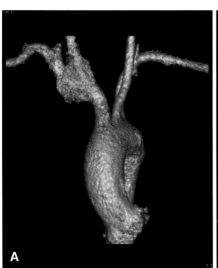
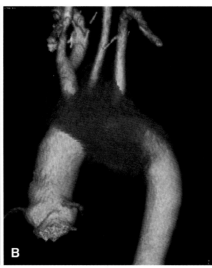
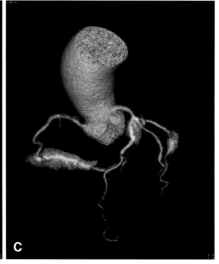

图 6-4-2 胸主动脉、颈动脉及冠状动脉血管周围炎。A. 右无名动脉远端分叉处血管周围炎(绿色软组织),累及右无名动脉及右颈总动脉开口;B. 主动脉弓部血管周围炎(红色软组织),累及右无名动脉、左颈总动脉及左锁骨下动脉开口;C. 冠状动脉血管周围炎(绿色软组织),累及前降支近段、右冠状动脉及回旋支远段。

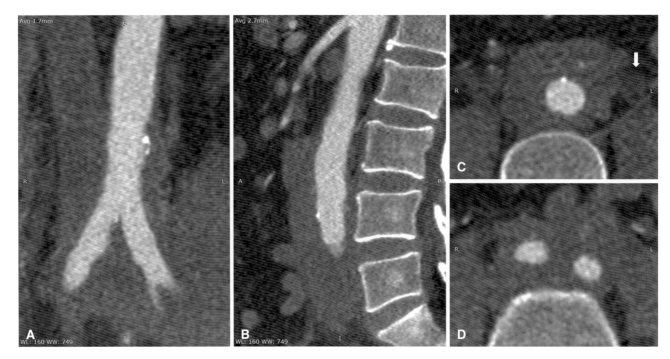

图6-4-3　腹主动脉血管周围炎。男,55岁。A.冠状位 CTA 显示腹主动脉远段主动脉周围软组织密度影环绕,并累及双侧髂总动脉;B.矢状位 CTA 显示主动脉腹侧病变较脊柱侧更为明显;C、D.轴位 CTA 图像显示病变包绕腹主动脉及双侧髂总动脉,血管周围脂肪间隙消失,病变以血管前方及前外侧更为明显,尤其是在腹主动脉段;左输尿管扩张(C,箭),远段与髂动脉周围软组织分界不清。

冠状动脉、肾动脉、肠系膜动脉和腹腔干动脉等,甚至肺动脉,称为弥漫性主动脉周围炎。

腹膜后纤维化是最常见的血管周围炎的表现形式。通常表现为围绕肾动脉下腹主动脉周围的软组织密度肿块,以血管前方及前外侧更为明显,可延伸至髂总动脉(图6-4-3)。腹膜后纤维化可累及输尿管、下腔静脉,但通常不会造成腹部血管移位,也不会浸润邻近的肌肉和骨骼组织。其发病机制是多因素的,携带 HLA-DRB1 * 03 等位基因,CCR5-Δ32 多态性与病变的发生、发展相关。部分环境因素,特别是石棉和吸烟,也与腹膜后纤维化有关。也有研究表明,腹膜后纤维化与动脉瘤性主动脉周围炎类似,是由对腹主动脉粥样硬化斑块内所含抗原的异常反应引起的。动脉粥样硬化斑块中的氧化低密度脂蛋白通过斑块巨噬细胞从内膜和中膜迁移到外膜淋巴细胞和浆细胞,引发外膜和外膜周围炎症和纤维化。总之,腹膜后纤维化是与全身炎症和自身免疫性疾病相关联的,这与大血管炎具有很高的相似性,同时对免疫抑制治疗也具有良好的治疗反应。

血管周围炎可以单独发生,也可能是全身性疾病的一部分。桥本甲状腺炎、里德尔甲状腺炎、ANCA 相关血管炎、系统性红斑狼疮、类风湿关节炎和牛皮癣等自身免疫性疾病都被证实与该疾病相关。根据其病因学,

主动脉周围炎可以分为两种:①特发性;②继发性(例如药物、感染、恶性肿瘤和其他增殖性疾病)。当特发性病例具有明确组织学或血清学证据时,可以将其归入 IgG4 相关性疾病(IgG4-related disease, IgG4-RD),也是主动脉周围炎中较为常见的一种原因。大约30%～50%的腹膜后纤维化病例可归类为"IgG4-RD",两者具有共同的人口特征、危险因素(如烟草暴露)、发病机制、腹膜后组织的影像学特征以及对类固醇和其他免疫抑制剂的阳性反应。

三分之一的主动脉周围炎病例继发于特定疾病,如恶性肿瘤、放射治疗、非朗格汉斯细胞组织细胞增生症(Erdheim-Chester disease, ECD)、创伤、腹部手术、药物和几种慢性感染(如结核病、组织胞浆菌病)。

数据显示,8%的主动脉周围炎的发生与肿瘤相关。导致纤维化的原因取决于恶性肿瘤的组织病理学:旺盛的促纤维增生反应通常与腹膜后转移(例如结肠癌、前列腺癌或乳腺癌)或原发性腹膜后肿瘤(如淋巴瘤、高分化脂肪肉瘤等)相关。类癌也可以释放纤维化生长因子或血清素,最终导致腹膜后主动脉周围的纤维化。由于肿瘤新表达的抗原与自身抗原之间存在交叉反应,晚期肿瘤可能会出现副肿瘤形式的主动脉周围炎(图6-4-4)。因此,在诊断腹膜后的血管周围炎或腹膜后纤维化时,必须时刻警惕恶性病变的可能(尤其是腹膜后转

移),特别是当病变表现出非典型形态特征(如分叶状边缘、主动脉和腔静脉前移)、非典型位置(如骨盆、肾周)、附近浸润结构(如肠系膜根部、腰肌、骨骼),或伴有淋巴结融合时。

ECD是一种罕见的非朗格汉斯细胞组织细胞增生性疾病,是克隆性的系统性组织细胞增生症伴有炎症和纤维化。其组织学特点是 CD68⁺ CD1a⁻ "泡沫状"巨噬细胞和淋巴细胞浸润,周围被纤维化基质包围。ECD

是一种累及长骨、中枢神经系统、皮肤、肺和主动脉壁的多系统疾病。该疾病常表现为腹膜后受累:最常见于肾周间隙,完全包围肾脏,可能引起梗阻性尿路病变,具有特殊的影像学表现,称为"毛肾"(图6-4-5)。IgG4 相关主动脉周围炎和 ECD 之间在影像征象上存在较多的重叠,最终需借助病理诊断。

主动脉周围炎与多种药物有关。麦角生物碱对血清素受体的激活,可以解释接受药物治疗的一部分患者

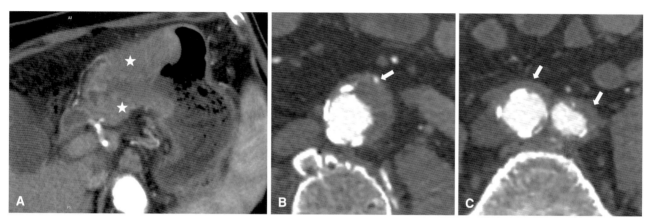

图6-4-4　胃癌合并腹主动脉血管周围炎。69 岁,男性。A.胃体部及胃窦部胃壁增厚,动脉期黏膜线强化中断,大弯侧胃壁外缘不规则,部分病变突破浆膜层(☆);B、C.腹主动脉及双侧髂总动脉周围软组织密度影环绕(箭);血管腔周围低密度为附壁血栓,血栓周围钙化为血管壁位置,钙化以外软组织密度为血管周围炎病变组织;B图主动脉左前方可见肠系膜下动脉在病变内穿行。

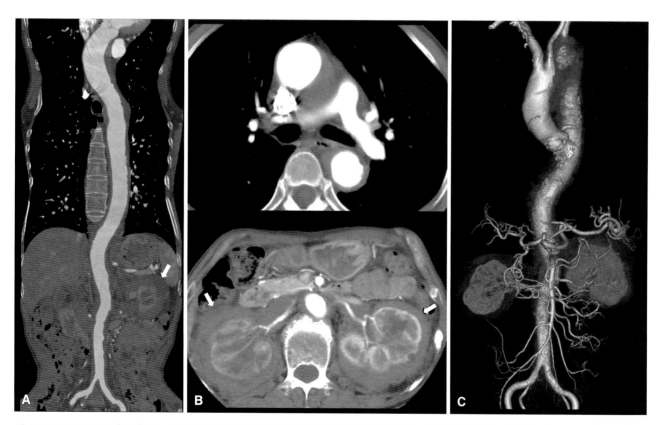

图6-4-5　ECD 主动脉病变。男,57 岁。A、B.升主动脉至髂动脉分叉处弥漫性主动脉周围软组织密度影;肾脏周围软组织包绕(箭),累及肾门;C.三维重建显示,红色为病变组织,弥漫性包绕主动脉及双侧肾脏。(江苏省邳州市中医院放射科　刘国忠教授提供)

中发生主动脉周围炎,这与类癌患者发生主动脉周围炎的致病机制相同。此外,主动脉周围炎与β受体阻滞剂、抗血小板药物、他汀类药物、乙酰水杨酸、TNF-α拮抗剂和一些神经精神药物之间的关联也有报道,但其直接因果关系尚未得到证明。

部分感染性疾病可能导致主动脉周围炎,主要是与邻近感染部位的局部反应,或慢性感染通过引发自身免疫反应的分子拟态机制相关。此时,治疗潜在感染可以缓解主动脉周围炎症。

二、病理解剖结构变化与血流动力学改变

作为一种典型的纤维炎症性疾病,主动脉周围炎的组织学特征是纤维化和炎性细胞浸润。病变表现为厚度不等的坚硬黄白色肿块,无包膜,浸润主动脉周围脂肪组织。这种纤维炎症反应位于主动脉外膜并累及外膜周围组织,中膜和内膜通常不受影响,但经常表现出动脉粥样硬化改变。纤维组织主要由Ⅰ型胶原纤维组成的基质组成,构成厚的、不规则束状结构,环绕腹膜后小血管。纤维组织富含免疫组织化学特征为成纤维细胞或肌成纤维细胞的细长细胞。成纤维细胞很少显示有丝分裂,但可能代表纤维化的主要来源。浸润纤维组织的炎症成分由B和T淋巴细胞、巨噬细胞、浆细胞组成,偶伴有嗜酸性粒细胞。可以散布在胶原纤维内或呈现结节状,其中淋巴细胞聚集集中在腹膜后小血管上,并且往往具有B细胞核心,外围环绕CD4+T细胞。

主动脉周围炎晚期,组织学显示钙化和炎症浸润减少。在"弥漫性"主动脉周围炎病例中,对胸主动脉或主动脉以外的动脉血管进行活检时,其组织学表现与腹部主动脉周围炎的表现极为相似。

IgG4-RD患者主动脉周围炎的病理学表现与其他原因所致的主动脉周围炎患者的病理学特点有相似之处。两种情况下都表现为IgG4+浆细胞浸润。但诊断IgG4相关主动脉周围炎时,IgG4+浆细胞与总IgG+浆细胞的比例大于40%。IgG4-RD患者病变中闭塞性静脉炎、嗜酸性粒细胞浸润和轮辐状纤维化占主导地位。

主动脉周围炎可以合并动脉血管管腔狭窄或扩张,其血流动力学变化主要与管腔形态学变化相关(图6-4-6),如果血管外压狭窄主要表现为血流受阻、近段压力增高。

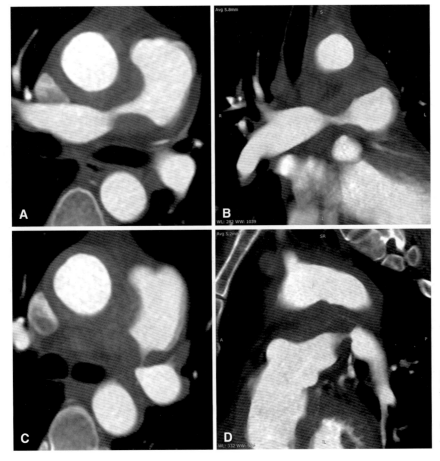

图6-4-6 血管周围炎累及升主动脉、主动脉弓及肺动脉。A、B.升主动脉及主动脉弓、肺动脉周围见软组织密度影包绕,右肺动脉干管腔受压狭窄;C、D.显示左肺动脉干管腔受压狭窄。

三、临床问题与影像

（一）临床表现

主动脉周围炎的临床表现与发病部位相关,往往临床表现较为隐匿。

发生于腹主动脉时最常见的症状是腹部疼痛,疼痛通常是持续性的,非甾体类抗炎药治疗有效。输尿管受累狭窄可出现绞痛,60%～90%的患者会出现输尿管推压移位、浸润梗阻,特别是在髂动脉受累的病例中。部分单侧输尿管梗阻伴肾积水无症状且长期存在,可能会逐渐导致肾脏萎缩,约30%的患者在诊断时已经发生类似的表现。部分病例可以压迫下腔静脉和淋巴管,造成下肢水肿和跛行,也可能导致腔静脉、肾静脉血栓形成,部分患者还可以表现为阴囊肿胀、精索静脉曲张或鞘膜积液。

约85%的弥漫性主动脉周围炎患者没有胸部或头颈部症状,部分发生于主动脉弓处的病例可表现为喉返神经麻痹继发的声音嘶哑、干咳或上肢无力等(图6-4-7)。

实验室检查结果缺乏特异性。超过三分之二的患者红细胞沉降率(ESR)和C反应蛋白(CRP)升高,并且在有效治疗后恢复正常。可检测到不同程度的肾功能衰竭,其严重程度取决于输尿管梗阻的程度。抗甲状腺球蛋白和甲状腺微粒体是桥本甲状腺炎的标志,桥本甲状腺炎与约25%病例中的主动脉周围炎相关。

血清IgG4水平可升高,但缺乏特异性,因为IgG4水平在其他炎症或增殖性疾病(如嗜酸性肉芽肿性多血管炎、Castelman病、ECD)中也可以升高。

（二）影像学特点

影像学(尤其是CT及MRI)在主动脉周围炎的诊断及随访中具有重要作用。典型的主动脉周围炎表现为局限性或弥漫性主动脉周围软组织密度影包绕。

1. 主动脉好发/易受累部位　腹主动脉及髂动脉多见(图6-4-3,图6-4-8),也可同时或单独发生于升主动脉、主动脉弓及降主动脉(图6-4-7,图6-4-9),常为节段性分布,很少出现全主动脉全程受累。

2. 主动脉分支血管好发/易受累部位　①可由主动脉病变直接延续至相应节段分支血管,如颈动脉、肋

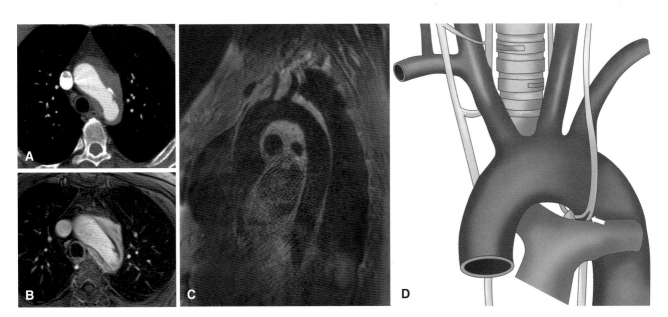

图6-4-7　主动脉弓部血管周围炎。男,51岁,声音嘶哑1个月。A、B.CT及MRI轴位增强图像显示主动脉弓部血管周围软组织环绕,管壁增厚、钙化;C.斜矢状位T1W黑血序列显示主动脉弓部周围等信号软组织包绕;D.喉返神经与主动脉弓关系示意图,左喉返神经在左迷走神经经过主动脉弓前方处发出(白箭),并由前向后勾绕主动脉弓返回颈部;因此当主动脉弓部发生血管周围炎时,可累及喉返神经,引起声音嘶哑等症状。

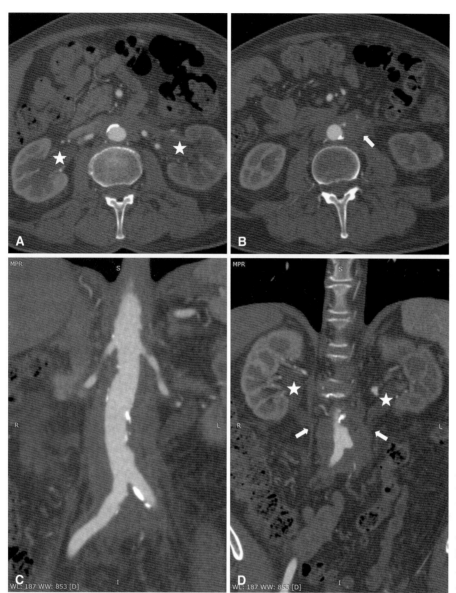

图 6-4-8　腹主动脉血管周围炎合并尿路梗阻。A、B. 轴位 CTA 显示腹主动脉周围软组织包绕,以血管前方及左前方为著(箭);双侧肾盂扩张、积水(☆);C. 冠状位 CTA 显示病变沿腹主动脉、双侧髂总动脉弥漫性分布;D. CTA 重建显示双侧输尿管受病变牵拉、压迫(箭),双侧肾盂及输尿管扩张、积水。

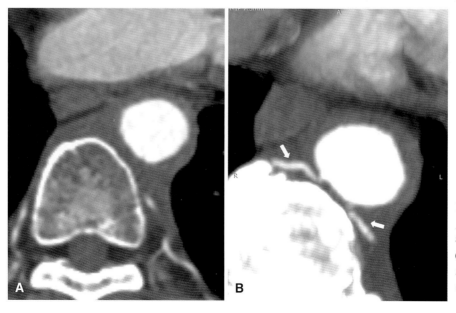

图 6-4-9　降主动脉血管周围炎。男,66 岁,双下肢浮肿 4 个月。实验室检查血 IgG 及 IgG4 升高。A、B. 轴位 CTA 显示降主动脉周围软组织密度影环绕,肋间动脉自降主动脉发出后于血管周围病变内穿行(箭),管腔通畅。

间动脉及腰动脉、腹主动脉主要分支(图6-4-2,图6-4-9);②也可同时或单独发生于单支或多支分支血管,以冠状动脉受累更为常见,可位于分支血管任意节段(图6-4-2)。

3.**主动脉邻近结构好发/易受累部位**　①升主动脉及主动脉弓病变可直接累及相邻气管、食管、肺动脉甚至心脏(图6-4-10,图6-4-11);②腹主动脉病变多累及输尿管中段,造成输尿管狭窄甚至闭塞(图6-4-7),同时也可累及下腔静脉及门静脉系统;③主动脉周围炎较少累及邻近脊柱;④部分病例周围可伴有淋巴结增多表现。

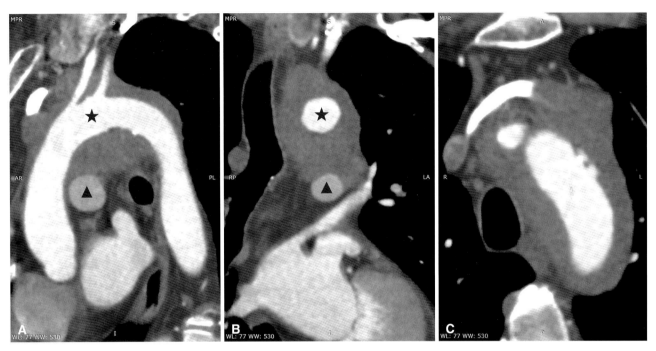

图6-4-10　主动脉弓部血管周围炎累及肺动脉。男,55岁,间断后背疼痛3个月余,外院CT平扫显示主动脉弓部扩张。A、B.斜矢状位及冠状位CTA重建显示主动脉弓部软组织包绕(★),向上累及头臂动脉开口,向下半包绕左肺动脉干(▲);C.轴位CTA显示病变与气管及食管相邻,无明显受压移位。实验室检查:血IgG 16.42 g/L,IgG4 2.25 g/L。病理提示纤维母细胞及胶原纤维增生,散在灶状淋巴细胞、浆细胞浸润,少数小血管内膜增厚、闭塞,免疫组化提示IgG4/IgG约2%。

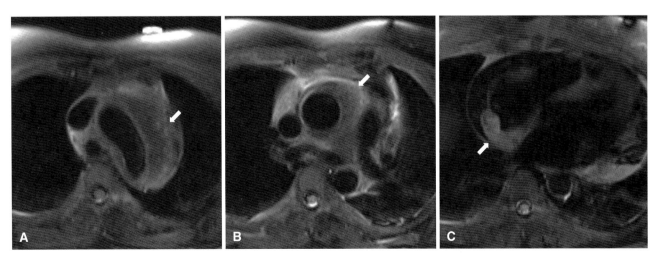

图6-4-11　胸主动脉血管周围炎累及右心房。45岁,男性,间歇性腹痛伴双下肢水肿8年,右眼凸出3年,胸闷、气短1年余。实验室检查ESR 25 mm/h,CRP 16.1 mg/L。眶内肿瘤活检提示炎性假瘤,免疫组化显示IgG(+)、IgG4(+)。CT平扫提示升主动脉及主动脉弓增宽。A、B.MR快速黑血序列显示主动脉弓部及升主动脉混杂信号影包绕,中心呈稍低信号,外周呈等偏高信号;C.病变向下累及右心房后壁及房间隔。

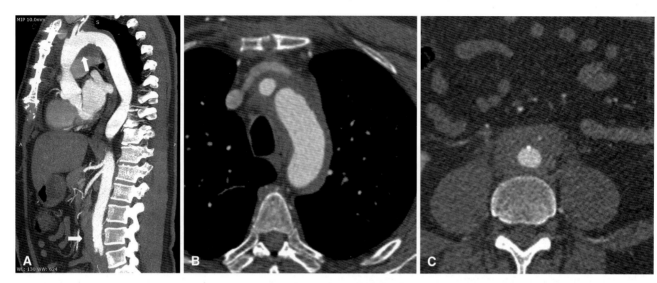

图6-4-12　血管周围炎累及主动脉弓及腹主动脉。A～C.主动脉CT增强。A.主动脉弓部及腹主动脉多发跳跃性分布节段性病变,胸降主动脉及腹主动脉中上段相对正常;B、C.轴位图像显示病变包绕主动脉,管腔无明显狭窄。

4. 病变范围　①病变可呈局限性、节段性或弥漫性分布;②弥漫性病变多见于腹主动脉病变,可同时累及腹主动脉至髂动脉(图6-4-3,图6-4-7);③累及主动脉多个节段时,往往呈跳跃性分布(图6-4-12),这也是与ECD主动脉周围病变鉴别的影像特点(图6-4-5),ECD累及主动脉病变范围往往连续较长。

5. 病变形态　①病变位于主动脉血管周围,完全包绕或部分包绕主动脉管腔;②由于降主动脉及腹主动脉邻近脊柱,病变多表现为偏离脊柱侧的软组织较厚;③升主动脉及主动脉弓病变多为较均匀的环形病变。

6. 病变边缘　①病变边缘规则程度介于血管外膜边缘、肿瘤性病变之间;②由于病变位于血管壁周围,因此病变边缘为纤维炎性组织向周围脂肪间隙的浸润,而非光滑锐利的血管外膜边缘;③相对肿瘤性病变,主动脉周围炎边缘较为规则,无结节融合、分叶状表现。

7. 病变边界　①病变与主动脉周围器官脂肪间隙缩小,甚至消失;②病变边缘边界较模糊。

8. 病变处管腔形态变化　①病变可以不对管腔形态造成影响,但部分病例管腔略有受压狭窄;可在动脉瘤、动脉夹层基础上出现血管周围炎;②当累及主动脉一级分支血管时,可表现为管腔通畅的分支血管在病变内部穿行,表现为血管漂浮征;③累及肺动脉时管腔可以受压狭窄明显,可继发肺动脉高压(图6-4-6)。

9. 强化特点　①增强后动脉期病变可表现为均匀或不均匀的轻度强化;②随着增强时间的延迟,病变内部逐渐强化,最终表现为渐进性明显强化(图6-4-13),强化特点在MR上表现比CT增强更为明显。

10. MRI信号特点　①炎症期由于水肿,T2WI常表现为均匀或不均匀高信号(图6-4-13);②慢性期随着病变内纤维组织成分增多以及水肿消退,T2WI上信号可逐渐减低;③DWI可表现为弥散受限(图6-4-13)。

(三) 治疗与复查

影像学检查中发现主动脉周围炎时,需要进行全面检查及鉴别诊断,排除继发性主动脉周围炎,同时解决需要立即处理的严重并发症,如腹主动脉血管周围炎累及输尿管时治疗的首要目标是解除输尿管梗阻(如果存在)并保护肾功能。对于存在严重的双侧肾积水、肾功能不全的患者,需要进行输尿管减压以避免永久性肾脏损伤,然后进行药物治疗。轻度输尿管梗阻且无肾功能衰竭的患者,需进行药物治疗,并监测肾功能变化。

判定继发性主动脉周围炎时,首先需要确定诱发或引发疾病的风险因素,如职业接触石棉、肿瘤以及其他慢性疾病,并且评估已知导致药物相关性主动脉周围炎的药物使用情况。同时需对胸腹部进行CT或MRI检查,以评价病变累及的范围。

糖皮质激素是主动脉周围炎的一线用药,可以缓解症状并降低急性期炎症反应物。当临床症状(如肾积水等)减轻、急性期炎症反应物正常、影像学病变消退,提示病变缓解。研究证明,通过药物治疗,约75%～95%的患者可以达到缓解,病变厚度吸收50%。

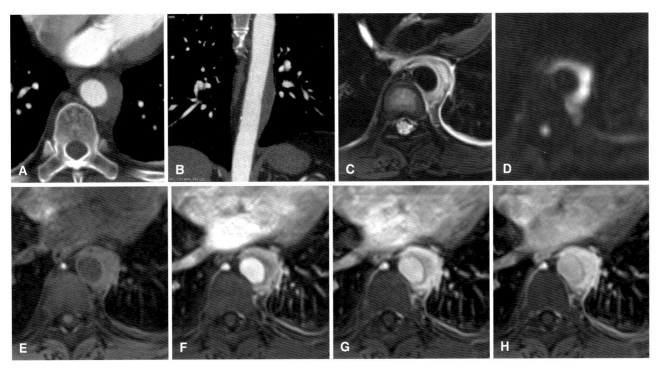

图 6-4-13　降主动脉血管周围炎。A、B.降主动脉节段性病变,部分包绕降主动脉;C.T2WI 上病变呈高信号;D.DWI 上病变弥散受限;E～H.T1WI 增强扫描显示病变呈渐进性强化。

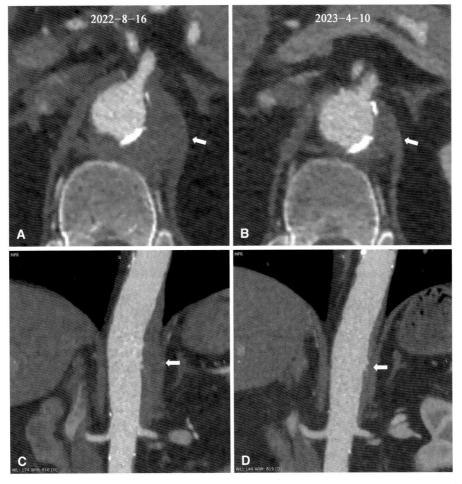

图 6-4-14　降主动脉及腹主动脉血管周围炎。A、C.初诊时主动脉周围见主动脉左外后方软组织密度影部分包绕主动脉,呈节段性分布;B、D.治疗 8 个月后,病变较前明显吸收。

治疗过程中,推荐 1~2 个月复查实验室检查,包括炎症标志物、肌酐等。2~4 个月后复查影像学检查。影像提示输尿管梗阻解除后,仍需规律行肾脏超声检查,以便及早发现肾积水复发。内科治疗病变不能吸收,且肾积水持续存在时,应考虑进行输尿管松解手术。

主动脉血管周围炎(图 6-4-14)是一种慢性复发性疾病,研究表明其复发率高达 72%。因此需要规律复查,包括实验室检查(每 1~3 个月)、定期超声监测(肾积水和动脉瘤扩张,每 2~4 个月)以及 CT/MRI 检查(第一年每 4~6 个月,此后每 6~12 个月 1 次)。经历多次复发的患者容易暴露于高累积糖皮质激素剂量,引发相关并发症。因此,对于多次复发或难治性患者,可以考虑应用几种免疫抑制药物,如吗替麦考酚酯、硫唑嘌呤、甲氨蝶呤、环孢素和环磷酰胺。另外,研究证明,在难治性患者中托珠单抗和利妥昔单抗等生物制剂具有一定的疗效,利妥昔单抗也已成功用于 IgG4-RD(伴或不伴主动脉周围炎)的治疗。

四、影像鉴别诊断及误诊原因分析

(一)与主动脉炎性病变鉴别

主动脉炎和主动脉周围炎的典型影像学表现均为主动脉壁环形增厚,但前者炎症主要局限于主动脉壁内,而后者的炎症主要累及主动脉壁周围组织。由于主动脉炎患者炎症活动期时,也可以造成血管周围脂肪炎症反应,主动脉周围炎可以累及主动脉血管外膜甚至中层,因此二者之间存在一定的重叠。CT 及 MRI 是鉴别诊断的重要影像学检查方法。

主动脉炎和主动脉周围炎主要是通过以下征象进行鉴别(表 6-4-1)。

1. 好发部位

(1)主动脉炎 可表现为弥漫性、局限性或节段性分布,以胸主动脉多见。不同类型主动脉炎可合并不同分支血管病变,如多发性大动脉炎多合并颈动脉、颅内动脉、肾动脉、肺动脉、冠状动脉受累(图 6-4-15);巨细胞性动脉炎多合并颞浅动脉、腋动脉受累。

(2)主动脉周围炎 腹主动脉及髂动脉多见,也可同时或单独发生于升主动脉、主动脉弓及降主动脉,累及分支血管时可由主动脉病变直接蔓延至相邻的分支血管,也可跳跃性发生于分支血管中段或远段。

2. 管壁增厚

(1)环形增厚 主动脉炎多表现为均匀的环形增厚。主动脉周围炎病变为血管周围组织包绕动脉,可呈完整的环形,也可不完整,影像上表现的管壁增厚多不均匀,以偏离相邻器官(如脊柱等)一侧更厚(图 6-4-16)。

(2)增厚程度 主动脉炎管壁增厚程度相对较薄,厚度超过 3.5~4.0 mm 时多提示与炎症活动性相关,随疾病稳定和纤维化程度加重管壁可变薄。主动脉周围炎病变相对较厚,最厚可达数厘米(图 6-4-16)。

(3)合并动脉硬化 炎症是加速主动脉硬化进程的重要因素。主动脉炎合并动脉硬化时多表现为管壁内膜侧钙化,但有时也可表现为钙化双环征,即同时存在偏内膜侧及偏外膜侧钙化,内膜侧为合并动脉硬化所致,外膜侧为炎症所致。主动脉周围炎合并动脉硬化时主要表现为偏向管腔一侧的动脉硬化斑块,由于密度及信号差别,在 CT 和 MRI 上与炎症病变存在差别。而主动脉周围炎症病变本身很少发生钙化(图 6-4-17)。

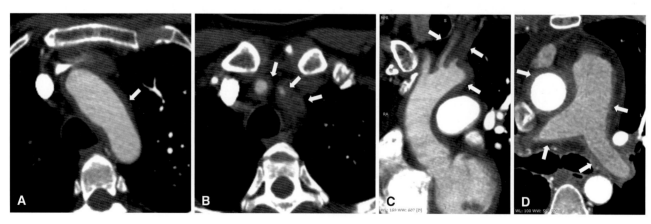

图 6-4-15 多发性大动脉炎。A.主动脉弓部受累,表现为管壁环形增厚;B、C.病变累及右无名动脉、左颈总动脉及左锁骨下动脉,致左颈总动脉管腔狭窄、左锁骨下动脉闭塞;D.显示升主动脉、主肺动脉及双侧肺动脉干受累,表现为管壁环形增厚。

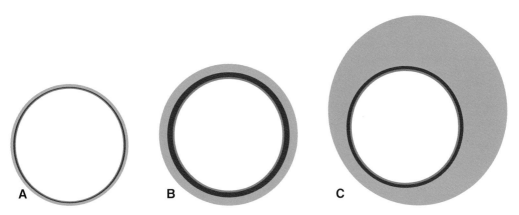

图 6-4-16　多发性大动脉炎与血管周围炎鉴别示意图。A.正常主动脉壁横断面示意图,灰色代表内膜,红色代表中层,橙色代表外膜;B.多发性大动脉炎横断面示意图,主动脉壁中层及外膜明显均匀性环形增厚;C.血管周围炎横断面示意图,主动脉周围病变与外膜分界不清,主动脉壁增厚不均匀,以偏离相邻器官一侧更厚。

3. **血管边缘**　主动脉炎患者炎症主要局限于管壁内,由于外膜的限制,增厚的管壁与周围脂肪分界通常清晰、锐利。同时由于其管壁增厚的均匀性,其边缘通畅光滑、规则。但炎症活动期,病变段周围脂肪密度可以相应增高。

主动脉周围炎病变主要位于血管周围脂肪间隙内,边缘较前者不规则、模糊。

4. **周围脂肪间隙**　主动脉炎患者病变周围脂肪间隙存在、清晰,与邻近器官分界清楚。主动脉周围炎病变占据了血管周围脂肪间隙的空间,造成脂肪间隙变窄、模糊甚至消失,病变可以紧贴邻近器官、脉管、神经结构,造成邻近组织受累。

5. **管腔变化**　主动脉炎患者多合并主动脉及其分支管腔形态学变化。如多发性大动脉炎患者,病变处多造成主动脉及分支血管管腔狭窄甚至闭塞。狭窄以远,由于血流速度增加,甚至可以导致主动脉夹层形成。白塞综合征患者累及主动脉时多造成管腔扩张或假性动脉瘤形成。

主动脉周围炎患者可以不合并主动脉及其分支管腔形态学变化。炎性主动脉瘤患者可以同时合并主动脉管腔扩张及主动脉周围炎症组织。当主动脉周围病变位于分支血管开口附近时,可以包绕分支血管,造成分支血管在病变内“穿行”或“漂浮”的表现,此时可以不合并分支血管形态学变化,或仅表现为轻度管腔狭窄/扩张(图 6-4-18)。

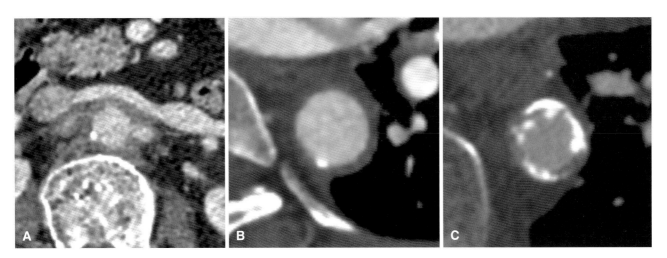

图 6-4-17　血管周围炎与大动脉炎的鉴别。A.血管周围炎患者腹主动脉横轴位 CTA 显示腹主动脉周围软组织密度影包绕,主动脉与脊柱、肾静脉脂肪间隙消失;钙化位于管壁管腔;B、C.多发性大动脉炎降主动脉横轴位 CTA 可见主动脉壁均匀性环形增厚;增厚管壁周围脂肪间隙清晰,与邻近组织结构分界清楚;合并动脉硬化时钙化发生于增厚管壁偏管腔侧(B);严重钙化时可表现为双环征(C)。

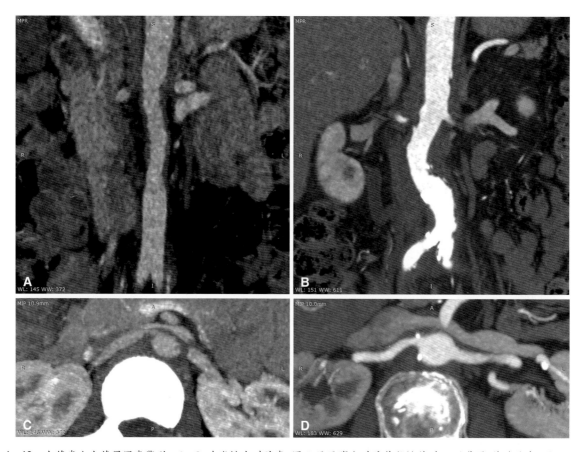

图 6-4-18　血管炎和血管周围炎鉴别。A、C.多发性大动脉炎,图 A 显示腹主动脉节段性管壁环形增厚,管腔狭窄;图 C 显示病变累及双侧肾动脉开口,致管腔重度狭窄;B、D.腹主动脉血管周围炎,图 B 显示腹主动脉至双侧髂总动脉血管周围软组织密度影包绕,管腔无明显狭窄,腹主动脉远段管腔略扩张;图 D 显示病变包绕双侧肾动脉开口,但不伴肾动脉狭窄。

　　6. 其他器官受累　主动脉炎患者合并其他器官受累主要表现为两个方面:①由于血管狭窄或闭塞造成远端供血器官的缺血、梗死、萎缩;②系统性炎症累及远处实质器官或血管。

　　主动脉周围炎患者合并其他器官受累同样主要表现为两个方面,但与主动脉炎患者不同之处在于:①病变直接累及邻近实质器官、脉管、神经组织,造成相应症状;②导致主动脉周围炎的原发病相关的远处实质器官或血管病变,如 IgG4-RD 患者可以合并自身免疫性胰腺炎、间质性肾炎、涎腺/眶/鼻窦炎性假瘤等。

表 6-4-1　主动脉炎与主动脉周围炎的鉴别

征象	主动脉炎	主动脉周围炎
好发部位	(1) 胸主动脉多见,可累及主动脉任意节段 (2) 弥漫性、局限性、节段性分布,可单发或多发	(1) 以腹主动脉、肾动脉以远最多见 (2) 多呈局限性、节段性分布,可单发或多发 (3) 其次可累及升主动脉、主动脉弓、降主动脉
管壁增厚	(1) 均匀环形增厚,厚度较薄 (2) 可表现为偏内膜侧及偏外膜侧钙化,内膜侧为合并动脉硬化所致,外膜侧为炎症所致	(1) 软组织包绕血管形态为主,较厚 (2) 多为环形,也可为不完整环形 (3) 环形多不均匀,偏离脊柱侧较厚 (4) 合并动脉硬化时可表现为增厚管壁偏管腔侧斑块
血管边缘	边缘规则、清晰	边缘不规则,可表现为边界模糊
周围脂肪间隙	存在,与相邻器官分界清晰	与邻近器官之间脂肪间隙变窄、模糊或消失

（续表）

征象	主动脉炎	主动脉周围炎
管腔变化	（1）多发性大动脉炎多造成主动脉及分支血管管腔狭窄、闭塞，由于狭窄造成流速增快，甚至可以导致狭窄以远主动脉夹层形成 （2）白塞综合征累及主动脉时多造成管腔扩张或假性动脉瘤形成	（1）管腔可变化不明显，少数病例造成管腔狭窄或扩张改变，部分血管周围炎合并主动脉瘤患者称为炎性主动脉瘤 （2）分支血管可表现为血管穿行征
其他器官受累	多由于管腔狭窄造成靶器官缺血性改变	周围炎包绕邻近器官，远处器官病变

（二）与主动脉肿瘤性病变鉴别

发生于主动脉的肿瘤分为两大类，分别是原发性肿瘤、继发性肿瘤。其中原发性肿瘤最常见的类型为血管肉瘤，继发性肿瘤可以是邻近肿瘤直接包绕、侵犯，或者转移瘤累及主动脉。在影像上，需要与主动脉周围炎进行鉴别。

1. **病变位置及范围**　主动脉血管肉瘤多起自内膜，并沿主动脉管腔走行并呈现匍匐式生长特点，形态与主动脉附壁血栓类似，通过判断病变主体位于管腔内或管腔外，可与主动脉周围炎相鉴别。

邻近肿瘤侵犯或转移瘤均位于主动脉周围，包绕或侵犯主动脉壁。此时病变范围较主动脉周围炎更为局限，缺乏沿主动脉走行方向延伸的特点。部分继发性恶性肿瘤可以突破主动脉壁，甚至造成主动脉破裂或假性动脉瘤形成。

2. **病变形态**　肿瘤性病变边缘不规则，多呈分叶状、结节状，淋巴结转移或原发性淋巴瘤患者多表现为多个淋巴结融合的特点。主动脉周围炎病变边缘尽管相对于血管外膜不规则，但较肿瘤性病变边缘较为光滑（图 6 - 4 - 19）。

3. **与分支血管以及邻近器官的关系**　增强扫描可以观察病变与分支血管的关系。肿瘤性病变对主动脉发出的分支血管多呈推挤或侵犯的表现（图 6 - 4 - 20）。主动脉周围炎患者，主动脉分支血管往往表现为在病变内"穿行""漂浮"的征象。需要注意的是，腹膜后淋巴瘤也可以出现分支血管"漂浮征"。

肿瘤性病变可以侵犯周围的邻近器官，尤其是当合并邻近骨质破坏或其他位置转移时，需要高度怀疑肿瘤的可能。输尿管是主动脉周围炎最多见的邻近器官受累，可以造成输尿管梗阻。

肿瘤性病变周围可以合并周围淋巴结增多、肿大。主动脉周围炎病变周围淋巴结可增多或正常，较少出现淋巴结肿大的情况。

4. **CT 密度或 MRI 信号特点**　主动脉继发性肿瘤具有原发肿瘤的密度或信号特点，可以发生囊变、坏死、钙化、出血等表现（图 6 - 4 - 20）。主动脉周围炎信号较为均匀。

增强扫描肿瘤性病变可以观察到肿瘤血管，主动脉周围炎通常不会出现类似肿瘤血管的供血血管。

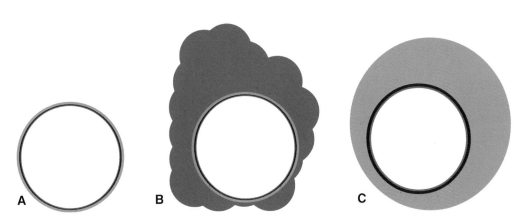

图 6 - 4 - 19　主动脉周围占位与血管周围炎鉴别示意图。A.正常主动脉；B.主动脉周围肿瘤性病变示意图，蓝色为肿瘤组织包绕主动脉，边缘不规则，呈分叶状、结节状；C.血管周围炎。

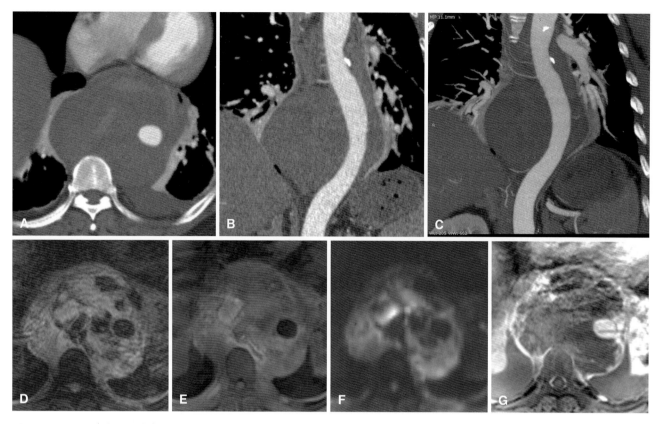

图 6 - 4 - 20　主动脉周围肿瘤。男，51 岁，胸背部疼痛。A~C.CTA 图像，降主动脉周围见软组织密度肿块影，包绕降主动脉，病变内密度不均匀，前方心脏受压移位，双侧少量胸腔积液；降主动脉受压向左侧偏移；图 C 显示病变节段右侧肋间动脉受侵犯，管腔闭塞。D~G.MR 图像，病变内部信号不均匀；T2WI（D）上呈高信号，内伴多发低信号区；T1WI（E）上呈等信号，内部部分区域呈高信号；DWI（F）弥散受限；增强扫描（G）周边部明显强化。穿刺活检病理结果提示小圆细胞肿瘤。

（三）与主动脉壁间血肿鉴别

主动脉壁间血肿是主动脉急性综合征中的一种特殊类型，患者往往急性起病，伴有明显胸痛等症状。这与主动脉周围炎慢性起病过程具有明显区别。此时根据临床症状做出鉴别并不困难。

在影像检查中，同样具有特征性的鉴别点。

1. 病变范围　主动脉壁间血肿通常沿主动脉长轴走行，病变范围较弥漫。局限性壁间血肿在中等动脉中更为常见（图 6 - 4 - 21）。

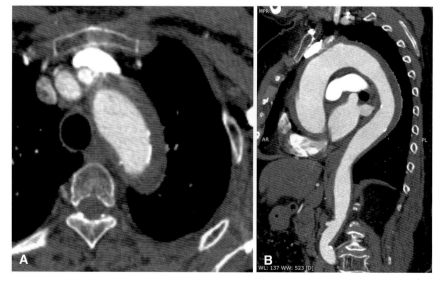

图 6 - 4 - 21　主动脉壁间血肿。A.主动脉弓部管壁新月形增厚；B.病变弥漫性分布，累及全主动脉。

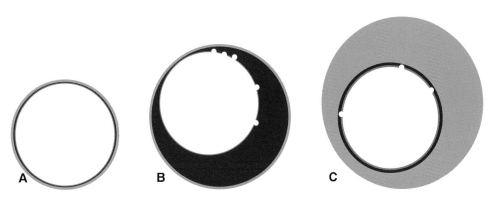

图 6-4-22 主动脉壁间血肿与血管周围炎鉴别示意图。A.正常主动脉壁横断面示意图;B.主动脉壁间血肿横断面示意图,血肿位于主动脉壁中层,呈新月形增厚,可见钙化内移(内膜侧白点),急性期 CT 值为稍高密度;C.血管周围炎横断面示意图。

2. 病变形态及周围情况　主动脉壁间血肿典型性征象是主动脉壁偏心性"新月形"增厚,此时病变位于主动脉壁中层,主动脉外膜完整、光滑,因此可以与主动脉周围炎边缘毛糙、不规则相鉴别(图 6-4-22)。部分壁间血肿患者会出现主动脉病变周围渗出性改变,以及纵隔、心包、胸腔积液/积血等表现,此时可能导致病变周围脂肪间隙模糊。但相较于主动脉周围炎,这种渗出性改变更为广泛。主动脉周围炎也不会合并纵隔、心包积液/积血等表现。

3. CT 密度、MRI 信号及强化特点　壁间血肿会随发病时间的改变而出现密度和信号的变化,由新鲜出血逐渐演变为陈旧性出血。主动脉周围炎病变信号较为均匀一致,随诊观察信号变化不明显。增强扫描,壁间血肿病变不会发生强化,除非合并溃疡样病变或血池样病变时,增厚管壁内可以出现血池样强化。主动脉周围炎病变多表现为渐进性强化。

（四）与主动脉假性动脉瘤鉴别

主动脉假性动脉瘤病因包括外伤、动脉粥样硬化、血管炎、感染、医源性等多种因素。患者往往表现为胸痛、血流动力学不稳定等,通过起病情况及临床症状可以与主动脉周围炎鉴别。影像学上也可表现为主动脉旁软组织密度影,需要与主动脉周围炎鉴别。

1. 病变形态及周围情况(图 6-4-23)　假性动脉瘤多表现为主动脉偏心性管腔凸出,相较于主动脉周围炎更偏于主动脉病变一侧。假性动脉瘤合并周围血肿时,会出现周围大范围渗出性改变,以及纵隔、心包、胸腔、腹膜后积液/积血等表现。感染性假性动脉瘤还可以合并周围软组织肿胀/脓肿、骨质破坏、淋巴结增多/增大等表现。

2. CT 密度、MRI 信号及强化特点　假性动脉瘤周围血肿多密度不均匀,早期可表现为稍高密度,提示新鲜出血。增强扫描病变内可呈现血池样强化的瘤腔(图 6-4-24)。周围血肿/积血出现强化时,需考虑存在活动性出血。

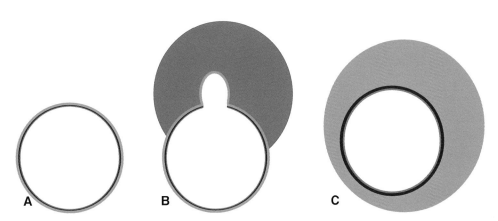

图 6-4-23 主动脉假性动脉瘤与血管周围炎鉴别示意图。A.正常主动脉壁横断面示意图;B.主动脉假性动脉瘤,蓝色部分为主动脉周围血肿,主动脉管腔通过主动脉壁破口与周围血肿相通,增强扫描时部分对比剂通过破口进入周围瘤腔内;C.血管周围炎横断面示意图。

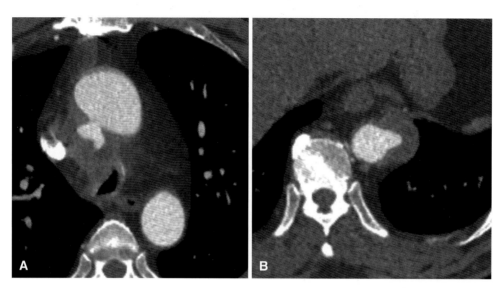

图6-4-24　白塞综合征,主动脉多发假性动脉瘤。男,55岁。A.升主动脉右后壁破口,周围伴假性动脉瘤形成,瘤腔内见对比剂充盈,通过破口与升主动脉相通,相邻上腔静脉、气管受压;B.降主动脉膈段左侧壁偏心性管腔凸出,周围伴低密度影包绕,瘤腔内见对比剂充盈。

(五) 与主动脉瘤合并血栓鉴别

由于瘤腔内血流速度减慢以及涡流形成,主动脉瘤多合并不同程度的附壁血栓。需要与炎性主动脉瘤患者,主动脉瘤体周围的炎性组织相鉴别。

1. 病变与管壁钙化的关系　管壁钙化多由于动脉硬化产生,因此多位于主动脉壁内膜层,以此可以推测主动脉壁的位置。CT是观察主动脉壁钙化最好的影像学手段。通过观察低密度影位于钙化偏向管腔一侧,还是偏离管腔侧能够分辨病变位于管腔内还是管腔以外,以此鉴别附壁血栓和周围炎症组织(图6-4-25,图6-4-26)。

2. DWI　由于主动脉周围炎DWI多表现为高信号,因此MRI检查对于发现和诊断炎性主动脉瘤具有较高的敏感性(图6-4-27)。

(六) 与ECD鉴别

目前,国际上广泛认为ECD属于继发性主动脉周围炎当中的一种类型,但其治疗方法与常见的IgG4-RD相关的主动脉周围炎具有明显的区别。同时其影像表现与常见的主动脉周围炎之间存在一定的相似性和差异性(图6-4-28)。

1. 病变范围　ECD主动脉病变范围通常较为弥漫,多包绕整个主动脉或同时包绕多个节段。这也是与其他类型主动脉周围炎相鉴别的重要特点。

2. 其他器官受累　ECD常为多系统受累,其中长骨、中枢神经系统、垂体、肾脏等受累表现具有特征性,可以与其他类型主动脉周围炎相鉴别。

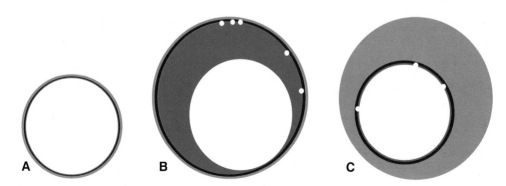

图6-4-25　主动脉瘤与血管周围炎鉴别示意图。A.正常主动脉壁横断面示意图;B.主动脉瘤,蓝色部分为附壁血栓,此时钙化(管壁白点)位于血栓外侧;C.血管周围炎横断面示意图,钙化位于病变偏管腔一侧。

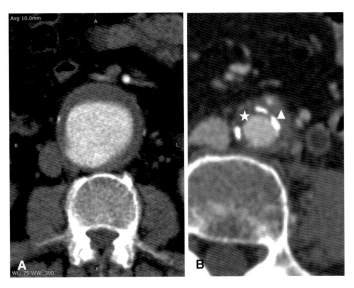

图6-4-26 动脉瘤与血管周围炎的钙化特点。A.腹主动脉瘤,钙化位于血栓外侧;B.血管周围炎,钙化位于病变偏管腔一侧,钙化与管腔之间更低密度区(★)为附壁血栓。

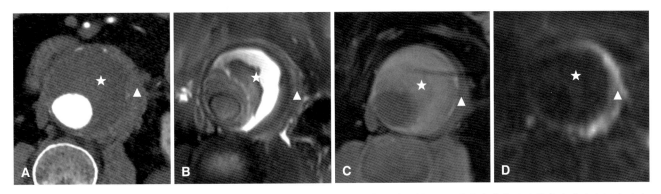

图6-4-27 炎性腹主动脉瘤。A.CTA显示腹主动脉瘤管腔内大量低密度附壁血栓(★),动脉瘤偏左侧见等密度病变(▲)部分包绕动脉瘤,边界不规则,与低密度血栓之间可见散在钙化(管壁);B.T2WI显示血栓信号不均匀,符合血栓中不同成分表现,周围炎性组织信号较均匀,周围伴少量液性信号;C.T1WI显示无炎性组织包绕(右侧)区域动脉瘤边界清晰、光滑;炎性组织包绕一侧(左侧)不规则,并可见少量索条影;D.DWI炎性组织明显弥散受限。

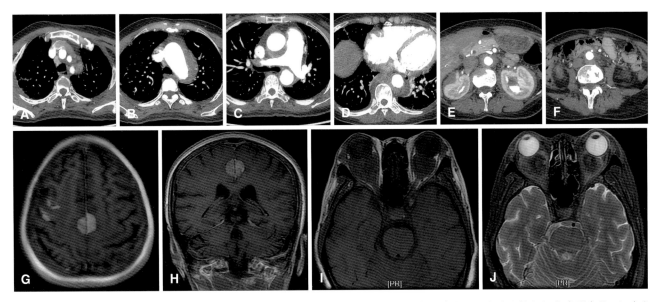

图6-4-28 ECD。53岁,女性。A～F.CTA显示升主动脉、主动脉弓、颈总动脉及腹主动脉周围弥漫性软组织密度影包绕,主动脉管腔无明显狭窄或扩张改变,双肾门及双肾周围亦可见软组织密度影包绕(E);G、H.大脑镰两旁见类圆形明显强化灶,右侧额叶脑皮质可见脑回样强化;I、J.双侧眼球后方肌椎内等T1、短T2信号影。(吉林大学附属第二医院　刘洋医生提供)

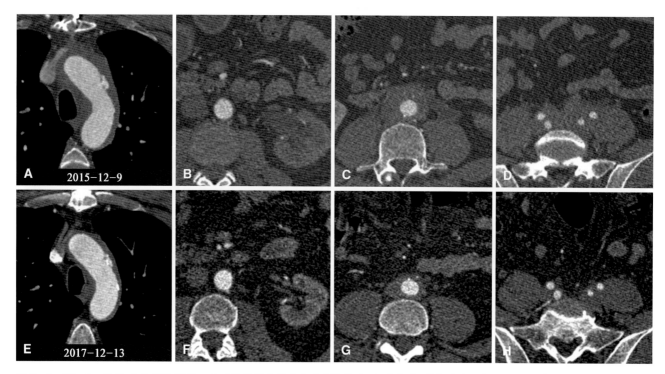

图6-4-29　A~D.治疗前CTA图像。主动脉弓部左前方见穿透性溃疡;主动脉弓、腹主动脉远段及双侧髂动脉周围见软组织密度影包绕,周围脂肪间隙消失;左侧肾盂、肾盏及输尿管扩张、积液;E~H.规律治疗2年后复查CTA图像。主动脉弓部溃疡未见明显变化;主动脉弓、腹主动脉远段及双侧髂动脉周围软组织密度影明显吸收;左侧肾盂、肾盏及输尿管恢复正常。

五、特殊临床病例实战分析

1. **基本病史及治疗经过**　男,55岁。3个月前无明显诱因出现后背部疼痛不适,就诊于当地医院,发现右冠状动脉重度狭窄,行冠状动脉球囊扩张及支架植入术,术后症状未见明显改善。胸部CT平扫提示"主动脉弓部扩张"。进一步主动脉CTA检查提示主动脉弓穿透性溃疡,并且主动脉弓及腹主动脉血管周围炎。实验室检查:血IgG 16.42 g/L,IgG4 2.25 g/L。经激素+免疫抑制剂治疗后CTA复查,提示主动脉周围炎部分吸收。

2. **影像资料及解读**　见图6-4-29。

3. **影像诊断**　主动脉弓部穿透性溃疡;血管周围炎累及主动脉弓、腹主动脉及双侧髂动脉;左侧肾盂、肾盏及输尿管扩张、积液。

4. **最终临床诊断**　IgG4-RD,主动脉弓部穿透性溃疡,血管周围炎累及主动脉弓、腹主动脉及双侧髂动脉。

5. **诊断及治疗关键点**

(1)患者为中年男性IgG4-RD累及主动脉,主要表现为血管周围炎,累及多处血管节段,腹主动脉病变合并输尿管受累、扩张、积液。

(2)IgG4-RD的治疗方案主要为激素+免疫抑制剂治疗。

(3)CTA能够清晰显示主动脉病变形态学改变以及相应气管受累情况,是治疗前的重要评价手段,也是治疗过程中疗效评价的重要无创性影像学手段。

(赵文婧　张楠)

参考文献

[1] Maritati F, Peyronel F, Vaglio A. IgG4-related disease: a clinical perspective [J]. Rheumatology (Oxford), 2020,59(Suppl 3):iii123-iii131.

[2] Maehara T, Moriyama M, Nakamura S. Pathogenesis of IgG4-related disease: a critical review [J]. Odontology, 2019,107(2):127-132.

[3] Perugino CA, Stone JH. IgG4-related disease: an update on pathophysiology and implications for clinical care [J]. Nat Rev Rheumatol, 2020,16(12):702-714.

[4] Katz G, Stone JH. Clinical Perspectives on IgG4-Related Disease and Its Classification [J]. Annu Rev Med, 2022, 73:545-562.

[5] Ren H, Mori N, Sato S, et al. American College of Rheumatology and the European League Against

Rheumatism classification criteria for IgG4-related disease: an update for radiologists [J]. Jpn J Radiol, 2022,40(9):876-893.

[6] Yadav A, Godasu G, Buxi TBS, et al. Multiple Artery Aneurysms: Unusual Presentation of IgG4 Vasculopathy [J]. J Clin Imaging Sci, 2021,26(11):17.

[7] Tajima M, Hiroi Y, Takazawa Y, et al. Immunoglobulin G4-related multiple systemic aneurysms and splenic aneurysm rupture during steroid therapy [J]. Hum Pathol, 2014,45(1):175-179.

第七章

主动脉肿瘤性病变

典型病例

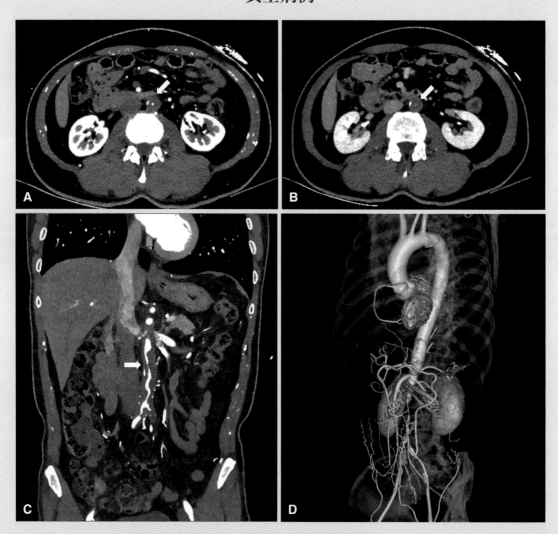

图 7-0-1 主动脉上皮样血管内皮瘤。

病情简介

1. **病史** 男性,62岁,无诱因出现活动后下肢酸胀 10 个月余。

2. **查体** 双下肢无水肿,足背动脉搏动弱。上肢血压 150/70 mmHg,下肢血压 75/50 mmHg。脉搏 71 次/分。

影像诊断及征象分析

1. **影像诊断** 腹主动脉上皮样血管内皮瘤(手

术病理)。

2. 征象分析

(1) 图 7-0-1A　动脉期腹主动脉内壁局限性环形增厚并且管腔重度狭窄(箭)。

(2) 图 7-0-1B　静脉期腹主动脉增厚的内壁轻度延迟强化(箭),管腔狭窄程度与动脉期一致。

(3) 图 7-0-1C、D　冠状位及 VR 图像可清晰显示腹主动脉病变累及范围,上缘达右肾动脉水平,下缘达髂总动脉分叉水平,管腔明显不均匀狭窄,呈细线状改变(箭)。

(4) 主动脉管壁多发动脉粥样硬化,可见钙化斑块形成。

治疗与结局

患者半年后多发转移死亡。

临床特点

患者入院后行主动脉 CTA 检查,提示腹主动脉附壁血栓伴管腔狭窄,临床表现与腹主动脉狭窄所致下肢缺血相符,遂行腹主动脉人工血管置换术,术后病理提示上皮样血管内皮瘤。

一、疾病概述与分类

2020 年世界卫生组织(WHO)软组织肿瘤分类中血管源性恶性肿瘤分为两类,分别为上皮样血管内皮瘤及血管肉瘤。其中上皮样血管内皮瘤(epithelioid hemangioendothelioma, EHE)是 1982 年由 Weiss SW 和 Enzinger FM 提出,首次报道 41 例以血管为中心具有上皮样外观的肿瘤,称之为上皮样血管内皮瘤,早期多诊断为癌或者转移瘤,该病是一种罕见的血管类肿瘤,起源于血管内皮细胞,是一种病理和生物学具有侵袭性的肿瘤,可以发生于全身各器官或组织,常发生于肺或肝脏等,生物学行为介于良性血管瘤与血管肉瘤之间,发生转移概率约为 15%,且特定部位容易侵犯肺及胸膜,肿瘤异质性较高。血管肉瘤占所有软组织肿瘤的 1%~2%,可发生于任何部位,与其他类型的软组织肉瘤不同的是,多数血管肉瘤发生于皮肤和浅表软组织,而深部软组织较少发生,且极少起自大血管。上皮样血管内皮瘤及血管肉瘤发病原因均暂不明确,可能与血管先天发育、外伤、口服避孕药及性激素水平等因素有关。此类疾病发病率极低,主动脉原发病变则更为罕见,临床经常被误诊并且延误治疗,临床研究常以个案报道形式呈现。

二、病理特点

主动脉原发恶性肿瘤包含上皮样血管内皮瘤及血管肉瘤两类。上皮样血管内皮瘤的病理学特征是上皮样肿瘤细胞,胞质呈淡色嗜酸性,偶见胞质内腔,呈索状、短束状排列,黏液透明基质内呈小梁状排列,肿瘤细胞的血管内皮标志物(如 CD31 和 ERG)免疫组化阳

性,在 25%~50% 的病例中,细胞角蛋白也呈阳性。具有非典型组织学的上皮样血管内皮瘤,其中重度核异质和偶尔缺乏黏液透明间质可能导致组织学几乎与血管肉瘤难以区分,而特异性融合基因的鉴定有助于两者的鉴别。

2020 版 WHO 软组织肿瘤分类血管恶性肿瘤部分增加了新的肿瘤亚型 TFE3 易位的上皮样血管内皮瘤,形态学上,肿瘤细胞胞质丰富,嗜酸或淡嗜伊红色,似泡沫样或组织细胞样胞质,瘤细胞排列呈腺泡状或巢团状,局部可见明确血管腔隙形成,背景常伴有慢性炎性细胞浸润,而非经典型上皮样血管内皮瘤的黏液玻璃样变基质。但在个别病例中,可出现经典型形态或与之并存的双相形态;也有个别病例出现核异型增加、核形不规则、核分裂活跃、肿瘤性坏死等不典型形态,甚至复发后病例还出现梭形肉瘤样区域。免疫表型上,瘤细胞除了表达血管内皮标记外,有 TFE3 核的强阳性表达。

三、临床问题与影像

(一)临床表现

血管性恶性肿瘤几乎全身任何部位均可发生,分别有不同组织发生病例的报道,如肺、肝、骨、腹膜、甲状腺、心脏等。不同部位的发病年龄、性别、临床表现和预后不同。其中原发性主动脉血管性恶性肿瘤病例极为罕见,且其临床表现各异,可表现为胸背部疼痛、高血压危象和继发缩窄样综合征等,往往不具备特征性,且与受累范围及并发症密切相关,临床极易误诊。

(二)影像学诊断及主要征象

主动脉原发恶性肿瘤病例极少,分析观察现有数例

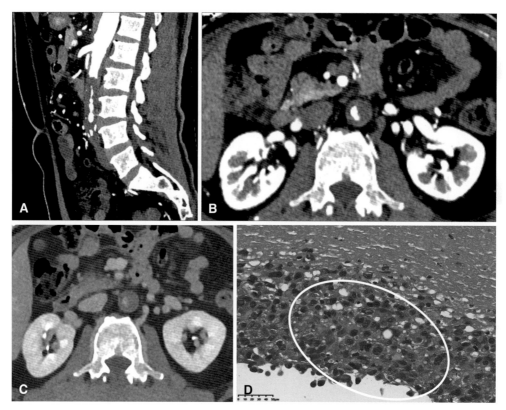

图 7-0-2　主动脉上皮样血管内皮瘤表现。A.主动脉矢状位 CT 增强动脉期重建见病变沿主动脉长轴分布,向腔内凸出,管腔狭窄;B.CT 增强动脉期轴位显示主动脉壁不对称环形增厚;C.与 B 同层面 CT 增强延迟期病变呈均匀轻中度强化;D.术后病理见主动脉内皮恶性肿瘤组织(圈),呈上皮样形态,分化差,可见核分裂及坏死,主动脉壁中层尚存。

视频 7-0-1

视频 7-0-1　腹主动脉连续轴位 CTA 薄层图像,可见病变沿腹主动脉走行连续分布。

确诊病例影像学资料,发现上皮样血管内皮瘤与血管肉瘤影像学 CT 表现类似。其发病部位以降主动脉较为多见,病变累及范围较广,且沿主动脉长轴连续分布(图7-0-2A,视频7-0-1),表现为主动脉内壁不规则增厚,为对称环形或不对称环形向腔内凸出(图7-0-2B),病灶平扫密度较低但尚均匀,未发现肿瘤实质内钙化或液化坏死征象,增强后轻度延迟强化(图7-0-2C),病灶血流面往往不规则,边缘凹凸不平,可导致管腔狭窄,而主动脉外壁轮廓在早期往往较光整且保持正常形态(图7-0-2D),晚期可以侵蚀主动脉壁向外生长。

四、影像鉴别诊断及误诊原因分析

(一)肿瘤与附壁血栓的鉴别

附壁血栓形成多与动脉粥样硬化或动脉瘤相关,常表现为主动脉内壁增厚,多为偏心增厚(图7-0-3A),形态与血流状态相关,病灶血流面往往形态不规则,但血管外轮廓边缘较光滑,增强后病变不强化,与血管壁密度差或信号差明显(图7-0-3B);在主动脉走行范围内可连续或间断分布。肿瘤性病变增强后可轻度延迟强化,与血管壁密度或信号差异不明显。主动脉肿瘤与附壁血栓在 CT 上鉴别较为困难时,可选择 MR 检查,明确病变与主动脉壁之间的关系及病变的组织特性。

(二)与主动脉周围肿瘤的鉴别

主动脉恶性肿瘤需与主动脉周围肿瘤累及主动脉相鉴别。主动脉周围肿瘤发生于纵隔及腹膜后,肿瘤种类较多,其中良性肿瘤往往边界较清晰,主动脉表现为受压推移改变,鉴别相对容易,但恶性肿瘤生长速度较快且侵袭性强,当其侵犯并包绕主动脉时,可形成主动

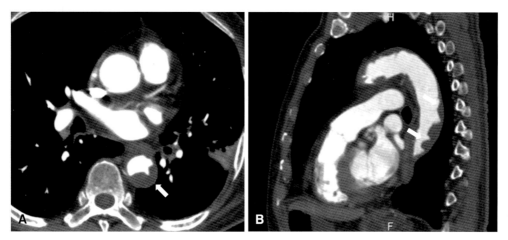

图 7-0-3　主动脉附壁血栓 CTA 表现。A.横轴位 CT 增强动脉期图像见主动脉内壁偏心性增厚,血流面不规则,增强后无明显强化;B.矢状位 CT 增强动脉期图像显示病变向腔内凸出,局部管腔轻度狭窄,血流面凸凹不平。

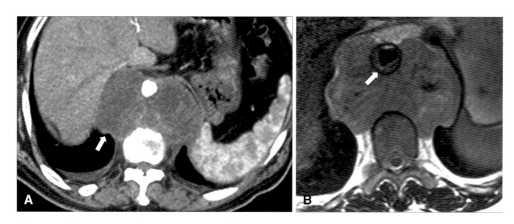

图 7-0-4　主动脉周围肿瘤 CT 及 MR 表现。A.轴位 CT 增强动脉期横图像示主动脉周围软组织肿块形成(箭),包绕主动脉,主动脉管壁显示不清;B.同层面 MR T2WI 图像可清晰显示主动脉管壁(箭),低信号,管壁周围可见软组织信号肿块。穿刺病理诊断为恶性神经鞘瘤。

脉周围肿块,鉴别相对较困难,但主动脉管壁轮廓往往存在且较光整,比较常见的病变包括纵隔及腹膜后淋巴瘤、侵袭性胸腺瘤、食管癌、恶性神经鞘瘤(图 7-0-4)及其他恶性间叶组织来源肿瘤等。

(三) 误诊原因分析

主动脉原发恶性肿瘤初诊时往往误诊,其发病率极低导致临床及影像科医师对其认识不足,且肿瘤形态及 CT 增强表现均与其他组织器官恶性肿瘤差异较大,不以结节或肿块为特征,直接征象与主动脉附壁血栓极为相似,病变沿主动脉长轴分布但往往不突破主动脉外壁,可辅助诊断的间接征象较少,故需对其细微征象仔细观察,MR 及 PET/CT 对病变定性诊断

有帮助。

五、特殊临床病例实战分析

1. **基本病史资料**　男,73 岁,因高血压入院,无其他自觉症状。

2. **影像资料及解读**　见图 7-0-5、视频 7-0-2。

3. **影像及最终临床诊断**　主动脉附壁血栓。

4. **诊断关键点**

(1) 主动脉本底动脉粥样硬化明显,有钙化、溃疡等,内膜不光滑为附壁血栓形成的重要因素之一。

(2) 病变位于主动脉腔内,呈偏心性改变,与主动脉壁之间非完全贴附。

(3) 病变增强后无明显强化为血栓特点。

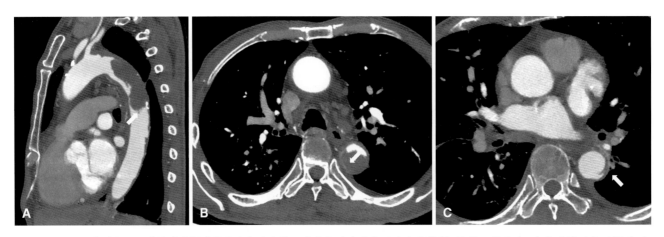

图7-0-5 A.矢状位CT增强动脉期图像显示主动脉弓至胸降主动脉腔内附壁充盈缺损,呈偏心性分布,病变边缘形态不规则,部分较疏松且呈毛絮状改变;B.横轴位CT增强动脉期图像显示低密度部分与主动脉壁之间可见高密度对比剂充盈(箭),提示病变与主动脉壁之间有缝隙,且增强后病变密度较平扫无明显强化;C及视频7-0-2中见主动脉壁弥漫性不规则伴多发钙化,并可见散在溃疡形成(C,箭),这些内膜改变均为附壁血栓形成的基础。

视频7-0-2

视频7-0-2 主动脉轴位CTA薄层图像显示主动脉壁弥漫性不规则增厚伴多发钙化,附壁充盈缺损累及范围较广且非连续分布,部分病灶与主动脉壁之间可见缝隙。

(骆 静)

参考文献

[1] Sbaraglia M, Bellan E, Dei Tos A P. The 2020 WHO Classification of Soft Tissue Tumours: News and Perspectives [J]. Pathologica, 2020,113(2):70-84.

[2] Requena L, Kutzner H. Hemangioendothelioma [J]. Seminars in Diagnostic Pathology, 2013,30(1):29-44.

[3] Lin SI, Su MI, Tsai CT. Primary Intimal Sarcoma of Thoracic Aorta Presenting as Hypertensive Crisis [J]. Acta Cardiologica Sinica, 2015,31(6):560-563.

[4] Staats P, Tavora F, Burke AP. Intimal sarcomas of the aorta and iliofemoral arteries: a clinicopathological study of 26 cases [J]. Pathology, 2014,46:596-603.

第八章
主动脉感染

第一节　自体主动脉感染

典型病例

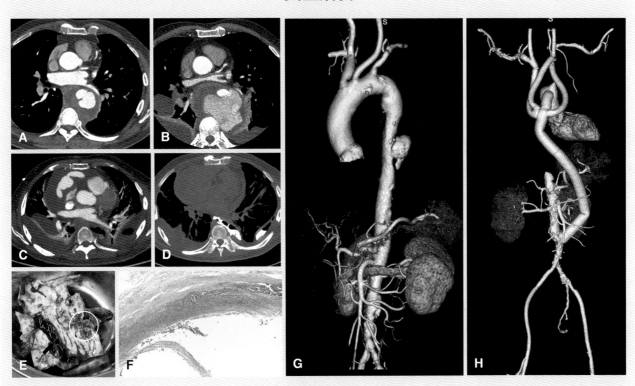

图 8-1-1　胸降主动脉感染性动脉瘤。

视频 8-1-1

视频 8-1-2

视频 8-1-1、视频 8-1-2　胸降主动脉感染性动脉瘤短期进展。

病情简介

1. **病史**　男性,59 岁,胸痛、间歇性发热两周;高血压、糖尿病史均有 10 余年,药物控制不佳。

2. **实验室检查**　空腹血糖 11.2 mmol/L;C 反应蛋白(CPR)、红细胞沉降率(ESR)升高;血培养:莫斯科沙门菌(+)。

3. **查体**　体温 39.2 ℃,无其他阳性体征;血压 150/105 mmHg;听诊:心音正常,无明显杂音;脉搏快而有力。

影像诊断及征象分析

1. 影像诊断　感染性动脉瘤。

2. 征象分析

（1）图8-1-1中降主动脉管壁不连续,管腔局限性"蘑菇状"向外凸出,壁不光滑,瘤体周围软组织增厚;图8-1-1B为15天后复查,瘤体快速倍增,边缘分叶状,双侧胸腔积液,提示瘤体不稳定破裂风险较高;左心房明显受压变形,与食管之间关系不清。

（2）视频8-1-1为首次主动脉CTA检查,视频8-1-2为15天后复查主动脉CTA检查,病变明显进展,动脉瘤体明显增大,上下范围增加;结合临床病史及实验室检查诊断主动脉病变为感染所致。

（3）图8-1-1C、H为术后随诊显示感染段血管切除旁路血管移植。

（4）图8-1-1D为术后3周口服对比剂后胸部CT平扫,显示食管与左侧胸腔相通,提示食管感染破裂,导致食管-胸腔瘘。

（5）图8-1-1E,大体病理显示主动脉壁弥漫分布黄色动脉粥样硬化斑块,内膜表面不光滑破损（圆圈）,见附壁血栓（箭）;图8-1-1F为HE染色见主动脉壁结构严重破坏,内见大量中性粒细胞、淋巴细胞等炎性细胞浸润。

治疗与结局

入院后积极抗感染、降血糖、支持治疗以创造适宜手术条件,病变仍然快速进展,瘤体破裂风险较高。病变段血管切除、局部清创、旁路血管移植。术后感染难以控制,出现食管-胸腔瘘,最终因感染性休克死亡。

临床特点

主动脉感染多发生在免疫低下人群中,临床症状无特异性,进展较快,保守治疗病死率几乎100%。

一、病因与发病机制

感染性动脉瘤（mycotic aneurysm, MA）一词是由Osler在1885年提出,用以描述在亚急性细菌性心内膜炎患者中发展而来的"蘑菇状"动脉瘤。尽管mycotic特指真菌感染,但mycotic aneurysm仍然用于梅毒之外（发病机制及临床表现和预后均不同于其他病原感染）所有感染性病因所致的动脉瘤,因此本章节中也以mycotic aneurysm——感染性动脉瘤来表述主动脉感染。主动脉感染在造成主动脉壁结构破坏以前没有特殊形态表现而临床难以诊断,形成动脉瘤后易破裂预后不佳。感染源可以来自血管内如心源性脓毒栓子、邻近心内膜病灶延伸等,也可以来自血管外如邻近血管的感染灶直接蔓延、外伤等。主动脉内膜的防御机制使细菌不易停留在主动脉壁,如果由于先天性畸形（如主动脉缩窄）或获得性疾病（特别是动脉粥样硬化斑块或溃疡、动脉瘤）使主动脉结构发生改变,则对感染的耐受能力下降,内膜表面可能会有经血液散播而来的微生物定植。动脉粥样硬化相关的附壁血栓也可作为细菌定植的位点。动脉壁损伤后发生的感染在注射吸毒者中比较多见,其他的损伤如血管相关医源性操作,如果操作过程污染,将导致周围动脉感染性假性

动脉瘤形成。

主动脉感染常见的发病机制有4种:①继发脓毒性微栓子形成感染性动脉瘤（图8-1-2）,这种机制常发生在感染性心内膜炎的基础上,赘生物脱落栓塞分支血管（头血管或腹腔血管分支、下肢动脉）所致;该类患者发病年龄较轻,男女比例相当,可以有多个病变。②邻近持续感染病灶延伸（图8-1-3）,最常见于脊柱感染迁延不愈而波及主动脉。③远处感染引起的菌血症血源性播散至血管壁（图8-1-4）,这些病变大多发生在动脉粥样硬化严重的区域如腹主动脉,男性好发,文献报道男女比例为3:1,笔者总结男女比例更大,约为9:1,平均年龄约65岁。④动脉壁创伤后造成的直接感染（图8-1-5）,这种类型更常见于外周血管。

二、病理解剖结构变化与血流动力学改变

无论是哪种机制导致的主动脉感染,往往是从主动脉壁的局部开始,因此感染性动脉瘤常为偏心囊状;动脉壁全层出现弥漫性急性和慢性炎症,多形核白细胞及淋巴细胞浸润、坏死、出血、脓肿和细菌菌落都可能在病理切片中发现（图8-1-6）。主动脉感染后由于急慢性

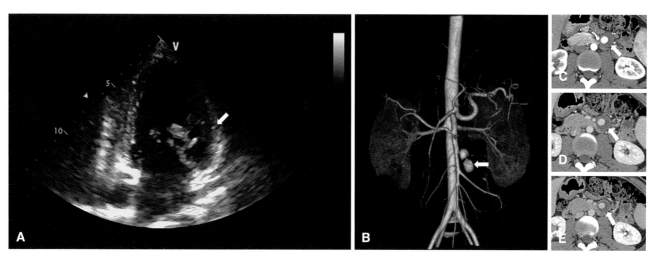

图 8-1-2　继发脓毒性微栓子形成感染性动脉瘤。男,19 岁,间歇性发热 4 个月,最高体温 39.4℃,抗感染治疗有效;停药后发热症状反复,逐渐出现双手肿痛、发红,呈游走性;腹痛 1 周。实验室检查白细胞(WBC)计数、C 反应蛋白、红细胞沉降率升高;两次血培养丹毒丝菌阳性。A.超声心动图显示二尖瓣条带状中强回声(箭);B.CTA 表面重建显示肠系膜上动脉分支两枚葫芦状动脉瘤形成,瘤壁不规则,瘤体以远血管闭塞;C~E.腹部增强见瘤壁强化(箭),提示炎性。

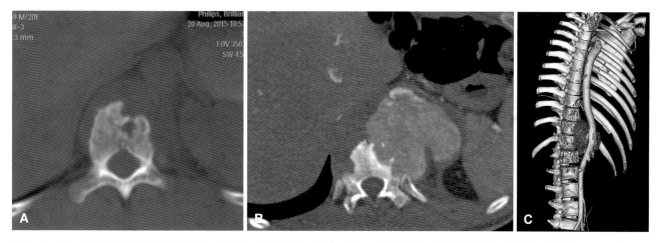

图 8-1-3　邻近感染灶延伸所致感染性动脉瘤。男,20 岁,腰背部疼痛,不规则低热,临床诊断椎体结核并且抗结核治疗;3 个月后胸痛加重不缓解。A.胸腰椎 CT 平扫见 T11 椎体骨质破坏,椎体周围软组织密度影提示脓肿可能;椎体前方主动脉外轮廓光滑规则,与椎体之间脂肪间隙存在;B.3 个月后增强 CT 显示椎体骨质破坏加重,周围脓肿范围增大;主动脉后壁局限性中断、假性动脉瘤形成,瘤壁不规则分叶状,与椎体骨质破坏区嵌合无分界;C.表面重建显示 T9~L2 椎体骨质破坏,邻近主动脉后壁假性动脉瘤形成,主动脉受压前移。

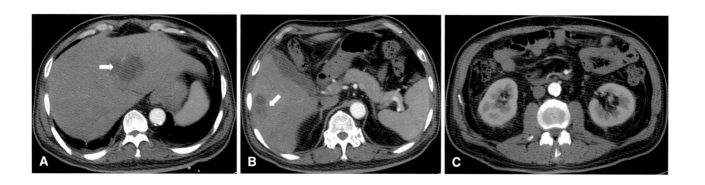

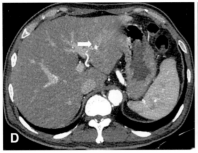
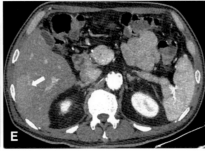
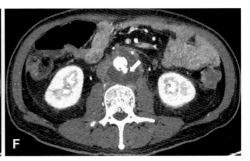

图 8-1-4　菌血症继发主动脉感染。男,52 岁,发热 15 天,最高体温 39℃,伴有寒战、腹痛、恶心、呕吐,既往糖尿病史 8 年,控制不佳。实验室检查白细胞、C 反应蛋白、红细胞沉降率升高,血糖 10.7mmol/L;两次血培养肺炎克雷伯菌阳性。A～C.发病后初次腹部增强 CT,A、B 显示肝内多发脓肿(箭),C 显示腹主动脉管壁见钙化,边界清晰轮廓完整;D～F.经腹腔引流、抗感染治疗症状好转,出院后 1 周再次发热、腹痛,两次血培养肺炎克雷伯菌阳性(报阳时间 5 小时 46 分);腹部增强 CT 显示肝脓肿吸收消失(D、E,箭),肝左叶原病变处肝动脉分支动脉瘤形成(D,箭),腹主动脉假性动脉瘤形成,周围低密度脓肿包绕(F,箭)。(山东聊城市人民医院　王凤强老师提供)

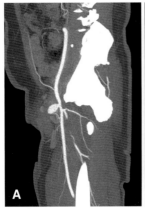
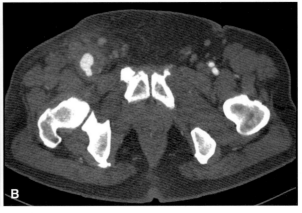

图 8-1-5　动脉创伤后感染。男,50 岁,因冠心病行经皮冠状动脉造影支架植入术后 2 天,右侧腹股沟穿刺区红肿疼痛,发热伴伤口局部流脓,最高体温 39℃,抗感染治疗局部间断流脓;5 周后突发腹股沟区疼痛伤口脓血流出,分泌物培养耐甲氧西林金黄色葡萄球菌阳性。A.下肢矢状位 CTA 右股动脉厚层 MPR 重建显示股动脉(腹股沟韧带下方)前壁管腔局限性向外凸出,假性动脉瘤形成;B.横轴位 CTA 显示右股动脉假性动脉瘤壁较厚,周围见软组织密度影及增大强化淋巴结,皮下脂肪间隙模糊提示炎性渗出。

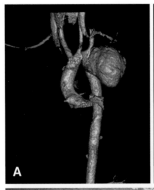
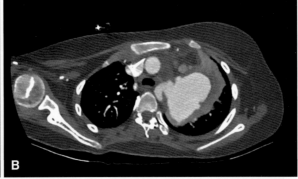
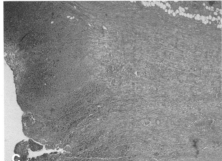
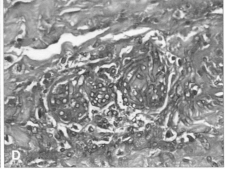

图 8-1-6　主动脉感染病理。女,12 岁,急性淋巴细胞白血病,发热 3 个月余;咳血。A.主动脉 CTA 表面重建见弓降部巨大偏心囊状动脉瘤;B.横轴位 CTA 显示主动脉壁局部破口与瘤体相通,瘤壁不规则、增厚;C.病变主动脉壁 HE 染色低倍镜下显示主动脉平滑肌完全断裂消失,见片状坏死区,主动脉壁内见弥漫性炎性细胞浸润;D.高倍镜下见真菌菌落。(病例由上海德达医院彭明亮老师提供;病理图片由上海衡道医学病理诊断中心有限公司提供)

炎性细胞浸润导致主动脉壁支架结构——弹力层和肌层的破坏,进展往往很快,可在数天内出现全层破裂。

感染性主动脉瘤形成以后最重要的血流动力学变化发生在破裂以后,不同部位血流动力学改变不同:①发生在主动脉根部(常由于主动脉瓣的感染性心内膜炎蔓延所致)的感染性动脉瘤多见于右冠窦,破裂后可产生心内分流(图 8-1-7)、心脏压塞、冠状动脉闭塞

等;②心包外升主动脉、主动脉弓、腹主动脉破裂可导致快速出血性休克;③颅内感染性动脉瘤破裂可导致颅内血肿或蛛网膜下腔出血;④发生在外周小血管的感染,血流动力学改变可能不是很明显,但动脉瘤周围可出现严重的软组织感染(图 8-1-8);⑤由于主动脉感染后病原体直接入血,因此常伴发全身感染中毒症状,甚至感染性休克。

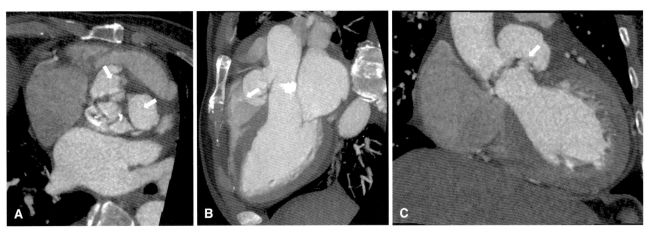

图 8-1-7 主动脉根部感染性动脉瘤破裂。男,52 岁,间歇性发热 3 个月,逐渐伴有胸闷、胸痛,加重不能平卧 1 周。实验室检查白细胞、C 反应蛋白、红细胞沉降率升高,血培养戈登链球菌阳性。2 个月前外院超声心动图提示主动脉瓣重度狭窄,见赘生物。术中见主动脉瓣周脓肿,瓣叶增厚钙化,表面被附多发赘生物,主动脉根部破坏严重,与左、右心室之间均有沟通。A.心脏轴位增强 CTA 显示主动脉瓣增厚钙化,左、右冠窦均见不规则假性动脉瘤形成(箭);B.主动脉根部斜矢状位 CTA 见右冠窦动脉瘤顶端破裂(箭),与右心室沟通,即存在升主动脉-右室分流通道;冠状动脉开口受压重度狭窄;C.主动脉根部冠状位 CTA 重建显示左冠窦壁破裂假性动脉瘤形成,与主动脉瓣下左心室流出道假性动脉瘤沟通(箭),存在升主动脉-左心室反流通道。

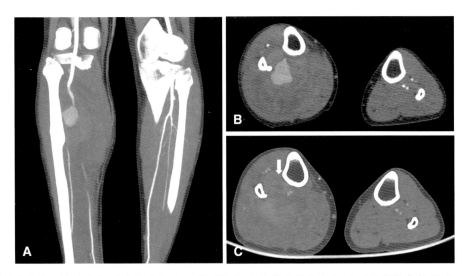

图 8-1-8 腓动脉感染性假性动脉瘤(脓毒栓子所致)。男,51 岁,间歇性发热 3 个月,右下肢肿胀疼痛 10 天。实验室检查:白细胞、C 反应蛋白、红细胞沉降率升高,血培养链球菌阳性。超声心动图提示主动脉瓣赘生物形成,主动脉瓣中-大量反流。A.下肢动脉 CTA MIP 重建显示右腓动脉近端见较大假性动脉瘤形成,边界不规则;B.轴位 CTA 见腓动脉后壁连续性中断假性动脉瘤形成,瘤体周围密度不均匀,肌肉间隙模糊,软组织明显肿胀;C.轴位 CTA 显示病变周围见不规则环形强化囊腔(箭),提示脓肿形成。

三、临床问题与影像

（一）临床表现

　　主动脉感染大多数情况下发病隐匿，临床表现无特异性，主要表现为反复发热、感染性动脉瘤部位疼痛或不适。在老年（特别是有糖尿病史）菌血症患者中，经适当充分的抗菌治疗仍有持续性菌血症，如果没有感染性心内膜炎的确凿征象则需高度怀疑血管内感染。感染性动脉瘤如果未经及时合适的治疗，则出现邻近脏器感染的继发症状，如腹主动脉感染引起的主动脉-十二指

肠瘘引发的黑便（图 8-1-9），黑便提示十二指肠壁已受累，是大出血的先兆，如果不及时干预将很快出现出血性休克；感染持续导致腰大肌脓肿、腰椎感染（图 8-1-10）等引起的腰痛，出现腰大肌脓肿的主动脉感染病死率几乎为 100%，因此腰大肌脓肿是主动脉感染预后不良的独立风险因素；弓部主动脉感染引起的声音嘶哑、咳血（图 8-1-11）；降主动脉破裂引起的咳血、胸痛。主动脉感染进展很快，常在数天或数周内破裂。

　　在感染心内膜炎发病期间因赘生物脱落导致的感染性动脉瘤因部位不同而临床症状各异，颅内动脉瘤破

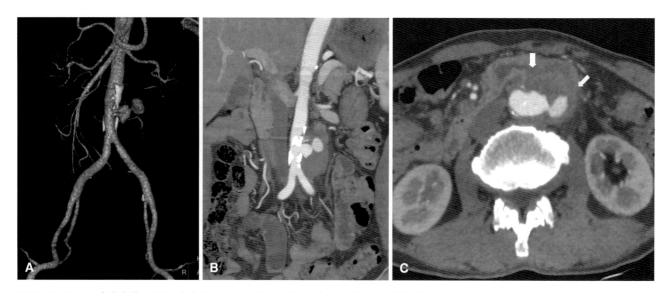

图 8-1-9　主动脉感染，黑便，大出血。A～C.男，68 岁，行走过程中突发腹痛伴黑便 3 天，无明显发热；实验室检查：空腹血糖 6.33mmol/L，C 反应蛋白 80mg/L。A.腹主动脉 CTA 表面重建显示腹主动脉下段管腔局限性串珠样向外凸出；B.冠状位 MPR 重建显示病变部位管壁钙化，假性动脉瘤周围见软组织密度影；C.主动脉轴位 CTA 显示瘤壁密度不均匀，周围环形强化（细箭）；瘤体与前方十二指肠分解不清，十二指肠后壁连续性中断（宽箭）。（牡丹江市心血管病医院　谭雷教授提供）

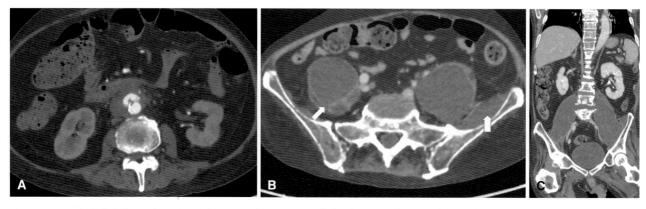

图 8-1-10　主动脉感染，腰痛。男，60 岁，Sweet 综合征，发热，腹痛，糖尿病病史；血培养沙门菌阳性。治疗过程中出现腰痛并逐渐加重，3 周后患者感染性休克死亡。A.腹部增强轴位 CT 图像显示腹主动脉前壁于动脉粥样硬化处中断形成假性动脉瘤，瘤体周围见软组织密度影；B.腹部 CT 增强显示双侧腰大肌明显肿胀，边缘强化，右侧腰大肌内见分隔（箭），中心低密度未强化区为脓肿，左侧髂腰肌脓肿（粗箭）；C.腹部冠状位 CTA 重建见双侧腰大肌全程肿胀，脓肿形成，腰椎骨质破坏，密度不均。（广西医科大学第一附属医院　亚艳彬教授提供）

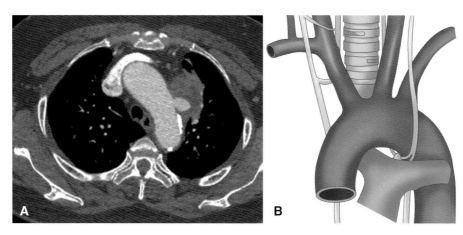

图8-1-11　主动脉感染声嘶、咳血。女,62岁,声音嘶哑半月余,痰中带血3天;有低热病史,自服抗生素后缓解。有饮用生牛奶病史,布鲁菌抗体检测阳性。A.主动脉弓部左侧壁连续性中断,管腔局限性向外凸出,周围见软组织密度影,突破纵隔胸膜,与肺组织相通;B.喉返神经走行示意图,左侧喉返神经自主动脉左侧壁外向下跨越主动脉弓向上走行;本例病变累及喉返神经走行区,因此出现声音嘶哑。

裂可导致患者突发严重头痛、患者意识水平迅速恶化;腹腔动脉分支如肠系膜上动脉瘤可表现为急性腹部绞痛,肝动脉瘤可引起右上腹绞痛、发热、黄疸和消化道出血或者胆道出血;外周动脉感染性动脉瘤92%出现触痛、弥漫质硬肿块,20%～30%的患者伴有脉搏减弱,皮肤局部化脓、瘀斑或紫癜,甚至发展为坏疽。在吸毒患者中,可能累及头臂血管、桡动脉或颈动脉、下肢动脉。

主动脉感染的实验室检查无特异性,白细胞及中性粒细胞分类常有升高,红细胞沉降率、C反应蛋白也会有不同程度升高;50%～90%以上的病例中发现持续性菌血症,总体血培养阳性率大约60%～70%。

(二) 宿主因素及感染途径

主动脉感染的常见病原菌有非伤寒沙门菌、链球菌、结核分枝杆菌、葡萄球菌、肺炎克雷伯菌、大肠杆菌、布氏杆菌以及真菌等,宿主因素和感染途径与感染的病原菌相关。在感染性心内膜炎基础上发生的主动脉感染,其病原菌与感染性心内膜炎的病原菌一致,大多为链球菌或葡萄球菌。非感染性心内膜炎基础上菌血症引起的主动脉感染与之不同,笔者近百例的主动脉感染病例中,非伤寒沙门菌是动脉粥样硬化基础上引起主动脉感染最常见的病原菌,常见感染部位在腹主动脉且在肾动脉以下(图8-1-9,图8-1-10),好发于老年男性(笔者数据:平均年龄61岁,均为男性),由于非伤寒沙门菌是胞内病原菌,其清除由细胞免疫主导,细胞免疫缺陷患者(如长期糖皮质激素使用、糖尿病、艾滋病、成人免疫缺陷综合征)容易导致播散性感染及菌血症;非伤寒沙门菌是人畜共患菌,广泛存在于各种家畜、禽鸟类及水源中,经消化道摄入是其传播途径。泌尿系感染的患者中,最常见的病原菌为大肠杆菌。而肺炎克雷伯菌引起的主动脉感染,宿主常罹患糖尿病,主动脉感染是肺炎克雷伯所致肝脓肿侵袭综合征的临床表现之一(图8-1-12)。皮肤潜在感染灶、静脉置管患者常见金葡菌感染(图8-1-13)。结核分枝杆菌在西方国家是引起主动脉感染性动脉瘤的罕见病原体,而在国内并不少见,笔者统计仅次于沙门菌,患者常伴有临床活动性肺结核、椎体结核的证据,大多数是由邻近结核病灶(结核感染的淋巴结、椎体结核等)侵蚀主动脉壁造成的(图8-1-3)。布氏杆菌感染患者常有疫区接触史或食用消毒不彻底的奶制品,可以通过邻近感染灶(感染的椎体)直接蔓延或血播而来。真菌感染性动脉瘤较为少见,最常见的病原是曲霉、毛霉和念珠菌;真菌主动脉感染的宿主因素常为异基因造血干细胞移植、白血病粒缺伴发热(图8-1-6),鼻窦的曲霉或毛霉感染可直接蔓延至颅内导致颅内动脉感染。外伤、动脉内或血管周围注射吸毒引起的感染性动脉瘤与邻近软组织感染有关,致病菌为金黄色葡萄球菌(76%)、铜绿假单胞菌(18%)及其他细菌。

(三) 影像特点

主动脉感染临床症状无特异性,且进展较快导致主动脉破裂,因此早期诊断非常重要却存在极大挑战。发热患者如果出现主动脉影像学改变是诊断主动脉感染的重要线索。CTA由于快速、大视野、空间分辨率高等特点可以评价主动脉感染后血管形态学改变、周围脏器改变及骨质异常,甚至发现远处原发感染灶;MR由于

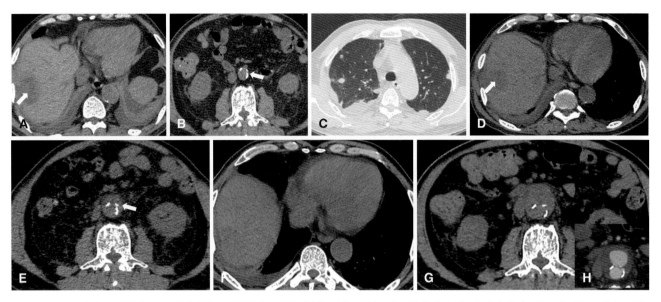

图 8-1-12　肺炎克雷伯菌致主动脉感染。男,71 岁,发热、腹痛 4 周,逐渐加重不能缓解 1 周;实验室检查:白细胞 16×10⁹/L,降钙素原(PCT)6.2 ng/mL,两次血培养肺炎克雷伯菌阳性,空腹血糖 20.3 mmol/L。A~C.发病后第一次胸腹部 CT 平扫提示肝右叶低密度脓肿灶(箭),双肺多发小脓肿灶,腹主动脉管壁钙化,轮廓光整,周围脂肪间隙清晰;D、E.两周后肝内脓肿无明显缩小(箭),邻近肝被膜下积液;腹主动脉壁钙化内膜外壁增厚,周围毛糙提示主动脉已有感染;F、G.3.5 周后肝脓肿病灶缩小,腹主动脉外径增加了 1.5 倍,增强(H)显示钙化处管壁中断,假性动脉瘤形成。(广西柳州市人民医院　毛勤香教授提供)

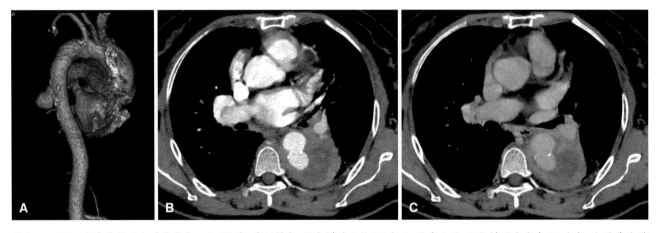

图 8-1-13　金葡菌所致主动脉感染。女,68 岁,背部针灸、拔火罐后发热 20 余天,胸痛 1 周;既往糖尿病病史 10 余年;血培养金葡菌阳性。A.胸部增强动脉期表面重建见胸降主动脉后壁管腔局限性"蘑菇状"向外凸出,瘤体不规则;B、C.动脉期和静脉期:轴位图像显示破口发生在钙化动脉壁,瘤壁较厚,外层软组织强化,内层见不规则未强化低密度区(提示为附壁血栓、脓肿),提示为感染性动脉瘤。(湖南医药学院　尹辉明教授提供)

其较高的组织分辨率,对感染血管壁及周围组织的水肿、脓肿等有较好识别力;PET/CT 是识别主动脉感染最佳的检查手段,感染血管壁对 FDG 的高摄取对诊断感染具有特异性。

1. 主动脉感染后主动脉壁影像学改变　①管壁积气,合并或不合并主动脉轮廓改变,这是主动脉感染的确凿征象,但是发生率较低(图 8-1-14);②假性动脉瘤,呈"蘑菇状"偏侧凸出于主动脉,瘤壁往往较厚且不均匀强化,MR T2WI 可以发现瘤壁水肿(图 8-1-15);

部分病例增厚的瘤壁内可以见到分隔,分隔往往提示瘤壁脓肿形成,分隔及强化在延迟期更容易观察;瘤腔内常伴有低密度附壁血栓(图 8-1-16);瘤体周围渗出/脓肿、附近伴有增大强化淋巴结;③快速进展的真性或假性动脉瘤(>5 mm/2 周)(图 8-1-17);④FDG 高摄取(图 8-1-18);⑤病变处主动脉往往有动脉粥样硬化表现(钙化斑块),部分病例可见主动脉钙化中断。

2. 邻近组织/器官改变　①腰大肌脓肿是腹主动脉感染常见的血管外表现,可以单侧或双侧受累,局限

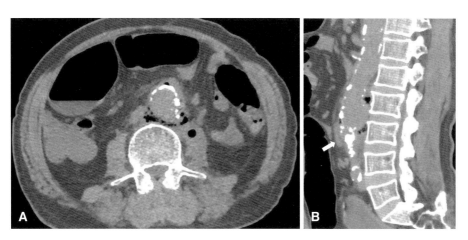

图 8-1-14 感染性动脉瘤瘤壁及周围积气。男，83 岁，低热，腹痛、腹胀 1 周，糖尿病病史 20 余年；以肠梗阻入院治疗，半月后突发腹痛加重，低血容量休克死亡。A.腹主动脉弥漫性钙化，肾下血管腔扩张，左后壁不规则向外膨出，血管壁及周围软组织内、左侧腰大肌内积气；结肠扩张积气；B.肠系膜下动脉起始处管壁感染（箭），推测由于肠系膜下动脉感染导致结肠缺血性肠梗阻（视频 8-1-3）。

视频 8-1-3

视频 8-1-3 感染性动脉瘤瘤壁及周围积气。

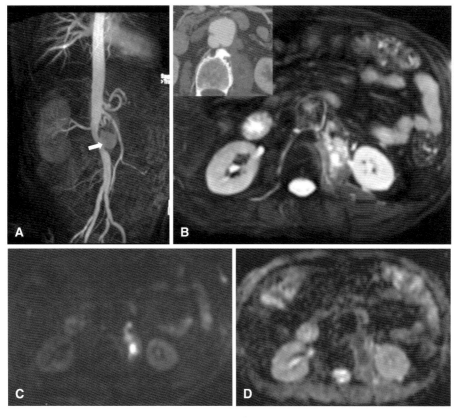

图 8-1-15 感染性动脉瘤瘤壁水肿及周围脓肿。男，63 岁，发热，腰痛两周；糖尿病病史 8 年；实验室检查炎性指标增高，血培养沙门菌阳性。A.腹主动脉 MRA 见腹主动脉管腔局限性向外凸出，假性动脉瘤形成；B.T2WI 显示瘤体向左前壁凸出，瘤壁为高信号，左侧腰大肌内见不规则囊状高信号（图中图为对应层面 CT 图像）；C、D.DWI、ADC 显示囊性部分弥散受限，提示为脓液（后手术证实）。

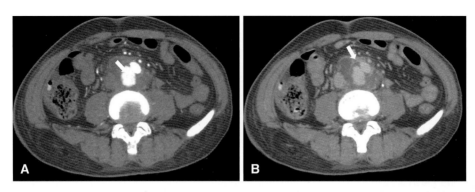

图8-1-16　感染性动脉瘤瘤体形态。男,58岁,腰痛10余天,发热1周,伴有寒战,最高体温39℃,突发腹痛不能缓解7小时。实验室检查:HIV阳性,血糖7.1mmol/L,C反应蛋白121mg/L,红细胞沉降率52mm/h,CD4$^+$T淋巴细胞计数34个/μL。血培养D群沙门菌阳性。A.轴位CT增强动脉期显示腹主动脉后壁连续性中断,管腔向外凸出呈"蘑菇状"(箭),瘤周软组织较厚,管壁不均匀强化;B.静脉期显示瘤周软组织不均匀分隔状强化(箭),低密度未强化区为脓肿。(广西柳州市人民医院　毛勤香教授提供)

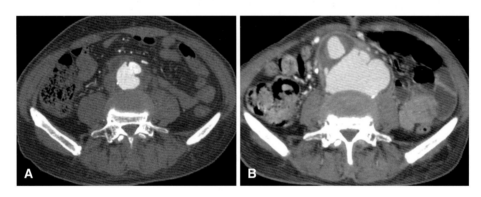

图8-1-17　感染性动脉瘤快速进展。与图8-1-16为同一患者。A.发病后初次CT增强显示瘤体最大层面血管外径35mm左右;B.6周后复查瘤体明显增大呈分叶状,最大血管外径约86mm。(广西柳州市人民医院　毛勤香教授提供)

性或弥漫性,表现为腰大肌肿胀、环形强化的脓腔,MR对于腰大肌脓肿的识别具有优势,脓肿在DWI上弥散受限(图8-1-15);②脊柱炎,CT可显示椎体骨质破坏、周围脓肿,对于骨质破坏不明显的早期脊柱感染,MR可发现骨髓水肿、强化(图8-1-19);脊柱炎与邻近感染性主动脉瘤发生的先后顺序可以鉴别主动脉感染是原发还是继发于脊柱炎,这对于血培养阴性的主动脉感染经验性抗生素选择非常重要,如果先发现脊柱炎而后出现邻近主动脉感染,可能的病原体为结核分枝杆菌或布氏杆菌(图8-1-3),其次是化脓性脊柱炎常见的金葡菌等;如果先有感染性主动脉瘤而后出现邻近脊柱炎,则可能病原体有沙门菌(图8-1-20)、肺炎克雷伯菌等所有能引起主动脉原发感染的细菌;③主动脉-下腔静脉瘘(图8-1-21),增强动脉期下腔静脉提前显影,下腔静脉壁不完整,与主动脉沟通;④主动脉-消化道瘘,主动脉弓部及胸降主动脉的感染性动脉瘤累及食管壁,导致主动脉-食管瘘(图8-1-22);腹主动脉前壁的感染性动脉瘤可波及肠管,最常见的部位是十二指肠水平段,引起主动脉-十二指肠瘘(图8-1-23),表现为

与动脉瘤邻近十二指肠后壁连续性中断,如果有对比剂进入十二指肠肠腔提示活动性出血;⑤主动脉-支气管瘘(图8-1-24),动脉瘤附近肺内实变、支气管腔被填充;⑥主动脉-皮肤瘘,较少见,常见于人工血管或血管内支架继发低毒力细菌感染后(图8-1-25),动脉瘤周渗出与皮肤窦道相通。

(四)治疗方法及结局

1. 动脉粥样硬化基础上血流感染　未经治疗的主动脉感染病死率90%以上,有文献报道为100%,几乎均为主动脉破裂而死亡,从发病到破裂数天~数周不等(图8-1-26)。单纯抗生素保守治疗动脉瘤仍有增大、破裂风险,因此怀疑主动脉感染应及时手术治疗。在手术中,感染的主动脉和腔内所有血栓需进行病理检查及病原学检测。如果存在感染,所有动脉瘤组织和周围炎症区域必须彻底清除后、在清洁未感染的组织内行血管移植(图8-1-27);感染组织如果不能彻底清除常采用旁路移植(图8-1-28);如果在感染区域内进行血管重建,将会导致移植血管的持续感染、渗漏、血栓形成、脓

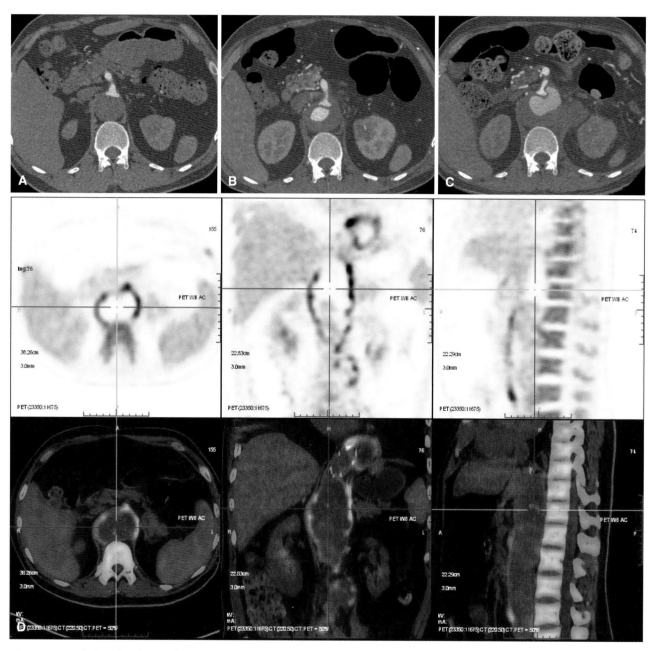

图 8 - 1 - 18　感染性动脉瘤 FDG 高摄取。男，41 岁，Stanford B 型主动脉夹层支架术后 4.5 年，发热、腹痛 7 周；血培养沙门菌阳性。A. 术后 4 年常规复查主动脉 CT 增强，主动脉外径与前 3 年比较无变化，假腔内血栓化，血管周围脂肪间隙清晰；B. 发病后两周主动脉 CT 增强，同层面血管外径较前扩张，假腔内出现对比剂充盈提示内膜破裂，血管周围脂肪间隙模糊，淋巴结增大，提示感染；C. 发病后 5 周主动脉外径明显扩张，较 3 周前增加 15mm，血管轮廓不规则，周围见软组织密度影；D. PET/CT 显示主动脉壁弥漫性高摄取。发病后 7 周突发腹痛加重，失血性休克死亡。

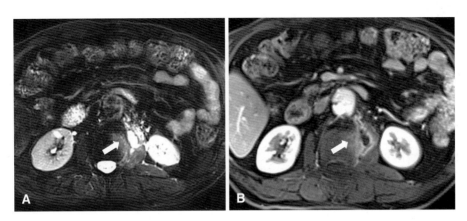

图 8-1-19 脊柱炎早期 MR 表现。男,63 岁,发热、腹痛 3 周,加重 2 天;既往糖尿病病史 10 余年,控制不佳;血培养沙门菌阳性。A.T2WI 压脂显示感染性动脉瘤壁高信号,左侧腰大肌脓肿,脓肿旁椎体左侧份为高信号提示骨髓水肿;B.MR 增强显示腰大肌脓肿壁与椎体分界不清,邻近椎体强化。

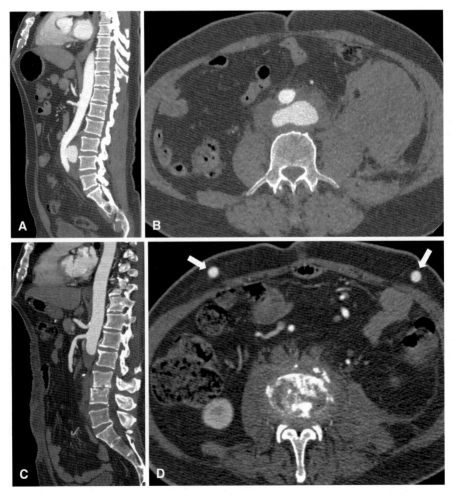

图 8-1-20 主动脉感染引起脊柱炎。男,65 岁,发热、腹痛 2 周;糖尿病病史 10 年;血培养肺炎克雷伯菌阳性。感染性动脉瘤切除、局部清创、旁路血管移植术后感染症状持续存在,逐渐出现腰痛不缓解。A.初次矢状位 CTA 重建见腹主动脉远段后壁假性动脉瘤形成,周围见软组织密度影,与腰椎间脂肪间隙消失,提示感染性动脉瘤(后手术证实椎体前脓肿波及);椎体形态、密度及椎间隙未见明显异常;B.轴位 CTA 显示动脉瘤水平椎体骨质完整,左侧腰大肌前方腹腔脓肿形成;C.术后 3 个月 CTA 复查,L3、L4 椎体(原动脉瘤水平)骨质破坏,椎间隙狭窄;D.轴位 CTA 显示破坏的椎体周围软组织包绕,与腰大肌分界不清;腹壁下类圆形高密度影为转流血管(箭)。

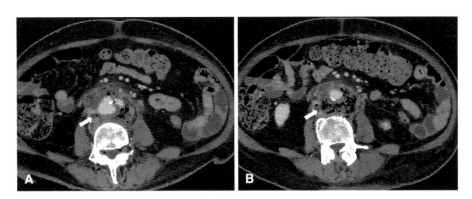

图 8-1-21　主动脉-下腔静脉瘘。女,68 岁,发热、腹痛 1 个月,加重 3 天;糖尿病病史 20 年;血培养肺炎克雷伯菌。A.腹主动脉 CT 增强显示腹主动脉远段右后壁假性动脉瘤形成,瘤壁及瘤体周围见多发气体影,提示感染;下腔静脉内见低密度血栓及气体影;B.偏上层面见腹主动脉壁内积气,下腔静脉左侧壁中断,腔内低密度影,与主动脉病变沟通,提示主动脉-下腔静脉瘘;后经手术证实主动脉-下腔静脉瘘。(北京大学人民医院　程瑾教授提供)

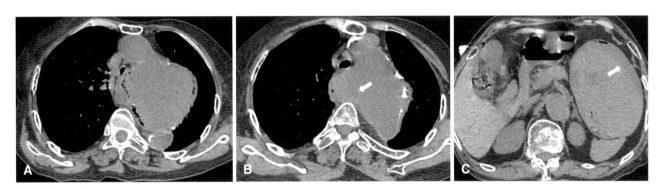

图 8-1-22　主动脉-食管瘘。女,83 岁,不规则发热 20 天左右,突发呕血 1 小时;糖尿病病史近 30 年。实验室检查:白细胞 18.37×10^9/L,中性粒细胞百分比 95%,C 反应蛋白 62 mg/L;CT 平扫检查后未来得及进一步增强检查患者死亡。A.主动脉弓部管腔明显扩张,壁内弥漫性积气,提示感染;B.主动脉弓部偏上层面主动脉右侧壁与食管分界不清,食管腔内密度略高,提示主动脉与食管之间有沟通(箭);主动脉与气管间脂肪间隙仍存在;C.胃腔内密度增高,见液-液分界(箭),结合病史提示出血。(广西柳州市人民医院　毛勤香教授提供)

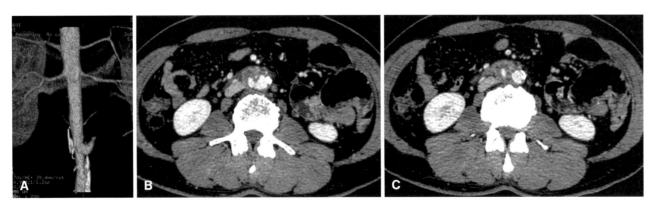

图 8-1-23　主动脉-十二指肠瘘。男,50 岁,发热 10 余天,黑便两天,呕血 1 小时;糖尿病病史,血糖控制不良。胃镜提示十二指肠后壁喷出鲜血,胃镜下难以控制。A.CTA 表面重建提示腹主动脉远段假性动脉瘤形成;B.轴位 CTA 图像见病变段腹主动脉壁钙化,假性动脉瘤向右前方凸出,瘤壁环形强化;C.B 图下一层面见瘤体与十二指肠腔沟通。(河北省涿市医院　高飞教授提供)

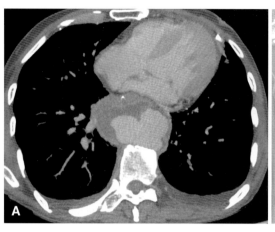
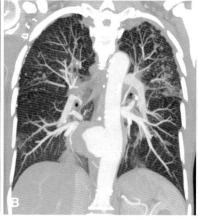
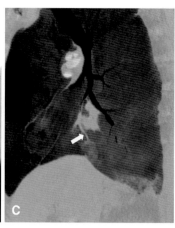

图 8-1-24　主动脉-支气管瘘。男,84 岁,临床诊断活动性肺结核半年,发热、胸痛、咳血 1 周;糖尿病病史 20 余年。A.轴位 CTA 图像见降主动脉假性动脉瘤形成,瘤壁不规则增厚,腔内低密度未强化部分为附壁血栓,外缘薄环状强化,提示感染所致假动脉;B.冠状位 CTA MIP 重建见胸降主动脉假性动脉瘤凸向肺内,瘤体右下方肺内见片状实变,提示肺泡出血;双侧肺内多发结核节;C.矢状位最小密度投影见瘤体旁支气管与瘤体分辨不清,腔内见高密度影,提示主动脉-支气管瘘。(广西柳州市人民医院　毛勤香教授提供)

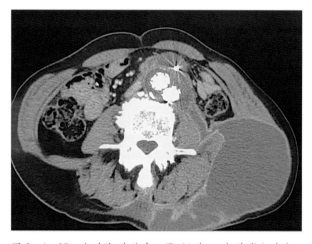

图 8-1-25　主动脉-皮肤瘘。男,64 岁,一年前腹主动脉假性动脉瘤支架植入,左侧臀部肿胀 2 个月,逐渐加重,下腰部皮肤局部红肿。腹主动脉 CT 增强见支架植入术后,瘤腔左侧主动脉壁不完整,见窦道形成,穿过腹壁进入左侧臀部皮下。(北京大学人民医院　程瑾教授提供)

肿形成或破裂。手术后抗生素使用 6～8 周。手术辅以抗生素治疗的预后各家报道不同,也与手术介入的时机、患者基础病变相关,文献报道病死率在 25% 左右,笔者数据统计手术病死率为 30%,死亡原因主要是感染相关并发症(图 8-1-20,图 8-1-29)。覆膜支架腔内修复近年来越来越多的应用于主动脉感染的治疗,相当一部分患者在植入前并未明确假性动脉瘤为感染所致,这类患者支架术后效果并不理想,感染持续存在、支架锚定区假性动脉瘤(图 8-1-30)、邻近组织/器官感染加重(图 8-1-29)、破裂出血等是常见的并发症,笔者统计的 30 例支架植入患者中 22 例短期内(3 个月)出现感染加重,尽管文献报道使用利福平浸泡的支架有利于预防支架感染,但仍有 60% 以上患者需终身使用

抗生素。因此,大多数文献推荐手术＋抗生素作为主动脉感染的首选治疗方法,对于先兆破裂症状(咳血、呕血等)或血流动力学不稳定的患者可选择覆膜支架植入以挽救生命、争取有效治疗时间;近年来也有术者采用支架抗生素预处理,并在隔绝瘤腔内注入抗生素以提高局部抗感染效果,远期疗效有待进一步验证。

对于支架或手术患者的随访除了临床感染相关的症状及实验室检查外,影像要关注以下几个问题:①支架或人工血管再感染(参考第八章第二节);②支架锚定区或人工血管吻合口的假性动脉瘤——提示感染持续存在所致血管壁的破坏;③邻近脏器/器官的感染或瘘形成。

2. IE 基础上的主动脉感染　目前还没有针对 IE 中感染性动脉瘤统一的、可接受的治疗方法,颅内感染性动脉瘤治疗中最重要的因素为是否破裂。文献报道未破裂的颅内感染性动脉瘤药物治疗和外科治疗的病死率相似,然而如果破裂则需要手术或血管腔内治疗。影响颅内感染性动脉瘤治疗决策的其他因素包括动脉瘤位置、颅内压力以及受累动脉供血范围。动脉瘤的大小对手术决策没有借鉴意义,因为小的感染性动脉瘤可能破裂,一些大的感染性动脉瘤可能会随药物治疗而减小。

3. 周围血管创伤性感染　周围血管通常由于动脉创伤(针刺伤、医源性损伤)导致感染性假性动脉瘤形成。75% 的病例可通过抗生素、近端血管结扎、假性动脉瘤切除并适当的引流而治愈。如果受累血管远端无侧支血管形成,则需要通过未感染的组织平面自体血管移植进行重建;部分患者可因严重感染而截肢,但很少有死亡病例。

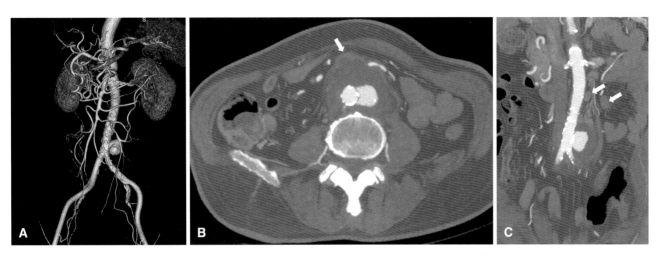

图 8-1-26　主动脉感染保守治疗死亡。男，75 岁，发热、腹痛 2 周；糖尿病病史 20 余年；血培养沙门菌阳性。A. 腹主动脉 CTA 表面重建显示腹主动脉弥漫性钙化斑块，髂分叉上方左侧壁见偏心囊状假性动脉瘤形成；B. 瘤体周围软组织密度影较厚，外层见环形强化（箭）；C. 瘤体上方见多发增大淋巴结（箭）。影像提示感染性动脉瘤，患者不接受手术或介入治疗风险，4 周后突发失血性休克死亡。

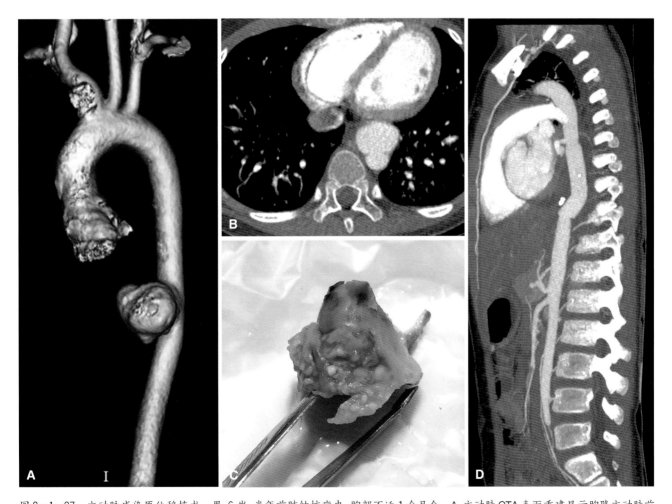

图 8-1-27　主动脉感染原位移植术。男，6 岁，半年前肺结核病史，胸部不适 1 个月余。A. 主动脉 CTA 表面重建显示胸降主动脉前壁偏心不规则囊状凸出；B. 轴位 CTA MPR 显示瘤体周围较清晰，无明显渗出或脓肿；C. 术中大体标本显示瘤壁内膜不规则增厚，瘤壁见多发白色肉芽肿结节；D. 术中除瘤壁与周围粘连外无明显脓肿，局部清除粘连组织后原位人工血管移植，术后 1 年复查恢复良好。（首都医科大学附属北京安贞医院　朱俊明教授提供）

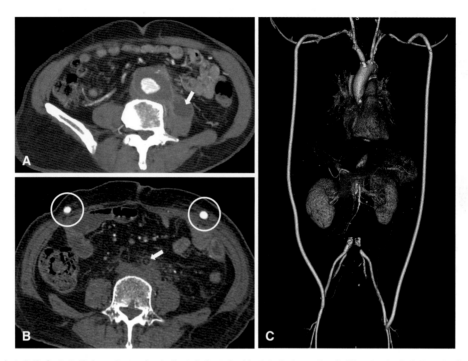

图 8-1-28　主动脉感染旁路移植术。男,67 岁,发热腰痛半月余;糖尿病病史 10 年,控制不佳;血培养大肠杆菌阳性。A. 术前主动脉轴位 CTA 显示腹主动脉管腔不规则向左侧凸出,瘤壁增厚,瘤体周边强化,左侧腰大肌脓肿,提示主动脉感染(手术证实);B. 术后随诊,主动脉轴位 CTA 显示感染段主动脉切除,瘤体周围及腰大肌脓肿清除,腹壁皮下高密度血管影为旁路移植人工血管;C. 术后CTA 表面重建显示腹主动脉部分切除,双侧腋动脉-双侧股动脉转流。术后患者恢复良好。

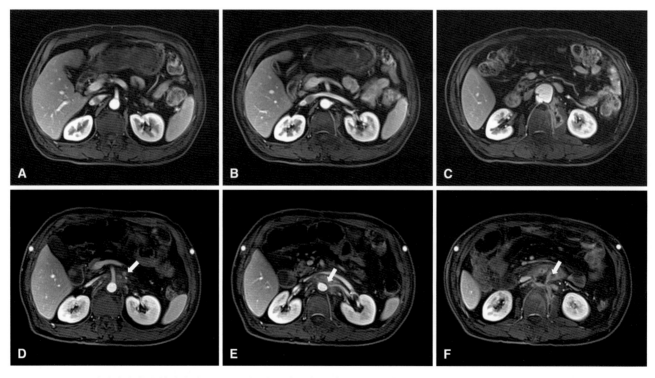

图 8-1-29　主动脉感染术后持续感染。男,69 岁,沙门菌致腹主动脉感染性动脉瘤,病变段主动脉切除、局部清创、旁路移植(腋-股转流);术后间断发热,腹部不适逐渐加重,术后 4.5 个月出现黑便,7 天后消化道大出血死亡。A~C. 术前 MR 增强显示腹腔干、肠系膜上动脉及肾动脉水平主动脉周围清晰,肾下腹主动脉前壁感染性动脉瘤,左侧腰大肌脓肿;D~F. 术后 4.5 个月 MR 增强显示感染沿主动脉切缘向上蔓延,腹腔干周围脂肪间隙模糊强化,并可见增大淋巴结(D,箭),肾动脉水平腹主动脉壁增厚,周围见强化软组织(E,箭),术区见多个环形强化脓肿灶,与十二指肠后壁分界不清(F,箭)。

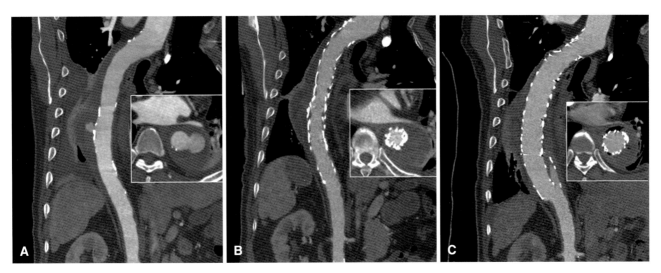

图 8-1-30　主动脉感染支架术后持续感染。男，62 岁，因发热背痛发现胸降主动脉感染性动脉瘤，血培养沙门菌阳性。A. 术前 CTA 见胸降主动脉左侧壁感染性动脉瘤（图中图为病变中心层面轴位图像）；B. 覆膜支架植入术后 1 周复查 CTA 见支架贴壁良好，瘤体隔绝彻底；C. 覆膜支架植入术后 2 个月，支架段血管外径略有增加（5mm），远端与邻近血管出现成角并可见内漏形成，图中图显示支架周围出现气体，提示感染持续存在并加重。

四、影像鉴别诊断及误诊原因分析

1. **假性动脉瘤的病因鉴别**　主动脉感染形成的假性动脉瘤如果仅限于形态学诊断将贻误治疗引起灾难性后果，因此对于假性动脉瘤可能的病因鉴别至关重要。除了感染性动脉瘤之外，最常见的非外伤性假性动脉瘤有穿透性溃疡、白塞综合征，具体影像表现参考相关章节，主要的鉴别点见表 8-1-1。

表 8-1-1　感染性动脉瘤与其他假性动脉瘤的鉴别

鉴别点	感染性动脉瘤	穿透性溃疡	白塞综合征
发热	＋	－	－
疼痛	明显	不明显	不明显
病程	短	长	中等
宿主免疫状态	低下（糖尿病等）	正常	正常
年龄	老年	老年	中青年
红细胞沉降率、C 反应蛋白等炎性指标	高	正常	高/正常
动脉粥样硬化	程度不等	重	轻/无
发病部位	腹主动脉常见，其余节段均可发生	弓降部常见，腹主动脉少见	任意部位，动静脉均可受累
瘤壁/周围积气	有	无	无
瘤壁强化	有	无	不明显
瘤壁/周分隔（脓肿）	常见	无	无
病变进展速度	快，1~2 周即可明显进展	慢	一般
主动脉-空腔脏器瘘	常见	不常见	不常见
邻近椎体骨质破坏	常见且发生速度快	不常见	不常见
瘤周增大淋巴结	常见	不常见	不常见

2. 主动脉感染误诊原因分析　主动脉感染在没有形态学改变之前难以诊断,临床可能表现为不明原因发热及感染段对应平面的疼痛如胸痛、腹痛或腰痛等,但均无特异性,因此该阶段基本全部漏诊。假性动脉瘤出现后由于部分患者临床并无发热症状,感染的病因也容易被忽略。管壁内或周围出现气体虽然有特异性诊断价值,但发生率太低,笔者统计 95 例原发主动脉感染中仅 6 例出现气体。如果老年男性尤其是有糖尿病、肝硬化等的患者出现主动脉假性动脉瘤,且具备前面所述的瘤体、瘤壁及邻近组织器官改变时,或者体内有其他感染灶如肝脓肿、脊柱炎等短期内出现主动脉假性动脉瘤时,要高度怀疑感染所致。

五、特殊临床病例实战分析

(一)病例一

1. 基本病史及治疗经过　女,46 岁,发热半月余,突发脐周坠痛 3 天,加重 8 小时;既往无高血压、糖尿病病史,诊断结缔组织病史 10 年,口服激素治疗。实验室检查:白细胞 $8.97×10^9$/L,中性粒细胞 90.1%,C 反应蛋白 61.36 mg/L,血红蛋白(Hb)62 g/L。初次就诊临床诊断腹主动脉瘤破裂,行腹主动脉覆膜支架植入术,术后持续发热,给予抗生素治疗症状缓解。出院后患者反复发热,术后 11 个月因发热腹痛再次入院,患者极度消瘦,体重下降约 10 kg,贫血貌;实验室检查:白细胞 $12.07×10^9$/L,中性粒细胞 87.9%,C 反应蛋白 67.28 mg/L,血红蛋白 62 g/L;血培养沙门菌阳性。一个月后突发上消化道大出血死亡。

2. 影像资料及解读　见图 8-1-31、视频 8-1-4、视频 8-1-5。

3. 影像诊断　腹主动脉感染性动脉瘤(术前)。

4. 最终临床诊断　腹主动脉瘤破裂;出血性休克;菌血症;重度贫血;低蛋白血症;营养缺乏。

5. 诊断及治疗关键点

(1)患者有结缔组织病长期激素治疗的病史,存在免疫功能低下、易感染因素。

(2)临床发热、炎性指标增高提示感染。

(3)腹主动脉假性动脉瘤瘤壁增厚、环形强化是感染性病变特点,另外在病变节段出现多发假性动脉瘤也是主动脉感染的特点;薄环状及分隔强化、连续多发的假性动脉瘤在动脉粥样硬化溃疡、白塞综合征等原因所致的假性动脉瘤中不常见。

(4)影像检查怀疑感染性动脉瘤的患者要进行血培养及药敏实验,以明确病原体便于选择敏感抗生素;对于血培养阴性的患者,可根据患者的基础疾病背景相对应的常见病原体选择经验性抗感染治疗,无论是选择覆膜支架植入、手术还是保守等治疗方法,有效、中长期的抗感染治疗是基础。

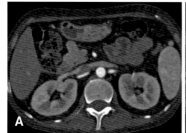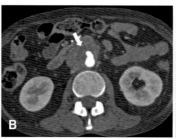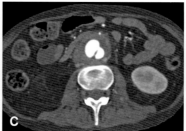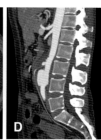

图 8-1-31　A~C 分别为初次入院时 CTA 肾动脉开口下方三个不同层面轴位图像:肾动脉开口下方 5cm 以远至髂分叉腹主动脉壁增厚,右前壁见"蘑菇状"假性动脉瘤,瘤壁外缘见薄壁强化(B,箭),内侧见不规则低密度未强化区为附壁血栓或混合部分脓腔。矢状位 MPR(D)可见腹主动脉前壁见多个大小不等局限性凸起,提示多发假性动脉瘤;肾动脉水平以上腹主动脉及双侧髂总动脉管腔光滑规则,周围脂肪间隙清晰;双侧腰大肌形态结构及密度无异常;腰椎椎体骨质形态及密度未见明显异常。从以上影像特点符合腹主动脉多发假性动脉瘤,感染所致可能性大;周围器官组织尚未受累。

视频 8-1-4

视频 8-1-4　初次入院时 CTA 完整薄层横轴位图像。

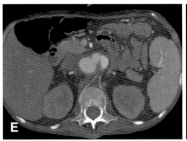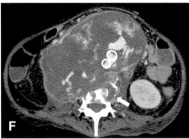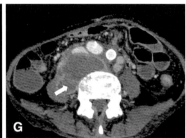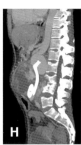

图8-1-31(续) E~H为患者术后11个月CTA影像资料,腹主动脉支架植入术后,腹主动脉病变范围明显快速增大、进展:①纵向向上延伸至肾动脉开口下方——支架近端锚定区血管壁破坏、出现假性动脉瘤(E),向下延伸至双侧髂总动脉——双侧髂总动脉管壁增厚强化,左髂总动脉新出现假性动脉瘤;②轴向瘤体最大直径为原来的5倍,邻近肠管受压推移,瘤体前壁与腹壁相贴,瘤壁外缘薄环状强化为炎性病变特点;③瘤腔内多发斑片状对比剂充盈,提示支架周围漏;④瘤体周围、右侧腰大肌旁及腰椎椎体多发蜂窝状强化提示多发脓肿形成(F、G,箭);⑤矢状位MPR(H)见T3、T4椎体骨质破坏、硬化、形变,椎间隙狭窄,L2椎体上缘较前塌陷,骨质密度增高,提示感染累及腰椎;⑥腹壁及腹腔内脂肪厚度较前明显变薄减少,提示患者消耗严重。

视频8-1-5

视频8-1-5 腹主动脉覆膜支架腔内修复术后11个月CTA完整薄层横轴位图像。

(5)覆膜支架腔内修复对于血流动力学不稳定的主动脉感染患者,可快速有效避免血管破裂所致死亡可能,但对于疾病本身的治疗并不充分,感染部位异物植入将导致感染持续存在,预后不良。本病例最终消化道大出血死亡,可疑主动脉感染进展导致主动脉-消化道瘘所致。

(二)病例二

1. 基本病史及治疗经过 男,61岁,发热腹痛,3个月前确诊肺腺癌,输液港植入化疗。3周前开始输液港局部皮肤持续红肿发热,继之出现发热,最高体温超过39℃,自服抗生素及退热药物全身症状缓解,近10天出现腰腹部疼痛。实验室检查:白细胞14.27×10⁹/L,中性粒细胞87.1%,C反应蛋白174.81mg/L,红细胞沉降率130mm/h。入院后腹部CT检查提示感染性动脉瘤(图8-1-32A~C及视频8-1-6),遂行血培养,结果为金黄色葡萄球菌(+)(图8-1-32D)。积极抗感染同时进行腹主动脉瘤切除+局部清创+人工血管替换,术中见腹主动脉与周围粘连严重,切开腹主动脉前壁见大量黄白色脓液涌出,瘤腔内大量黄褐色坏死组织及血栓混合物。病变段主动脉及周围坏死组织清除后反复大量1%安多福及温盐水冲洗,1%安多福浸泡创面半小时,Y型人工血管利福平浸泡后与腹主动脉、

双侧髂总动脉端端吻合,人工血管表面及后腹膜腔覆以万古霉素粉末,并将带血管蒂大网膜覆盖于人工血管表面。术后继续抗感染治疗后痊愈出院。

腹主动脉术后4个月患者出现头晕、头痛、呕吐伴行走不稳,外院头MR检查提示颅内多发转移瘤再次入院,病程中无明显发热,CA125较前明显增高,从22.01U/mL上升至421.32U/mL;白细胞持续升高,波动在27.1×10⁹/L~47.41×10⁹/L之间,C反应蛋白12.89mg/L。腹部CT平扫及增强检查(图8-1-32F~I及视频8-1-7)提示腹腔、腹膜后及纵隔多发转移。

2. 影像资料及解读 见图8-1-32、视频8-1-6、视频8-1-7。

3. 影像诊断 初次影像符合腹主动脉感染性动脉瘤。术后复查人工血管周围及腹盆腔内多发转移、纵隔淋巴结转移。

4. 最终临床/病理诊断 初次临床诊断腹主动脉感染性动脉瘤,手术所见及病理证实;术后4.5个月复查临床诊断腹腔、腹膜后多发转移瘤,穿刺活检提示低分化腺癌。

5. 诊断关键点

(1)本例患者肺癌化疗病史、骨髓抑制,免疫力低下,存在易感染因素;输液港植入后皮肤有感染,金葡菌是皮肤来源感染最为常见的致病原。

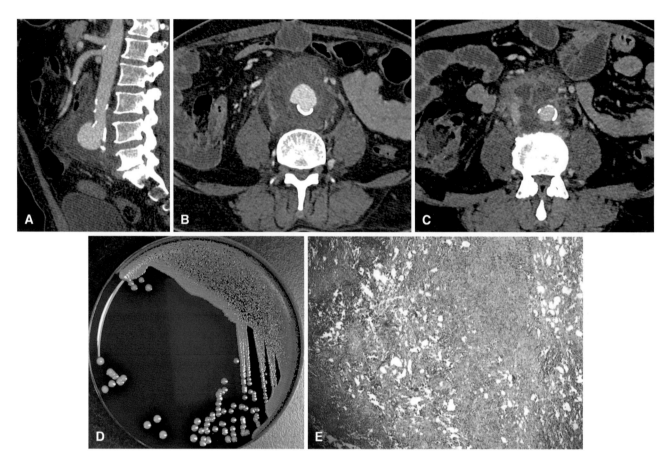

图 8-1-32　A～C 为术前腹主动脉 CTA 影像资料,腹主动脉远段管壁见多发钙化,髂分叉上方前壁见"蘑菇状"假性动脉瘤(A),瘤壁明显增厚,外缘见薄壁强化(B,箭),内侧见不规则低密度未强化区;瘤体上方主动脉壁增厚,周围见分隔状强化提示脓肿可能,于周围组织见脂肪间隙模糊,邻近见增大强化淋巴结(C);从以上征象分析影像诊断为腹主动脉感染性动脉瘤,建议临床进行血培养。血培养结果为耐甲氧西林金黄色葡萄球菌(D);术后病理提示主动脉壁正常结构消失,见纤维素性炎性渗出物,内见肉芽组织及脓肿灶(E)。

视频 8-1-6

视频 8-1-6　术前腹主动脉 CTA 完整薄层横轴位图像。除图 8-1-32 典型层面所见外,双侧髂总动脉管壁增厚钙化,腔内低密度充盈缺损提示血栓/脓栓;双侧腰大肌形态结构及密度无异常;腰椎椎体骨质形态及密度未见明显异常。

（2）初次腹部 CT 增强腹主动脉表现为"蘑菇状"假性动脉瘤、瘤壁增厚伴有薄环状及分隔样强化、瘤周围渗出等典型感染性动脉瘤特点。

（3）临床发热、炎性指标增高提示感染,腹部 CT 诊断感染性动脉瘤后血培养金葡菌阳性,术中及术后病理表现证实为腹主动脉感染性动脉瘤,体现了影像学对临床诊断感染性动脉瘤的重要提示作用,也诠释了经典的感染机制及路径。

（4）感染段血管彻底的切除、清创、血管移植是清除感染源的关键,术后抗感染治疗无发热等感染征象,提示临床感染控制良好。

（5）术后随访人工血管周围的病变表现为多发结节样融合、不均匀明显强化伴坏死、病变边缘不规则且周围脂肪间隙清晰无渗出,这些均为转移瘤特点,后经穿刺证实;尽管病变是发生在原感染血管区域,有感染高风险因素,但从临床表现及影像上完全不同于术后持续感染所致全身发热、局部脓肿的表现。越来越多的研究表明,感染所致的中性粒细胞升高、聚集有利于原发

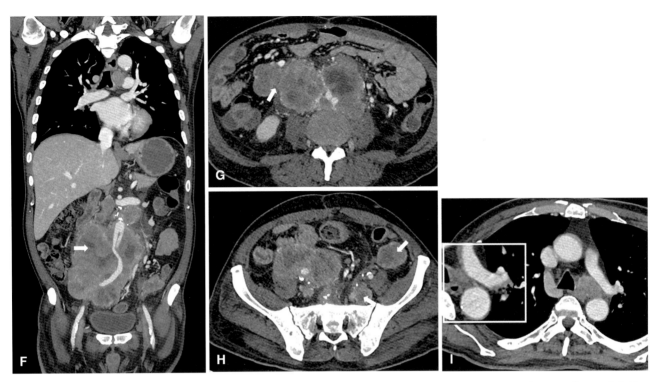

图 8-1-32(续)　F～I 为患者术后 4.5 个月横轴位 CTA 显示，人工血管周围、腹腔及盆腔内多发肿块及结节(F～H，箭)，边界清晰不规则，周围脂肪间隙清晰；增强后不均匀强化，中心区域见斑片状坏死，病变特点符合转移瘤；图 I 显示纵隔 4L 区内见明显增大淋巴结，图中图为 4.5 个月前同层面淋巴结。

视频 8-1-7

视频 8-1-7　术后 4.5 个月主动脉 CTA 完整薄层横轴位图像，全面显示病变范围。

肿瘤的转移和生长，本例腹主动脉感染术后术区及腹腔内中性粒细胞的存在可能创造了适合肿瘤转移的微环境，从而导致快速进展的多发转移。

（李　宇）

参考文献

［1］ Zhang N, Xiong W, Li Y, et al. Imaging features of mycotic aortic aneurysms ［J］. Quant Imaging Med Surg, 2021,11(6):2861 - 2878.

［2］ Xing XN, Sun ZH, Chen L, et al. CT imaging manifestations of tuberculous aortic aneurysm ［J］. Rev Cardiovasc Med, 2022,23(8):271.

［3］ John EB, Raphael D, Martin JB. Mandell, Douglas, and Bennett's principles and practice of infectious diseases ［M］. Vol.1.9th edn. Elsevier, 2019:1103 - 1106.

第二节　血管移植物/支架感染

典型病例

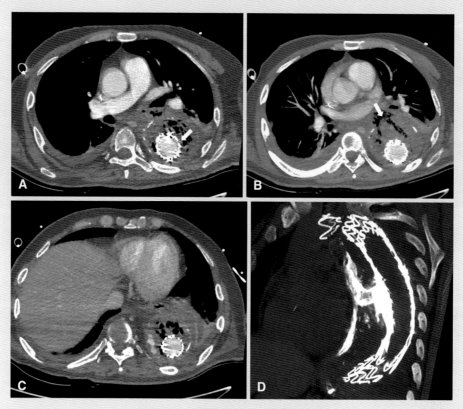

图 8-2-1　胸降主动脉支架术后感染。

视频 8-2-1

视频 8-2-1　主动脉支架术后感染致主动脉食管瘘。

病情简介

1. **病史**　男性,48 岁,胸背部疼痛伴吞咽困难 3 个月,间歇性发热 2 个月,咯血 1 周。既往史:主动脉夹层支架术后 12 年,未定期复查;高血压病史 20 年余,血压控制不佳。患者精神状态可,饮食差,半年内体重下降至 35 kg,大、小便正常,睡眠差。

2. **查体**　体温 38.7 ℃;血压 105/65 mmHg;听诊:左肺呼吸音低,右肺呼吸音粗,未闻及干湿啰音及胸膜摩擦音,心率 96 次/分,律齐,各瓣膜区未闻及明显病理性杂音;未闻及股动脉枪击音,未触及奇脉、水冲脉,外周毛细血管征(-)。

3. **实验室检查**　白细胞计数 $14.4×10^9$/L,中性粒细胞百分比 88.4%,C 反应蛋白 261.06 mg/L,降钙素原 35.51 ng/mL,血红蛋白 85 g/L。

影像诊断及征象分析

1. **影像诊断**　主动脉支架植入术后,移植物感染,主动脉-食管瘘,主动脉-支气管瘘。

2. 征象分析

(1) 图 8-2-1A～C　主动脉支架周围多发大小不等气泡影,主动脉管壁与周围组织结构模糊不清,提示感染。

(2) 图 8-2-1B　显示主动脉壁不连续,支架周围气体可疑与食管相通,口服对比剂后(图 8-2-1D)发现食管内对比剂进入支架周围,提示主动脉-食管瘘。

(3) 视频 8-2-1　口服对比剂 CT 扫描显示对比剂进入降主动脉支架周围,提示感染累及食管壁导致主动脉-食管瘘。

(4) 图 8-2-1C　显示病变段主动脉壁与左侧胸膜分界不清,邻近胸腔及肺内见低密度无强化区提示脓肿可能,结合咳血病史,提示主动脉-支气管瘘。

(5) 图 8-2-1D　降主动脉支架外可见不规则对比剂充盈,提示主动脉支架感染导致假性动脉瘤形成。

治疗与结局

患者要求转当地医院继续治疗,1 个月内因大呕血死亡。

临床特点

主动脉移植物感染发病率低,病情复杂,治疗难度大,保守治疗病死率高。

一、病因与发病机制

主动脉移植物感染(aortic graft infection, AGI)包含主动脉外科术后人工血管的感染、主动脉介入术后支架的感染,均为使用人工血管移植物相关的重要并发症,可能导致肢体残疾甚至威胁生命。AGI 常有 3 种表现方式:①移植物周围感染或脓肿形成;②移植物外的浅表软组织层感染破坏导致移植物暴露;③移植物本身感染受侵蚀,形成假性动脉瘤或与邻近其他器官黏膜相通形成瘘管。与自体主动脉感染相比,AGI 的发病机制有所不同,常见的为手术切口感染、术中植入物暴露于感染区域、移植物邻近部位感染、围术期菌血症、主动脉外科手术等。大多数移植物感染是在移植物植入时或术后短时间内发生;术后早期血行感染的风险最高,随着移植物植入时间的延长,移植物血流面逐渐内皮化,血行播散感染的风险逐渐降低。

二、病理解剖结构异常与血流动力学改变

主动脉移植物如果受感染侵蚀后可导致假性动脉瘤形成(图 8-2-2),一旦破裂出血则可导致失血性休

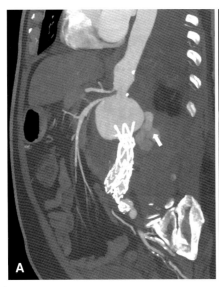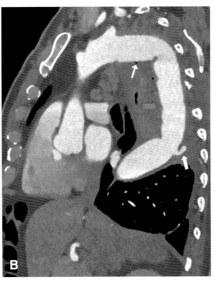

图 8-2-2　主动脉移植物感染假性动脉瘤形成。A. 腹主动脉瘤支架术后感染,支架近端假性动脉瘤形成(箭);B. 降主动脉近段动脉瘤血管置换术后半年,发热,支架周围多发气泡提示感染(细箭),远端吻合口对比剂外溢,假性动脉瘤形成(粗箭)。

克；如果感染波及邻近组织器官如食管、气管、肠管等则会发生主动脉-食管瘘、主动脉-支气管瘘（图8-1-1）或主动脉-肠瘘等，如果治疗不及时最终将出现大出血而死亡。

主动脉移植物感染也可导致人工血管吻合口处菌栓形成，随着菌栓的增多、增大，可导致主动脉管腔狭窄（图8-2-3），狭窄以远缺血；菌栓的部分脱落可导致外周小动脉的菌栓栓塞而出现血管感染、假性动脉瘤形成（图8-2-4，视频8-2-2）。

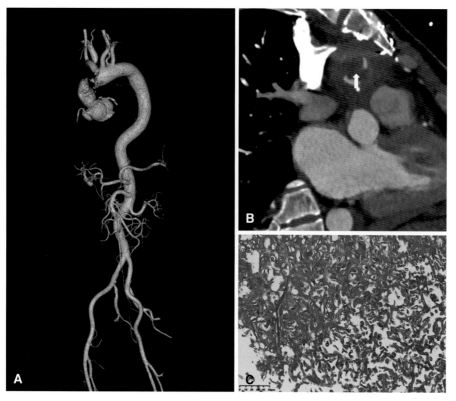

视频8-2-2

视频8-2-2 主动脉移植物感染菌栓脱落、栓塞及假性动脉瘤形成。主动脉CTA全程显示升主动脉吻合口菌栓及腹腔血管分支内菌栓。

图8-2-3 主动脉移植物感染菌栓致管腔狭窄。男，42岁，Stanford A型主动脉夹层术后5个月，发热4个月。A.主动脉CTA表面重建显示升主动脉置换术后，远端吻合口管腔不规则重度狭窄，肝动脉多发假性动脉瘤；B.主动脉短轴位CTA MPR显示腔内低密度菌栓导致管腔重度狭窄；C.主动脉腔内病变手术标本镜下（HE，40X）见大量真菌菌丝，混杂纤维素及红细胞。

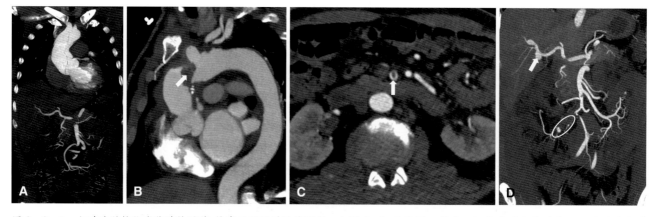

图8-2-4 主动脉移植物感染菌栓脱落、栓塞及假性动脉瘤形成。与图8-2-3为同一患者。A.初次发病主动脉CTA显示升主动脉夹层；B.主动脉矢状位CTA重建远端吻合口处腔内低密度充盈缺损（箭）为菌栓；C.主动脉轴位CTA重建显示肠系膜上动脉分支腔内低密度栓子（箭）；D.冠状位MPR显示肝内动脉较术前（A）新发多个假性动脉瘤（箭），肠系膜上动脉分支多发栓塞，部分节段完全堵塞且栓塞以远假性动脉瘤形成（圆环），提示主动脉吻合口菌栓脱落、栓塞处感染所致。

三、临床问题与影像

(一)临床表现

AGI 的主要临床表现为持续发热,其他临床表现因移植物感染的位置及感染程度而不同,可表现为感染部位的疼痛(66%)、呕血、便血、咳血、吞咽困难等。在移植物出现早期感染(植入后 3 个月内)的患者中,局部浅表组织的炎症表现提示存在手术部位感染。与 AGI 相关的浅表部位并发症包括脓肿或窦道形成(图 8-2-5,视频 8-2-3)、移植物暴露和组织愈合不良(图 8-2-6),也可能发生脓毒栓子及远端组织感染坏死(图 8-2-7)。伴随局部炎症也可能出现全身脓毒症,特别是侵袭力更强的致病菌如金黄色葡萄球菌。主动脉人工血管移植物感染具有较高的病死率(24%~75%),平均 5 年生存率仅为 50%,主动脉破裂出血、感染性休克、异常栓塞等为常见死亡原因。

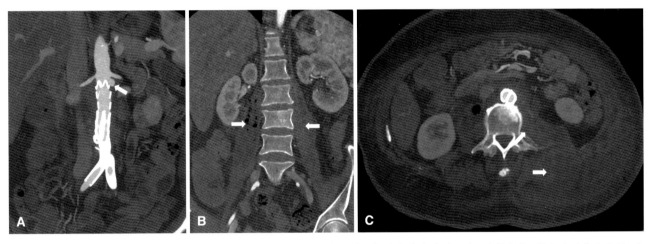

图 8-2-5 移植物感染致周围脓肿及窦道。女,51 岁,腹主动脉瘤覆膜支架腔内修复术后 1 年,反复发热、腹痛及腰痛 1 个月;查体:左侧腰部红肿发热,触痛明显。实验室检查:白细胞计数 7.11×10⁹/L,中性粒细胞百分比 87.4%,C 反应蛋白 210.3mg/L。左侧腰大肌穿刺为黄白色脓液。A.腹主动脉冠状位 CTA 显示腹主动脉及双侧髂总动脉内支架形态良好,支架近端见假性动脉瘤形成(箭);B.双侧腰大肌脓肿形成,右侧腰大肌内多发气体影(箭),提示感染;C.左侧腰大肌脓肿穿后腹壁进入左侧腰背部皮下(箭)。

视频 8-2-3

视频 8-2-3 与图 8-2-5 为同一患者,腹主动脉 CTA 完整横轴位图像,显示支架感染后主动脉、腰大肌及皮下受累范围。

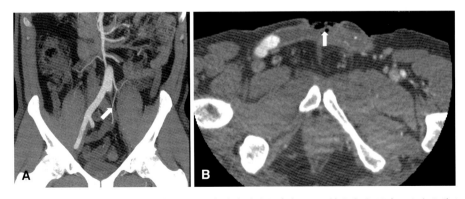

图 8-2-6 移植物感染局部皮肤不愈合。男,40 岁,外伤后左髂总动脉闭塞行股-股转流术后 16 年。6 个月前耻骨上区隐痛不适,4 个月前局部皮肤渗液、破溃迁延不愈。实验室检查:白细胞计数 14.41×10⁹/L,中性粒细胞百分比 91.8%,C 反应蛋白 98mg/L,伤口分泌物培养:金黄色葡萄球菌(+)。A.左髂总动脉闭塞(箭);B.转流人工血管闭塞,腔内血栓形成,人工血管表面皮肤及皮下软组织缺损,血管壁暴露(箭)。

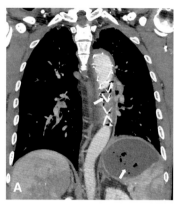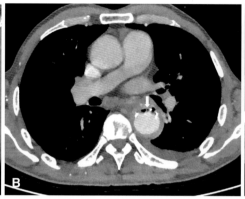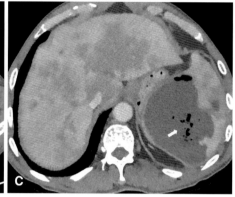

图 8-2-7　人工血管感染远端脓毒栓子。男，48 岁，胸降主动脉瘤覆膜支架腔内修复术后 2 年；自主动脉术后 2 个月开始反复低热，自服抗生素有效，近半个月出现畏寒、高热，最高体温 41℃。实验室检查：白细胞计数 13.85×10⁹/L，中性粒细胞百分比 91.0%，C 反应蛋白 228.8 mg/L，脾脓肿穿刺培养星座链球菌（＋）。A.胸部增强冠状位 CT 重建见支架周围多发气体密度影，提示感染（箭）；B.主动脉支架周围气体（箭）、主动脉壁增厚强化均提示主动脉感染，左侧胸腔积液；A、C.脾脏增大，脾脏内见含气液化坏死提示脾脓肿形成（箭）。（安徽医科大学第二附属医院　赵红教授提供）

AGI 的实验室检查无特异性，白细胞及中性粒细胞分类常有升高，红细胞沉降率、C-反应蛋白也会有不同程度升高；菌血症及总体血培养阳性率与自体主动脉感染类似。

（二）微生物学

早期 AGI（术后＜3 个月）常与手术相关，最常见的病原体为革兰阳性球菌，葡萄球菌是 AGI 的主要病原体（＞50%）。但是毒力较低的正常皮肤菌群在 AGI 中所占的比例越来越大，由这些细菌引起的 AGI 往往发病延迟、进展迟缓。肠球菌和厌氧菌（通常是多菌感染的一部分）也是导致 AGI 的病原体。真菌是一种罕见但难以治疗的 AGI 病原体。而晚期 AGI（术后＞3 个月）的致病微生物与感染性心内膜炎常见菌群类似，如链球菌、肠球菌等。对临床怀疑 AGI 的患者，需及时进行血培养或移植物周围渗出组织穿刺培养以明确病原菌，并进一步进行药敏实验，以助合理选择敏感抗生素。

（三）影像表现

CT（A）是移植物感染诊断评估的最佳检查手段。支持血管移植物感染的 CT 征象有：不能用最近（≤3 个月）移植物植入解释的移植物周围液体积聚或增加、移植物周围脂肪密度增高、移植物周围出现气体（图 8-2-7）、人工血管吻合口或支架周围快速进展的假性动脉瘤（图 8-2-8）、移植物周围脓肿形成（图 8-2-9）等。主动脉-支气管瘘在 CT 上表现为支气管与支架周

围感染灶分界不清，部分病例可见支气管与周围感染灶相通（图 8-2-10）。主动脉-消化道瘘在 CT（A）上表现为主动脉与食管/肠管之间脂肪间隙消失，软组织增厚，邻近肠管增厚或黏膜强化不连续，极少数可见对比剂进入受累肠腔。临床怀疑主动脉-食管瘘，可口服对比剂食管 CT 成像，观察食管与主动脉移植物之间的沟通（图 8-2-1）。

对于毒力较低的病原体感染或者感染早期移植物周围上述影像表现不明确时 CT 的诊断效能减低，可采用 PET/CT 扫描用于诊断 AGI。在一项移植物感染的研究中发现，39 例 PET/CT 诊断移植物感染的敏感性为 93%，特异性为 91%，阳性预测值为 88%，阴性预测值为 96%。最近的前瞻性研究表明，氟脱氧葡萄糖（FDG）-PET 具有较高的敏感性和特异性，且观察者之间诊断一致性也非常好，在 AGI 的诊断上提供了比 CT 更好的诊断准确性（图 8-2-11）。

（四）诊断标准

AGI 的临床和影像学表现多样，临床诊断常有困难。2016 年主动脉移植物感染管理协作组（Management of Aortic Graft Infection Collaboration, MAGIC）制定了 AGI 的诊断标准，已被广泛应用。MAGIC 的诊断指标包括主要指标和次要指标，有任意 1 项主要指标合并另两类中任意 1 项主（次）要指标则可确诊 AGI，有任意 1 项主要指标或任意 2 项不同类的次要指标则高度怀疑 AGI（表 8-2-1）。

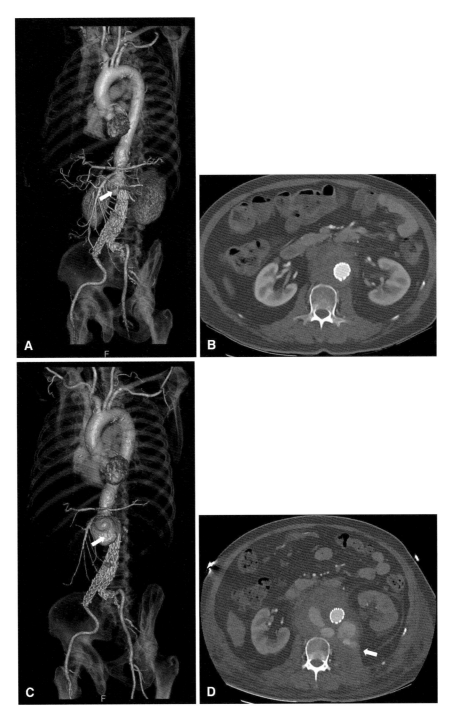

图 8-2-8　支架感染假性动脉瘤形成。男,60 岁,腹主动脉瘤覆膜支架腔内修复术后 6 个月;术后逐渐出现腹痛、反复低热。实验室检查:白细胞计数 12.37×10⁹/L,中性粒细胞百分比 84.3%,C 反应蛋白 219.02 mg/L,红细胞沉降率 120 mm/h,降钙素原 5.1 ng/mL,血培养肺炎克雷伯菌(+),血红蛋白浓度 116 g/L。A、B 为术后初次腹主动脉 CTA,支架近端假性动脉瘤形成(A,箭),支架周围脂肪间隙模糊,血管外缘强化(B)提示感染;C、D 为相隔 13 天后复查图像,主动脉支架近端假性动脉瘤明显增大(C,箭),对比剂外溢,与左侧腰大肌分界不清,腰大肌肿胀(D,箭)。

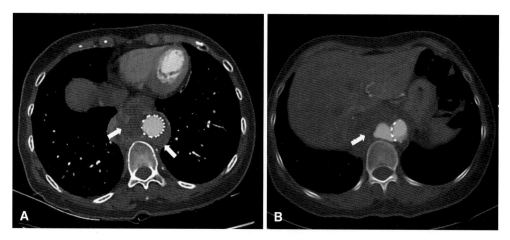

图8-2-9　支架感染周围脓肿形成。女,57岁,因胸降主动脉瘤行覆膜支架腔内修复术后2年;反复发热3个月,最高体温39℃,逐渐出现持续性胸痛。实验室检查:白细胞计数11.75×10⁹/L,中性粒细胞百分比90.0%,C反应蛋白168mg/L;血培养链球菌(+)。A.胸部轴位CT增强显示支架周围不规则多发低密度影,见分隔状强化(A、B,箭),提示脓肿(箭);B.支架远端假性动脉瘤形成。

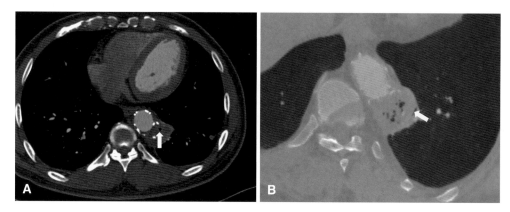

图8-2-10　支架感染致主动脉-支气管瘘。男,56岁,主动脉溃疡行胸降主动脉覆膜支架腔内修复术后5年;反复发热1个月,最高体温38.7℃,自服抗生素有效,停药症状反复;痰中带血3天。实验室检查:白细胞计数12.06×10⁹/L,中性粒细胞百分比88.7%,C反应蛋白136.4mg/L;血培养(-)。A.胸主动脉轴位CTA显示支架周围多发气体影提示感染,低密度感染灶突破胸膜(箭);B.最小密度投影示邻近支气管(箭)与支架周围感染灶分界不清,远段不显影。

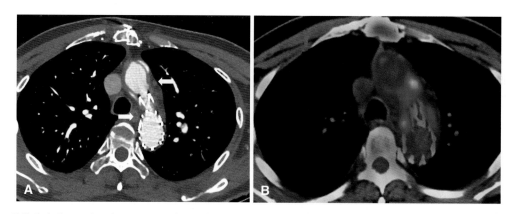

图8-2-11　移植物感染PET/CT表现。男,60岁,主动脉夹层行升主动脉置换+主动脉弓部象鼻支架置换术后1年;近2个月反复低热,自服抗生素有效。实验室检查:白细胞计数9.87×10⁹/L,中性粒细胞百分比84.5%,C反应蛋白87.25mg/L。A.主动脉CTA显示支架周围无明显积气、积液等感染征象,弓部支架周围见多发小淋巴结;B.FDG PET/CT显示移植物及周围淋巴结高摄取,提示感染。

表 8-2-1　MAGIC 诊断标准

指标	临床表现/术中所见	影像学检查	实验室检查
主要指标	（1）术中见植入物被脓液包裹或脓液位于动脉瘤囊内 （2）植入物暴露于开放性伤口或植入物与窦道相交通 （3）瘘管形成，如主动脉-肠瘘、主动脉-支气管瘘 （4）植入物在原发感染区，如瘘管、感染性动脉瘤	（1）植入>3 个月，CT 见植入物周围液体形成 （2）植入>7 周，CT 见植入物周围气体形成 （3）连续的影像学检查见植入物周围气体量增加	（1）在移除的植入物中发现病原体 （2）在术中标本中发现病原体 （3）在植入物周围穿刺液中发现病原体
次要指标	（1）局部症状如红肿热痛、脓性分泌物 （2）发热>38 ℃	（1）植入物周围发现可疑的气体、液体、软组织炎症 （2）动脉瘤增大 （3）假性动脉瘤形成 （4）局部肠壁增厚 （5）关节炎、骨髓炎发生 （6）FDG-PET/CT 可疑代谢增加 （7）放射标记白细胞摄取增高	（1）血培养结果阳性，并且无其他感染源 （2）炎症指标如红细胞沉降率、C 反应蛋白或白细胞计数的异常增高

注：临床表现/术中所见、影像学检查、实验室检查类别中均包含多项单项指标，符合其中 1 项可视为具有该类的主要或次要指标。

（五）基本治疗方法

确定 AGI 的最佳治疗方案目前仍具有挑战性，需要感染科、内科和外科的多学科团队合作协商。AGI 治疗一般遵循以下四个原则：完全切除感染的移植物，广泛清除移植物周围所有感染/失活的组织，重建远端血管，鉴定病原微生物并选择适当的全身抗菌药 6 周以上（取决于临床反应和随诊影像表现）。

保守治疗包括经皮感染腔穿刺引流、冲洗，移植物周围组织清创，局部抗生素或终身抗生素等，保守治疗远期结果差，1 年病死率 50%，2 年内病死率几乎100%。

手术治疗需完全切除感染的移植物并清除周围感染组织，并进行解剖外（异位）旁路血运重建（图 8-2-12）或原位血运重建。异位旁路搭桥可以绕过原感染灶，降低血管再感染的风险；欧洲血管外科学会推荐使用原位利福平浸润人工血管置换＋网膜包裹治疗，可以降低院内病死率。

四、影像鉴别诊断及漏诊原因分析

1. **主动脉外科或介入术后移植物周围正常低密度影**　人工血管置换手术常保留部分自体血管并包绕在人工血管周围，在术后早期二者之间可以有渗出（图 8-2-13），表现为人工血管周围均匀低密度影，边界往往较清晰，周围脂肪间隙较清晰，临床上无发热等感染症状，随时间延长人工血管和自体血管之间的渗出会逐渐吸收、减少。

2. **主动脉覆膜支架植入术后瘤腔内气泡**　主动脉腔内修复的患者在术后早期（3 周内）复查可发现移植物周围少许积气（图 8-2-14），可能与术中支架及输送系统排气不彻底相关，往往表现为单发气泡，血管周围脂肪间隙清晰无渗出，临床无发热，炎性指标无明显增高，一般 1 个月左右吸收、消失。

3. **主动脉瘤覆膜支架隔绝术后内漏**　内漏表现为支架周围对比剂充盈、瘤体不缩小或增大，易与感染混淆，内漏的影像学特点请参考第四章第一节；另外，瘤体周围脂肪间隙清晰，无渗出或脓肿形成，临床无感染相关症状及实验室检查结果异常。

4. **漏诊原因分析**　AGI 早期 CT 影像表现不明显或者对 AGI 征象不熟悉的情况易漏诊；对主动脉人工血管置换或支架植入术后不明原因发热务必要结合实验室检查除外感染，CT 征象不能明确诊断时可选择 PET/CT 检查。

五、特殊临床病例实战分析

1. **基本病史及治疗经过**　女，54 岁，2 年前因"主动脉夹层"于外院行"TEVAR 术"，术后康复顺利。半年前间断有低热（具体未测），自服药物治疗，具体不详；1.5 个月前出现高热并伴有间断胸痛，双下肢水肿，予以抗感染（头孢曲松＋磺胺甲噁唑片）等治疗，症状缓解，

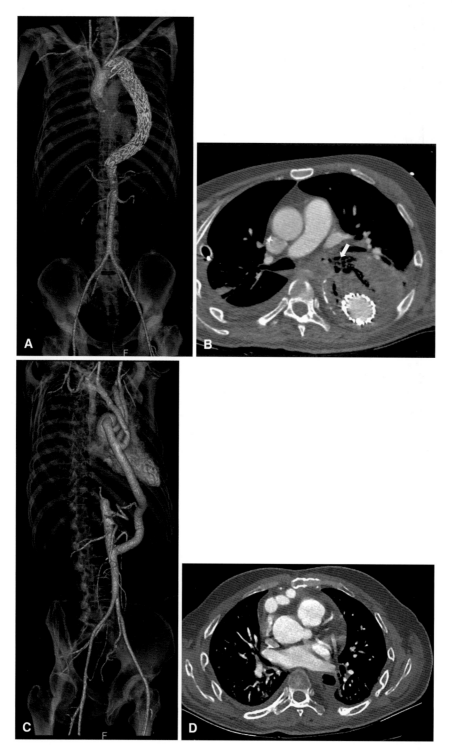

图 8-2-12　移植物感染手术治疗。男,37 岁,胸降主动脉假性动脉瘤外院急诊覆膜支架腔内修复术后 19 天,右侧胸腔引流管发现消化液样引流液,口服亚甲蓝后确定食管瘘,外院利奈唑胺＋头孢哌酮-舒巴坦联合抗炎治疗后 1.5 个月余。实验室检查:白细胞计数 9.47×10⁹/L,中性粒细胞百分比 73.8%,C 反应蛋白 66mg/L,红细胞沉降率 66mm/h。A、B 为入院后主动脉 CTA,主动脉支架结构完整,支架周围隔绝瘤体内大量气体,瘤壁不完整(B,箭)并与邻近肺组织分界不清,提示支架周围感染;行升主动脉-腹主动脉旁路转流术后,切除感染支架、周围感染组织彻底清创,辅以足量、足疗程抗生素治疗;C、D 为术后 6 个月随诊 CTA 图像,转流血管自前纵隔穿膈肌与腹主动脉端侧吻合,人工血管通畅,原感染灶完全消失。

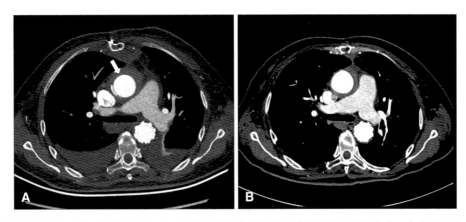

图8-2-13　主动脉夹层术后。男，41岁，因Stanford A型主动脉夹层行升主动脉置换＋孙氏手术。术后5天升主动脉人工血管周围低密度影（A，箭）；2个月随诊复查，人工血管周围渗出吸收（B）。

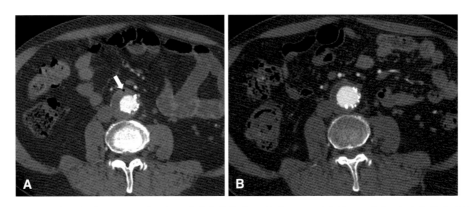

图8-2-14　支架周围术后残余气泡。男，71岁，腹主动脉瘤支架植入术后3天，无发热，无腹痛；实验室检查无异常。A.腹主动脉CTA显示支架与瘤体之间单发小气泡影（A，箭），瘤体周围脂肪间隙清晰；B.2个月后复查气泡影消失，支架周围血栓变薄，血管周围脂肪间隙清晰。

停药后症状反复；3周前血培养链球菌（＋），超声心动图提示主动脉无冠瓣赘生物形成并瓣叶穿孔，主动脉瓣大量反流。复查主动脉CTA见支架周围漏，血管周围结构模糊，可疑感染，PET/CT显示支架周围FDG高摄取。拟行全麻下主动脉瓣置换、主动脉弓异位重建、升主动脉-腹主动脉旁路移植、升主动脉及胸降主动脉横断、胸降主动脉支架取出。术中见主动脉瓣为三叶，瓣叶上可见赘生物，以无冠瓣为著，并瓣叶穿孔，主动脉瓣重度关闭不全；胸降主动脉近中段与介入支架之间可见脓性分泌物。术后给予足量足疗程敏感抗生素治疗，恢复良好。

2. **影像资料及解读**　见图8-2-15。

3. **影像诊断**　感染性心内膜炎、主动脉瓣重度关闭不全、主动脉移植物感染。

4. **最终临床诊断**　感染性心内膜炎、主动脉瓣重度关闭不全、主动脉移植物感染。

5. **诊断及治疗关键点**

（1）感染性心内膜炎是主动脉自体血管及人工移植物血流感染的好发因素。

（2）对于主动脉支架植入、人工血管置换术后，出现发热、疼痛、咳血、呕血等表现时应首先考虑是否存在主动脉移植物感染；实验室检查及血培养可提供诊断的支持信息。

（3）主动脉CTA是主动脉疾病首选的检查方法。如果出现移植物周围出现气体或脓肿形成、移植物外的浅表软组织层感染移植物暴露、移植物周围假性动脉瘤或与邻近其他器官形成瘘管等征象具有诊断价值；如果无这些感染的特异征象而临床可疑时，可选择PET/CT检查。

（4）一旦临床确诊为主动脉移植物感染，应尽早给予敏感足量、足疗程的抗生素治疗；如果出现假性动脉瘤、瘘管/窦道、移植物暴露或抗感染药物治疗无效者应进行外科治疗，彻底清除感染的移植物及邻近感染组织、旁路血管重建是提高生存率及生活质量的有效方法。

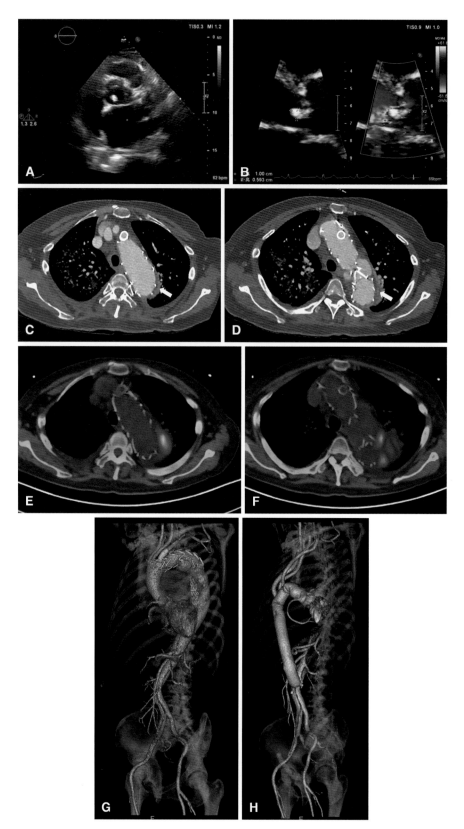

图 8-2-15　超声心动图见主动脉无冠瓣瓣赘生物形成并瓣叶穿孔,主动脉瓣大量反流(A、B),结合临床反复发热病史提示感染性心内膜炎。主动脉弓降部支架术后 2 年,周围出现不均匀软组织密度影(C、D,箭),主动脉壁强化,且主动脉壁与支架之间见更低密度影(D,箭)提示感染,CT 可疑感染部位 FDG 高摄取(E、F)支持感染。支架周围见对比剂渗出,提示内漏(D、G),降主动脉近段血管外径增宽;手术置换感染的主动脉瓣、彻底清除感染的支架及病变段主动脉,术后重建的升主动脉、主动脉弓部及升主动脉-腹主动脉转流血管通畅(H)。

(彭明亮　李　宇)

参考文献

［1］ John EB, Raphael D, Martin JB. Mandell, Douglas, and Bennett's principles and practice of infectious diseases, Vol.1.9th edn ［M］. 2019:1132 - 1138.

［2］ Dong W, Li Y, Zhu JM, et al. Detection of aortic prosthetic graft infection with 18F - FDG PET/CT imaging, concordance with consensus MAGIC graft infection criteria ［J］. J Nucl Cardiol, 2021,28(3):1005 - 1016.

第九章

医源性主动脉损伤

典型病例

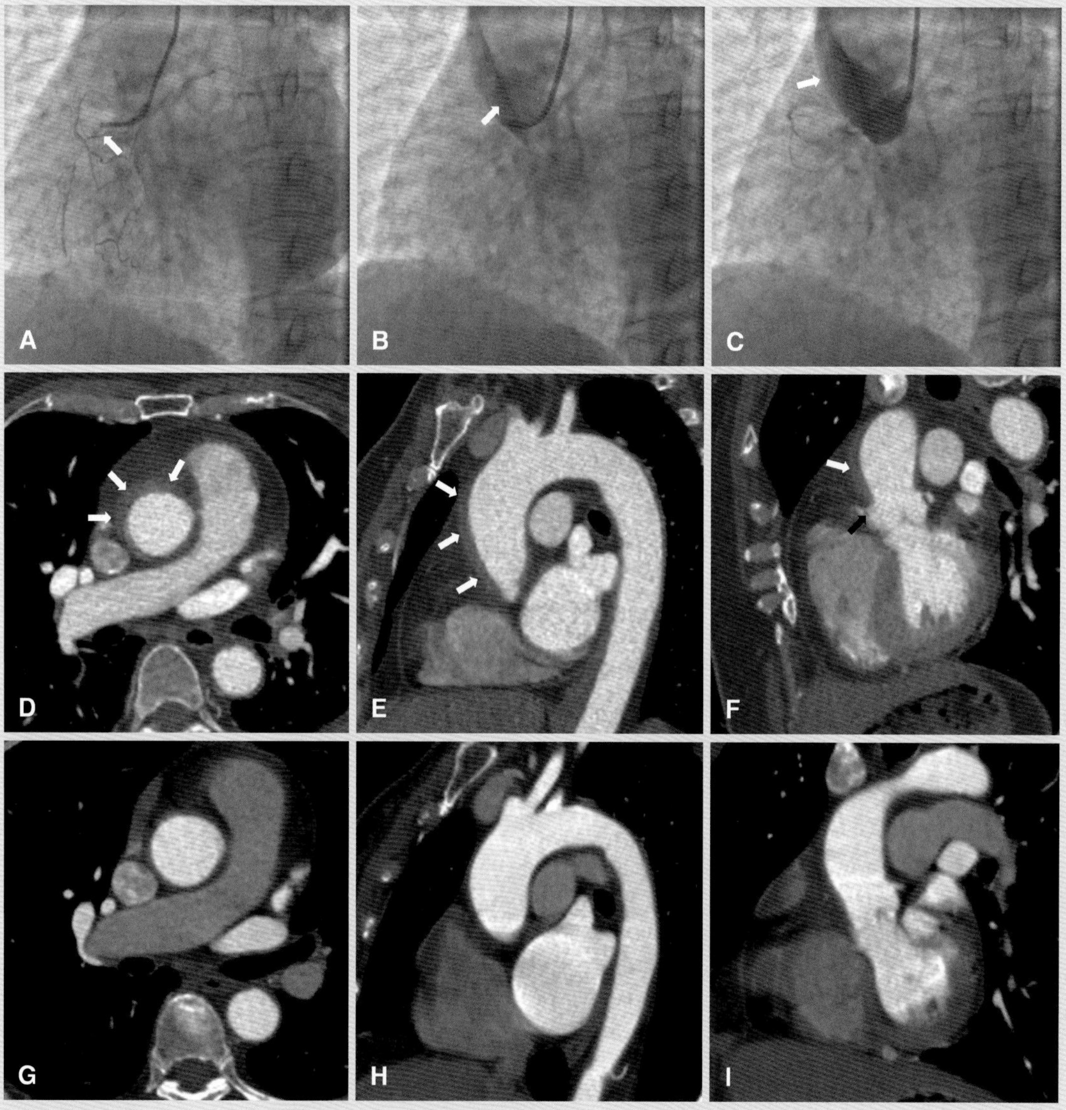

图 9-0-1 冠状动脉造影术中损伤致主动脉夹层。

视频 9-0-1

视频 9-0-1 冠状动脉造影过程。

病情简介

1. **病史** 女性,58 岁,活动后胸闷气短近 1 年,加重半月;高血压病史 10 余年,糖尿病病史近 10 年。

2. **查体** 血压 130/95mmHg,心率 77 次/分,听诊:无明显杂音。

3. **实验室检查** 心肌酶正常范围。

影像诊断及征象分析

1. **影像诊断** 右冠状动脉闭塞,前降支重度狭窄;医源性主动脉夹层。

2. **征象分析**

(1) 图 9-0-1A～C 为经皮冠状动脉造影图像。A.右冠状动脉近段闭塞未见显影,中段管腔纤细;B.造影过程中显示升主动脉根部壁内对比剂滞留(箭);C.更换导管后造影显示主动脉壁内对比剂滞留增加,右冠状动脉主干未显影。

(2) 冠状动脉造影完整视频(视频 9-0-1)显示左前降支近段狭窄约 80%,右冠状动脉闭塞,导管操作过程中出现升主动脉根部密度增高提示主动脉壁损伤,对比剂滞留。

(3) 造影过程中患者突发胸痛,造影中止,行主动脉 CTA 检查(图 9-0-1D～F)。D.轴位图像显示升主动脉新月形增厚,密度较高,内未见对比剂充盈,提示主动脉壁间血肿;E.矢状位重建显示升主动脉壁增厚范围近弓部,大于 4cm;F.斜冠状位重建显示右冠状动脉近端开口附近见小破口,主干未显影。

(4) 保守治疗 8 周后复查主动脉 CTA(图 9-0-1G～I)显示升主动脉壁间血肿完全吸收。

治疗与结局

主动脉壁间血肿仅限于升主动脉,药物保守治疗后胸痛症状缓解,随诊主动脉壁间血肿完全吸收;冠状动脉病变拟择期旁路冠状动脉搭桥手术。

临床特点

冠状动脉造影所致的医源性主动脉损伤常为导管损伤冠状动脉,产生破口逆行撕裂主动脉所致,主动脉壁间血肿(IMH)及主动脉夹层(AD)为常见的表现形式,造影过程中发现主动脉壁内对比剂滞留应高度警惕并进一步检查明确。

一、病因与发病机制

医源性主动脉损伤是在疾病诊断和治疗过程中发生的主动脉损伤,常见的损伤原因如下。①心血管外科手术所致的血管损伤:在主动脉有粥样硬化等基础病变的情况下,主动脉夹闭阻断、缝合线和插管等操作可引起主动脉损伤,常见表现形式为主动脉夹层、假性动脉瘤等;②主动脉腔内治疗所致的血管损伤:冠状动脉造影(coronary angiography, CAG)、冠脉介入治疗(percutaneous coronary interventions, PCI)、经导管主动脉瓣置换术(transcatheter aortic valve replacement, TAVR)、胸主动脉腔内修复术(thoracic endovascular aneurysm repair, TEVAR)、主动脉腔内球囊反搏(intraaortic balloon pump, IABP)、体外循环(cardiopulmonary bypass, CPB)以及其他血管造影操作均可损伤主动脉内膜,血流进入主动脉中层可造成 IMH 或 AD,如果全层损伤可形成假性动脉瘤或主动脉破裂;③邻近主动脉及分支的操作:如胸腰椎、锁骨内固定术中螺钉或克氏针刺破主动脉壁等,这种直接损伤多表现为血管破裂或闭塞、假性动脉瘤、血管内异物。

二、病理解剖结构异常与血流动力学改变

医源性主动脉损伤常发生在动脉粥样硬化、主动脉中层退变等血管壁病变的基础上,在医源性操作的钝性或锐性损伤下,内膜容易撕裂,血流自内膜进入中层并向远处延伸、扩展,产生医源性主动脉夹层(iatrogenic aortic dissection, IAD)。IAD 发生后血流动脉学改变与自发性 AD 类似(参考第五章第一节),但不同原因所致的 IAD 略有不同,PCI 相关的 IAD 常发生在导管造影、支架释放或球囊扩张的过程中,冠状动脉内膜损伤产生破口,血流自此逆行进入主动脉窦壁并向远处延伸,因此,PCI 相关的 IAD 常有冠状动脉夹层存在(图 9-0-2)。而 IABP 所致 IAD 常伴有内膜破碎,破碎的内膜可栓塞远段血管,并与继发的血栓形成一起堵塞血管,造成难以纠正的脏器缺血、梗死(图 9-0-3)。

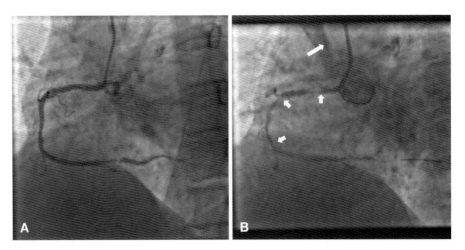

图 9-0-2 PCI 术中冠状动脉夹层及升主动脉夹层。A.右冠状动脉造影显示主干管壁不规则,中段轻度狭窄,近段及远段管腔无明显狭窄,左心室后支重度狭窄;B.PCI 术中造影显示右冠状动脉发生夹层(短箭),近段真腔受压狭窄明显,主动脉窦及升主动脉壁内见对比剂滞留(长箭),提示主动脉夹层。

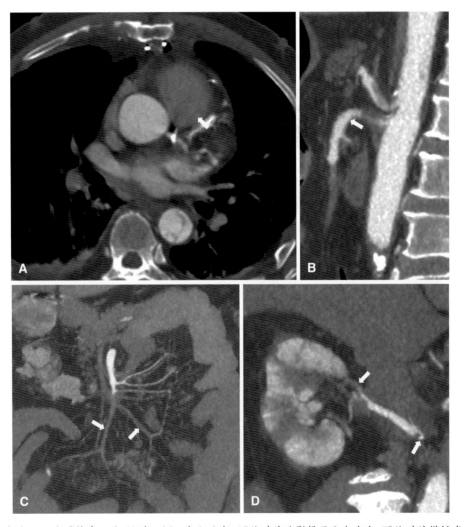

图 9-0-3 IABP 术后 IAD、内膜栓塞。男,66 岁,胸闷、气短 2 年,冠状动脉造影提示 3 支病变,冠状动脉搭桥术后左心功能不全,IABP 辅助。3 天后实验室检查 D-二聚体 14 815 ng/mL,肌酐 191.9 μmol/L,尿素氮 30.35 mmol/L,谷丙转氨酶 4 303 U/L,谷草转氨酶 4 324 U/L,腹胀,撤出 IABP;2 天后腹胀、腹痛难以忍受,逐渐出现无尿、便血,血压下降抢救无效死亡。IABP 撤出后主动脉 CTA 检查:A.胸降主动脉腔内(iABP 留置位置)见不规则内膜片;B.腹腔干、肠系膜上动脉腔内见膜状低密度充盈缺损(箭);C.肠系膜上动脉远端分支管腔闭塞(箭);D.右肾动脉主干及分支内见多发低密度充盈缺损,肾实质见多发低密度未强化区。

三、临床问题与影像

（一）导管/介入治疗相关医源性主动脉夹层

1. **入路损伤**　冠状动脉造影或介入治疗过程中由于穿刺点或导丝/管逆行进入冠状动脉窦过程中,由于血管动脉粥样硬化或走行迂曲或操作不当均可影响穿刺以及导丝、导管的顺利推送,导致内膜损伤、血流进入血管中层导致夹层形成(视频9-0-2,图9-0-4,视频9-0-3)。

2. **冠状动脉造影/介入治疗过程中损伤**　大多数IAD发生在右冠窦并且与右冠状动脉导管介入手术相关(80.8%)。左冠窦夹层较右冠窦少见,与左主干夹层(50%)、前降支夹层(37.5%)和左回旋支(12.5%)操作损伤相关。IAD最常见的诱发因素是血管斑块形成,其次是主动脉根部扩张(>40 mm)。升主动脉管壁退变或囊性变、主动脉瓣狭窄特别是主动脉瓣为二叶瓣或者主动脉瓣关闭不全均会增加IAD发生的风险。介入操作过程中发生主动脉窦或升主动脉对比剂滞留提示发生了IAD,一旦怀疑IAD,应避免进一步对比剂注射,以避免夹层向升主动脉/冠状动脉腔的进一步顺行或逆行延伸。常见的临床表现有低血压、休克、急性心肌缺血甚至心肌梗死。IAD可因以下原因而危及生命:①心包积血,导致心脏压塞和血流动力学障碍;②夹层破口处管腔闭塞;③主动脉弓血管受累导致急性缺氧性脑损伤。

冠状动脉造影或介入治疗相关IAD分型一般采取Dunning分型方法,将IAD分为三级(图9-0-5)。①Ⅰ级:夹层仅限于主动脉窦部,发生率最高,约占50%~60%;②Ⅱ级:夹层沿升主动脉延伸<40 mm,Ⅱ级发生率约20%~30%。③Ⅲ级:夹层沿升主动脉延伸>40 mm;约占20%。这种分级与治疗方法和预后密切相关。Ⅰ级和Ⅱ级IAD的首选治疗方法是在支架植入覆盖冠状动脉内膜入口处,一般IAD不再发生进展并吸收(图9-0-6),预后较好。术后随访过程中如果出现以下情况需手术干预:①血流动力学不稳定或无法维持;②升主动脉直径≥50 mm;③最大血肿厚度>11 mm;④心包或胸腔积液;⑤出现冠状动脉缺血或主动脉瓣关闭不全。而Ⅲ级IAD通常需要手术干预(图9-0-7),预后较差,常见死亡原因为危重患者心脏手术的并发症如急诊冠状动脉旁路移植术(CABG)、升主动脉置换术等,还有部分患者因冠状动脉缺血损伤导致右心室功能障碍,其他原因包括手术抗凝和血流动力学恶化。

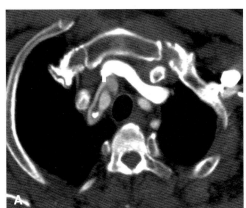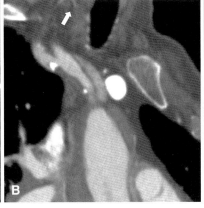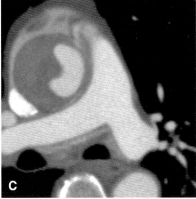

图9-0-4　导管入路损伤。与视频9-0-2为同一患者。造影终止后CTA检查。A、B.右锁骨下动脉近段见较大钙化斑块,斑块处见内膜破口(箭);C.自右锁骨下破口至升主动脉见夹层形成,心包腔内少量含对比剂积液/血。

视频9-0-2

视频9-0-3

视频9-0-2　冠状动脉造影导丝入路损伤。男,73岁,因冠心病经右桡动脉行PCI术,导丝进入右锁骨下动脉近段时通过困难,反复调整,患者突发胸痛,造影显示自右锁骨下动脉-升主动脉夹层形成。

视频9-0-3　导管入路损伤主动脉CTA。与图9-0-4为同一患者同一次检查。全程显示损伤范围。

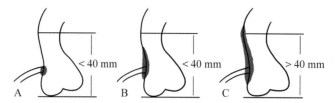

图9-0-5 冠状动脉介入操作相关IAD分型示意图。A.Ⅰ级：夹层局限于主动脉窦部；B.Ⅱ级：夹层自窦部向上累及升主动脉<40mm；C.Ⅲ级：夹层自窦部延伸至升主动脉>40mm。

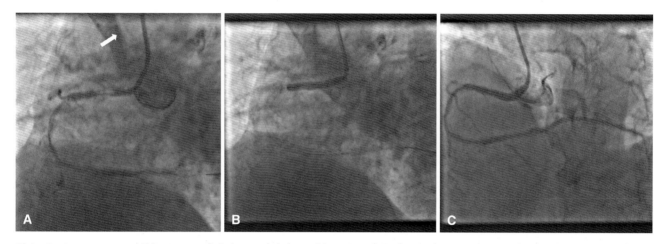

图9-0-6 IAD Dunning Ⅱ级。A.PCI术中右冠状动脉夹层，逆撕至升主动脉（箭），长度小于4cm；B.右冠状动脉近段支架植入；C.再次造影显示真腔扩张显影良好，升主动脉无对比剂进入。

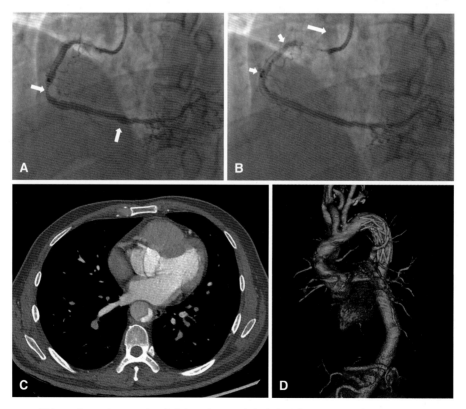

图9-0-7 IAD Dunning Ⅲ级。男，46岁，冠心病，前降支及右冠状动脉重度狭窄。A.冠状动脉造影显示右冠状动脉多发重度狭窄（箭）；B.右冠状动脉远段支架植入术后，中段狭窄部位PCI术中胸痛加重，右冠状动脉显示为双腔（短箭），升主动脉内见对比剂残留（长箭）；C.PCI术后主动脉CTA显示自右冠状动脉窦至腹主动脉AD形成；D.急诊行升主动脉置换+全弓置换+象鼻支架手术。

3. TAVR 相关主动脉损伤　TAVR 是经导管主动脉瓣膜植入，功能上替换原主动脉瓣，用于治疗主动脉瓣狭窄/关闭不全的介入手术。TAVR 在导管输送过程中或球囊扩张过程中有发生主动脉损伤的可能，Hahn 等报道的 TAVR 发生主动脉损伤的总风险为 1.2％。可能的损伤机制有：①球囊扩张导致钙化病灶刺破主动脉根部或瓣膜交界从而导致主动脉壁撕裂；②输送支架瓣膜通过迂曲的主动脉弓或升主动脉时对内膜造成损伤（图 9-0-8）；③其他导管导丝操作不当导致内膜破裂。

4. TEVAR 相关 IAD　TEVAR 手术除了可引起导管相关的主动脉损伤之外，支架本身也可以引起主动脉损伤，TEVAR 术中（图 9-0-9）或术后 IAD（图 9-0-

10）的发生与采用的支架有一定的相关性。近端裸支架可能导致 IAD 风险的增加。弓部支架（0～2 区），特别是锚定区在 0 区时 IAD 的发生率更高，支架在弓部植入时会在受压弯曲时产生回弹力，支架弯曲程度越大，压力越高；同时由于 Windkessel 效应以及心动周期中升主动脉的运动可能加剧支架刚性边缘与主动脉壁之间的相互作用，导致主动脉壁损伤。此外，虽然支架直径越大，径向力越大，支架与主动脉壁贴合越好，但对于较脆弱的主动脉壁而言，过大的支架可能导致内膜损伤。另外，主动脉缩窄 CP 支架植入过程中可导致 IAD（图 9-0-11），因球囊扩张对内膜损伤，主动脉缩窄部位往往合并壁发育异常，或因狭窄后高速血流长期冲击所致的管壁退变，均为 IAD 的好发因素。

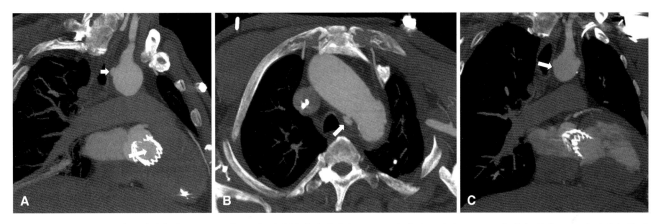

图 9-0-8　TAVR 相关主动脉损伤。男，65 岁，因主动脉瓣重度狭窄行 TAVR，术中出现胸痛。A、B. 术后主动脉 CTA 显示弓部管腔局限性向外膨出（A，短箭；B，箭），主动脉瓣区见高密度支架影（A，长箭）；C.3 个月后随诊假性动脉瘤较前略有缩小（箭）。

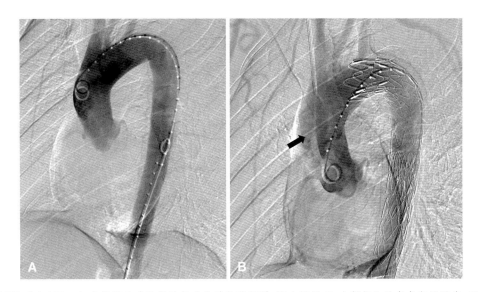

图 9-0-9　TEVAR 术中 IAD。A.支架植入前造影显示升主动脉壁光滑，腔内通畅；B.支架植入后患者突发胸痛，再次造影显示升主动脉为双腔（箭示假腔），提示发生夹层。

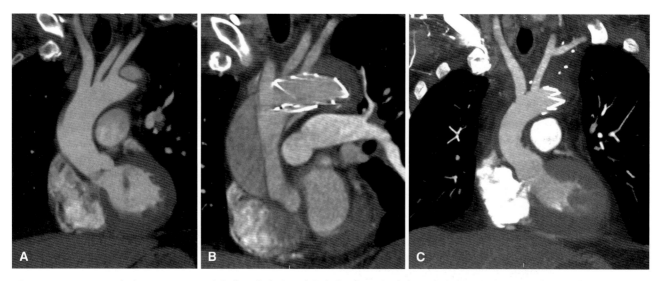

图 9-0-10　TEVAR 术后 IAD。A. BAD，支架植入术前升主动脉管腔通畅无内膜片；B.支架植入术后两天胸痛加重，复查 CTA 显示支架近端贴壁不良，升主动脉夹层形成；C.急诊升主动脉置换＋孙氏手术＋左锁骨下动脉转流。

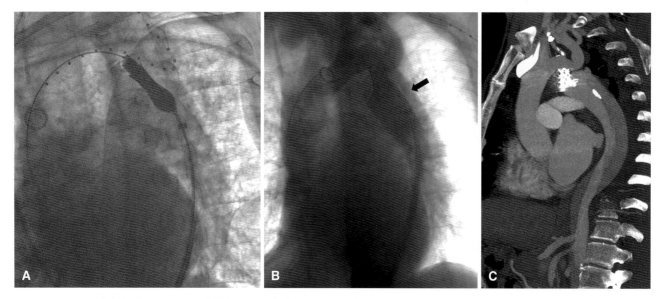

图 9-0-11　CP 支架相关 IAD。A. CP 支架植入过程中球囊扩张；B.支架释放后造影显示支架以远为双腔，箭所示为假腔；C.术后立刻行主动脉 CTA，证实支架以远降主动脉及腹主动脉夹层形成。

5. IABP 相关主动脉损伤　自 1968 年主动脉内球囊反搏（IABP）首次被用于心源性休克患者以来，已经成为应用最为广泛的经皮机械循环支持装置。IABP 主要用于改善急性心肌梗死、心脏术后低心输出量或急性左心失代偿患者的冠状动脉灌注。在胸降主动脉（左锁骨下动脉开口以远 2～4 cm）放置球囊，舒张期球囊充气扩张，使近端主动脉压力增加，从而改善冠状动脉灌注、增加心肌的氧合；收缩期通过强制放气可降低心脏后负荷，降低左心室氧耗。

IABP 的并发症发生率约为 7%～40%，多数是血管性的，如果球囊放置靠近弓部，则可能发生头臂动脉闭塞；如果导管放置太远，可能会阻塞腹腔干、肠系膜上动脉或肾动脉。IAD 的发生率约为 1%～4%。动脉粥样硬化的内膜也可因球囊反搏被击碎，导致破碎的内膜栓塞远段血管分支，导致难以缓解的血管栓塞、脏器缺血坏死（图 9-0-12，视频 9-0-4）。

（二）手术相关 IAD

心脏外科手术相关 IAD 最好发的位置在主动脉灌注管插管部位，约占全部手术相关 IAD 的 1/3，阻断钳钳夹部位、静脉桥近端吻合口、部分阻断钳/侧壁钳钳夹部位和停搏液导管插管部位也是常见 IAD 起始部位。主

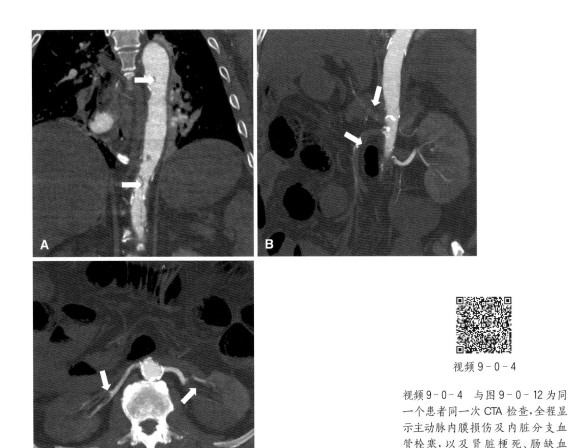

视频 9-0-4

视频 9-0-4　与图 9-0-12 为同一个患者同一次 CTA 检查,全程显示主动脉内膜损伤及内脏分支血管栓塞,以及肾脏梗死、肠缺血改变。

图 9-0-12　IABP 相关内膜损伤。男,64 岁,搭桥术后左心功能不全,IABP 辅助第 3 天,腹痛、腹胀难以忍受,无尿,四肢末梢凉,皮肤发绀;实验室检查:D-二聚体 17120ng/mL,纤维蛋白降解产物 117.3ng/mL,乳酸脱氢酶 46800U/L,肌酸激酶-同工酶 34.8ng/mL,肌钙蛋白 I 218.4pg/mL,肌红蛋白 4144ng/mL,谷丙转氨酶 2626U/L,谷草转氨酶 6450U/L,尿素 25.94mmol/L,肌酐 316μmol/L,乳酸 16mmol/L。术后第 6 天撤除 IABP 术后行主动脉 CTA 检查。A.降主动脉壁不规则见多发钙化斑块,腔内多发线状低密度影提示内膜不规则剥离(箭);B.斜矢状位重建显示腹腔干及肠系膜上动脉腔内低密度充盈缺损,管腔几乎闭塞(箭),肠管扩张积气,肠壁强化减低,提示缺血性肠梗阻;C.右肾动脉主干及双肾动脉分支腔内多发膜状低密度影,部分分支闭塞(箭),双肾强化明显减低。

动脉粥样硬化及主动脉中层囊性坏死或退变是手术相关 IAD 最常见的病理基础;插管、阻断等有创性操作易损伤主动脉的内膜,主动脉腔内血流通过损伤的内膜进入主动脉壁内并向远处纵行剥离形成主动脉夹层。术中 IAD 表现为主动脉外观为紫蓝色,外膜张力高,主动脉插管处、停搏液灌注针头插管处或主动脉切口持续喷射性出血等;动脉压监测波形的变化,如波形突然低平甚至成一直线;体外循环参数变化,如泵压突然升高、静脉回流量突然减少等;另外可出现器官灌注不良的表现,如少尿、瞳孔扩大、脑电图改变、心肌缺血的心电图改变等。术中可疑 IAD 时超声心动图为一线检查诊断手段,术中 IAD 及时的发现和干预对改善预后的至关重要。

(三) 医源性主动脉锐性损伤

医源性锐性主动脉损伤在临床上较为罕见,可发生在脊柱螺钉内固定术中或术后,尤其是在脊柱侧弯、椎弓根旋转、椎体骨质疏松的情况下,螺钉植入是容易发生椎弓根或椎体侧壁的破坏导致螺钉直接刺入主动脉壁(图 9-0-13),部分患者由于病程缓慢而无明显症状,部分可表现为胸痛;偶见于锁骨骨折克氏针内固定术中或术后,术中发生机制为克氏针直接刺入头臂血管(图 9-0-14),术后部分患者的克氏针可能迁移至其他部位,可能与肌肉活动、呼吸运动、上肢运动等因素相关,主要表现为假性动脉瘤,由于异物的存在,可继发血栓形成、主动脉感染等并发症。

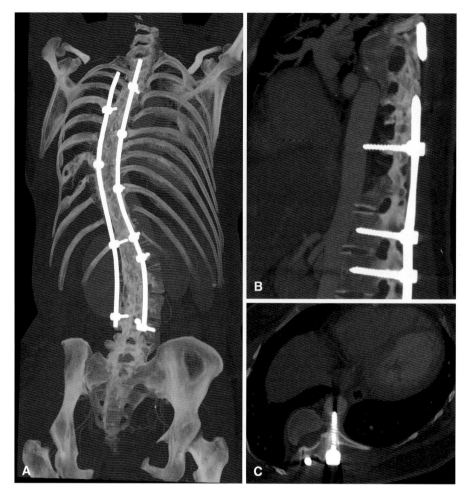

图 9 - 0 - 13　螺钉穿透主动脉。女，34 岁，脊柱侧弯矫治术后 15 年，常规复查；无胸痛等不适。A. MIP 显示脊柱侧弯及内固定器；B、C. 矢状位及轴位图像显示左侧第三颗螺钉刺破主动脉后壁进入腔内，主动脉周围无明显渗出及对比剂外溢。（首都医科大学附属北京安贞医院　朱俊明教授提供）

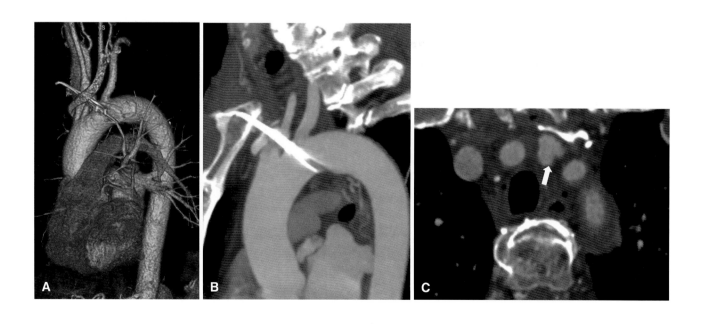

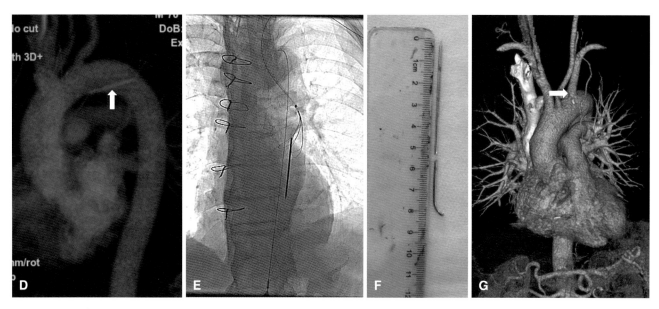

图9-0-14 克氏针相关主动脉损伤。男,70岁,右侧锁骨骨折克氏针内固定术后2个月,反复发作晕厥、意识丧失(可自行苏醒)伴胸痛1月余。A、B.主动脉CTA显示克氏针一端位于胸骨,另一端经左颈总动脉进入主动脉弓部;C、D.开胸自胸骨后截断克氏针,取出胸骨端后针体消失,复查主动脉CTA见左颈总动脉假性动脉瘤形成(C,箭),无对比剂外溢;残余针体游走至主动脉弓降部腔内(D,箭);E、F.经皮主动脉腔内抓捕器顺利取出游走针体;G.术后2个月随诊胸主动脉CTA显示颈总动脉假性动脉瘤无明显变化(箭),主动脉腔无明显异常。(安徽医科大学第一附属医院 胡运涛医生提供)

（关文华 李 宇）

参考文献

［1］ Cereda AF, Toselli M, Khokhar A, et al. Iatrogenic aorta-coronary dissection: Case report and systematic review [J]. Catheter Cardiovasc Interv, 2021, 97(7): E900 – E910.

［2］ Núñez-Gil IJ, Bautista D, Cerrato E, et al. Incidence, management, and immediate- and long-term outcomes after iatrogenic aortic dissection during diagnostic or interventional coronary procedures [J]. Circulation, 2015, 131(24): 2114 – 2119.

［3］ Dunning DW, Kahn JK, Hawkins ET, et al. Iatrogenic coronary artery dissections extending into and involving the aortic root [J]. Catheter Cardiovasc Interv, 2000, 51 (4): 387 – 393.

［4］ Hahn RT, Kodali S, Tuzcu EM, et al. Echocardiographic imaging of procedural complications during balloon-expandable transcatheter aortic valve replacement [J]. JACC Cardiovasc Imaging, 2015, 8(3): 288 – 318.

［5］ 王龙飞,刘宁宁,李宇,等. 导管相关的医源性主动脉夹层及主动脉壁间血肿临床治疗经验[J]. 心肺血管病杂志, 2019, 38(4): 391 – 394.